中医临床必读丛书

永类钤方

元·李仲南 撰
王均宁 刘更生
平 静 于 鹰 整理
袭 武 王昌儒

U0294928

人民卫生出版社

图书在版编目（CIP）数据

永类钤方/元·李仲南撰　王均宁等整理. —北京：
人民卫生出版社，2006.10
（中医临床必读丛书）
ISBN 978-7-117-07882-5

Ⅰ.永…　Ⅱ.①李…②王…　Ⅲ.方书-中国-元代
Ⅳ.R289.347

中国版本图书馆CIP数据核字（2006）第083792号

人卫智网	**www.ipmph.com**	**医学教育、学术、考试、健康，购书智慧智能综合服务平台**
人卫官网	**www.pmph.com**	**人卫官方资讯发布平台**

版权所有，侵权必究！

中医临床必读丛书

永 类 钤 方

撰　　者：元·李仲南
整　　理：王均宁等
出版发行：人民卫生出版社（中继线 010-59780011）
地　　址：北京市朝阳区潘家园南里19号
邮　　编：100021
E - mail：pmph @ pmph.com
购书热线：010-59787592　010-59787584　010-65264830
印　　刷：北京盛通数码印刷有限公司
经　　销：新华书店
开　　本：850×1168　1/32　**印张：**29
字　　数：723千字
版　　次：2006年10月第1版　2023年11月第1版第8次印刷
标准书号：ISBN 978-7-117-07882-5/R·7883
定　　价：49.00元
打击盗版举报电话：010-59787491　E-mail：WQ @ pmph.com
（凡属印装质量问题请与本社市场营销中心联系退换）

出版者的话

中医要发展创新，提高临床疗效是必由之路。而提高临床疗效的捷径，就是继承前人宝贵的诊疗理论和丰富的临床经验。古今大凡著名医家，无不是在熟读古籍，继承前人经验的基础上而成为一代宗师的。厚积薄发，由博返约，是读书成才的必然过程。步入21世纪，中医的发展与创新仍然离不开继承，而继承的第一步必须是熟读中医古籍，奠定基础。这好比万丈高楼，筑基必坚；参天大树，扎根必深。

为了在新世纪进一步发展中医，提高中医临床疗效水平，针对目前中医现状，国家中医药管理局启动了"优秀中医临床人才研修项目"。该计划首批精选培养名中医200名左右，期望在新世纪再培养一大批中医临床大家，为我国人民的医疗保健再做贡献。做临床，必读古籍；做名医，更需要熟悉古籍并能灵活应用。为了适应中医临床人才培养计划，我们从"优秀中医临床人才研修项目"必读书目中先期精选了中医各科必读的20种予以整理出版，后51种相继出版发行，《中医临床必读丛书》的出版渐臻完备。本丛书共71种，所选精当，涵盖面广，多为历代医家推崇，尊为必读经典著作，在中医学发展的长河中，占有重要的学术地位。

本次整理突出了以下特点：①力求原文准确，每种医籍均由各科专家遴选精善底本，加以严谨校勘，为读者提供精确的原文。②原则上只收原文，不作校记和注释，旨在使读者在研习之中渐得旨趣，体悟真谛。③每书撰写了导读，介绍该书的作者生平、成书背景、学术特点，及对临床的指导意义以及如何学习运用等内容，提要钩玄，以启迪读者。为便于读者检索，书后附以索引。

期望本丛书的出版，能真正起到读古籍，筑根基，做临床，提疗效的作用，有助于中医临床人才的培养和成长，以推动我国中医药事业的发展与创新。

一、经典著作

《黄帝内经素问》
《灵枢经》
《伤寒论》
《金匮要略》
《温病条辨》
《温热经纬》

二、通用著作

《素问玄机原病式》
《素问病机气宜保命集》
《儒门事亲》
《脾胃论》
《兰室秘藏》
《格致余论》
《丹溪心法》
《景岳全书》
《医贯》
《理虚元鉴》
《慎柔五书》
《医宗金鉴》
《石室秘录》
《杂病源流犀烛》
《类证治裁》
《医林改错》
《血证论》
《本草备要》
《医方集解》
《名医类案》
《医学衷中参西录》

三、各科著作

(一) 内科

《金匮钩玄》
《秘传证治要诀及类方》
《医宗必读》
《医学心悟》
《证治汇补》
《医门法律》
《张氏医通》
《张聿青医案》

《临证指南医案》
《症因脉治》
《医学入门》
《医醇賸义》

（二）外科

《外科证治全生集》
《外科发挥》
《疡科心得集》
《外科精义》

（三）妇科

《妇人大全良方》
《女科经纶》
《傅青主女科》
《竹林寺女科秘传》
《济阴纲目》

（四）儿科

《小儿药证直诀》
《活幼心书》
《幼科发挥》
《幼幼集成》

（五）眼科

《秘传眼科龙木论》
《审视瑶函》
《银海精微》
《目经大成》
《眼科金镜》

（六）耳鼻喉科

《重楼玉钥》
《口齿类要》
《喉科秘诀》

（七）针灸科

《针灸甲乙经》
《针灸大成》
《针灸聚英》

（八）骨伤科

《永类钤方》
《仙授理伤续继秘方》
《世医得效方》
《正体类要》
《伤科汇纂》
《厘正按摩要术》

（九）养生

《遵生八笺》
《老老恒言》

人民卫生出版社

2006年5月

序

中医药学是具有中国特色的生命科学，是科学与人文融合得比较好的学科，在人才培养方面，只要遵循中医药学自身发展的规律，只要把中医理论知识的深厚积淀与临床经验的活用有机的结合起来，就能培养出优秀的中医临床人才。

近百余年西学东渐，再加上当今市场经济价值取向的作用，使得一些中医师诊治疾病，常以西药打头阵，中药作陪衬，不论病情是否需要，一概是中药加西药。更有甚者不切脉、不辨证，凡遇炎症均以解毒消炎处理，如此失去了中医理论对诊疗实践的指导，则不可能培养出合格的中医临床人才。对此，中医学界许多有识之士颇感忧虑而痛心疾首。中医中药人才的培养，从国家社会的需求出发，应该在多种模式多个层面展开。当务之急是创造良好的育人环境。要倡导求真求异，学术民主的学风。国家中医药管理局设立了培育名医的研修项目，首先是参师襄诊，拜名师制订好读书计划，因人因材施教，务求实效。论其共性则需重视“悟性”的提高，医理与易理相通，重视易经相关理论的学习；还有文献学、逻辑学，生命科学原理与生物信息学等知识的学习运用。“悟性”主要体现在联系临床，提高思想思考思辩的能力，破解疑难病例获取疗效。再者是熟读一本临证案头书，研修项目精选的书目可以任选，作为读经典医籍研修晋阶保底的基本功。第二是诊疗环境，我建议城市与乡村、医院与诊所、病房与门诊可以兼顾，总以多临证多研讨为主。若参师三五位以上，年诊千例以上，必有上乘学问。第三是求真务实，“读经典做临床”关键在“做”字上苦下功夫，敢于置疑而后验证、诠释进而创新，诠证创新自然寓于继承之中。

中医治学当溯本求源，古为今用，继承是基础，创新是归宿，认真继承中医经典理论与临床诊疗经验，做到中医不能丢，进而才是中医现代化的实施。厚积薄发、厚今薄古为治学常理。所谓勤求古训、融汇新知，即是运用科学的临床思维方法，将理论与实践紧密联系，以显著的疗效、诠释、求证前贤的理论，寓继承之中求创新发展，从理论层面阐发古人前贤之未备，以推进中医学科的进步。

综观古往今来贤哲名医均是熟谙经典，勤于临证，发遑古义，创立新说者。通常所言的“学术思想”应是高层次的成就，是锲而不舍长期坚持“读经典做临床”在取得若干鲜活的诊疗经验的基础上，应是学术闪光点凝聚提炼出的精华。笔者以弘扬中医学学科的学术思想为己任而决不敢言自己有什么学术思想，因为学术思想一定要具备有创新思维与创新成果，当然是在继承为基础上的创新；学术思想必有理论内涵指导临床实践，能以提高防治水平；再者学术思想不应是一病一证一法一方的诊治经验与心得体会。如金元大家刘完素著有《素问玄机原病式》，自述“法之与术，悉出《内经》之玄机”，于刻苦钻研运气学说之后，倡“六气皆从火化”，阐发火热症证脉治，创立脏腑六气病机、玄府气液理论。其学术思想至今仍能指导温热、瘟疫的防治。非典型传染性肺炎(SARS)流行时，运用玄府气液理论分析证候病机，确立治则治法，遣药组方获取疗效，应对突发公共卫生事件造福群众。毋庸置疑刘完素是“读经典做临床”的楷模，而学习历史，凡成中医大家名师者基本如此，即使当今名医具有卓越学术思想者，亦无例外，因为经典医籍所提供的科学原理至今仍是维护健康防治疾病的准则，至今仍葆其青春，因此“读经典做临床”具有重要的现实意义。

值得指出，培养临床中坚骨干人才，造就学科领军人物是当务之急。在需要强化“读经典做临床”的同时，以唯物主义史观学习易经易道易图，与文、史、哲，逻辑学交叉渗透融合，提高“悟性”指导诊疗工作。面对新世纪东学西渐是另一股潮流，国外学者研究老聃、孔丘、朱熹、沈括之学，以应对技术高速发展与理论相对滞后的矛盾日趋突出的现状。譬如老聃是中国宇宙论的开拓者，惠施则注重宇宙中一般事物的观察。他解释宇宙为总包一切之“大一”与极微无内之“小一”构成，大而无外小而无内，大一寓有小一，小一中又涵有大一，两者相兼容而为用。如此见解不仅对中医学术研究具有指导作用，对宏观生物学与分子生物学的链接，纳入到系统复杂科学的领域至关重要。近日有学者撰文讨论自我感受的主观症状对医学的贡献和医师参照的意义；有学者从分子水平寻求直接调节整体功能的物质，而突破靶细胞的发病机制；有医生运用助阳化气，通利小便的方药能同时改善胃肠症状治疗幽门螺杆菌引起的胃炎，还有医生使用中成药治疗老年良性前列腺增生，运用非线性方法，优化观察指标，不把增生前列腺的直径作为惟一的“金”指标，用综合量表评价疗效而获得认许，这就是中医的思维，要坚定地走中国人自己的路。

人民卫生出版社为了落实国家中医药管理局设立的培育名医的研修项目，先从研修项目中精选 20 种古典医籍予以出版，余下 50 余种陆续刊行，为我们学习提供了便利条件，只要我们“博学之，审问之，慎思之，明辨之，笃行之”，就会学有所得、学有所长、学有所进、学有所成。治经典之学要落脚临床，实实在在去“做”，切忌坐而论道，应端正学风，尊重参师，教学相长，使自己成为中医界骨干人才。名医不是自封的，需要同行认可，而社会认可更为重要。让我们互相勉励，为中国中医名医战略实施取得实效多做有益的工作。

王永炎

2005 年 7 月 5 日

导读

《永类钤方》22卷，元·李仲南撰著，孙允贤校定，成书于公元1331年。本书集古今医书，条具钤列，以图表形式对比论述“伤寒”与“杂病”两大证候的脉、病、证、治等内容，并以三因之说加以阐发，纲目清晰、明了，内、外、妇、儿、五官、外伤诸科之方药，一阅而无不在目。此书搜罗甚广，其中留存失传之法颇多，内容丰富实用，对指导临床实践颇有裨益，实为一本颇为实用的中医临床参考书。

一、《永类钤方》与作者

李仲南，一作中南，号栖碧，元代安徽黟县人。居栖碧山中（在今浙江），故称“栖碧”。初因养亲寿老，修建道院，以求还丹之道。后悟丹之道远，明方脉始能寿母，遂汇集古人医书，择其精要，以脉、病、因、证、治列为五事，编辑成书，复钤以图，撰成《锡类钤方》。其好友孙允贤以此书略于治法，故为之详加补订，备述治法。时其母已殁，遂衔哀茹痛，更名为《永类钤方》，于至顺二年（1331）刊行于世。是书凡22卷，卷1为诊脉图诀，风、寒、暑、湿四中四伤钤图方论；卷2～7列伤寒、杂病证治内容；卷8为“《南阳活人书》伤寒集要方”；卷9～10为“和剂局杂病方集要”；卷11～14辑录宋元间诸医诊病治验方；卷15～17为妇科证治方药；卷18～19为产科证治方药；卷20～21为儿科证治方药，内存“全婴总要”；卷22为骨伤科证治方论，并载录了多种骨折、脱臼、整复、夹板固定法及若干医疗器械，其中以俯卧位过伸原则治疗脊柱骨折以及有无“粘膝”征（指患侧膝关节屈曲、内收与运动障碍）作为鉴别髋关节前、后脱位的主要依据等，均属首次记述，丰富了创伤骨科的诊断治疗经验。

本书现存版本为元代至顺间刻本，藏上海图书馆和北京大学图书馆，北京大学图书馆藏本卷17至19原缺，以明代干越柴木斋重校、书林郑笔山刻本配补。今郑本亦无全本流传。

二、《永类钤方》的主要学术特点及临床指导意义

《永类钤方》内容丰富，既有论，又有方，涉及内科、外科、妇科、儿科、五官、骨伤之疾。概括而言，本书主要学术特点及对临床的指导意义有以下几方面：

1. 注重脉因病证治五位一体。

本书立论，“本之医经，伤寒有法，杂病有方”，“以风、寒、暑、湿四中四伤居其前，以伤寒、杂病通为一门。”对疾病的辨证治疗，提出“必审三因，明虚实冷热为治”，注重病证结合，辨证求因，审因论治，强调脉、因、病、证、治五位一体，以图表形式对比论述“伤寒”与“杂病”两大证候的脉、病、证、治等内容，并以三因之说加以阐发，纲目清晰、明了，对临床颇具指导意义和参考价值。如论治水肿病，“用寸口趺阳二脉以候沉伏。盖寸口脉浮而迟，迟则潜，浮则热，热潜相搏，名曰沉。趺阳脉浮而数，浮则热，数则止，止热相搏曰伏。沉伏相搏名曰水。沉络脉虚伏，则小便难，虚难相搏，水走皮肤，即为十水。大抵浮脉带数即是虚，寒潜止于其间，久必沉伏，沉伏则阳虚阴实，为水必矣”，此为言脉；“肿为病，皆由真阳怯少，劳伤脾胃，脾胃既寒，积寒成冰，非脾土不能防肾水之泛滥。然脾土受渍而不流，亦为患矣”，此言病因；“阴水证，脉沉迟，色青白，不渴不烦，小便涩而清，

大便多泄”，“阳水证，脉沉数，色黄赤，或黄或赤见于小便，或烦渴，大便秘”，此言证；“初治不可用宣药，脾败不救”，“富贵人病有冷热，当理脾益肾；女人当理血去湿；常人有虚实，当消积利水”，此言治。

在脉、因、证、治四个方面，又特别重视脉象变化对于疾病的辨证及判断病势转归与预后的重要意义。言以脉诊病，指出：“古人以脉辨内外伤于人迎、气口。人迎脉大于气口，为外伤，以外感风寒，皆有余之证，见于左手，主表，乃行阳二十五度。气口脉大于人迎，为内伤，以饮食不节、劳役内伤，皆不足之病，见于右手，主里，乃行阴二十五度。外感寒邪，则独左手寸口人迎脉浮紧。按之洪大紧者，急甚于弦，是足太阳寒水之脉；按之洪大而有力，中见手少阴心火之脉，丁与壬合，内显洪大，乃伤寒脉也。外感风邪，则人迎脉缓而大，或大气口一倍或两倍、三倍。内伤饮食，手心热手背不热，右寸气口大于人迎一倍；伤之重者，过在少阴，则两倍，太阴则三倍。若宿食不消，则独右关脉沉而滑矣”；言病势转归者，如论治“怔忡”，“心脉浮大而散为平，脉弦为虚，缓为实。怔忡则心血不足，为虚，必弦细而长，是肝之乘心，母之归子，为虚邪，虽病易治”；言预后者，如认为水肿病“脉浮大者生，沉细者死，细若有力可救”。在全婴门，特列专篇“审脉”以辨病之“逆顺”。

2. 重视脏腑辨治。

本书对疾病的辨治，多以脏腑、经络为中心，联系气血津液等理论，从其生理功能、病理变化，归纳、分析疾病的发生、发展规律，分辨寒热虚实，以因证立法，依法处方。认为“痰喘、膈噎、癫疝、积聚、胀满……皆脏气不行，郁而生痰，随气积聚，变生诸证”，当“先明寒热，次分五脏”。如在阐述肺与大肠虚实寒热的辨治中指出：“肺主鼻，在天为燥，在地为金，在体为皮毛，在脏为肺，在色为白，在音为商，在声为哭，在变动为咳，在窍为鼻，在味为辛，在志为忧，在臭为腥，在液为涕，在虫为介，在性为义，其华在毛，其充在皮毛，其在神为魄。并精出入谓之魄，鼻者神之别灵，精气之所辅佐也。故肺者金也，旺于秋，手太阴是其经，与大肠手阳明合。大肠为腑主表，肺为脏主里。脾为母，肾为子，肝为匹，心为主，为五脏华盖，象天，布清气于皮毛。恶寒，诸气愤郁，病则应见于诸气、皮毛、鼻涕、声音。气若逆，急食苦以泄之。病欲收，食酸以收之。用苦泻之，辛以散之。”在论“咳嗽”辨治时又进一步指出:“咳嗽自肺传五脏，脏咳不已，而后六腑受之，六脏受之至三焦受之，咳而腹满不欲食。其始关于肺，终则聚于胃，使人多涕唾而面浮肿，气逆也。治法当审脉证三因。若外因邪气，止当发散，又须原其虚实冷热。若内因七情，则随其部经，在于气口脉相应，浮紧为虚寒，沉数为实热，弦涩为少血，洪滑为多痰。当以顺气为先，下痰次之。有停饮而咳，又须消化之功，不可用乌梅、罂粟涩酸之药。其寒邪未除，亦不可使用补药。尤忌忧思过度，房室劳伤，遂成瘵疾，宜养脾生肺。”如此从脏腑的生理功能及表里和脏腑间的相互关系，论述疾病的病因病机、发展转归及其立法用药，可谓要言不繁，令人一目了然。

3. 强调疏理气机。

李氏认为“人禀天地阴阳之气以生气，升降周流一身，呼吸定息，往来无穷，皆气所为”；“五脏之气贵乎平顺，阴阳之气贵乎不偏，则津液流通。”“痰喘、膈噎、癫疝、积聚、胀满……皆脏气不行，郁而生痰，随气积聚，变生诸证。”因此，治疗中又强调疏理气机。如论中风，提出“治风之法，当以暖散通气为先，气通则痰气不熏蒸，风亦自得以摅散矣”；“首以《局方》调治，先当顺气，然后治风，万不失一。”治痰饮，认为“饮虽有六，治法顺气为先，分导次之。温利自小便中出为上，不可汗、下，气顺津液流通，痰饮自下。”治咳嗽，亦主张“当以顺气为先，下痰次之。”因气血相依，血以载气，气能行血，故治疗外伤，除当用手法整复外，亦强调以调气为先，认为“被伤之时，岂无外感风寒之证？且先用三四服疏风顺气药，却看患人虚实，有何证候轻重。若伤重，气血潮作，昏闷胀痛，亦先通气，而后通血，盖血随气行。”“凡打伤在两胁、两胸、两肚、两肋，却用通气通血药，又看病人虚实不同，虚者通药须兼补药，实者补药放缓，且用贴药在前，通药在后。凡用通药反不通者，后用顺气药，腹肚全无膨胀而得安。此为不干血作，乃是气闭不通。如腹肚果有血作，一通便下，亦须以顺气药兼之，庶胸膈腹肚不致紧闷，气顺后却用损药，无不愈，须先顺气故也。”

三、如何学习应用《永类钤方》

首先，抓住纲领，掌握要点。《永类钤方》一书搜罗甚广，内容丰富，成方治法颇多，若对每一个病证都逐一地死记硬背，将是非常困难的。即便暂时记住了，也掌握不了辨证论治的基本要领。例如虚损的辨治，学习过程中，我们首先应抓住脉、因、病、证、治这个大纲，准确把握其发病特点、证候特征、主要证型、治法要点及用药规律。掌握了这些，就抓住了虚损病证的辨治纲领，其具体内容也就了然于胸，从而达到纲举目张、透彻领悟的学习目的。正如《素问·至真要大论》所说:“知其要者，一言而终。不知其要，流散无穷。”

其次，前后互参，融会贯通。《永类钤方》一书所论各科病证的病因病机、证治规律虽有其独立性，但许多病证之间又有内在联系和明显的规律性。这就要求在学习过程中，应做到前后互参、融会贯通。只有这样，才能系统全面地掌握《永类钤方》一书的主要学术思想。例如，书中“强调疏理气机”的治疗理念，单从一病一证的学习中还体会不出来，必须于书中前后对照，将痰饮、咳喘、膈噎、癞疝、积聚、胀满、中风、折伤各篇相阅互参，才能从中发现规律，掌握要点。

最后，联系实际，学用结合。中医学既有系统完整的理论，又是一门实践性很强的科学。中医理论的形成与古人的医疗实践有着极为密切的联系，可以说中医学是建立在临床经验基础之上的一门应用学科，对它的若干较为抽象深奥的理论，只有结合实际，才能有较深刻的理解，正如前人所说："熟读王叔和，不如临证多"。《永类钤方》所载各科疾病的辨治方法具有很强的实践性，特别是折伤手法整复，更是要在实践中反复体会，才能熟练运用。因此，在研习本书过程中，坚持理论联系实际，学用结合，就显得尤为重要。通过研读，在系统了解和掌握该书主要学术思想和实践经验的过程中，切忌生搬硬套，应细心体会书中所展现的辨证论治、灵活变通特色及整复伤损的手法，正确加以运用，以有效指导和丰富临床实践。

王均宁

2006 年 4 月

整理说明

《永类钤方》(原名《永类锡方》)，为元·李仲南撰著，孙允贤校正，成书于公元1331年。是我国古代实用价值较高的一部方书。

本书现存版本为元代至顺间刻本，藏上海图书馆和北京大学图书馆。北京大学图书馆藏本卷17至19原缺，以明代干越柴木斋重校、书林郑笔山刻本配补。今郑本亦无全本流传。此次整理，以上海图书馆藏元至顺间刻本为底本，北京大学馆藏本配补部分为对校本。他校书主要选用了《永类钤方》中引用资料较多的医著，如东汉·张机《伤寒论》(明·赵开美复刻宋本)、晋·葛洪《肘后备急方》(明万历刘自化刻本)、唐·孙思邈《备急千金要方》(日本江户医学影宋本)、宋·陈自明《妇人大全良方》(四库全书本)、宋·陈言《三因极一病证方论》(南宋刻补配元麻沙本)、宋·严用和《济生方》(日本玉枝轩本)、宋·王璆《是斋百一选方》(日本宽政刊本)等进行校勘整理。具体说明如下：

一、本次整理力求保持原书面貌，不轻易改动原文，对原文中的衍、脱、误、倒，且有依据者，分别予以删、补、改、乙，不出校。疑似之处，不作改动。原书目录与正文互勘，正文中缺者，按目录改过，不出校。

二、书中有缺文或字迹不清者，若引自其他医著，则据所引原书的相关内容予以补正，不出校；若无从查考，则以

“□”表示。

三、书中中药名，系古今用字不同者，均据《中华人民共和国药典》（2005 年版）及《中华本草》予以径改，不出校。如杏人改杏仁、兔丝改菟丝、黄檗改黄柏、牛角腮改牛角䚡、斑（班）猫改斑蝥、破故芷改破故纸、史君子改使君子、大早改大枣等。

四、原书中的繁体字、异体字、俗字，均迳改为规范的简化字，原书中明显的误字径予改正，不出校。原书中的方位词“右”，因版式改为横排，一律径改为“上”。表示剂型的“元”，均作“丸”。

五、书中有关咒法等视为迷信色彩的内容，为保持该书原貌，姑存其旧。

由于本书可供考校的文献有限，加之整理者水平所限，时间仓促，不当之处在所难免，敬请同道指正。

锡类钤方序

古今诸子百家注书何限，虽百喙鸣而道术裂，然犹未至纳人于死，则诸子之作不作何病哉。惟地理、丛辰家之说，与医氏方药不幸少误，大者覆灭宗祀，小者寄命瞬息，此非妙达阴阳，洞视脉理，其人心胸有与造化为徒者，则其书可轻传误后世哉！是编曰《锡类钤方》者，吾天池李君名乃季栖碧所为书也。栖碧平生无世俗嗜好，见其兄四方，其弟馆百里外，念伯季既不可以俱出，而双亲老，思有以寿之者，则谢诸公馆聘，结道院水月间，以延方外，必有如眇道士回先生者过之，将有以寿其亲也。既于还丹之学有得焉，而乃翁还，初先生不相待矣，则慨曰：丹之道远矣，庶几明方脉以寿吾母耳。则大集古今医书，条具钤列，为锡类之书。盖诸科之方药，一阅而无不在目者矣。仓卒遇证，如暮夜求水火，无不应者。嗟乎！栖碧之为是书也，岂搜猎岐黄之遗哉？求以生其亲而不可得，则是书先衔哀茹痛，恨得其道之不早，而先君子之不可复生也，而其寿母夫人者犹在此，则此书之传，岂非以锡类为孝哉？今人得一方稍异，必私以为奇货，孰有自意货外？若栖碧之广是传者，繇其伯季家学源委，所见闻持守确乎有自拔于流俗者，非父兄之教宁有此。赣太守小山赵公爱其书，将刻之，公以余知天池弟兄久，俾余序其端，余时连冠祸得解者，其亦犹瞑眩之瘳乎？

延祐丙辰翰林国史院官　滕宾序

自 序

尝闻病家有抱病以困医者矣，有人子而不知医药，纳死生于他人之手者矣。医家有曰：家传秘密，贳药而不录方，因有以药试病者矣。世之方药，今何限矣，仅可以备医氏之搜检，而或尚昧于所施病者，医者隐忍诖冒，何所逭哉？钤方之作，本之医经，伤寒有法，杂病有方。伤寒属外因，言法者，一定之例也。杂病通三因，言方者，当谨所向也。要知伤寒之法，可以推而治杂病，而杂病之方，未尝不出于仲景百十三方也。今人讳疾，恶闻伤寒之名，弃其书而不读，乃攻杂病之方以出奇，是皆弃其本者。是编以风、寒、暑、湿四中四伤居其前，以伤寒、杂病通为一门。凡仲景伤寒证中有此病者，因以杂病之亦有此病者附其后，而加三因之所向以明之，并以脉病因证治增为五事，钤而为图，贯串彼此，互为发明。泛观者必以博为烦，详考之，当知其约且要也。医学家不独得处用感发之助，卫生家实可备持循切急之救，岂复有隐忍诖冒之失哉！虽然，医经犹《易经》也，医者意而易者变也，程子之序《易》曰：至微者，理也。予所传者，辞也。由辞以得意，则在乎人焉。愚曰：易之阴阳，亦犹夫病之有阴阳也。羲黄之书、理书，由此而同出也。推意而知变者，当自得之。钤成，允贤孙君常恨其集成之略，独治法于此补订加详焉，倡诸公之刻，则壶中天隐德君子也。方本曰“锡类”者，天池先兄夸言之，今曰“永类”，诚欲著吾永感也。

至顺二年辛未至日栖碧山中　李仲南序

灵宝度人经法

古真人以法用经者，述也。其法以某字治某病，某句治某病，某章治某病，与混元祖师气字符功用一同，或祖气未明，只斋诚诵经朱书所治章句，佩贴吞服，随见感应。

道言　二字治卒病暗风。

始当诣座　四字催生安胎。

天真大神　四字奏章言事。

上圣高尊妙行真人　八字主辟邪。

流精玉光　四字主肾病及梦交。

五色郁勃　四字主少炁。

山海藏云　四字主炁急。

天无浮翳　四字主眼疾。

山川林木绗平一等止众真侍座　二十五字主安宅动土。

狮子之上　四字主心病疟疾。

下方无极天真大神　下四字凡祈禳设醮请召，先书为符烧之，然后行事，所召毕至。

元始登引止俱入宝珠之中　三十四字主一切疾病。

成行善心止欣乐太平　四十八字乃欲界所出，解结之道，主一切咒诅冤债如有上不杀至口无恶声十二善方可受持，然后行契，齐同慈爱异骨成亲。

营卫神文　四字主通行气脉。

魂神澄正止飞升上清　四十字主安神定心。

混沌赤文止无文不生　六十四字主生真炁。

大行梵炁止无量度人　六十四字主治百病。

东南西北东北东南西南西北上方下方十方无极至真飞天神王长生度世无量大神　此十位功力甚重，凡有事布告神王遣飞天使者告之。

五色玄龙　四字主肝病。

啸歊邕邕　四字主肺病。

五老启途　四字主脾病。

浮空而来　四字主保养子息。

监真度生　四字主催生。

监生大神　四字主安胎。

普告三界止逼合鬼群　四十八字为升度亡魂。

元始符命止逍遥上清　四十六字为升度亡魂。

东斗主筭止总监众灵　二十四字保护生命。

青帝护魂　四字主肝病。

白帝侍魄　四字主肺病。

赤帝养炁　四字主心病。

黑帝通血　四字主肾病。

黄帝中主　四字主脾病。

万神无越　一本云上六句主身上走注痛，手揉之即安。

八威吐毒　四字治邪去毒。

猛马四张　四字捉妖药。

掷火万里　四字解压秽。

流铃八冲　四字主安镇。

金钺前戮　四字主破坛。

巨天后刑　四字主伐庙。

东斗主筭止鬼无妖精　乃宣述扶卫扫荡之事。

青天魔王止列言上清　名驱邪咒。

元洞玉历止运度自然　六十四字咒水遣符用。

元始安镇　四字治惊悸。

元始安镇止万范开张　三十二字安镇宅库。

赤书玉字止万范开张　二十四字安宅开库店皆可为大符贴之。

千和万合　四字主成一切事。

真中有神止万炁齐仙　名布炁咒。

人道眇眇止鬼道常自凶　许都仙云：此歌音可断绝百邪，令自分散。

高上清灵爽止我道日兴隆　可祛捉邪魅。

落落高张止皆由我身　主禳镇宅舍。

我有洞章止薄由我恩　主解袪冤滞及飞注复连，亦可解冢讼。

龙汉荡荡止故为歌音　可治颠邪。

三界之上止匡御众魔　可佩戴百神稽首，公私灾患不能侵及。

空中万变止我当复奈何　乃遣鬼咒。凡祖先为祸不可摄罪者，以此咒符焚之。以上各有符文。

敕制地祇止受炼更生　为升度亡魂勅制地祇之文。

元始灵书中篇　祝黍米咒，治一切病。

亶娄阿荟止法揽菩昙　四句为亡者开通道路。

稼那阿弈止华都曲丽　三句召亡者三魂。

鲜菩育臻止无行上首　六句为亡者赎罪。

回蹠流玄阿陁龙罗　二句为亡者炼真炁以成仙。

四象吁员　一句为亡者足下生云（东方玉文）。

南燗洞浮止韶谣缘邅　八句主久雨祈晴。

云上九都止神缨自宫　八句主祈雨（南方玉文）。

刀利禅猷　一句禳妖怪。

婆泥咎通　一句主保蚕。

宛薮涤色　一句安奴婢。

大眇之堂　一句主鸡鸣不时。
流罗梵萌　一句禳非横。
景蔚萧嵎　一句主小儿夜啼。
易邈无寂　一句主镇自缢祟。
宛首少都　一句主解六畜疫毒气。
阿滥郁竺　一句主小儿惊安土府。
华莫□由　一句主盗贼。
九开自辩　一句井泉祟。
阿那品首　一句主蝼蚁。
无量扶盖　一句禳妖邪祟。
浮罗合神　一句成遂一切谋事。
玉诞长桑　一句主禳度身灾。
柏空度仙　一句主禳怪禽（西方玉字）。
玃无自育　一句主制虫兽毒。
九日导乾坤东覆　二句道法人日用自服炼。
形摄上玄　一句治狐狸入宅。
陁罗育邈　一句主解咒诅及复连。
眇气合云　一句主夫妻不睦。
飞天大丑　一句主解病人不绝。
总监上天一句主养子不成。
沙陁劫童一句主虚耗。
龙汉瑛鲜　一句主致富贵。
碧落浮黎　一句主禳赤口白舌。
空歌保珍　一句禳官灾。
恶奔无品　一句主惊魇。
洞妙自真　一句主六畜自食。
元梵恢漠　一句主辟瘟疫。
齿寂度人　一句主产难。（北方玉字）
琳琅振响　四字治耳聋。

冥慧洞清　四字主开心辟忘。

大量玄玄也　上四字主寝处不安。

须溪刘先生序西山旌阳宫此卷云：是经在天地间惟识想所及而神明随之，经即我，我即经。善哉！古真人读度人经法曰：道言二字，治卒病暗风。此今人以为笑者。笑乃道也，道言二字即如是，我闻即吾家。子曰：若心存先圣，则子吾天地父母，一举目而精神在，焉容有邪气得奸其间哉？四百四病，皆由心造。譬犹地狱，本无地狱。吾以古真人法读度人经，开卷即摄一念，一念摄一病去，乃至诸病尽去。故其下云：此四字治某病。某病非有此病，待此字治也。治此念，即此病治，谓道言二字治卒病，岂不信哉！古真人以实受用教人，梅北道人得此秘，刻此经，将授之能辅吾道者。夫不学仙道，吾语不可得闻，况古真人语何可忽哉！病不信药，何药能灵？姑为道言，言为言道，言言奈何？读黄庭则否，子曰则否。谨书。

集录简要方便济利实验十事

《道藏》云：端肃敬重三宝，不可裸露三光，移爱子之心，敬养父母，扶持纲常，主张仁义，须知一日无事，深谢天地。

古仙佛垂训云：人在世间，方便第一，力到使行，蹉过可惜。

富贵权势者，祸福及人甚易，临事以方便为心，宽一分则人受一分之福，更力行好事，推圣贤兼善之心，功德莫大。

平粜米是第一大方便。汉天师教人立功，以出米救人为第一。富家如能于收成之日，广行收籴，遇缺乏时只依元价出粜，在己无损，在人极利。昔日成都黄承事行之，蒙紫府真君张尚书尊礼，身登仙籍，累世富贵，次则减价均粜。

济人疾病，大为方便。精处修合四时伤风伤寒发散药，《和剂局方》不换金正气散先正胃气，败毒散以去邪气，升麻汤以解毒，三药打和。寒证多者，加正气散一半；热证多者，加败毒、升麻二药一半，打和煎服，先施之以济济其急，次则诸般可施之药皆佳，仍印施良方，其功德与印施经卷、舍财修造塔宇，则费用甚轻，效验更速。

《北斗经》云：凡人在世，不知身属北斗，有灾有患，不知解谢之门。注云：人有疾苦，则始于药石；药石未愈，次祷祖先；祖先未应，次求符法；符法未验，必获罪于天。当醮奏所属本命星君，随力建功，解禳灾数，思愆省罪，祈告斗宫。夫心之象，内虚而中藏于水。水者，天一之炁，北斗之精也。人之生也，北斗降炁于心，所以人心上有七孔，以应七星；下有二孔，以应辅弼；及有三毫，以法三台。心者，神明之府，人运诚心于内，诚心一萌，斗悉知矣。动息善恶，何可不谨？今人有疾，烹宰祝祭，尔欲求生，而返杀物命，解谢之训，岂可忍于此乎！酌水献华，冥心望北极太上，岂虚语哉。斗法中择日龟诰，简要灵验易行。

物命痛苦，与人本同，苟可不杀，便宜止免，教典持斋及放生，三官考较三元斋，皆为不杀物命。《藏经》云：见人弹射，急诵佛号，愿获往生，不食鱼子，投之水中，活物惟众。注云：鱼子若不经盐渍，三年亦活。易行之事，但人笑为迂鄙不行。似此易行可活者何限？

祭炼幽冥，费小功大。葛仙翁辍餐施食，以此积功，最显历代仙师，无不留意。萨真人玉阳祭炼法，简要不误皆好行，黄箓斋醮亦出此中，万法千门，诚斯尽矣。此幽冥选路，人所难知，居官临民，广行方便，见世子孙，积代荫显，岂不昭著可见哉。

夏月施汤水，冬月施老病衣服，存恤鳏寡孤独，收养遗弃孩儿，死而无棺者施之木，急难困乏者随宜随力救济。

修桥补路，开井通渠，兴利除害，劝善解惑，息争止斗，皆方便也。

如前十事，皆古仙佛苦语，简要易行。富贵者行之，及人既广，受报必丰，福寿增崇，家有余庆。学道者行之，方为功行两全，自然遇师得度，成道有缘。力薄者行之，尤为难事。养素真人有言：古人为功行者，能赈天地之废。民富者易为功，贫者难为效。居难为效之地，则功行什百于富者矣。

仙翁葛真君施食捷法

焚香三净，设饭，早饭辍一匙许，或即时或静夜散施。

臣某谨启

祖师南极长生朱陵大帝，祖师东极寻声救苦慈尊，祖师太极仙翁普化玄静真君，丹天左卫大将军神虎何乔二使三部追魂使七真玉女诸神朱陵火府炼度神仙官，众当境土地真官，以今臣某奉行辍餐施食，伏望垂光，九地洞彻，十方变化，法食充满，大千炼度，幽魂超升，三界伏愿，七祖九玄，宗亲师友，四生六道，一切含灵乘此慈光普登。

道岸以某下情不胜恳恻之至谨言，变食咒三念三剔食上。

唵子吽丑灵兑娑坤诃未剔出，存已灵光在额堂化，为救苦天尊一点，光明普照，幽阴地狱一时鬼神乘光而至。

全形咒。

玉清灵宝尊勅召天医神完全枯朽骨普救度天人急急如元始无量度人律令，三咽华池净已，内秽毕觉，外境皆化为清净大海，诸孤入浴其中，皆竟须臾化为。万万青莲花生海中，悉成婴儿仙形在莲花上。

散食咒　散于净地上或瓦上。

吾今施汝供与汝仙魂众一粒遍十方河沙鬼神共存，诸魂受食，甘味馥郁如青莲香各充满欢喜。

生天咒　三念三剔

唵子生丑天亥生戌天酉速申娑未诃午剔出。

南斗诀

魑寅魈丑魁中魃卯魖辰魋午剔上。

仰吸天中黄炁入下丹田，闭气默念唵吽吒唎三遍，却呵金光火云炁大包天地，却发所掐斗诀，存诸魂在金光中，皆上升火宫矣，澄虑少时，冥慧洞清可也。

如上因缘稽首称诵：

朱陵度命天尊　火炼丹界天尊

玉清元始天尊不可思议功德

仙翁以祭炼得道，悯念幽冥饥苦，子孙日远日忘，不知幽冥望救在刻为年，可哀可痛。然非普度众幽则先亡，无独出理，故开此法施，使人常动孝念，日积阴功，广运慈悲，而先灵在其中矣。祭炼之法，有大于此，而不出于一念哀悯。此取其日用易行，使甚简便，如此而尚不能，则幽苦绝望矣。呜呼，人孰无追远之念，且夫广运慈悲者，亦所以自度，则人人岂待劝而感发哉！

真君实监临之。

法施定式，上至王公，下及士庶，不在奏度，人人可行之，但在精洁诚专，寂然不动，感而遂通矣，始勤终怠，前功俱废，在力行之。

至元七年辛巳上元日玄明靖刻

目录

永类钤方卷第十 ……374

永类钤方卷第一

碧山李仲南集成
青原孙允贤校定

诊候六脉入式之图

七表八里九道之脉为博，浮沉迟数总括纪纲为约。**浮**为在表，**沉**为在里，**数**为在腑，**迟**为在脏。**浮**表风，里虚。**沉**表湿，里实。**迟**表寒，里冷。**数**表热，里燥。

左关前一分为人迎，主表，行阳二十五度，以候六淫，为外所因。寒、暑、燥、湿、风、热，皆为外伤有余之证。阳生于尺而动于寸，三阳从地长也。

右关前一分为气口。主里，行阴二十五度，以候七情，为内所因。喜、怒、忧、思、悲、恐、惊，饮食劳役，皆内伤不足之证。阴生于寸而动于尺，三阴从天生也。

左　心、小肠、肝、胆、肾。　　右　肺、大肠、脾、胃、命。

人	迎			气	口
左				右	
尺	关	寸	寸	关	尺
寒	相			燥	
水	火			金	
足	足	手	手	足	手
太	少	太	阳	阳	少
阳	阳	阳	明	明	阳

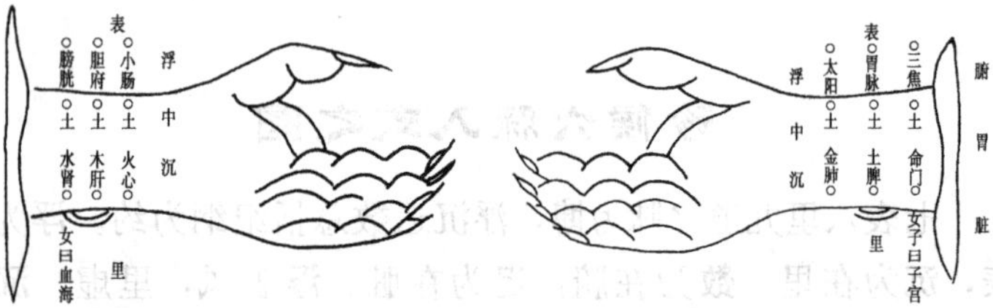

足	足	手	浮	中	沉	浮	中	沉	手	足	手
少	厥	少	取	得	得	于	于	于	太	太	厥
阴	阴	阴	之	之	之	皮	肉	骨	阴	阴	阴
君	风		为	缓	为	肤	间	间		湿	
火	木		腑	者	脏	间	得	得		土	
			上部	为	脉	得					
			法天	胃	下部						
				气	法地						
				中部							
				法人							

寸	阳六分	为阳九分
关	阳三分	
	阴三分	为阴一寸
尺	阴七分	

三部相去十九分

寸上一分为鱼际。寸口，脉之大会，五脏六腑之始终。

关下一分为神门。关者，阴阳之会。

尺部一寸外为尺泽。尺者性命之根。

《选奇》脉诀撮要

七表脉：浮芤滑实弦紧洪；八里脉：微沉缓涩迟伏濡弱。

七表

浮按不足举有余，芤脉中虚两畔居，滑脉如珠中有力，实形幅幅与长俱，弦如始按弓弦状，紧若牵绳缚索初，洪举按之皆极大，此为七表腑同途。

八里

微来如有又如无，沉举都无按有余，迟缓息间三度至，濡来散止细仍虚，伏须切骨沉相似，弱软而沉指下图，涩脉如刀轻刮竹，分明八里脏同居。

寸口表里

寸浮中风头发痛，芤主积血在胸中，滑必知其多呕逆，实生寒热是其踪，弦处胸门生急痛，洪来热闷入心宫，微脉苦寒并痞逆，沉寒痰饮在心胸，缓多背项肩疼痛，涩见胃气血痹风，迟为心胁多寒气，伏则胸膛积气攻，濡定汗多兼气弱，弱虚阳道汗溶溶，紧头痛至心胸满，表里方知寸口穷。

关中表里

关浮虚胀仍飧泄，脉芤有血随大便，次滑胃寒多呕逆，逢实腹满如鼓然，若弦中冷小腹痛，若紧还知心痛缠，大洪脾热加呕逆，才微心冷气相连，或沉中脘有虚积，缓即筋疼脏毒鲜，见涩血败多脾痛，如迟不食吐寒涎，遇伏水气并溏泄，在濡中州虚冷焉，又弱胃中有虚热，表里须知关脉全。

尺中表里

尺脉浮时涩大肠，肾衰芤即血便黄，便赤滑经血不利，赤涩实尿血禁防，阴位弦兮为腹痛，绕脐紧急痛难当，尿便洪甚皆有血，血小微微下痢溏，肿则沉迟寒数热，脉来缓者气风僵，腹冷涩时小便数，白浊迟迟寒在肠，关后伏冷疝瘕食，不虚濡见补为良，气小弱时虚热发，尺中表里得其详。

九道脉　长、短、虚、促、结、代、牢、动、细。

九道

长脉舒长最有余，短而短小无至数，虚脉便与濡脉同，促乃来数时一住，结为脉缓时不来，代比结促散难聚，牢如实脉又坚长，动似滑兮细微似。

外因

紧则伤寒肾不移，虚因伤暑向心推，涩缘伤燥滇观肺，细缓伤湿更看脾，浮则伤风肝部应，弱而伤热察心知，外因但把人迎审，细别六淫皆可医。

内因

喜则伤心脉必虚，思伤脾脉结中居，因忧伤肺脉必涩，怒气伤肝脉定濡，恐伤于肾脉沉是，缘惊伤胆动相胥，脉紧因悲伤心络，七情气口内因之。

不内外因

劳神役虑爱伤心，虚涩之中仔细寻，劳役阴阳每伤肾，须因脉紧看来因，房帏任意伤心络，微涩脉中细忖度，疲剧筋力要伤肝，仔细思量脉弦弱，饥则缓弦脾受伤，若还滑实饱无疑，叫呼伤气须损肺，燥若脉中岂能避？能通不内不外因，生死吉凶都在是。

六极

雀啄连来三五啄，屋漏半日一点落，弹石来硬寻即散，搭指散乱真解索，鱼翔似有一似无，虾游静中跳一跃。寄语医家仔细看，六证见一休下药。

中　风

夫风，天地山川、四时五行、八方之正气，从其乡来者，生长人物，则人少病。若诸邪风，非是四时乘节之风，非山川鼓振之风，不从其乡来，而从所胜来者，为贼邪，病人害物，此天时无风之日，乃人间庭巷门户窗牖之迳气耳。中则中五脏，伤则伤六经。轻则曰感曰冒，重则曰中曰伤。

论脉 风邪中人，六脉多沉伏，亦有脉随气奔，指下洪盛者。挟寒脉带浮迟，挟暑则脉虚，挟湿则浮涩。若脾脉缓者，难治。盖风喜归肝，肝木克脾土，则大便洞泄难治，大便秘可治。浮迟吉，急实凶。

论证治 肥人风邪易中而不得外泄，即为热中而目黄。瘦人得外泄，即为寒中而泣泪也出。脉浮而数，风中府也。风中脉则口眼㖞斜，风中腑则肢体废，风中脏则危矣。寒入脏则使人喑哑，缓纵噤口不能言痓背强。风入阳经则狂，入阴经则癫，入皮肤则痒，入筋则挛急，入骨节则疼痛。入诸阳脉俞，散于分肉，与卫气相搏，气不行，故肉不仁；入荣气相搏，故半身不遂。气顺血涩为瘫风，则筋脉拘挛；血顺气涩为痪风，则亸软不举。瘫风则益血、补筋、祛风药治之，痪风不可全用风药，兼用理气药治之。凡中风，言不变，志不乱，病在分腠之间，温卧小汗为可复也。凡口目俱闭易治，发直摇头吐沫，上窜面赤，或头面青黑，汗缀如珠，痰声如拽锯；眼闭肝气绝、手散脾绝、口开心绝、遗尿不知肾绝、鼻鼾肺绝五者，为五脏绝，五脏俱绝为不治，若见其一，尤当施治也，心肾绝尤难治。气中，方书不载，此七情内因，其证与中风相似，但风中多痰涎，气中口中无涎，自当顺气。治风之法，当以暖散通气为先，气通则痰气不熏蒸，风亦自得以摅散矣。风为散气，见于阳经故多汗，其轻者在皮肤，疮癣，语謇，眉引，耳鸣，目旋。

肝

【脉】 人迎并左关浮弦。

【病证】 面目青，恶风自汗，左胁痛，筋寒则挛急，筋热则弛张。若上喘直视，唇口、手足爪甲青黑，不治。

心

【脉】 人迎并左寸浮洪。

【病证】 面舌赤，发热，瘖不能言，咽中噫噫有声，自汗，身强痛，狂言者，生。若唇面黄赤青黑不定，眼瞤，不治。

脾

【脉】 人迎并右关浮微而迟。

【病证】 四肢不收，皮肉瞤动，一身通黄，口吐咸沫，尚可治。若手足俱青，木贼土败，不治。

肺

【脉】 人迎并右寸浮涩而短。

【病证】 面浮气喘，咽中噫噫有声，鼻不知香臭，目鼻下至口色白者，可治。若失血妄言色黄者不治。

肾

【脉】 人迎并左尺浮滑。

【病证】 面耳黑，腰脊痛引小腹，胁肋边未有黄点者，可治。若齿黄，面上土色不治。

胃

【脉】 人迎并两关浮大。

【病证】 六腑无中风，惟胃有者，胃为水谷海，变化五味，以资五脏，虚则风邪中之，其证额上多汗，膈塞不食，食寒则腹胀而泄。

【治】

五脏风论皆有汗，六腑无汗，惟胃有之，亦止头额上有汗。

五脏中风脉皆浮，但兼以本脉而见于本部，与人迎相应也。假令肝中风，则左手关部与人迎脉并浮而弦也，余皆仿此。

风喜归肝，其中腑为轻，中脏则危。厥阴肝，风木之经，其得证多由肝而生，故于治法列之肝脏之下。有不能尽，今以脉证治开列于后，其风入各脏者，各以脉证合之。

诸暴卒中僵仆，不省人事。

【因】 皆外因。

【脉】 沉伏带急。

【病证】 阴中，即为寒中。其人颜青脸白，痰厥喘塞，昏乱眩晕，㖞斜不遂，或手足厥冷不知人，多汗。中暑有卒暴昏闷之证，其脉虚弱而微迟，见后中伤暑门。

【治】 先用苏合香丸擦牙上，灌以生姜自然汁，或用稀涎散微出其涎，方可用药。《百一选》八味青州白丸子，《简易》附香饮、生姜附汤、星香汤、顺元散，《济生》星附汤、三生饮。气虚眩晕人难服。虚寒甚，三建汤；虚极，二香三建汤。如药不下，多灸关元、丹田二穴。

【脉】 浮盛而急。

【病证】 阳中，即为热中。脸赤如醉怒，牙关紧急，上视，强直掉眩。《素问》云：诸风掉眩，肢痛强直筋缩，为厥阴风木之气。自大寒至小满，风木君火二气之位，风主动，善行数变。木旺生火，风火属阳，多为兼化，且阳明燥金主于紧敛缩劲，风木为病，反见燥金之化，由亢则害、承乃制，谓已过极，则反似胜己之化，正所谓木极似金，况风能胜湿而为燥，风病势甚而成筋缩，燥之甚也。

【治】 先用苏合香丸、生姜自然汁擦灌，或用稀涎散，《简易集》通顶散中选用。痰气闭，药不下灌，以《杨氏》夺命散。气盛人服热药不得者，止且《简易》星香散。《续易简》加减续命汤，《简易集》千金加减小续命汤、乌药顺气散，《济生》八味顺气散、省风散，《三因》防风汤、独活汤，《续易简》紫豆汤，《简易》大省风汤、加减三奇汤。

《选奇》去风丹，治中风及脚气。七月半采紫色浮萍，为蜜丸。又见《本草》。

【脉】 浮缓。

【病证】 㖞斜不遂。邪入阳经，气血偏虚不行。

【治】 㖞斜，用生姜汁调苏合香丸贴之，并可服。《简易》天仙膏、南星膏，并灸法，《续简易》蓖麻膏，《杨氏》牵正散，《局方》小续命汤。寒中，三生饮，《济生》省风汤五月五、六月六采豨莶作丸，《简易》四生丸、三奇汤。挟寒，《三因》附子汤。挟暑，防风汤。挟气，《简易》回阳汤。

【脉】 浮滑而散。

【病证】偏枯瘫痪。邪入肝经，气血偏虚。春夏甚，秋冬愈。

【治】《简易集》左经丸、四生丸、虎骨散、三奇汤、羌活散、乌龙丹、万灵丹，《本事方》星附散。

【脉】 浮缓。

【病证】 麻木不仁。风寒湿三气所成。通见五痹门。

【治】《杨氏》太白散，《局方》五痹汤。十指不仁，《是斋》附香汤，《局方》排风汤、三五七散，《三因》附子汤。

【脉】 弦迟。

【病证】口噤不语。心脾受邪，见于口舌。

【治】《三因》竹沥汤、独活散，《简易》解语汤、加减小续命汤、独活汤、三奇汤。加晕倒吐痰，手足厥，或烦躁，姜附汤。

【脉】浮紧。

【病证】 牙关紧急。邪中肝经，筋急。

【治】 姜汁、苏合香丸、稀涎散，《简易》通顶散、雄附省风汤。加心风惊恐，《局方》惊气丸。热涎咽肿，解毒雄黄丸。

【脉】 急细如弦。

【病证】 四肢拘挛。邪中肝经。

【治】《简易》虎骨散、三圣散、活血丹、加减万金散、《集宝寿》黑龙丸、左经丸，《局方》虎骨散，《本事》木瓜煎、乌头汤。连臂痛，叶氏十味锉散，《济生》虎骨酒，《选奇》地仙丸。

【脉】 浮紧。

【病证】 身体疼痛。风寒湿气搏于阳明经。

【治】 叶氏十味锉散，《简易》蠲痹汤，《局方》七圣散、大防风汤。

【脉】 沉弦。

【病证】 腰膝软痛。邪入少阴肾经。通见脚气门。

【治】 《局方》大防风汤、五痹汤、七圣汤、青娥丸，《简易》蠲痹汤，《澹寮》趁痛丸。

【脉】 浮大而长。

【病证】 狂言恍惚。风邪入心。通见心疾癫痫门。

【治】 《局方》排风汤。邪入心，定志丸、惊气丸、寿星丸、牛黄清心丸，《本事》真珠丸，《杨氏》黄石丸，《圣惠》金箔丸。

【脉】 浮紧。

【病证】 心腹拘急切痛。风冷客三焦。

【治】 《简易》三圣汤，《圣惠》桂心散、赤芍药散、附子散。

【脉】 沉伏。

【病证】 痰潮吐涎，小便不通。肝肾中风。

【治】 《三因》白散子。

【脉】 浮弦。

【病证】 走疰疼痛。皮肤骨节受风毒，往来疼痛无常。

【治】 乌药顺气散、虎骨散，《澹寮》趁痛丸。下疰腰膝生疮，《局方》四生散。

【脉】 寸微涩，关紧。

【病证】 顽麻血风。阴邪入肝心经。

【治】 《局方》乌荆丸、追风散、散风散、八风散，《杨氏》荆芥丸，《澹寮》皂角六一丸。

【脉】 浮数。

【病证】 热毒风。

【治】《御院》防风通圣散，《经验》川芎石膏汤，《杨氏》独活散。肝肾风毒，《局方》四生散。

【脉】 浮弦。

【病证】 热痰肿闭。通见咽喉门。

【治】《局方》解毒丸，《御院》上清散、防风通圣散。

【脉】浮数。

【病证】 风热头痛鼻塞。通见头痛门。

【治】《局方》清神散、消风散、茶调散、上清散，《御院》大辰砂丸、乳香消风散、生朱砂丸，《简易》羚羊角散、定风饼子、白芷散，《杨氏》甘菊丸、防风散、独活散。

【病证】瘙痒风。

【治】 四生散、消风散、八风散、追风散，《御院》大辰砂丸。

【病证】 白虎风。

【治】见历节门。

【病证】 缠喉风。

【治】 见瘰疬门。

【因】 内因。

【脉】 浮为风，应人迎；洪为气，应气口。

【病证】 气中。与中风相似，但口中无涎，必审脉之沉伏洪盛，证与病者之虚实。

【治】 不可多用下痰药，惟当理气。壅闭，与苏合香丸擦牙，灌以生姜自然汁，轻则《济生》八味顺气散，《局方》四七汤、七气汤。兼风湿，《选奇》二和散生五积二钱，顺元散一钱，姜五片，煎服，《简易》羌活散、《续易简》回阳汤、独香散，《澹寮》九宝饮、乌附丸，《本事》拒风丹。脉沉，《简易》附香饮。

【病证】 筋挛魂伤肝，肉脱神伤心，腰脊不可俛仰志伤肾，肢废意伤脾，皮槁魄伤肺。

【治】 五者以明内因，随所伤各脏，内施补治。

【因】 不内外因。

【病证】 蓐风。妇人产后。

【治】 举卿古拜散、清魂散。鸡爪风，《经验》五加皮散。

【病证】 内风。房室虚乏，恶风自汗，身疼骨痿。

【治】《简易》七味附子汤、《三因》附子汤。

【病证】 漏风。饮酒中风。

【治】《简易》定风饼子，《集圣惠》枳实酒。

【病证】 首风。新沐所致。

【治】《三因》附子摩顶散。

中 寒

寒脉迟紧，挟风带浮，眩晕不仁；兼湿带濡，肿满疼痛。寒善中肾，为挛急疼痛。中表易散，入里则不消，与伤寒脉证同，重则为中。若舌卷囊缩者难治。

肝

【脉】 人迎并左关紧而弦。

【病证】 恶寒发热，面赤，如有汗，胸中烦，胁下挛急，足不得伸。

心

【脉】 人迎并左寸紧而洪。

【病证】 如啖韭齑，甚则心痛彻背，恶寒，四肢厥，自吐，昏塞不省。

脾

【脉】 人迎并右关紧而沉。

【病证】 心腹胀，四肢挛急，嗳噫不通，脏气不传，或秘或泄。

肺

【脉】 人迎并右寸紧而涩。

【病证】 善吐浊，气短不能报息，洒洒而寒，吸吸而咳。

肾

【脉】 人迎并左尺紧而滑。

【病证】 色黑气弱，吸吸少气，耳聋腰痛，膝下拘疼，昏不知人。

【治】 不可汗下，惟当温散。昏塞不省，或用苏合香者。诸香主散气，药性差凉，当审微甚。甚则以姜附汤为主；微则不换金正气散可加附子、附子五积散。脐腹痛，四肢厥，附子理中汤、姜附汤。入肝加木瓜，入肺加桑白皮，入脾加术，入心加茯苓。霍乱转筋，四柱散、四顺附子汤，即附子理中汤去白术，用生附子。盖白术闭气，生附能散风寒，又胜理中汤。虚寒甚者，三建汤、二香三建汤，灸脐下。通五脏虚实，并痼冷门。

【脉】 气口紧盛。

【病证】 夹食。系不内外因。

【治】 宜治中汤。

中暑

暑之为气，在天为热，在地为火，在人脏为心，故暑之中人，先着于心，古经不载。暑乃为六淫中无形之火，率以五行中有形之水制之。若中脘虚弱，引饮停膈，为痰为饮，滞于肠胃，为泻为渍。痰至秋则疟，湿至秋则为痢。中之者，微则身热头痛，烦渴口燥；甚则吐泻喘满，手足微冷，昏不知人，切不可与冷水、卧湿地。古法以而衣醮热汤熨脐中及气海；或掬路旁热土置脐中，更溺之；或嚼姜蒜，以热汤灌之；或置大蒜两鼻中。渴甚，嚼生葱同滓咽下良。暑挟风为暑风，若针则发热，下则成淋，发汗则恶寒。

【脉】 以人迎合五脏本部脉，阳弱阴虚，微沉似芤，浮而虚。

肝

【病证】 眩晕顽痹。

心

【病证】 噎闷，昏不知人。

脾

【病证】 昏睡不觉。

肺

【病证】 喘满痿躄。

肾

【病证】 消渴，小便赤涩。

【治】 昏闷不省，先用苏合香丸、生姜自然汁擦灌。躁热，头痛，自汗，泻渴而吐，小便赤少，五苓散、香薷散加姜制黄连，《活人》香薷散加黄连去扁豆，以冷服速效。中暑毒，汗出恶风，身热而渴，《简易》取白虎汤、竹叶石膏汤甚效，消暑丸并来复丹灌之。烦渴，昏眩欲死，《简易集》地余散。中暍面垢，冷汗，昏死，脉沉伏，《简易》大黄龙丸、来复丹灌之，用熨脐法。暑风作痫，灌以苏合香丸，并服黄连香薷散加羌活。通见伤暑门。

【脉】 气口紧盛。

【病证】 夹食。系不内外因。

【治】 胃苓汤。

中湿 通见伤湿 五痹 水肿门

湿喜归脾着肾，《经》云：风雨袭虚。山泽蒸气，人多中湿，关节重痛。又曰：诸痉强直。积饮痞膈中满，霍乱吐下体重，甚则胕肿。挟风为眩晕，吐，喘，烦热，走疰拘急。挟寒为掣痛，为浮肿，无汗恶寒。挟暑烦渴，心腹疼，面垢背寒。

挟风寒二气为痹。皆不可大发汗，不可以火攻，惟当以利小便为切要，尤不可轻下。真诰云：诸风湿，栉头理发，欲得多过通流血脉，数易栉用之。

【脉】 以人迎合各脏本部脉，凡湿脉多沉微缓细。

肝

【病证】 常欲人蹈其胸上未苦，常欲饮热。

脾

【病证】 四肢浮肿，身重如石，不能反身转侧。

肾

【病证】 身重，腰冷如坐水中，形如水状，反不渴，小便自利，食饮如故。

心肺

【病证】 湿部云：湿惟中足三阴，故不及心肺。

【治】 风湿，《三因》麻黄白术散、生附白术散，《局方》术附汤，《简易集》防己黄芪汤、桂枝附子汤、蠲痹汤，《济生》羌活汤、羌附散，《御院》四物附子汤，《本事》薏苡仁散。寒湿，《济生》渗湿汤，《百一选》除湿汤，《仁斋》除眩汤，《简易集》《三因》麻黄白术散、术附汤、附子麻黄汤、白术酒。暑湿，《局方》五苓散，《三因》白术茯苓干姜汤、苓术汤、茯苓白术汤、防风汤。肾湿，《三因》肾着散，《仁斋》生附汤，《局方》青娥丸。

【脉】 沉伏带急。

【病证】 内因气血。㖞斜不遂，涎潮昏塞，亦为湿证。

【治】 苏合香丸，《三因》生附白术汤、附子汤。

【脉】 沉滑

【病证】 不内外因。引饮而中湿。

【治】 《局方》茯苓半夏汤、倍术丸。挟热，脐下有悸者，五苓散。

三阴三阳六经皆有伤风伤寒

伤寒病			仲景独举	伤风病		
治	证	脉		脉	证	治
仲景用麻黄汤。大抵寒伤荣血，寒邪入阴血，荣行脉中，寒邪居脉中，非特荣受病，邪自内作，并犯卫气，浸淫入骨，是汗不出而热，齿干而烦疼。以麻黄发其汗，又以桂枝、甘草助其发散，涤除荣卫内外之邪。《三因》论麻黄汤，仲景慎之。处用五积散去麻黄加葱白、豆豉煎，名和气饮，可代麻黄汤。若伤寒证具兼喘者，正行麻黄汤，不可代。《济生方》春用香苏散、十神汤，夏用五苓散，秋金沸散，冬五积。余尝得治法于吾里老医彭达卿，郭德辅亦曰：和解散用藿香正气散、败毒散、升麻汤三药打和，正气所以正胃气，散毒去邪气，升麻解毒。寒多加正气散，热多加败毒散。药品清实分利，敬识不敢忘，更详所因虚实为治可也	口中和，手心不热，不能食，而非恶食，头常痛，面壅赤，鼻干无涕，其声亦前轻后重，壮利而有力，头项腰脊痛，无汗恶寒，不恶风，身痛发热，为病深	沉紧，人迎紧于气口。寒行荣，主血伤肾骨	太阳一经为格量，今以风寒二证分列左右，使初学者明辨之，他经可以类推矣	浮缓，人迎浮于气口。风行卫，主气伤肝筋	口中和，手背热，不恶食，头常痛，鼻塞流清涕，其声如自瓮中出，前轻后重，高揭有力，自汗恶风，不恶寒，头项强，腰脊痛，发烦热，微得正汗解，为病浅	仲景用桂枝汤。大抵风伤卫气，风邪干阳气，阳气不固，是以自汗而表虚。用桂枝以发其卫之邪，芍药以和其荣之血，是知脉浮自汗，荣卫不和也。以桂枝发其汗，使荣卫和则愈。且伤风病在脉外，其病稍轻，虽同曰发汗，桂枝特解肌药耳。《三因》论桂枝汤，今人不识脉，仲景慎之。冬末春初，处用五积散去麻黄加川芎、白芷，名和气饮，可代桂枝汤。若伤风证具兼烦渴者，不可代。《活人》云：麻黄、桂枝、大青龙三药，西北二方四时行之无不验。若江淮地偏暖，惟冬月及正初可用正方，自春末夏至以前，宜有加减，详见伤寒门。今人不敢用，未见加减法耳

伤风

《经》云：春伤风，夏飧泄。此表伤风在经络中，循经流注，以日传变，与伤寒同。但伤风散气，故有汗恶风；伤寒泣血，无汗恶寒。仲景正以此格量太阳经伤风、伤寒用药不同。故云：有汗不得服麻黄，无汗不得服桂枝。常须识此，勿令误也。

【脉】 阳浮阴弱，浮洪虚大。

【病证】 足太阳膀胱经。自汗恶风，不恶寒，头项强，腰脊痛，发热身疼，或烦热。得微汗解。

【治】《活人》桂枝汤、升麻汤。挟寒，十神汤。寒气暴暖，败毒散、参苏饮，《澹寮》五积交加散。

【脉】 浮弦长数。

【病证】 足阳明胃经。恶风自汗，口苦咽干，嗜卧身重，烦渴，小便难，或能食善饥，腹满微喘，潮热。

【治】《三因》杏子汤。

【脉】 阳浮阴弦。

【病证】 足少阳胆经。身热，恶风自汗，项强胁满，手足温，或口苦咽干；或发汗多，亡阳谵语。

【治】《三因》柴胡加桂汤、参苏饮。

【脉】 弦大而缓。

【病证】 足太阴脾经。自汗咽干，腹痛胸满，四肢倦怠，自利不渴，手足自温。

【治】《三因》桂枝芍药汤，《局方》和解散、不换金正气散、八解散、神术散。挟寒、挟食，人参养胃汤。挟湿，《简易》冲和散，《活人》桂枝附子汤。

【脉】 沉而弦。

【病证】 足少阴肾经。口燥舌干，咽痛，胸满心烦，自汗，腰胻骨酸痛，或吐涎，亦有头痛。

【治】《三因》桂附汤。

【脉】 寸尺俱微而迟。

【病证】 足厥阴肝经。自汗恶风而倦，小腹急满，寒热如疟，骨节烦疼，亦有头痛，入脑为真头疼。

【治】《三因》八物汤。

三阴三阳伤风无异证，但三阴有四肢烦疼为异。六腑属三阳，太阳利清气，阳明利浊气，少阳化精气。

【脉】 三部俱浮者重，但见寸口浮者轻。

【病证】 手太阴肺经。足三阴三阳皆有伤风，手三阴三阳并无伤风，惟肺为脏腑华盖，有伤风。其证恶风自汗，皮肤热痛，隐隐头疼，咳嗽声重。挟热鼻酸清涕，挟寒涕浊。

【治】《局方》人参败毒散、柴胡升麻汤、金沸草散、神术散、冲和散、葱白散、柴胡石膏散。挟寒，痰嗽咯血，应梦人参散、麻黄细辛汤。通见喘嗽门。

伤　寒

《经》云：冬伤于寒，春为温病。以冬不即发，其寒毒藏于风府，至春温暖之气发而为病，故曰温病。伤者邪气传变，有阴阳，有表里，死生系于旬日之内。治自太阳，逆传阳明，至于厥阴而止。发于太阳，即热而恶寒；发于太阴，即恶寒而不发热；传阳则潮热狂言，其脉浮长；变阴则舌强不语，手足厥而自利，其脉沉细。伤寒为治，虽曰有法，又须问证以察其外，切脉以审其内。故在表宜汗，在上宜吐，在里宜下，在半表半里宜和解，此固一定之法。又须考得病之日，传变之期，方可施治，详见于三阴三阳钤图之下。有伤寒八九日以上病未解者；或初一经受病，即不能相传；或已传三阳讫，而不能传于阴，停滞累日，病证不罢者；或三阴三阳传病已，竟又重感于寒，名曰两感，则脏腑俱病，日数多，病亦多变矣。又有得病之日，便四肢厥冷，为阴厥，欲绝者，丹田、气海穴灸之。

又有经日微厥，而后发热者，为热厥，热甚舌黑鼻煤者，以水渍布，重搭其胸，频易之，以拔去热气也。又有不厥而即变阳证，或胸腹痓闷引痛，坐卧不安，胃气喘息，又不可拘日数，即宜下之。又有六七日大腑结燥，不食，其脉细紧，皆曰当下，却有头痛恶寒，项上有汗，或小便清利，乃表证未除，仍宜汗之。或里寒表热，里热表寒，皆当先救其里，后治其表。应汗而反下之，则热蓄于里，或为瘀血发狂者，结而为痞、为结胸者。结胸者，心下紧满如按石而痛，手不可近。痞者，但紧满而不痛，用药不同。若应下而反汗之，则津液枯竭，亡阳谵语者。谵语为实，郑声为虚。若应吐而反温之，则毒气郁于胃，发而为斑，色如锦纹者生，黑者死。若不辨阴阳，观传变证候百出，遂为坏证伤寒，甚至不救。伤寒病未愈或已愈，不可轻用补药；不思饮食，不可用温脾药。

阴证如阳　病人头面青黑，手足厥冷，不燥渴，六脉沉细，阴证了然，却有身热而渴，谵言鼻衄，发黄发斑，大小便不利，六脉浮大，若阳证俱备而不然者，身虽烦热，而手足指尖微有厥冷，诸阳会于四末，此辨阳气有无之要法；虽有烦渴引饮，亦自喜热而恶冷；口虽谵言，而郑重之声，散而不知高下，或卧而谵言，醒而又定。若误发其汗，下厥上竭，皆能鼻衄。纵有发黄发斑，大小便不利，阳证俱备，略不燥渴，脉虽浮大或散而数，按之全无，此阴盛隔阳，里寒外热，阴证如阳谛矣。《经》云：脉从而病反何如？曰：脉至而从，按之不鼓。此阳中伏阴之脉，正合此也。

阳证如阴　病人面红舌白，狂言，渴欲饮冷，内烦躁扰，六脉浮数，阳证了然，却有面不红，而不甚语言，微有燥渴，而嗜卧不烦，身体微厥，六脉微细，若阴证俱备而不然者，面虽不红，不甚言语，问答之间，精神面色蕴而不散；虽不甚渴，却自喜冷；虽嗜卧昏醉，力唤之精神自定；身虽微厥，手足指尖反常温暖；脉微，虽按之实数，初无间断；若小腹坚硬，大便数日不通，胸中痞闷，以手按之则疼，此因失下，阳证如阴谛矣。《经》云：三阴其反何如？曰：脉至而从，按之鼓甚而盛也。此阴中伏阳之脉，正合此也。

又有脚气、痰饮、食积、虚烦四证与伤寒证相似，但脚气则脚膝软痛，卒起即倒。痰饮头不痛，项不强。食积则身不痛，气口脉紧盛。虚烦则身不痛，不恶寒为异。切不可作伤寒治之，尤忌房劳、饮食过度，成劳复、食复，未易治。

【脉】 尺寸浮洪紧数。

【病证】 足太阳膀胱经。寒水。为六主气。伤寒一二日，头项强，腰脊痛，无汗恶寒，不恶风，身痛或发热。

【治】 伤风解肌，伤寒发汗，其治不同。伤风证，头疼发热汗出，宜桂枝汤，轻者柴胡桂枝汤，以发其卫之邪。伤寒证，头痛发热，无汗恶寒，宜麻黄汤，轻者桂枝麻黄汤，并荣卫而治之。盖寒伤荣血，病为深，以表实，以麻黄通内阳气，却外寒气也。

【脉】 尺寸俱长或滑疾。

【病证】 足阳明胃经。燥金。为五主气。伤寒二三日，肌热，目痛鼻干，不得卧，不恶寒，腹满不食，咽干口燥。

【治】 初传本太阳，因发汗或利小便，此亡津液，胃中燥实，因转属阳明，非通泄不愈。阳明证具，不恶寒，表已解，见烦躁谵语，即可下，大柴胡汤、小大承气汤主之。三阳皆可下，惟恶寒乃中寒为病，与太阳合经，属表，止可汗。三阳经有合病，三阴经无合病，不可不知。

【脉】 尺寸弦或沉紧。

【病证】 足少阳胆经。相火。为三主气。伤寒三四日，胸胁痛，耳聋，口苦咽干，往来寒热，目眩，干呕，善太息。

【治】 属半表半里，胆无出入道，柴胡、半夏能利能汗，佐以黄芩，宜小柴胡汤解表，不可发汗。汗则谵语，属阳明，为胃不和，若加烦而躁，宜调胃承气汤。

【脉】尺寸沉细。

【病证】足太阴脾经。湿土。为四主气。伤寒四五日，手足每冷，若自温，或自利不渴，或腹满时痛，咽干，头不疼，身不热，本不恶寒。

【治】脾喜温燥，恶寒湿。轻者五积散。自利不渴，脏寒也，理中汤、四逆汤温之。腹满脉浮，桂枝汤微汗之。腹痛，桂枝加芍药汤；痛甚，桂枝加大黄汤。脉大胸满多痰可吐，脉大无吐证可汗。须审表里，又不可拘日数也。

【脉】尺寸沉紧。

【病证】手少阴肾经。君火。为二主气。伤寒五六日，口燥舌干渴，口中和而背恶寒，反发热，倦怠，咽痛，吐利，身痛而无头疼。

【治】肾畏寒燥，宜温。仲景于少阴证口燥咽干，宜急下之。盖肾□□，伤寒热流入于肾，肾汁干，故咽路焦渴，或汗多，宜急下之，以承气汤。非若阳明宜下而可缓也，阳明发热多汗，以胃汁干，亦须急下。若不渴，不口燥舌干，脉沉者，急温之，以四逆汤。太阴、厥阴不恶寒，惟少阴有背恶寒。三日得之，加口中和者，宜着灸，并四逆汤主之。

【脉】尺寸微缓。

【病证】足厥阴肝经。风木。为一主气。伤寒六七日，烦渴，发热恶寒，往来寒热如疟，或身体痛，囊缩，小腹急痛，有头疼，无发热。

【治】肝藏血养筋，非温平不能润养。脉浮为欲愈，不浮为未愈，宜小建中汤。脉浮缓者，囊必不缩，外证必发热恶寒似疟，为欲愈，宜桂枝麻黄汤。若尺寸俱沉短者，囊必缩，毒入心，宜承气汤下之。

大抵伤寒传变，自阳经传入阴经。阳主生，故足太阳水传足阳明土，土传足少阳木，为微邪。阴主杀，故木传足太阴土，土传足少阴水，水传足厥阴木，至六七日传厥阴肝木，必移气克脾土，脾再受克邪，土败木贼，脏腑皆危殆，荣卫不通，耳聋囊缩，不知人而死，速用承气下之，可保九死一生。若六七日传厥阴，脉得微缓微浮，为脾胃脉，不再受克，否极泰来，水升火降，寒热作而大汗解矣。

【脉】 初感未传经，脉浮洪紧数。

【病证】 阳为腑主表，阴为脏主里，脏腑表里二证俱见为两感。其感冒风雨寒冷，未至于伤，正气未耗，邪气未深，用下数药，正气得助，邪气自散。若寒已传经络，及时行疫疠，必须依经按法，明阴阳传变日数、表里虚实，以行汗、下，不可差殊，审之慎之。

【治】 轻则芎芷香苏散，或加升麻葛根汤，嗽喘加麻黄，夹食加青皮，即名十神汤，和解散、八解散。甚则五积散去麻黄，即《三因》和气饮。夹风神术散、冲和散、五积交加散。夹风痰嗽，参苏饮；气盛去木香加川芎即《澹寮》芎苏散，消风百解散。夹风夹食，人参养胃汤。夹湿瘴吐泻，藿香正气散、大正气散。

【脉】 浮紧。

【病证】 太阳证具，无汗恶寒，骨节疼而加喘。

【治】《活人》麻黄汤。冬月正初及素虚寒人，可用正方；夏至后加知母半两，石膏一两，黄芩一两□分。

【脉】 六脉微。

【病证】 伤寒，发热恶寒如疟，热多寒少，但不呕，小便清利，此阴阳俱虚，不可更汗、下、吐，脉微缓为欲愈。脉微恶寒而有热色，以未得小汗，身少痒。

【治】 宜《活人》麻黄桂枝各半汤。

【脉】 宜紧而缓，伤寒见风脉也；宜缓而紧，伤风见寒脉也。

【病证】 伤寒六七日，发热微恶寒，肢节烦疼，微呕，心下支结，表未解。

【治】《活人》柴胡桂枝汤。

【病证】伤寒脉浮紧，热多寒少，恶风无汗，烦躁身疼，可服。或脉浮缓有前证，而身不疼，但重，乍有轻时，无少阴证。

【治】可服《活人》大青龙汤。汗出恶风，不可服，服则厥逆，筋惕肉瞤，为逆。汗多，用温粉扑之。

【病证】若脉浮缓而弱，寒多热少，不烦渴，微厥自汗。

【治】用青龙紧暴，盖以麻黄等分多，不若用麻黄桂枝各半汤。

【病证】伤寒数日后发热，腹痛，头昏，四肢疼，大便自利，小便或利或涩，或呕咳，或已汗未汗，复发热，心悸，头眩肉瞤，皆渴后中脘停水所致。或过汗，脉虚自汗，心忡肉瞤，妄语，因汗耗阳气，筋惕肉瞤，虚也。

【治】《活人》真武汤。因转成少阴证，兼咳嗽，加干姜、细辛、北五味子。《简易集》加减甚好。

【病证】表不解，心下有水气，干呕发热，或喘嗽，渴，小便不利，小腹满。《简易》论真武、小青龙二药皆有水，却有阴阳之分。

【治】《活人》小青龙汤。

【脉】浮。

【病证】汗后，过汗胃干，不得眠，欲饮水，当稍与之，胃和即愈。若渴，小便不利，或小便利，微热而渴。

【治】五苓散。

【脉】阳涩阴弦。

【病证】伤寒，腹中急痛，先与《活人》小建中汤，若不瘥。

【治】《简易集》加减小柴胡汤。

【脉】弦紧。

【病证】发热如疟，胸胁满痛，大小便秘涩，或干呕烦躁。

【治】 小柴胡汤。

【病证】 微恶风，不欲去衣，胸中痞闷。

【治】 小柴胡汤加桂，得汗解。

【病证】 服前药不解，身热烦躁，愈加渴，谵语，小腹坚，大便秘，腹痛。

【治】 小柴胡加大黄，或大柴胡汤。若身体疼痛，乃表未解，不可服。

【脉】 沉实而数。

【病证】 潮热谵语，大便六七日不通，或绕脐刺痛，有燥屎结滞。

【治】 小承气汤。

【脉】 紧细而数。

【病证】 潮热汗出，不恶寒，腹满喘急，大便秘，此汗过胃干，大便必坚，坚即谵语，为里实。

【治】 大承气汤。

【脉】 洪大浮数，为里虚。

【病证】 大汗后，表已解，心胸大烦渴，欲水；或吐下后七八日，邪未除，发热无汗，心胸烦闷，恶风，渴欲水，甚或额汗，手足冷，自汗。

【治】《活人》白虎汤加人参。或中暑，汗出恶寒，热渴□□，老弱虚人，竹叶石膏汤。

【脉】 欲绝。

【病证】 加自利，手足厥，《简易集》《活人》四逆汤。汗下后，病不解而烦躁。

【治】《活人》茯苓四逆汤。

【脉】 沉细。

【病证】 八九日不解，风湿相搏，身体烦疼，或汗出不止，必恶寒，小便清。

【治】 桂枝附子汤。

【脉】 浮迟。

【病证】 太阳阳明合病，当多汗而无汗，加自利，此为久虚。

【治】 术附汤。

【脉】 浮迟。

【病证】 阳明病，表热里寒，下利水谷。

【治】 四逆汤。

【脉】 反沉。

【病证】 少阴始得病，其人发热。

【治】 麻黄附子汤。

【脉】 沉微。

【病证】 或膈上有寒饮，干呕者，不可吐，或面赤恶寒，腹痛，或咽痛时利。

【治】 四逆汤。《简易集》加减。

【脉】 沉紧。

【病证】 表证未解，误下之，热蓄里，小便不利，身发黄，为结胸，心痛，按之如石。

【治】 大陷胸汤。

【脉】 沉紧。

【病证】 或结胸，心下紧痛，按之如石。

【治】 小陷胸汤。

【脉】 浮细。

【病证】 汗下吐后，虚烦不得眠，心中懊侬。

【治】 栀子豆豉汤。若少气绝者，栀子甘草豉汤吐之。

【脉】 浮滑。

【病证】 四五日，病在胸膈，痰气上紧不得息者，吐之。

【治】 瓜蒂散。亡血体虚人不可用。

【脉】 浮细。

【病证】 汗下后，表里虚，津液枯，心烦发热，气逆欲吐，及诸虚烦热。

【治】 竹叶石膏汤，《济生》竹叶汤。

【病证】 病后心虚胆怯，虚烦不得眠，温胆汤。或吐下后，心烦气乏，昼夜不眠。

【治】 酸枣仁汤。

【病证】 病后生津止渴，顺气化痰，《御院》增损白术散。或气脉未和，食后劳复，病证如前。

【治】 《简易》加减白术散，《活人》葱白汤。

【脉】 沉紧。

【病证】 吐下后，胸痞欲绝，膈高起急痛。

【治】 《三因》枳实理中丸。

【脉】 浮滑。

【病证】 呕，渴欲饮水，入则即吐，膈间有饮。

【治】 《三因》小半夏加茯苓汤。

【病证】 或心下痞满而不痛，半夏泻心汤。或下之，腹鸣干呕，心痞而烦。

【治】 《三因》甘草泻心汤。

【病证】 失下，热毒在骨，发斑，甚则烦躁谵语。

【治】 《三因》玄参升麻汤。

【脉】 数。

【病证】 秋夏间暴寒，折于盛热，热结四肢，壮热头痛，或寒伤胃，下利或血或水。

【治】 《活人》调中汤。

【病证】 或肢节疼痛，内寒外热，心下虚烦，《活人》阴旦汤。阴毒伤寒，心下烦热，四肢逆冷。

【治】 《活人》白术散。

【病证】 或发狂，踰墙上屋。

【治】 《本事》鹊石散。

【脉】缓弱。

【病证】 男子伤寒后，与女人交接，小腹急，体热冲胸，名阳易。

【治】《三因》猳鼠散，汗出为愈。

【脉】 缓弱。

【病证】 妇人伤寒病，与男子交接，头重，百节欲解，名阴易。

【治】《三因》烧裩散，小便利为愈。

【病证】 或大霍乱吐泻后，心虚烦闷，内热不解。

【治】《济生》竹叶汤。

【病证】 病后邪入经络，体瘦肌热，或咳嗽。

【治】《本事》柴胡汤。

【病证】 汗后，身疼发热，中满而呕。

【治】 桂枝汤加人参、茯苓、半夏、厚朴，倍加芍药。

【病证】 汗后，自汗不解，大便溏滑。

【治】桂枝汤加人参、白术、厚朴。

【病证】 汗后身热不渴，大便微利，恶心呕逆，阳气外而不内，中寒而然。

【治】理中汤加茯苓、半夏、陈皮、厚朴。

【病证】 无汗而身疼痛，五积散加生附子。加厥逆昏重，自利不渴，脏寒也。

【治】 四逆汤，金液丹。

【病证】 内伤饮食，外伤六淫，恶寒身重，微热吐利，或渴或不渴。

【治】 人参养胃汤，治中汤。

【脉】 炁口紧盛。

【病证】 不内外因，夹食似伤寒，但身不痛，而中焦痞闷，呕而热者。

【治】 二陈汤。寒多不热甚者，治中汤。

【病证】 脚气，似伤寒，但卒起脚弱，或往来寒热，足胕肿赤。

【治】 热多，人参败毒散加木瓜，或大黄苍术，寒多加小续命汤。

伤寒无出仲景，《本事》论脉证用药次第，皆祖仲景，而《简要》可参考也。

三阴三阳六经伤寒证治

太阳经

【脉】 静。

【病证】 一日太阳受病，未传经。烦躁欲吐，脉急数，是已传经。

【脉】 浮数。

【病证】 头痛发热，汗出恶风。又，发热汗出，此荣弱卫强，故汗出。

【脉】 阳浮阴弱。

【病证】 中风，发热而恶寒。

【脉】 阳浮阴弱。

【病证】 中风，汗自出，啬啬恶寒，翕翕发热，鼻干干呕。

【病证】 病若下之，其气必上冲者。

【病证】 病外证未解，不可下，宜发汗。

【脉】 浮。

【病证】 病下之不愈，为在外，汗之则愈。

【病证】 病服桂枝汤，烦热不解，先针风池、风府二穴，却服。

【病证】 自汗出为荣和卫不和，荣行脉中，卫行脉外，故复发其汗，表和即愈。

【脉】 浮数。

【病证】发汗已解，半日后复烦躁，可复发汗。

【病证】 发其汗出不止，其人必恶寒，小便清，四肢拘急。

【病证】 若下之，胸中满，桂枝去芍药汤。若微寒者。

【治】以上并用桂枝汤。病常自汗出，小便不数，手足温，或指梢作微冷，少顷却温，身微烦，又憎寒，可行之。若无汗，小便数，或手足冷，不恶寒，饮家、呕家、不喜甘者，不可行也。西北人用之验，江淮间春末夏至前，加黄芩一分；夏至后加知母半两，石膏一两，或升麻一分。虚寒者用正方。

【病证】 项背强几几，无汗而恶风。

【治】 葛根汤，麻黄汤。有汗，桂枝葛根汤。

【病证】 太阳阳明合病，喘而胸满，不可下。

【治】 麻黄汤。

【脉】 浮紧。

【病证】 无汗发热，身痛，心烦目瞑，剧者失于汗，必衄。衄者，欲解也。

【治】 麻黄汤。衄后不可再汗。

【病证】 头痛发热，身体骨节疼痛，恶风，无汗而喘，或脉浮数，可发其汗。

【治】 麻黄汤。

【脉】 浮大而长。

【病证】 太阳阳明合病，必自利。

【治】 葛根汤主之。若脉沉微，术附汤。

【病证】 太阳阳明合病，而不利，但呕者。

【治】 葛根加半夏汤。

【脉】 浮紧。

【病证】中风，发热恶寒，身体疼痛，不汗出而烦躁。

【治】 大青龙汤。

【脉】 浮缓。

【病证】 身不疼，但重，或有轻时，无少阴证者。

【治】 大青龙汤。

【病证】 表不解，心下有水，干呕发热，或渴，或利，小腹满，或喘，或小便不利。

【治】 小青龙汤。渴已寒去，为欲愈。

【病证】 发汗，汗解后，仍发热，心下悸，有水，头眩，身体瞤动。

【治】 真武汤。

【病证】 病不解，热结膀胱，其人如狂，血自下，下者愈。其外不解，尚未可攻，当解其外，宜桂枝汤。外已解，小腹结者，乃可攻。

【治】 桃仁承气汤微下。

【病证】 反下之，遂利不止，脉促者，表未解，或喘而汗出者。

【治】 葛根黄连汤。

【病证】 吐、下、发汗后，微烦，小便数，大便坚。

【治】 小承气汤和之。

【脉】 浮。

【病证】 发汗，大汗出，胃干，烦躁不得眠，欲饮水，当稍稍与之，令胃和即愈。脉浮，小便不利，微热，渴，或脉浮数，烦渴。

【治】 五苓散。

【脉】 浮数。

【病证】 发汗后，复渴者，若汗出而渴者，五苓散。不渴者。

【治】 茯苓散。

【病证】 太阳少阳合病，而自利。

【治】 黄芩汤。呕者，黄芩加半夏生姜汤。

【病证】 发汗后，腹胀满者，厚朴汤。汗后，心下痞痛。

【治】 泻心汤。

【病证】 汗出后，胃不和，心下痞坚，噫臭，胁下有水，腹鸣而利。

【治】 半夏泻心汤。

【病证】 或五六日，喘热，而下之，仍与小柴胡，蒸蒸振而热，汗出而解。若心满腹痛，为结胸，大陷胸汤。但满不痛，为痞。

【治】 半夏泻心汤。

【病证】 外未解，数下之，遂夹热而利，利不止，心下痞满，表里不解。

【治】 桂枝人参汤。

【病证】 服桂枝，或下之，仍头痛项强，发热无汗，心下满微疼，小便不利，利小便愈。

【治】 桂枝去桂加茯苓白术汤。

【脉】 浮虚而涩。

【病证】 八九日后，风湿相搏，身疼不能反侧，不呕渴，桂附汤。若大便硬，小便自利。

【治】 去桂加白术汤。

【病证】 病下之，微喘，表未解。

【治】 桂枝加厚朴杏子汤。

【病证】 病十日以去，脉浮细，嗜卧者，外已解。若胸满痛，与小柴胡。但浮，无余证。

【治】 麻黄汤。

阳明经

阳明为津液之主，中风则善饮，伤寒则不食。

【病证】 二日，阳明受病。阳明者，胃中寒是也。

【治】 宜桂枝汤。

【病证】 太阳发汗，汗出复不解。其不解者，转属阳明也。

【治】 麻黄汤。

【病证】 外证身热汗出而不恶寒，但恶热。

【治】 小柴胡汤。

【脉】 浮紧。

【病证】 中风，头痛口苦，腹满而喘，发热恶寒，下之即小便难。

【治】 桂枝麻黄汤。

【病证】 中寒不能食，小便不利，手足濈然汗出，欲作坚癥者，胃中水谷不化也。

【治】 桃仁承气汤。

【病证】 能食，下之不解，乃不能食。攻其热，必哕，胃中虚冷也。

【治】 半夏汤。

【脉】 浮。

【病证】 发热头眩，小便难，欲作谷疸，下之必腹痛。

【治】 小柴胡汤。

【病证】 病当多汗，而反无汗，身如虫行皮中之状，此久虚也。

【治】 术附汤。

【病证】 冬，阳明病，反无汗，但小便利，吐而咳，手足厥，头必痛。

【治】 建中汤。

【脉】 浮紧。

【病证】 冬，阳明病，必发潮热，其脉浮者。

【治】 黄芩汤。

【病证】 无汗，小便不利，心中热壅，必发黄也。

【治】 茵陈汤。

【病证】 被火灸，其额上微汗出，小便不利，必发黄。

【治】 茵陈汤。

【病证】 口干，但漱水不欲咽者，必鼻衄也。

【治】 黄芩芍药汤。

【病证】 若小便少者，津液当还入胃中。凡发汗太过，令小便难。

【治】茯苓汤。

【病证】 心下坚满，不可下之。

【治】 半夏汤。

【病证】 不吐不下者，调胃承气汤。人虽汗出，不恶寒，体重短气，腹满而喘，有潮热者，外欲解，可攻。手足濈然汗出，为大便已坚者，脉必迟。

【治】 大承气汤。

【病证】 汗出多，微发热恶寒，外未解，其热不潮，未可下。若腹满不通。

【治】 小承气汤和其胃气。

【病证】 有潮热，大便坚，可承气汤。若有燥结，乃徐攻之。若无壅滞不可攻，攻必腹满不食，饮水即哕，必发热，腹坚胀。

【治】 小承气汤和之。不转矢气，不可攻。

【病证】 多汗，津液外出，胃中干燥，大便必坚，则谵语。

【治】 承气汤。

【脉】 滑疾。

【病证】 谵言妄语，发潮热，或大便微硬。

【治】 大承气汤。不硬勿与。

【脉】 浮紧。

【病证】咽干口苦，腹满，汗出，喘，不恶寒反恶热，心躁谵言，不得眠，下之。胃虚客热，舌燥。

【治】栀子豉汤。

【脉】 浮。

【病证】 发热，渴而饮水，小便不利。

【治】 猪苓汤。

【脉】 浮迟。

【病证】 表热里寒，下利水谷。

【治】 四逆汤。

【病证】 胃中虚冷，能食，饮水即哕，脉浮，发热鼻燥，能食者必衄。

【治】 黄芩汤。

【病证】 汗出多，渴，不可与猪苓汤。汗多者，胃燥也。汗少者。

【治】 猪苓汤利其小便。

【病证】 下之，其外有热，手足温，心中烦壅，饥不能食，头汗出。

【治】 栀子汤。

【病证】 潮热，大便溏，小便自可，胸胁烦满不止。

【治】 小柴胡汤。

【病证】 胁下坚满，大便秘而呕，口燥。

【治】 小柴胡汤。

【脉】 浮大。

【病证】 中风，心痛气短，鼻干，不得汗，身黄，小便难，潮热，而哕，身肿，利之小瘥。外若不解，

【治】 小柴胡汤。

【脉】 迟。

【病证】 汗出多，微恶寒，为表未解。

【治】 桂枝汤。

【脉】 浮。

【病证】 无汗，其人必喘，须发汗。

【治】 麻黄汤。

【病证】 其人喜妄，必有蓄血，为本有瘀热，大便必秘。

【治】 抵当汤。

【病证】 发热汗出，此为热退，不能发黄。但头汗出身无，小便不利，渴欲引水，此瘀热在里，必发黄。又七八日，身黄，小便不利，腹微满。

【治】 茵陈汤。

【脉】 实。

【病证】 烦热汗出，解如疟，日晡发热，当下之。脉虚浮，当汗之。

【治】 下者承气汤，汗者桂枝汤。

【病证】 发作有时，汗不解，腹满痛。

【治】 承气汤。

【病证】 阳明少阴合病，自利，脉浮者为顺，滑数者有宿食。

【治】 承气汤。

【脉】 浮。

【病证】 发热无汗，表不解，渴欲饮水。

【治】 白虎汤。

【病证】 潮热，大便溏，小便自可，胸胁满，或不大便而呕，舌上白胎。

【治】 宜小柴胡。上焦津液得下，胃和汗出解。

少阳经

【病证】 三日，少阳受病，口苦干燥，目眩，烦呕，或渴，或腹痛，或心悸，小便不利，或不渴，身有微热，或咳，或胁下坚满，干呕，不能食，往来寒热。若未吐下，脉弦紧。若已吐下，发汗，则谵语，服柴胡汤不解，此欲作狂病者，胁痛有水者。

【病证】 中风，耳聋目赤，胸中烦满，不可吐下，吐下则悸而惊。

【脉】 弦细。

【病证】 头痛发热，脉弦细，此属少阳。

【治】 以上并属小柴胡汤，随证施治。此表解药，不可汗。

【病证】 少阳病，不可发汗，汗则谵语，属胃，和即愈，不和即烦而悸。

【治】 调胃承气汤。

【病证】 三日，无大热，其人烦躁，此为阳去入阴。

【治】 茯苓汤。

太阴经

【病证】 四日，太阴受病，腹满吐食，下之益甚，时时腹痛，心胸坚满。若脉浮者，可发汗，宜桂枝汤。沉实者，宜攻里。

【治】 宜承气汤。

【脉】 阳微阴涩而长。

【病证】 中风，四肢烦疼，应脉为欲愈。

【治】 青龙汤。

【病证】 利而不渴，其脏有寒，宜温之。

【治】 四逆汤。

【病证】 手足自温，是在太阴，小便不利，病当发黄。

【治】 茵陈汤。

【病证】 病不解，虽暴烦下利十余行，而自止者，脾实腐秽去也。

【治】 橘皮汤。

【病证】 下后，腹满时痛，宜桂心芍药汤。若大实腹痛，

【治】 桂枝大黄汤，或承气汤下之。

少阴经

【脉】 微细。

【病证】 五日，少阴受病，但欲寐，欲吐而不烦。五日自利而渴者，为阴虚，故引水自救，小便白而利者，下焦虚寒，

不能制水而便白。

【治】 龙骨牡蛎汤。

【病证】 咳而下利，谵语，是心脏有积热，故小便必难。

【治】 猪苓汤。

【脉】 细沉数。

【病证】 病在里，不可发其汗。

【治】 承气汤。

【病证】 下利止，恶寒而踡，手足温者可治。

【治】 建中汤。

【病证】 恶寒而踡，时时有自烦，不欲厚衣。

【治】 大柴胡汤。

【病证】 一身手足尽热，热在膀胱，必便血也。

【治】 黄芩汤。

【病证】 其人吐利，手足不逆，及发热者。

【治】 葛根半夏汤。

【病证】 始得病二三日，麻黄附子汤微汗之。始得，反发热，脉沉者。

【治】 麻黄细辛附子汤。手足厥者，去麻黄、细辛，加干姜。

【脉】 沉。

【病证】 身体重痛，手足寒。

【治】 四逆汤。

【病证】 下利脓血，宜桃花汤。吐利，手足逆，烦躁，或头痛呕涎。

【治】 吴茱萸汤。

【病证】 下利，咽痛，胸满心烦，猪苓汤。咽痛者。

【治】 甘草桔梗汤。

【脉】 微。

【病证】 下利，宜白通汤服。利止后，厥逆无脉，烦呕者。

【治】 白通猪胆汤。

【病证】 四肢烦痛，小便不利，或咳呕，此有水气。

【治】 真武汤。

【脉】 微欲绝。

【病证】 下利清谷，手足厥冷，发热恶寒，其人面赤，或腹痛，或干呕，或咽痛，或时利止而脉不出者，或沉者，急温之。

【治】 四逆汤。

【病证】 下利，咳而呕，烦渴不得眠。

【治】 猪苓汤。

【病证】 口燥咽干，或心痛，急下之。

【治】 承气汤。

【病证】 下利清水，色青者，心下必痛，口干燥者。

【治】 大柴胡汤。

【病证】 其人腹满，不大便者，急下之。

【治】 承气汤。

【脉】 弦迟。

【病证】 饮食则吐，心中温温欲吐不能，手足寒，此胸中实，不可下。

【治】 瓜蒂散吐之。

【病证】 膈上有寒饮，干呕者，不可吐，当温之。

【治】 四逆汤。

厥阴病

【病证】 六日，厥阴受病，脉微浮，为欲愈。不浮，为未愈。

【治】 建中汤。

【病证】 渴欲饮水，宜猪苓汤。烦满囊缩，毒气在脏，可下而愈。

【治】 承气汤。

【病证】 身体热，恶风，头项强，胁下满，手足温而渴。

【治】 小柴胡汤。

【脉】 阳涩阴弦。

【病证】 当腹中急痛，先与建中汤，不瘥。

【治】 小柴胡汤。

【病证】发汗吐下后，虚烦不得眠，剧者心神颠倒。

【治】 栀子汤。

【病证】 已汗，下后，胸胁满，大肠微结，小肠不利，而不呕，但头汗出，潮热而烦。

【治】 柴胡桂枝汤。

【病证】 发热微恶寒，肢节烦疼，心下支满，外证未解。

【治】 柴胡桂枝汤。

【病证】 大下后，身热不去，心中结痛，此为欲解。

【治】 栀子汤。

【病证】 下后，胸满烦惊，小便不利，谵语，一身不可转侧。

【治】 小柴胡汤。

【病证】 六日不解，热结在里，但热，时时恶风，大渴，舌干，烦躁。

【治】 白虎汤。

【脉】 浮虚而涩。

【病证】 风湿相搏，身体疼痛，不能转侧。

【治】 术附汤。

【病证】 六日后至八日九日，如疟，热多寒少，一日再发，脉微缓者，欲愈。脉微，恶寒者，为阴阳俱虚，不可再吐、下、发汗，面赤有热者，为欲愈。

【治】 桂枝麻黄汤。

痓 亦作痉。痓，恶也。痉，风强病也。

【脉】 浮大。

【病证】 风为散气，发热有汗，不恶寒，太阳证具，为柔痓。

【脉】 沉紧。

【病证】 寒泣血，发热无汗而恶寒，太阳证具，为刚痓。

【病证】 热消气，为瘈疭，大筋緛短拘急。

【脉】 沉细。

【病证】 湿溢血，为缓弱，小筋弛长，痿顿。

暍 暑病也。

【脉】 弦细。

【病证】 太阳中暍，发热恶寒，身重痛，手足逆冷，齿燥。

【脉】 微弱。

【病证】 夏月伤冷水，水行皮肤中，身热疼痛。

【脉】 芤迟。

【病证】 中热暍，汗出恶寒，身热而渴。

可汗不可汗证治

伤寒可汗证治 通见伤寒 杂病 自汗门

大法：春夏可发汗，但令手足周遍絷絷然，不欲流漓。病若不解，当可复汗。汗多则亡阳，虚则不得重发汗。凡发汗，中病便止，不必尽剂也。

【脉】 浮。

【病证】 太阳病，头痛发热，汗出恶风，若恶寒。

【病证】 常自汗出者，荣和卫不和也。或发热汗出，荣弱卫强也。

【病证】 病人脏无他病，时发热，自汗出而不愈，荣卫不和也。

【脉】 浮数。

【病证】 发汗解，半日许复热烦，可更解其汗。

【脉】 浮弱。

【病证】 外证未解，不可下之，下之为逆，当以汗解。

【脉】 浮。

【病证】 初服桂枝汤，反烦而不解，先刺风池、风府，再服。

【病证】 先发汗不解，复下之，脉浮者，不愈。浮为在表，而反下之，故不愈。今脉浮，故知在表，须解其外。

【病证】 病下之微喘者，桂枝厚朴杏仁汤。若下之，气上撞者。

【脉】 阳浮阴濡。

【病证】 病中风，啬啬恶寒，淅淅恶风，翕翕发热，鼻鸣干呕，汗出。

【病证】 病不解，热结膀胱，其人如狂，血自下，下者愈。外未解，尚未可攻，先解其外，宜桂枝汤。外已解，但小腹急结，宜桃核承气汤攻之。

【病证】 大下后，复发汗，心下痞，恶寒者，不可攻痞，先解表，宜桂枝汤。后攻痞，大黄黄连泻心汤。

【病证】 厥阴病下之，清谷不止，身疼痛，先救里，宜四逆汤。后身疼痛，清便自调，急救表，宜桂枝汤。霍乱吐利止，身痛不休，以桂枝汤和之。

【病证】 不大便六七日，头痛有热，与承气汤。小便清者，知不在里，可汗愈。

【脉】迟。

【病证】 阳明病，汗出多，微恶寒，表未解也。

【病证】 太阴病，脉浮，可汗。

【脉】浮紧。

【病证】 伤寒，无汗，发热身疼，八九日不解，表证在，当汗，服麻黄汤。微除后，发烦目瞑，剧者必衄，乃解，阳气重故也，仍以桂枝汤和之。

【治】 以上并以桂枝汤和解之。此汤味过于甘，饮家、呕家勿用，吐后必吐脓血。

【病证】 烧针令其汗，针处被寒，起赤核，少腹气上撞心者。

【治】 灸核上一壮，次与桂枝加桂汤。

【脉】 洪大。

【病证】 服桂枝大汗出，与桂枝。若形似疟，一日再发者。

【治】 桂枝二麻黄一汤。

【病证】 项背强几几，反汗出恶风，宜桂枝葛根汤。若无汗。

【治】 葛根汤。

【脉】 浮紧。

【病证】 伤风伤寒，荣卫俱病，骨节烦疼，或无汗，其人必喘者。

【治】 皆宜麻黄汤。

【病证】 伤寒六七日，发热微恶寒，未去者。

【治】 柴胡桂枝汤。

【脉】 浮细。

【病证】 太阳病十日以去，嗜卧，此为外解，若胸满胁痛，与小柴胡。脉浮。

【治】 属麻黄汤。

【脉】 弦浮大而短。

【病证】 阳明中风，胸满心胁痛，鼻干喜卧，身黄，小便难，潮热，时哕，耳肿，外不解，病过十日，脉再浮，与小柴胡。但浮，无余证者。

【治】 麻黄汤。

【病证】 太阳病，头痛发热，身不疼，腰痛骨节疼，恶风，无汗而喘。

【治】 麻黄汤。

【病证】 太阳阳明合病，喘而胸满，不可下也。

【治】麻黄汤。

【脉】 浮紧。

【病证】 太阳中风，发热恶寒，身疼痛，不汗出而烦躁，头痛。

【治】 大青龙汤。

【病证】 心下有水气，咳喘发热，不渴，干呕，或渴，或利，或小便不利。

【治】 小青龙汤。

【脉】 浮缓。

【病证】 身不疼但重，乍有轻时，无少阴证者。

【治】 大青龙汤。

【病证】伤寒五六日后，潮热，恶风，头项强，胸胁温满，不食，心烦喜呕，或胸烦不呕，或渴，或腹痛，或胁痞坚，心下悸，或小便不利，或不渴，热，咳。

【治】 并小柴胡汤。

【病证】 小便不利，微热而渴。

【治】 五苓散。

【病证】太阳阳明合病，自利不呕。

【治】 葛根汤。

【病证】 太阳阳明合病，不下利，但呕。

【治】 葛根半夏汤。

【脉】 促。

【病证】 桂枝证，反下之，利不止，喘而汗出，当表解。

【治】 葛根黄芩黄连汤。

少阴肾经亦可汗，如用附子，复使麻黄，则知少阴亦自太阳出。厥阴用桂，自少阳出明矣。及二阳郁闭，皆当自阳明出。

伤寒不可汗证治

【脉】 沉细数。

【病证】 少阴病在里，强汗动经，动气在上下左右。

【病证】 疮家，身虽痛，汗则成痓。

【病证】 淋家，汗则便血。

【病证】 衄血家，汗则额下陷。

【脉】 浮紧尺中迟，身体疼痛。

【病证】 喘家里证。

【病证】 厥逆虚烦。

【病证】 下利清谷。

【病证】 冬月之时。

【病证】 咽中闭燥。

【病证】 汗家。

【脉】 微弱。

【病证】 太阳病，发热恶寒，热多寒少，亡阳也。

【病证】 伤寒头痛，翕翕发热，中风状，微汗，自呕。

【脉】 弦细，少阳病，头痛，反发热。

【病证】 咳而小便利。

【病证】 热当消谷，饮食反吐。

【病证】 足太阴湿温证，两胫逆冷，腹满头目痛，妄言。

【病证】 太阳少阳并病，头项强痛，或眩冒，时如结胸，心下痞坚。

【病证】 太阳病八九日，如疟，发热恶寒，不呕，清便，咳而小便利。

【病证】 少阴证，咳而下利，谵语者，此火劫，小便必难。

【病证】 少阴证，但厥无汗而强之。

【病证】 伤寒，热病之类，同病异名，同脉异经。病虽伤于风，其人自有痼疾，则不得同法。其人素伤于风，复伤于热，风热相搏，则发风温，四肢不收，头疼身热，当汗出，谵言独语，此少阴、厥阴证。

伤寒发汗有四难，凡发热头疼，有汗而非无汗，恶风而非恶寒，例发其汗，汗不止，为漏风，间有发而为痓者，此分外证发汗之一难也。至于发热头痛，尺脉迟者，为荣虚血少，不可发汗；发热头痛，脉弦细，属少阳，不可汗，汗则谵语，此分脉发汗之二难也。动气在左，不可汗，汗则头眩，汗不止，则筋惕肉瞤；动气在右，不可汗，汗则衄而渴，心烦，饮则吐水；动气在上不可汗，汗则气冲心；动气在下不可汗，汗则无汗，心烦，骨节疼；此分内证发汗之三难也。春宜汗，不可大发，以阳气尚微；冬不可大汗，以阳气伏藏。汗之必吐利，口烂生疮，此知时发汗之四难也。仲景分列不可汗者三十余条，《本事》所载《南史》著范云欲预庆锡命，召徐文伯轻劫其汗乎！虽然冬时严寒，非感非冒，果重伤于足太阳膀胱经，或未发而先有寒，或已发热，必须恶寒而头痛，更加体疼，脉浮而无汗，脉或尺寸俱紧者，此为正伤寒，当正发其汗。仲景论服麻黄汤，只云覆取微似有汗，不须啜粥。论服桂枝汤，却云服汤已须臾，啜热稀粥，以助药力，温覆一时许，使遍身漐漐微似有汗者益佳。不可使如水流漓，病必不除。若一服汗出瘥，不可再尽剂。其不轻于劫汗，如此其谨审也。

可下不可下证治

伤寒可下证

大法：秋宜下。凡可汤胜丸，中病便止，不必尽之。巢氏云：伤寒欲下之，其脉牢实，宜慎视手掌濈濈汗出者，便可下，大便已硬也。

【病证】 太阳病十余日，汗、下、吐后四五日，柴胡证在，先与小柴胡。呕不止一云呕止小安，心下急，郁微烦，为未解。

【脉】 脉阴微。

【病证】 病未解，脉阴阳俱停，必先振慄汗而解，但脉阴微者一云阴实。

【病证】 病发热，汗出不解，心中痞，呕吐下利。

【病证】 伤寒十余日，热结在里，复往来寒热者。

【病证】 阳明病，汗多者，急下之。

【病证】 少阴病，下利清水，心下痛，口干者，宜大柴胡汤、大承气汤。

【病证】 腹中满痛；又伤寒后，脉沉者，内实也，下之。

【脉】 虽浮数。

【病证】 伤寒六七日，目中不了了，睛不和，无表里证，大便难，身微热。

【脉】 实。

【病证】 烦热，汗出则解，又如疟潮热，可下。若脉虚浮，宜汗。

【治】 以上并属大柴胡汤。本方无大黄，欲下者，加大黄。

【脉】 迟。

【病证】 阳明病，虽汗出不恶寒，其身必重，短气，腹满而喘，潮热，外欲解，可攻里，且手足汗出者，大承气汤主之。若汗多，微热恶寒外未解，宜桂枝，以热不潮，未可下。若腹大满不通，且与小承气汤微和胃气，勿令大泄下。

【病证】 潮热，大便微硬者，或下之，心下懊侬而烦，有燥屎，可攻。若腹微满，初硬后溏，不可攻。又阳明病，不吐而心烦者，可下。

【病证】 病谵语潮热，反不能食者，胃中有燥屎。若能食，但硬耳。

【病证】病下血谵语者，热入血室，但头汗出者，刺期门，汗出愈。若汗出谵语者，有燥屎在胃中，此为风，须过经乃可下。下之早，言必乱。以表虚里实也，可下。

【病证】二阳并病，太阳证罢，但潮热，手足汗出，大便难，谵语者，下之愈。

【病证】下后六七日不大便，烦不解，腹满痛。阳明少阳合病，下利，不欲食。又，寸口脉浮，大按之反涩，尺中微而涩者，皆宿食也，下之即和。

【脉】弱。

【病证】得病二三日，无太阳柴胡证，烦躁，心下硬，至四五日，虽能食，以小承气和之，小安。至五六日，可下也。

【病证】发汗不解，腹满痛，急下之。

【病证】小便不利，大便乍难乍易，时有微热，喘，胃不能卧者，胃有燥屎。

【病证】少阴病二三日，口燥咽干，急下之。又，病六七日，腹胀不大便者。又，病自利清水，色青，心下必痛，口燥者，皆可下。

【病证】下利，三部脉皆平，心下硬者。又，下利，脉迟而滑者，内实也，利未欲止。又，下利，脉反滑，当有所去，皆可下之。又，下利瘥，复发者，病不尽也，可下。

【病证】脉双弦而迟者，必心下硬；脉大而紧，阳中有阴，可下也。

【治】以上并小、大承气汤。病微者，宜小承气汤，故云微和之，勿大泄也。病甚者，大承气汤，故云下之攻之。《外台》本无芒硝。

【病证】太阳病不解，热结膀胱，其人如狂，血下者愈。其外不解，尚未可攻，当先解其外。外解已，但小腹结者。

【治】桃核承气汤。

【脉】 微沉。

【病证】 太阳病六七日，表证续在，反不结胸，其人发狂，此热在下焦，小腹坚满，小便自利，太阳随经，瘀血在里。

【治】 抵当汤。若身黄，小腹坚，小便不利，为无血。

【病证】 阳明病，发热汗出，此为热越，不能发黄。身无汗，但头汗出，小便不利，渴欲饮水，此瘀热在里。又，七八日，身如橘黄，小便不利，腹微满者。

【治】 茵陈蒿汤。

【病证】 三阴经亦可下，如太阴经腹满时痛，温燥不行，亦当温利，自阳明出，温脾丸用大黄是也。少阴可下，见前。厥阴，舌卷囊缩，□下之。

【病证】 太阳中风，下利呕逆，表解可攻。其人漐漐汗出，发作有时，头痛，心下痞硬，引胁下痛，干呕短气，汗出不恶寒者，此表解里未和。

【治】 十枣汤。

【脉】 沉紧可用。浮大不可用。

【病证】 太阳病，头痛发热，盗汗，反恶寒，表未解，反下之，膈痛胃虚，气动而烦躁，心下懊而硬，为结胸者，大陷胸汤。但若头汗，小便不利，必发黄。

【病证】 伤寒六七日，结胸热实，脉沉紧，心下痛，按之石硬。

【病证】 但结胸，无大热者，此为水结在胸胁，但头微汗出。

【病证】 太阳病，重发其汗而下之，不大便五六日，舌燥渴，潮热，从心至小腹硬满而痛不可近。

【病证】 伤寒五六日，呕而发热，柴胡汤证，而下之，证仍在，与柴胡汤，蒸蒸而振，却发热汗出而解。若心下满而硬痛，此为结胸。

【治】 以上并大陷胸汤。

伤寒不可下证治

【病证】 诸外实内虚。

【病证】 诸虚大虚。

【病证】太阳病有外证。

【病证】咽中闭塞。

【病证】 中风汗出，烦躁，为阳微，脉濡弱。

【病证】 结胸证，脉虚大。

【病证】 阳明病，心下牢满，或自汗。

【病证】 太阴病，腹满吐食。

【病证】 动气在上下左右。

【病证】 厥与逆。

【病证】无阳，阴强而坚。

【脉】 脉濡弱。

【病证】 伤寒病，阳气不足，下之则心下痞，津液内竭，咽燥鼻干。

【脉】浮紧。

【病证】 伤寒荣卫俱病，骨节烦疼，可汗，不可下。

【病证】 太阳阳明合病，喘而胸满。

【病证】太阳少阳并病，心下痞坚，头项强而眩。

【脉】 虚。

【病证】伤寒五六日，不结胸，腹濡，伏厥者。

【脉】 弦迟。

【病证】少阴病，饮食入则吐，心中温温欲吐不能，始得之，手足寒，胸中实。

【病证】 厥阴病，消渴，气上冲，心中疼热，饥不欲食，甚则欲吐。

【病证】 少阳病，心下坚满，下之，利不止者死。

可吐不可吐证治

伤寒可吐证治

大法：春夏宜吐。

【脉】 寸微浮。

【病证】 头不疼，项不强，胸痞坚，气上撞咽不得息，胸有痰，可吐。

【病证】 手足厥冷，脉乍紧，心满而烦，饥不能食，结在胸中。

【脉】 反迟，寸口滑。

【病证】 胸上诸实，胸中郁郁而痛，不能食，有涎唾，下利日十余行，吐之，利即止。

【病证】 少阴病，饮食入则吐，心中温温欲吐不能吐，宿食在上也。

伤寒不可吐证治

【病证】 四肢厥逆；虚家；新产；脉微。

【病证】 太阳病，当恶寒，今反不恶寒，不欲近衣，吐之必内烦也。

【脉】 关细数。

【病证】 太阳病，皆恶寒，而反不恶寒，发热。今自汗出，反不恶寒，发热，此吐之过也。

【病证】 若得病二日吐之，腹中饥不能食。三四日吐之，欲食冷物，朝食暮吐。吐之致也，此为水逆。

【脉】 弦迟。

【病证】 少阴病，饮食入则吐，心中温温欲吐不能，始得之，手足寒，膈上有寒饮，不可吐、下，宜温之。

可温证治

大法：冬可温药。

【病证】 伤寒病下之，反得下利清谷不止，腹满身疼痛，或呕吐，当救里，与治中、四逆等汤。

【脉】 反沉。

【病证】 凡发热头痛，身体疼痛，宜温其表。又太阴证，自利不渴。

【病证】 太阳病，下利不渴，其脏有寒。

【脉】 沉。

【病证】 少阴病，下利不欲食；或脉迟，下利痛不止。

【脉】 弦迟。

【病证】 少阴病，饮食入则吐，心中温温欲吐不能，始得之，手足寒，干呕，有寒饮。又，下利，脉迟紧，为痛未止，脉浮大，为虚。脉浮革，自腹鸣，若渴，与水必哕，皆宜温之。

可水不可水证治

伤寒可水证治

【病证】 厥阴病，渴欲饮水者。

【病证】 太阳病，汗后，若汗出，胃中燥烦不得眠，渴欲饮水。

【病证】 发热汗出，复恶寒，不呕，心下痞，渴，五苓散主之。

【病证】 伤寒，能饮水，为欲愈。若不渴，强与之，因此成渴。

【治】 与水饮之即愈，但令不足为善，当稍与之，令胃中和则愈。

伤寒不可水证治

【病证】 伤寒，大吐下后，外气怫郁，胃中寒也。发汗后，尤不可水。

【治】 不可与水，与水必哕呕、喘咳。

【脉】 寸濡弱。

【病证】 发热恶寒，濡弱相搏，脏气衰微，胃中苦烦，非结也。

【治】 不可水，渍布冷贴之。

【脉】 寸浮大。

【病证】 误下后，寒气相搏，肠鸣，得水即成饲音噎，食不下也。

【治】 不可水，令汗大出。

【病证】 阳明病潮热，误下，腹满不能食；或胃中虚冷不能食。

【治】 皆不可水。

【脉】 脉浮大而革。

【病证】 下利，脉浮大，不可水。

【治】 当温之。

【病证】 伤寒结胸，无热证者，宜平和药，若与水，益令热不得出，当汗而不汗，则烦。假令汗出后，腹中痛，亦服和气之药。

可灸不可灸证治

伤寒可灸证治

【脉】 微或促。

【病证】 伤寒六七日，无脉，手足厥，烦躁。

【治】 灸厥阴。不温，发喘者死。

【病证】 诸下利。

【治】 灸足大都五壮，商丘、陵泉各三壮。

【病证】 少阴病吐利，手足不逆，反发热，或三日，虽口中和，背恶寒。

【治】 灸少阴七壮。

【脉】 微涩。

【病证】 少阴，下利即呕。

【治】 灸厥阴五十壮。

【病证】 阴毒，阳虚汗出，腹胀肠鸣，面黑指甲青。

【治】 灸关元。

伤寒不可灸证治

【病证】 凡微数之脉，不可灸。因热为邪，必致烦逆，有伤筋枯血之患。若欲解者，当发其汗。

【病证】 太阳病被火，必清血。阳明必怵惕，少阴必小便难。若强作之，虚烦不得眠，咽燥发黄，中结下血，谵语。

【病证】 太阳病，脉浮，以火劫其汗，血气流泆，潮热发黄，阳盛即衄，阴虚即小便难，阴阳俱虚，身枯燥，头汗出，腹满喘，口干，咽烂，或不大便而哕，手足躁扰，心下满。小便利可治，小便不利，不可治也。

可刺不可刺证治

伤寒可刺证治

【病证】 太阳少阳并病，头痛项强而眩，时如结胸，心下痞坚。

【治】 刺大杼一间，肺、肝俞。

【病证】 妇人中风，发热恶寒，经适来，得之七八日，热除，脉迟身凉，热入血室。

【治】 刺期门。

【病证】 胸下满，如结胸状，谵言。

【治】 刺期门。

【病证】 太阳病，初服桂枝汤，反烦而不解者。

【治】 先刺风池、风府，次服桂枝汤。

【病证】 头痛至七日，当愈，传经已竟也。若不愈，再传。

【治】 当针阳明经，使邪气不传而出。

【病证】 太阳少阳并病，误汗，谵语，脉弦，五日不止。

【治】 刺期门。

【病证】 少阴病，下利便脓。

【治】 当刺。

【病证】 妇人妊娠七月，腹满，不得小便，腰下重，如有水气，心下实。

【治】 刺劳宫、关元，以利小便。

【病证】 伤寒喉痹。

【治】 小指后动脉针入三分补之，刺风厥。

伤寒不可刺证治

【病证】 病与相逆者；大渴；大饱；大饥新内；大怒；大劳；大醉；大惊。

【病证】 漉漉之汗；熇熇之热；浑浑之脉；身热甚，阴阳交争。

伤寒热病不可治形证

【病证】 三部脉阴阳俱虚，热不止者不治。

【病证】 阴阳俱盛，大汗出不解者，脉至乍数乍疎者。

【病证】 谵言身热，脉浮大，手足温者生；脉沉细，手足逆冷者不治。

【病证】 咳而上气，脉散者。已得汗，脉沉小者生；脉浮大者不治。

【病证】 谵言直视而喘者，下利厥逆，躁不能卧者。

【病证】 发热下利，至厥不返者。恶寒踡而利，手足逆者。

【病证】 五六日，脉微细沉，但欲卧，汗出不烦，时自吐利，复烦躁不得卧者。

【病证】 六七日，喘息高者。

【病证】 发汗不出，若大灌发者。

【病证】 泄而腹满甚者。目不明，热不已者。

【病证】 老人小儿，热而腹满者。

【病证】 汗不出，呕血者。

【病证】 舌本烂，热不已者。

【病证】 咳血而衄，汗不出，出而不至足者。

【病证】 髓热者。

【病证】 热而痉者。

【病证】 热病腰折瘈疭，齿噤者。

【病证】 下利后，脉绝，手足厥者。

【病证】 四逆，恶寒，脉不至，不热而躁者。

【病证】 热病而脉代者，一日死。

【病证】 二三日，身热，腹痛，头痛，饮食如故，脉直而疾，八日死。

【病证】 三四日，热病腰以下不汗，脉大疾者生。

【病证】 脉细小者。

【病证】 热病四五日，头不热，腹不痛而吐，脉微细者，十二日死。

【病证】 热病七八日，脉微小，便如墨，口干，脉代，舌焦干黑者，或便血，口中干，一日半死。

【病证】 或脉不躁不数，后三日中有汗，三日不汗者死。

【病证】 热病七八日，头不疼，身不痛，目不赤，色不变，而反利，脉来叠叠，按不弹手，时大，心下坚者，至十七日不治。

【病证】 热病，脉盛躁，得汗者生；已得汗，脉尚躁盛，阴之极也，死。若脉常盛躁而不得汗者，阳之极也，死。

【病证】 热病已得汗，体热不去者；热病而瀼瀼大热，脉细小者；热病下利不止，腹痛甚者，皆不治。

伤寒热病两感证候

伤寒热病，或愈或死，其死皆以六七日，问其愈皆以十日以上，何也？夫太阳为诸阳主气，其脉连于风府，伤于寒为热病，热虽甚不死。其两感于寒而病者，必死。夫两伤于寒病者，一日则太阳膀胱经与少阴肾经俱病，故头痛口干，烦满而渴。二日足阳明胃经与足太阴脾经俱病，则腹满体热，不食谵语。三日则足少阳胆经与足厥阴肝经俱病，则耳聋囊缩，水浆不入，不知人。六日而死，是表里脏腑俱病，故曰两感。然三阳有合病、并病，三阴无合病，人皆不知。

五运六气天时地气时行民病钤图

五运时行民病脉病证治图

五运六气，乃天地阴阳运行升降常道也。天有六气，寒、暑、燥、湿、风、火之化，人以三阴三阳而上奉之。地有五行，金、木、水、火、土之形，人以五脏五腑而下应之。五运流行，故有太过不及之异。六气升降，则有逆从胜复之差。凡不合于德化政令者，则有灾眚如东方生风，风生木，其德敷和，其化生荣，其政舒启，其令风也。皆能病人，随人岁气为病，谓之时气，与感冒中伤、天行疫疹不同。前圣知天地有余不足，违戾之气，民病所感，各以五味所胜调和，以平为期。

阳 六壬，六戊，六甲，六庚，六丙。岁乃木八，火七，土十，金九，水六。太过为五运先天，对化从标成数。

阴 六丁，六癸，六己，六乙，六辛。岁乃木三，火二，土五，金四，水一。不及为五运后天，正化从本生数。

丁壬岁气木化之图

六丁岁木不及	天时	岁气燥气乃行，生气不政，凉。雨时至，风雪并兴，草木晚荣，物秀而实
	地气	民病肝木受邪，病则胠胁满，小腹痛，肠鸣涌泄。肺金胜肝木，火为木子，来复克金，反寒湿，疮疡痈肿，咳血。夏则大热，湿变为燥，草木枯，下体再生
六壬岁木太过	天时	岁气风气流行，生气淳化，万物以荣，其变震拉摧拔
	地气	民病脾土受邪，病飧泄，食减体重，肠鸣，腹痛胁满。肝木克脾土，金为土子，来复能胜木，反胁痛而吐，甚则冲阳绝者死

戊癸岁气火化之图

六戊岁火太过	天时	岁气阴气内化，其变则炎烈沸腾
	地气	民病肺金受邪，发疟，少气，喘咳，血溢，泄泻，胸胁满，身热，背膂骨痛。心火克肺金，水为金子，来复能胜火，反狂妄，喘咳，血溢，泄泻，甚则太渊绝者死
六癸岁火不及	天时	岁气寒乃盛行，火令不政，物生不长，阳气屈伏，蛰虫早藏
	地气	民病心火受邪，胸胁肩背痛，郁冒，暴瘖，臂痛。肾水胜心火，土为火子，来复能克肾，反寒中泄注腹痛，挛痹

甲己岁气土化之图

六甲岁土太过	天时	岁气雨湿流行，至阴内实，物化充成，其变震惊飘骤崩溃
	地气	民病肾水受克，腹胀清厥体重，甚则中满，足痿脚痛，四肢不举。脾土克肾水，木为水子，来复克土，反溏泄，甚则太谿绝者死
六己岁土不及	天时	岁气风寒大作，雨乃愆期，草木秀而不实
	地气	民病脾土受邪，飧泄霍乱，体重腹痛，肌骨瞤酸。肝木克脾土，金为土子，来复克木，反胸胁暴痛，下引小腹

乙庚岁气金化之图

六乙岁金不及	天时	岁气炎火盛行，生气乃用，燥石流金
	地气	民病肺金受邪，背肩瞀重，鼽血，血便注下。心火克肺金，水为金子，来复能胜火，反心脑顶痛，发热口疮
六庚岁金太过	天时	岁气燥行，天气洁，池气明，汤气随阴，肃杀凋零
	地气	民病肝木受邪，腹胁痛引小腹，目赤，身重，耳聋，甚则喘逆，肩背足膝痛。肺金克肝木，火为木子，复克金，反心痛，胠胁痛，咳逆，太冲绝死

丙辛岁气水化之图

六丙岁水太过	天时	岁气天地寒凝，其变冰霜雪雹
	地气	民病心火受邪，热躁阴厥，甚则腹胀胫肿，喘咳。肾水克火，脾为火子，来复克水，反溏泄，甚则神门绝者死
六辛岁水不及	天时	岁气水泉减，草木茂
	地气	民病肾水受邪，肿重泄泻，腰膝痛，阴厥跗肿，肾气不行。脾土克水，木为水子，来复克土，反面色时变，筋肉瞤瘈，心膈痛

五运时行民病药味通治

六壬年太过　**苓术汤**。

白茯苓　制厚朴　白术　青皮　干姜炮　制半夏　草果仁　甘草炙，各等分

㕮咀，每服四钱，水盏半，生姜三片，枣二个煎，空心。

六戊年太过　**麦门冬汤**。

门冬去心　白芷　制半夏　竹叶　甘草炙　钟乳粉　桑白皮　紫菀茸　人参各等分

汤使同上。

六甲年太过　**附子茱萸汤**。

炮附子　山茱萸各一两　木瓜　乌梅各半两　制半夏　肉豆蔻各三两　丁香　藿香各一分

㕮咀，姜七片，枣一个，空心。

六庚年太过　**牛膝木瓜汤**。

牛膝酒浸　木瓜各一两　芍药　杜仲姜炒　枸杞　天麻　黄松节　菟丝子酒制，各三分　甘草炙，半两

汤使同上，姜三片。

六丙年太过　**黄连茯苓汤**。

黄连　茯苓各一两　麦门冬去心　运志去心，姜炒　车前子炒　通草各半两　制半夏　黄芩　甘草炙，各一分

汤使同上，姜七片。

六丁年不及　**苁蓉牛膝汤**。

肉苁蓉酒浸　牛膝酒浸　木瓜　白芍药　熟地黄　当归　甘草炙，各等分

㕮咀，姜三片，乌梅半个煎，空心。

六癸年不及　**黄芪茯神汤**。

黄芪　茯神　运志去心，姜炒　紫河车　酸枣仁炒，各等分

㕮咀，每服四钱，姜三片，枣一个，空心。

六己年不及　**白术厚朴汤**。

白术　制厚朴　制半夏　肉桂　藿香　青皮各三两　干姜炮　甘草炙，各半两

汤使同上。

六乙年不及　**紫菀汤**。

紫菀茸　白芷　人参　甘草炙　黄芪　地骨皮　杏仁去皮尖　桑白皮炙，各等分

汤使同上。

六辛年不及　**五味子汤**。

五味子　炮附子　巴戟去心　鹿茸酥炙　山茱萸　熟地黄　杜仲姜制炒，各等分

咀，四钱服，姜七片，盐少许，□□。

六气时行民病脉病证治图

夫阴阳升降，在天地泉，上下有位，左右有纪，地理之应，标本不同，气应异象，逆顺变生，太过不及，悉能病人。皆天气运动之所为也。但推之历日，依节交气，此乃地之阴阳。静而守位者，常为每岁这主气，曰地气，又曰本气。其寒暑燥湿风火者，六气之常也。气应之不同者，又有天之阴阳动而不息者，轮行而居主气之上，曰天气，又曰容气。乃行岁中之天命，其所至则又有寒暑燥湿风火之化，主气则祗奉客之天命，客胜则从，主胜则逆，二者胜而无复矣。今先次地理本气，然后以天气加临为标，随气主治，则悉见病源矣。

本气图

大寒后至春分	厥阴风木为一气，风气流行，万物发生
春分至小满	少阴君火为二气，君德之象，不司炎暑
小暑至大暑	少阴相火为三气，暑化用事，炎暑乃行

续表

大暑至秋分	太阴湿土为四气，湿化用事，云雨蒸湿
秋分至小雪	阳明燥金为五气，燥化用事，清凉乃行
小雪至大寒	太阳寒水为六气，寒化用事，严凝乃行

凡一气所管六十日八十七刻，上以天之六气临御，观其逆从，以药调和，使上下合德，无相夺伦。此天地之纪纲，变化之渊源，不可不深明之。盖天气始于少阴，终于厥阴，《经》曰：少阴所谓标，厥阴所谓终也。地气始于厥阴，终于太阳，《经》曰：显明之右，君火之位者，其绪是也。所谓六气之源同，六气之绪则异。不同之绪，乃天真坤元二气相因而成也。

辰戌岁气寒化图

太阳司天 太阴在泉	初气少阳火天气 加厥阴木本气	天时	气早暖，草早荣，瘟疫至
		民病	身热，头疼，呕吐，肌腠疮疡
	二气阳明金天气 加少阴火本气	天时	天凉反至，草乃遇寒，火气遂抑
		民病	气郁，中满，风肿
	三气太阳水天气 加太阴土本气	天时	寒热不时，寒气间至，热争冰雹
		民病	寒反热癌疸注下心热闷吐利
	四气厥阴木天气 加太阴土本气	天时	风湿交争，雨生倮虫，木盛生风雨摧拔
		民病	大热，少炁，足痿，注下赤白，血滞成痈
	五气少阴火天气 加阳明金本气	天时	湿热而寒，客行主令
		民病	民气乃舒，血热妄行，肺气壅
	终气太阴土天气 加太阳水本气	天时	地气正湿令行，凝阴寒雪
		民病	悽惨，孕死，脾更湿，肺肚肾衰
治用甘温以平水，酸苦以补火，抑其运气，扶其不胜。《三因》静顺汤			

卯酉岁气燥化图

阳明司天 太阴在泉	初气太阴土天气 加厥阴木本气	天时	阴凝气肃，水乃冰，寒雨化，花开迟
		民病	下克上病，热，胀，面目浮肿，衄，嚏，呕吐，小便赤，甚则淋
	二气少阳火天气 加少阴火本气	天时	此臣居君位，凉风间发，大热早行
		民病	衰病大至，善暴死
	三气阳明金天气 加少阳火本气	天时	燥热交合，凉风间发
		民病	上逆下冷，疟，利，心闷烦，不食
	四气太阳水天气 加太阴土本气	天时	早秋寒，雨害物
		民病	下克上必暴仆，妄言，少炁，咽干，心痛，疮疡，寒疟，骨痿，便血
	五气厥阴木天气 加阳明金本气	天时	春令反行，草木盛生，雨生介虫
		民病	气和热行包络，面浮上壅
	终气少阴火天气 加太阳水本气	天时	气候反温，蛰虫出，流水不冰，此下克上
		民病	伏邪温毒，季春发疫
治用咸寒以抑火，辛苦以助金，汗之，清之，散之，安其运气			

寅申岁气火化图

少阳司天 厥阴在泉	初气少阴火天气 加厥阴木本气	天时	热风伤人，时气流行
		民病	温气上，血溢目赤，咳逆，颈疼，血崩，胁满，肤疮
	二气太阴土天气 加少阴火本气	天时	时雨至，火反郁，风不胜湿
		民病	热郁，咳逆，呕吐，头疼，身热，胸中不利，昏愦，疮脓

续表

少阳司天 厥阴在泉	三气少阳火天气 加少阳火本气	天时	暴热草痿河干,湿化炎亢,布大旱
		民病	热，聋，瞑，血溢，脓疮，咳逆，鼻衄，发渴，喉痹，目赤，善暴
	四气阳明金天气 加太阴土本气	天时	凉风至，炎暑未去，风雨及时
		民病	民气和平，身重中满，脾寒泄泻
	五气太阳水天气 加阳明金本气	天时	阳去寒来，雨降木凋
		民病	民避寒邪，君子周密，病则骨痿，目赤痛
	终气厥阴木天气 加太阳水本气	天时	地气正寒，风飘扬，万物反生，寒气至，雨生鳞虫
		民病	关节不禁，心腹痛，阳气不藏
治法：咸寒平其上，辛温治其内，宜酸，渗之，泄之，渍之，发之。《三因》升明汤			

丑未岁气湿化图

太阴司天 太阳在泉	初气厥阴木天气 加厥阴木本气	天时	大风发荣，雨生毛虫
		民病	血溢，筋络拘强，关节不利，身重筋痛
	二气少阴火天气 加少阴火本气	天时	大火至，天下疵疢，以其得位行令，若湿蒸相搏，雨时降
		民病	瘟疫盛行，远近咸若
	三气太阴土天气 加少阳火本气	天时	雷雨电雹，地气腾，湿气降
		民病	身重胕肿，胸腹满，感寒湿气
	四气少阳火天气 加太阴土本气	天时	炎热沸腾，地气升，天气否隔，湿化不流
		民病	腠理热，血暴溢，患疟，心腹䐜胀，甚则浮肿

续表

太阴司天 太阳在泉	五气阳明金天气 加阳明金本气	天时	大凉，霜早降，寒及体
		民病	皮肤寒
	终气太阳水天气 加太阳水本气	天时	大寒凝冽
		民病	关节禁固，腰椎痛
治用酸以平其土，甘温治其下，以苦燥之温之，甚则发泄之。《三因》备化汤			

子午岁气热化图

少阴司天 阳明在泉	初气太阳水天气 加厥阴木本气	天时	寒风切冽，霜雪水冰，蛰复藏
		民病	关节禁固，腰脽痛，中外疮疡
	二气厥阴木天气 加少阴火本气	天时	风雨时寒，雨生羽虫
		民病	淋，气郁于上而热，令人目赤
	三气少阴火天气 加少阳火本气	天时	大火行，热气时生，羽虫不鸣，燕百舌杜宇之类
		民病	厥热心痛，寒热更作，咳喘，目赤
	四气太阴土天气 加太阴土本气	天时	大雨时行，寒热互作
		民病	黄疸，鼻衄，嗌干，吐饮
	五气少阳火天气 加阳明金本气	天时	温气乃至，初冬尤暖，万物乃荣
		民病	康安，伏邪于春为疟
	终气阳明金天气 加太阳水本气	天时	燥寒动切，火尚恣毒，寒暴至
		民病	上肿咳喘，甚则血逆溢，下连小腹而作，寒中
治用咸以平其上，苦热以治其内，咸以软之，苦以发之，酸以收之。正阳汤			

巳亥岁气风化图

厥阴司天 少阳在泉	初气阳明金天气 加厥阴木本气	天时	寒始肃，客行主令，杀气方至
		民病	寒居右胁气滞，脾虚胃壅
	二气太阳水天气 加少阴火本气	天时	寒不去，霜雪冰杀气，施化草焦，寒雨数至
		民病	热中，气血不升降
	三气厥阴木天气 加少阳火本气	天时	风雨大作，雨生羽虫
		民病	泪出，耳鸣，掉眩
	四气少阴火天气 加太阴土本气	天时	热气反用，山泽浮云，暴雨溽湿
		民病	心受邪，黄疸，而为胕肿
	五气太阴土天气 加阳明金本气	天时	燥湿更胜，沉阴乃布，风雨乃行
		民病	寒气及体，肺受风，脾受湿，发为疟
	终气少阳火天气 加太阳水本气	天时	畏火司令，阳乃火化，蛰虫出现，流水不冰，草木乃生
		民病	瘟疠，心肾相制
治用辛凉平其上，咸寒调其下，畏火之气，无妄犯之。《三因》敷和汤			

六气时行民病药味通治

辰戌岁民病　**静顺汤**。

白茯苓　木瓜各一两　炮附子　牛膝酒浸，各三分　防风　诃子炮　甘草炙　干姜炮，各半两

㕮咀，每服四钱，水盏半煎，空心。

其年大寒至春分，去附子加枸杞半两。自春分至小满，依前入附子、枸杞。自小满至大暑，去附子、木瓜、干姜，加人参、枸杞、地榆、白芷、生姜各三分。自大暑至秋分，依正方加石榴皮半两。自秋分至小雪，依正方。自小雪至大寒，去牛

膝，加当归、芍药、阿胶炒各三分。

卯酉岁民病　**审平汤**。

远志去心，姜炒　檀香各一两　天门冬去心　山茱萸各三分　白术　白芍药　甘草炙　生姜各半两

㕮咀，汤使同上。

其年自大寒至春分，加白茯苓、制半夏、紫苏、生姜各半两。自春分至小满，加玄参、白薇各半两。自小满至大暑，去远志、山茱萸、白术，加丹参、泽泻各半两。自大暑至秋分，去远志、白术，加酸枣仁、车前子各半两。自秋分至大寒，并依正方。

寅申岁民病　**升明汤**。

檀香　车前子炒　青皮　制半夏　酸枣仁　蘠蘼　生姜　甘草炙，各半两

㕮咀，汤使同上。

其年自大寒至春分，加白薇、玄参各半两。自春分至小满，加丁香一钱。自小满至大暑，加漏芦、升麻、赤芍各半两。自大暑至秋分，加茯苓半两。自秋分至小雪，依正方。自小雪至大寒，加五味子半两。

丑未岁民病　**备化汤**。

木瓜　茯神各一两　牛膝酒浸　炮附子各三分　熟地黄　覆盆子各半两　甘草一分　生姜三分

汤使同上。

其年自大寒至春分，依正方。自春分至小满，去附子，加天麻、防风各半两。自小满至大暑，加泽泻三分。自大暑至大寒，并依正方。

子午岁民病　**正阳汤**。

白薇　玄参　川芎　桑白皮炙　当归　芍药　旋覆花　生姜　甘草炙，半两

汤使同上。

其年自大寒至春分，加杏仁、升麻各半两。春分至小满，加茯苓、车前子各半两。自小满至大暑，加杏仁、麻仁各一分。自大暑至秋分，加荆芥、茵陈各一分。自秋分至小雪，依正方。自小雪至大寒，加紫苏子半两。

巳亥岁民病　**敷和汤**。

制半夏　枣子　五味子　枳实麸炒　茯苓　炮诃子　炮干姜　陈皮　甘草炙，各半两

汤使同上。

其年自大寒至春分，加鼠粘子一分。自春分至小满，加麦门冬去心、山药各一分。自小满至大暑，加紫菀一分。自大暑至秋分，加泽泻、山栀仁各一分。自秋分至大寒，依正方。

凡六气，数起于上而终于下。岁半之前，自大寒后天气主之；岁半之后，自大暑后地气主之。上下交互，气交主之。司气以热，用热无犯。司气以寒，用寒无犯。司气以凉，用凉无犯。司气以温，用温无犯。司气同其主，亦无犯。异主则少犯之，是谓四畏。若天气反时，可依时。及胜其主，则可犯，以平为期，不可过也。

疫

疫病，四时皆有不正之气，春夏有寒清时，秋冬有暄热时，一方长幼，患状相类，谓之天行。

春三月，其源从厥阴肝，涉足少阳胆之气始发，少阴肾之气始衰，阴阳怫郁于腠理，脏腑受疠而生病，发热，腰痛强，脚缩不伸，目眩，憎寒复热，项直筋急背强，眼赤黄欲转，名青筋牵。腑虚则为阴邪所伤，故发热。脏实则为阳毒所损，故憎寒。《三因方》见治法。

夏三月，病从少阴太阳之气相搏，则荣卫不通，皮肉痛起。太阳发动少阴淫邪之气，因而作疠，则脏腑随时受夏疫病也。腑虚则为阴邪所伤，则寒战。若脏实为阳毒所侵，则肉

热。《三因》见治法。战掉肉热，口舌干破，咽塞声嘶，名赤脉攒。

四季各十八戊己日，其病从太阴阳明相格，寒温不调，关节格滞，头重颈直，有结核，起于喉中布毒，热于皮肉之中，热不断离，名黄肉。随腑虚则皮肉强痹，脏实则布毒热于皮肤。《三因》见治法。

秋三月，原从阳明，系手太阴受疫淫邪之气病，乍寒乍热，损肺伤气，暴咳呕逆，以作热发斑，喘咳引气，名白气狸。腑虚为阴邪所伤，则乍寒乍热。脏实为阳毒所伤，则体热发斑。《三因》见治法。

冬三月，源从足太阳少阴相搏，蕴积壅塞，病里热外寒，喜守火而反引饮，腰痛如折，胸胁切痛不得转仄，热彭彭，服冷多则洞泄，名黑骨温。腑虚为阴毒所伤，则里热外寒。脏实为阳毒所损，则彭彭发热。《三因》见治法。

料简诸疫证治

凡春分以前，秋分以后，天寒当清寒，反温暖，民病温疫。春分以后秋分以前，天气合温热，反清寒，民病寒疫。治之不可拘日数汗、下，此且据方论一体而分，既有寒温二疫，风湿亦当论之。昔京师大疫，汗、下皆死，服五苓散而愈，盖湿疫也。如冬当寒而温暖，春必患温疫。春合温而清凉，夏必患燥疫。夏合热而寒，秋必病寒疫。秋合清而反淫雨，冬必病湿疫矣。况疫之作，皆始于秽恶，或地多死气，沟渠熏蒸，世谓狱温、墓温、庙社温、山温、海温、家温、灶温、岁温、天温、地温等。古有辟禳法，《三因》屠苏酒，太乙流金散烧熏，人参败毒散方论，应梦人参散方论，圣散子方论。治寒疫，喝起散，香苏散。

伤　　暑

热伤气，暑伤心。暑乃夏至前后各三十日，人伤之，则发热自汗，头痛，往来寒热如疟，烦渴眩晕，呕吐泄泻，昏闷不清，倦怠少气，以热能消气、消血散，故脉浮而虚。《经》云：寒则诸毛孔闭，闭则热而闷。热则毛孔开，开则洒然寒，此伤寒有热闷，伤暑有恶寒之证不同以此。且夏间即病，非《经》所谓冬伤寒，夏发热也。尤以背寒面垢，齿燥而渴为异，惟当通心气，利小便也。

消暑除烦渴，《简易》缩脾饮，老弱人加附子。又集，人参濯热散。

【脉】浮虚。

【病证】身热头痛，渴，泻，小便赤少。

【治】《局方》五苓散、三白散。兼胃热，《御院》益黄散。

【病证】引饮，腹胀泻利，小便少。

【治】《御院》甘露饮、桂苓丸。呕渴烦眩，《局方》枇杷叶散。

【脉】沉滑。

【病证】痰饮呕渴。

【治】《局方》消暑丸、小半夏茯苓汤。

【脉】虚迟。

【病证】引饮，脾胃受湿，霍乱吐泻。

【治】《局方》六和汤、大顺散，《百一选》十味香薷散。

【脉】沉滑。

【病证】体虚，烦躁引饮，服凉药不得者。

【治】《济生》冷香饮子。伤生冷，《百一选》冷香汤。

【脉】沉虚。

【病证】下虚，里寒外热，泄泻如水。

【治】《局方》来复丹。

【病证】 中脘痞结，伤冷呕泄。

【治】《济生》三气丹；身热头痛，如脾寒，《百一选》大黄龙丸。

【脉】 沉细。

【病证】 气虚伤冷，外热里寒，身痛自利，吐泻不渴。

【治】 如阴证，四逆附子汤、附子理中汤。

伤　湿

湿为停着，治风湿、寒湿，止当微汗。若单中湿，只利小便，忌以火攻，并转利。若利之，额汗出，小便不利，微喘者死。下利不止，亦死。治湿无如术，然白术性缓，不如苍术之烈。川芎亦能逐水。挟热而小便不利，必用茯苓、防已等以通之。又须看所感轻重，若已入脏腑，必为呕泄喘满，四肢重痛，为郑声，为直视，为胕肿、脐下坚硬，为虚汗，非风寒之易攻，必雄、附、姜、桂、橘、术等作剂，以生附、苍术为主，久服作效。

【脉】 浮弦而细。

【病证】 风湿。身疼，日晡发热，不能转侧，短气，汗出，恶风不欲去衣，或身微肿，汗出当风所致。

【治】 桂枝附子汤。

【脉】 浮紧而细。

【病证】 风寒湿。身重恶风，喘满下气，上冲脐下，连脚冷痹，不能屈伸，骨节烦疼，近之则痛极。

【治】 渗湿汤、术附汤、防己黄芪汤加附子。

【脉】 浮缓而细。

【病证】 寒湿。身体烦疼，无汗，恶寒发热。

【治】 麻黄白术散，发散实表，除湿去寒。

【脉】 尺寸俱浮。

【病证】 风湿温。烦渴引饮，心腹冷痛，面垢，恶寒恶风，饥不能食，眩晕呕吐，此伏暑中风湿也。

【治】 白术茯苓干姜汤。治在少阴、厥阴，不可汗。

【脉】 阳濡而弱，阴小而急。

【病证】 暑湿风温。恶寒反热，自汗，关节痛，头眩，手足倦，暑湿所致也。头痛身热，两胫冷，汗出喘息，四肢倦极，先伤风，后伤暑风温也。

【治】 茯苓白术汤。治在太阴，不可汗□□□不能言耳聋痛，身青面色□□危矣。

永类钤方卷第二

碧山李仲南集成
青原孙允贤校定

东垣先生内伤外伤辨

元气，天道也，为百脉之父。胃气，地道也，为百脉之母。东垣以人之百病，皆根于中气之不足。中气，脾土也。其治体一以脾胃为主，其用则谨于内外有余不足之际，穷其补泻升沉之理，随证加损之方，此医家先所当明者，故首出于伤寒杂病之前，是亦推其本者矣。

《内经》之论百病，其源皆由喜怒、饮食、寒温、劳役所伤而然。夫人身诸阳上升之气者，元气、谷气、荣气、清气、卫气之所生发，即胃气之异名。脾胃有伤，中气不足，脏腑阳气皆绝于外，饮食之谷气不能上行，以舒上焦心肺为之滋养，乃下流而乘肝肾，肾受脾胃下流之湿，闭塞其下，致肾间阴火上冲心肺。心肺者，天之气，是无形之元气受病，故饮食劳役失节，为内伤不足之证也。风邪伤人筋骨，风从上受之，风伤肝筋，寒伤肾骨。肝肾系下焦，肝肾者，地之气，盖有形质之物受病，故风邪为外伤有余之证也。举世言医皆以饮食劳役所伤，中气不足当补之证，认作外感风寒有余客邪之病，重泻其表。盖内伤不足之病，当补不当泻，外伤有余之病，当泻不当补。又当观病来潮作之时，病气精神增添者，是病气有余，为外伤。若病来潮作之时，神气困弱，是病气不足，为内伤，但于气盛、气少上辨之。气有余者，利气盛也，急泻以寒凉酸甘之剂。真气不足者，急补之以辛甘温热之剂，即泻阴火之药也。

辨脉　古人以脉辨内外伤于人迎、气口。人迎脉大于气口，为外伤，以外感风寒，皆有余之证，见于左手，主表，乃行阳二十五度。气口脉大于人迎，为内伤，以饮食不节、劳役内伤，皆不足之病，见于右手，主里，乃行阴二十五度。外感寒邪，则独左手寸口人迎脉浮紧。按之洪大紧者，急甚于弦，是足太阳寒水之脉；按之洪大而有力，中见手少阴心火之脉，丁与壬合，内显洪大，乃伤寒脉也。外感风邪，则人迎脉缓而大，或大气口一倍或两倍、三倍。内伤饮食，手心热手背不热，右寸气口大于人迎一倍；伤之重者，过在少阴，则两倍，太阴则三倍。若宿食不消，则独右关脉沉而滑矣。

辨寒热　外伤寒邪与饮食、劳役之病，皆有寒热，或以内伤饮食、劳役之证，作外伤寒邪有余表实之证，反泻其表，遂成危疾，皆由不能细别寒热耳。外伤寒邪发热恶寒，寒热必并作无有间断者。伤寒则面赤壅而干，伤风则鼻流清涕。内伤饮食、劳役，手心热，手背不热，口失味，亦有头痛项强，腰痛，与太阳表证微似。但内伤不足之病，表上无阳，恶风恶寒常有之，若大地当风却不恶，惟贼风则大恶，添衣近暖即不恶寒，状若外感恶寒，虽重衣、烈火不能御也。若其热也，乃脾胃不足，下流之湿气挟阴火上冲，但蒸为燥热，须臾而过，或袒衣凉处即已，或躁而汗解，外感即无汗矣，或表虚无阳，不任风寒者常有之，其躁热则间有之，二者不齐作，躁作寒已，寒作躁已，病者当自觉。发热恶寒之热及躁作之热上辨之，为可准矣。

补中益气汤　治脾虚躁热。

黄芪半钱，劳役热甚加二钱　人参三钱，有嗽去之　甘草半钱，炙。以上三味除躁热、肌热之圣药　白芍药三分，秋冬去之，加白术　粉葛半钱，无渴去之　当归二分，酒洗，焙　净陈皮不去白，导滞泻脾胃　升麻二分，升胃气　柴胡二分，升少阳之气　黄柏酒洗，去皮，一分　黄芩二分，热用之，减黄柏　甘草三分，生用，如胸中热加之　红花一分者，一钱作十分也

㕮咀，水煎，稍热服。本方随证有加减。

五脏 原论附见实热 虚寒 积热 痼冷

脾

中央生湿，湿生土，土生甘，甘生脾，脾生肉，肉生肺。脾主口，其在天为湿，在地为土，在体为肉，在脏为脾，在色为黄，在声为歌，在变动为哕，在窍为口，在味为甘，在志为思，在臭为香，在液为涎，在音为宫，在虫为蜾，在性为信，其华在唇，其充在肌，其在神意与智。心有所忆谓之意，处物是非谓之智。意、智，神之用也。故脾者土也，旺于仲夏，及四季各一十八日，足太阴是其经，与胃足阳明合。胃为腑主表，脾为脏主里。心为母，实邪自愈；肺为子，虚邪易治；肾为匹，贼邪愈；肝为主，贼邪逆。恶湿畏风。风，木也。又，风胜湿，主诸湿、脏满，病则应见于唇口、舌本、颐颔、咽门、肌肉、牙齿、面、痰涎。好食甘，为脾不足。脾若湿，苦以燥之。病欲发，食甘以缓之。苦甚泻之，甘甚补之。甘多走肉、伤肾，宜辛。伤酸酽，养助宜豆、枣、韭、牛。通见脾门。

【脉】 宜沉细而缓。浮洪而数，即有病。若雀啄、屋漏水溜者，面色青黄不泽，毛折者，脾死也。

脾

【病证】 实热。身体眼目黄，舌胎，咽肿，寒热如疟，劳郁口甘，凝滞生疮，口臭，烦躁，口涩，宿食口酸。

【治】 同胃热壅，《济生》泻黄散、枳壳丸。五劳实热，

小甘露饮。

【病证】 虚寒。吐泻腹胀，身肿重痛，多涎，食不化，寒则口咸，虚则口淡，意倦脾虚，则反喜多食。

【治】 同胃寒，《济生》进食丸、脾脾丸、荜澄茄丸、附子建中汤。涎多，生胃丹。五劳虚寒，白术散。并《济生方》。

胃

【病证】 实热。口气，大便难，腹满心痛。

【治】 热渴呕哕，《济生》橘皮竹茹汤，《本事》竹茹汤。

【病证】 虚寒。面黄体倦，吐泻腹胀。

【治】《三因》附子养胃汤，《济生》生胃丹。

导引法

调息，以鼻引气，以口微出呼字气，大呼三十，细呼十遍，勿出口，亦勿过也，去冷热宿食。又，跪坐，以两手距地，回头用力虎视各三五次，去积胀、风邪毒，常以辰戌丑未月四季末十八日旦，吸中天金光炁咽之，以补呼泻气。

肺

西方生燥，燥生金，金生辛，辛生肺，肺生皮毛，毛生肾。肺主鼻，在天为燥，在地为金，在体为皮毛，在脏为肺，在色为白，在音为商，在声为哭，在变动为咳，在窍为鼻，在味为辛，在志为忧，在臭为腥，在液为涕，在虫为介，在性为义，其华在毛，其充在皮毛，其在神为魄。并精出入谓之魄，鼻者神之别灵，精气之所辅佐也。故肺者金也，旺于秋，手太阴是其经，与大肠手阳明合。大肠为腑主表，肺为脏主里。脾为母，肾为子，肝为匹，心为主，为五脏华盖，象天，布清气于皮毛。恶寒，诸气愤郁，病则应见于诸气、皮毛、鼻涕、声音。气若逆，急食苦以泄之。病欲收，食酸以收之。用苦泻之，辛以散之。辛多则走血伤肝，宜咸。伤焦苦，养助宜麻、桃、葱、鸡。

肺则通见嗽、喘、肺痈门，大肠则通见泄、秘门。

【脉】 宜浮涩而短。若不上不下，如循鸡羽曰病。按之消索，如风吹毛，面赤不泽毛折，肺死。

肺

【病证】 实热。右颊赤，四肢烦疼，气壅咳喘，大便不利，皮肤不仁，不知香臭，皮肤搔痒，疥癞。

【治】《济生》泻白散。肺痈热，《济生》葶苈散、桔梗汤、排脓散，《本事》枣膏丸、升麻汤。五劳实热，《济生》二母汤。

【病证】 虚寒。感寒邪风热，痰嗽，鼻燥咽干，咳血少气，面白。风则多汗而畏风，咳嗽。

【治】《济生》白石英汤。酒食过，《济生》紫菀汤。寒邪，人参荆芥汤。五劳虚寒，《济生》温肺汤。

大肠

【病证】 实热。气壅，心腹胀满，大便秘。

【治】《济生》槟榔丸。

【病证】 虚寒。肠鸣泄泻，腹胁痛，食不化。

【治】《济生》诃黎勒丸。

导引法

调息，鼻微引气，以口微出呬字气，大呬三十遍，细呬十遍，勿出口，亦勿过也，去诸疾。又正坐以两手据地，缩身曲脊，向上三举，去风邪积劳。又反拳捶背上，左右各三五度，去肺中风毒，毕则瞑目咽啄，常以秋三月朔面西吸西方白炁七咽之，以补呬泻气。

肾

北方生寒，寒生水，水生咸，咸生肾，肾生骨髓，髓生肝。肾主耳，其在天为寒，在地为水，在体为骨，在脏为肾，在色为黑，在音为羽，在声为呻，在变动为慄，在窍为耳，在味为咸，在志为恐，在臭为腐，在液为唾，在虫为鳞，在性为智，其华在发，其充在骨，其在神精与志。骨髓之液谓之精，意之所存谓之志，生性之本，元气之根，神精所舍，故曰精、志。夫肾，水也，旺于冬，足少阴是其经，与膀胱足太阳经合。膀胱为腑主表。肾为脏主里。肺为母，肝为子，心为匹，脾为主。恶燥畏湿，主诸寒收引，病则应见于精、髓、骨、脑、齿、腰、脊、耳、前后二阴、髀股、腘腨、足跟、足心，为津液。肾燥，食辛以润之；肾坚，苦以弱之、泻之，咸以耎转上声之、补之。咸多则走血、伤心，宜酸。伤甘甜，养助黍、栗、藿、豕。

脉病证治

【脉】宜沉濡而滑，若如引葛按之坚曰病，坚沉如弹石辟辟然，色显黑，肾死也。

肾

【病证】 实热。心烦口渴，耳聋痛痒，小便赤，大便难，梦遗。

【治】《济主》玄参汤、葵子汤。梦遗，《本事》清心丸、猪苓丸。五劳实热，《济生》地黄汤。

【病证】 虚寒。阳痿，胁冷，小腹急，面黑少气，腰骨痛，厥逆，白浊，齿痛耳聋，腹大身重，喘咳，汗出恶风，多唾。

【治】《济生》十补丸、羊肾丸、鹿茸丸、冷补丸。五劳虚寒，韭子丸。肾恶燥，古人制方益肾者，多用滋润之药，如仲景之用八味丸也。

膀胱

【病证】 实热。腹胀便淋，口干舌燥，咽喉不利。

【病证】 虚寒。小便白浊滑数。

导引法

调息鼻微引气，以口微出吹字气，大吹三十，细吹十遍，去一切疾。又，正坐以两手从耳左右引胁三五度，或以足前后蹈左右各十数，去诸疾，常以冬三月朔北面吸黑气五咽之，以补吹泻气。当以两手相摩令热，以拭面三七度，周摩身令通热，名曰干浴，当有玉泽金光见也。

肝

东方生风，风生木，木生酸，酸生肝，肝生筋，筋生心。肝主目，其在天为玄，在人为道，在地为化，化生五味，道生智，玄生神。神在天为风，在地为木，在体为筋，在脏为肝，在色为苍，在音为角，在声为呼，在变动为握，在窍为目，在味为酸，在志为怒，在臭为臊，在液为泪，在虫为毛，在性为仁。其华在爪，其充在筋，其在神为魂。两精相搏谓之神，随神往来者谓之魂。魂者，神气之辅弼也。又，人卧血归于肝，肝受血而能视。故肝者木也，旺于春，足厥阴是其经，与胆足少阳合。胆为腑主表，肝为脏主里。肾为母，心为子，脾为匹，肺为主。恶风，主诸风眩掉，病则应见于目、左胁、指爪、筋、血。好食酸者，肝不足也。肝若急，急食酸以缓之。病欲散，食辛以散之泻之。咸以补，酸以收之。酸多走筋、伤脾，宜苦。伤辛辣，养助麦、李、葵、犬。

手足多汗者，肝无病也。

【脉】 宜弦长。若弦涩，或急如张弓按瑟，循力啧啧然，色青白不泽，死。

肝

【病证】 实热。左胁痛，发热恶风，气逆，目赤头眩。

【治】《三因》枳壳煮散、枳实散，《济生》柴胡散、羚羊角散。《本事》肝积散、桂枝散，因惊。

【病证】 虚寒。胁胀筋急，小腹痛，面青目晦，口噤。

【治】《济生》柏子仁汤。五劳虚寒，《济生》续断汤。

胆

【病证】 实热。口苦咽干，神思不安，不得眠，反恶寒。

【治】《三因》泻胆汤，《济生》酸枣仁丸。

【病证】 虚寒。头眩足痿，恐畏失精。

【治】《三因》温胆汤，《济生》茯神汤。

导引法

调息令和，以鼻微引气，以口细出嘘字气，大嘘三十，细嘘十遍，勿令过也。令自耳不得闻，除一切热。又，正坐以手两相重按胜下，徐缓手，左右各三五度。又，两手拽相叉，反复向胸前三五度，去积象风邪毒。常以春三月朔东面吸震方初青气九咽之，以补嘘泻气。

心

南方生热，热生火，火生苦，苦生心，心生血，血生脾。心主舌，其在天为热，在地为火，在体为脉，在脏为心，在色为赤，在音为徵，在声为笑，在变动为忧，在窍为舌，在味为苦，在志为喜，在臭为焦，在虫为羽，在液为汗，在性为礼，其华在面，其充在血脉，其在脏为神。两精相搏谓之神。神者，精气之化成也。故心者火也，旺于夏，手少阴是其经，与小肠手阳明合。小肠为腑主表，心为脏主里。肝为母，脾为子，肺为匹，肾为主。恶热，主诸痛痒疮，病则应见于口舌、血脉、胸、发。心之液为汗，好食苦者，心不足也。心若缓，食酸以收之。病欲濡，食咸以濡之。甘以泻之，苦以补之、坚之。苦多走骨、伤脾，宜甘。伤咸卤，养助小豆、梨、薤、羊、马。

通见心疾门。

【脉】 宜浮大而散。反浮涩而短，前屈后踞，如操带钩，色赤黑不泽者，心死也。

心

【病证】 实热。口干舌强，烦热惊怖，胸背痛，口舌生疮，中风则舌缩不语。

【治】《三因》茯苓补心汤、泻心汤，《济生》导赤散，《局方》清心莲子饮。受邪热，《简易》清心丸。心悸肿喘，《三因》分气补心汤。五劳实热，《济生》黄芩汤。

【病证】 虚寒。血虚悸恐，舌强瘖不语，面黄自汗，腰疼恍惚。

【治】《济生》补心丸、心丹、酸枣仁汤。

小肠

【病证】 实热。面赤多汗，小便不利。

【治】《济生》赤茯苓汤。

【病证】 虚寒。下利，小便数，偏头疼，耳聋。

【治】《济生》椒附丸。

导引法

调息令和，以鼻微引气，以口微出阿字气，大呵三十，细呵十遍，勿出口，亦勿过也，除劳热烦闷。又正坐以两手作拳用力，左右互相筑各五六度，又以一手按胜上，一手向下拓空如重石，又以两手急相叉，以脚踏手中各五六度，去心胸风邪诸疾。又闭气瞑目，三啄齿，三咽津，常以夏三月朔旦南面吸南方赤色，三咽之，以补呼呵泻气。

胆

金之精，水之气。金乘阴之气，多勇，主杀上，主毛发爪甲。肝气有余，则胆实生热而神惊；心有邪气、伏气、忧恚，故胆虚不得眠也。

导引法

调息鼻微引气，以口微出嘻字气，以泻胆实热。冬三月朔北吸黑气三咽，以补嘻泻气。又正坐合两脚掌，昂头，以两手挽脚腕起摇动三五度。又大坐两手拓地，举身努腰脊三五度，倘遇非常之怪，但努目切齿，神强正者，必伏瞑神，岂非神气之用哉？

三焦

右肾为命门，其腑为三焦。三焦有脂膜如手大，与膀胱相对，有二白脉自中出，夹脊上贯于脑，乃元气之别使也。主诸气，有位无形可见，号决渎之官，小、大肠为正腑，上焦合之，在心下下膈，居胃上口，主纳而不出。胆胃为正腑，中焦合之，在胃中脘，主腐熟水谷。膀胱为腑，下焦合之，在脐下，当膀胱上口，即肾间动气，主出而不纳。男藏精，女系胎，是有形可见。叔和云：无状有名。周与权《难经》下正改无形作形隐，与《灵枢》合无疑矣。又扁鹊以心主与三焦为表里，何也？心主者，心胞络也，真心安得受邪？是心主本非正脏，而三焦亦非正腑，但以三焦之经属手少阳，心胞之经属手厥阴，二经皆属手，阴阳相配合耳。叔和以命门与三焦为表里者，肾为精之舍，三焦为精之府，命门虽系一脏，外别无经，与肾俱属足少阴之经，与足太阳膀胱为表里，肾有左右，膀胱无二，故用左肾合膀胱，右肾合三焦。以此推之，三焦之气与命门通，三焦之经不与命门合也。扁鹊之论，为正三焦之气，但各随其部，分而为之应耳。三焦之气分布不同，方其湛寂，欲心不动，精气散在三焦，荣百脉。欲火炽，则翕撮三焦，精气并命门输泻而去矣。

【病证】 右肾实热。身热胁痛，小便黄赤，足冷，便出茎痛。

【治】《三因》清膻汤。

【病证】 三焦实热。目眦痛，腰胁热，烦热，头面汗，溺涩，遗沥。

【治】《三因》润焦汤。

【病证】 右肾虚寒。小便数，短气，四肢烦疼，耳鸣面黑，梦遗。

【治】《三因》益智汤。

【病证】 三焦虚寒。短气，小便赤浊，泄精，脚胫酸，小腹胀。

【治】《三因》安中散。

伤寒头痛

三阳经受风寒，伏留不去所致。然伤寒头痛虽属三阳，惟太阳经独多。盖太阳为病属表，而头痛专为主表。虽有伤寒六七日，头痛，不大便，有热者，而与承气汤下之者，却云若小便清者，知热不在里，仍在表，是知头痛属乎表者明矣。太阴、少阴二经之脉，从足至胸而还，不上循头，故无头痛。《简易》云：少阴亦有头痛连齿之证，以肾所自生也。若厥阴头痛，甚或头痛甚入连于脑，而手足寒者，又为真病矣。太阳头痛，汗出恶风，为中风；头痛，无汗恶寒，为伤寒。内因头痛，作止有时。外所因头痛，常常有之，直须传入里实方罢。

太阳证

【脉】 浮缓。

【病证】 伤风头痛，汗出发热，恶风不恶寒。

【治】 桂枝汤解肌。轻者，柴胡桂枝汤、败毒散、独活散。

【脉】 浮紧。

【病证】 伤寒头疼，无汗发热，恶寒不恶风。

【治】 麻黄汤发汗。轻者桂枝麻黄各半汤、麻黄葛根汤、人参顺气散。

风

【脉】 浮。

【病证】 自汗，服桂枝不中病，桂枝病尚在，必头疼，甚必致衄。小衄，而脉尚浮者。

【治】 桂枝汤。衄后脉已微，不可用桂枝汤。

【病证】 若已发汗，或未汗，头痛如破者。

【治】 连须葱白汤。不止者，葛根葱白汤。

【脉】 浮而沉或紧。

【病证】 中风，下利吐逆，表已解，不恶寒，身热头疼，心下痞满，胁疼，干呕短气，汗出，里未和也。

【治】 十枣汤。表未解，慎不可用，又当用大柴胡汤。

风温证

【脉】尺寸俱浮。

【病证】头疼，身热自汗，身重息喘，其形不仁，嘿嘿欲眠，治在少阴厥阴，不可汗，汗者死。

【治】宜葳蕤汤。若身灼热者，知母干葛汤，加渴甚，瓜蒌根汤。脉浮，身重汗出，汉防己汤。

寒

【病证】伤寒，头项痛，无汗，翕翕发热，小便不利。

【治】桂枝汤去桂加茯苓白术。

【脉】 浮细。

【病证】 头项强痛，恶寒，十日已去，脉浮细而嗜卧，此太阳证已解。

【治】 设胸满腹痛者，小柴胡汤。脉若但浮者，麻黄汤。脉若沉细，欲寐，少阴证也，四逆汤。若身重喜眠，唇疮，作狐惑证治之。

阳明经

【脉】 浮长。

【病证】 头疼有热，不恶寒反恶热，或不大便，胃实也。

【治】 调胃承气汤。阳明气实，故攻头。

【脉】 浮。

【病证】 太阳阳明头疼有热，不大便六七日，是里证，可下。小便却清，是仍在表，未可下。

【治】 宜桂枝汤汗之。若头痛，必衄，尚属桂枝汤。

【脉】 沉细。

【病证】 若心下满不食，大便硬，当下。而头汗出，微恶寒，手足冷，却当汗。此两证俱见，是半表半里。

【治】 宜小柴胡汤。

【脉】 沉伏，按之而滑，为里有热。

【病证】 头疼身热，二三四五日，热气深，方发厥，至半日，却潮热或畏热，饮水，烦躁不眠，大便秘，小便赤，外证多昏愦者，热厥也。

【治】 白虎汤，承气汤，随证施治。

【脉】 虚。

【病证】 十日后头重如戴千斤，乍冷乍热，气塞膂寒面青，累日不食，或作阴证，欲服桂枝者。

【治】 忽神明耳报，用竹叶石膏汤，头轻唇暖，咽膈通畅，得汗解。王自正道士得效。

【脉】 浮长。

【病证】 太阳阳明头疼身热，口燥但漱水不欲咽者，必衄。

【治】 升麻汤。

【病证】 若无表证与寒热，腹满唇燥，但漱水，有瘀血，必发狂。

【治】 轻犀角地黄汤，甚则抵当汤。

【脉】 浮大而长。

【病证】 太阳阳明合病，必下利，其头疼腰痛，肌热耳痛，葛根汤。又鼻干不得卧，尚恶寒。

【治】 当以升麻汤汗之；不恶寒反恶热，大便不秘，又以白虎汤解利之。

【病证】 若不恶寒，反恶热，大便秘，或谵语，此胃实也。

【治】 调胃承气汤下之。

少阳经

【脉】弦细或紧。

【病证】头疼发热，或口苦咽干目眩，或脉细，头疼，呕而发热，此太阳病未解，转入少阳，胆虚亦头疼。

【治】小柴胡汤主之。不可汗，汗则谵语，是属阳明，为胃不和，加烦躁，调胃承气汤，少阳阳明也。

【脉】浮而弦。

【病证】太阳少阳合病，自下利，头疼胸满，或寒热往来。

【治】黄芩汤。呕加半夏、生姜。

太阴经

【病证】头不疼，身不热。

少阴经

【病证】有反发热，而无头疼。

【脉】浮弦。

【病证】伤寒一日，太阳少阴合病，头痛口干，烦满而渴。

【治】若下利不止，身疼，当救里，四逆汤。若身疼痛，小便清，当救表，桂枝汤。

厥阴经

【脉】微缓。

【病证】有头疼而无发热。若头疼，干呕吐涎沫。

【治】吴茱萸汤。谷入胃而呕，属阳明，宜小柴胡汤。

【病证】霍乱头痛，发热身疼，欲饮水。

【治】五苓散。寒多不用水者，理中丸。

暑

【脉】洪盛。

【病证】夏月发热恶寒，头疼，肢节重痛。

【治】有汗，桂枝汤、桂枝石膏汤。无汗，麻黄汤；加烦躁，大青龙汤。冬月正初，可用正方。

然春末夏初，药须带凉，三者见加减，否则不无发黄出斑之失。夏至前，桂枝加黄芩半两；夏至后，三药各加知母一两，石膏二两，或加升麻半两。盖桂枝、麻黄性热，南方地暖，非西北方之比。

【脉】 洪盛。

【病证】 夏月头疼恶寒，心下烦躁不快。

【治】 五苓散。

【病证】 夏至前，头疼，发热恶寒，身体痛，此乃冬伤于寒，春暖而发，名曰温病，非疫也。

【治】 升麻解肌汤、柴胡桂枝最良。热多小柴胡汤，不渴微热，小柴胡加桂枝，嗽者小柴胡加五味子，或烦渴不恶寒，虚烦，并竹叶石膏汤。

湿

【脉】 阳濡弱阴小急。

【病证】 头目疼痛，两胫逆冷，胸腹满，妄言多汗者，此伤湿中暑，治在太阴，为湿温证。

【治】 术附汤，白虎加苍术汤。不可汗，汗出不能言，名曰重暍者，死。

【病证】 脚气证，头疼身热，肢节痛，大便秘，或吐逆，脚弱。

【治】 治法见风湿脚气门。

【脉】 细缓。

【病证】 头中寒湿，头疼鼻塞而烦，眩晕。

【治】 瓜蒂末，口含水，以一字许，搐其鼻，出黄水愈。

【脉】 沉细。

【病证】 阴毒证，头疼，腰重腹痛，眼睛疼，四肢冷，身倦，额上手背冷汗不止，烦渴，恍惚。

【治】 灸气海、关元；用葱熨法，白术散、附子散、正阳散等药。

【脉】缓弱，阴阳易证，头重不举，眼花，四肢拘急，小腹绞痛，手足挛，里急，热上冲胸。

【治】当归白术汤，干姜汤。

【脉】紧而不大。

【病证】非次头疼，胸满发寒热，此膈上有痰。

【治】瓜蒂末一钱，煖水调下，吐涎愈。

【脉】人迎平和，炁口紧盛。

【病证】伤食头疼，发热恶寒，而身不痛，此脾胃伏热，因食不消，发热似伤寒，却身不痛为异。

【治】膈实呕吐者，食在上脘宜吐之，心腹满痛宜下之，治中汤、五积散、黑神丸可选用。

伤寒颈项强 附项背强

太阳脉起于目内眦，上额交巅入脑，还出别下项，循肩臂内侠脊抵腰。太阳经感受风寒，则颈项强直者，表证也。

【脉】沉迟。

【病证】太阳病项背强几几音殊，汗出恶风发热，为表虚，可解肌。

【治】桂枝加葛根汤，无麻黄。

【脉】弦细。

【病证】太阳病项背强几几，无汗恶寒，为表实，可发汗。

【治】桂枝汤加葛根麻黄。

【病证】太阳中风，项强口噤，背反张，发热，若汗出，不恶寒，心下硬痛，为柔痓；若无汗恶寒，为刚痓。

【治】柔痓，小续命汤去麻黄，又桂枝加葛根汤；刚痓，桂枝加葛根去麻黄。

【脉】浮细。

【病证】太阳病，头项强，恶寒嗜卧，外已解，胸胁满，无汗。

【治】 小柴胡汤。脉但浮，麻黄汤。

【病证】 伤寒，无汗，翕翕发热，头痛项强，小便不利。

【治】 桂枝汤去桂加茯苓、白术。

【病证】 伤寒四五日，身热恶风，头项强，腹下满，手足温而渴。

【治】 小柴胡汤。

【脉】 沉迟。

【病证】 阴毒，手足冷，背强，咽痛，腹痛，短气，四肢厥，吐呕下利，身痛。

【治】 阴毒，甘草汤，白术散，附子散。

【病证】 身重背强，腹中痛，咽喉不利，或汗后身痛，作阴毒。

【治】 桂枝加芍药生姜人参新加汤。

【脉】 反沉迟。

【病证】 太阳病，项背强几几，然此为痉，虽背项强，然太阳病表证。

【治】 皆当发散，桂枝加瓜蒌汤。

【脉】 沉紧。

【病证】 结胸病，亦项强如柔痉状。

【治】 下之则和，大陷胸汤。

杂病头痛

头痛多属太阳经，上连风府眉角而痛。或上入风府，陷于泥丸，为真头痛，难治。治法当详所因，风邪则驱散之，痰饮则温散之，肾虚则补暖之。内因头痛，时作时止；外因头痛，常常有之，直传入里实方罢。

【因】 皆外因。

【脉】 浮缓。

【病证】 风热。偏头疼，心经热，面赤而痛，或生瘰疬。

【治】《局方》川芎茶调散，人参消风散，清神散，通关散，神术散，小柴胡加芎芷；《集成》《本事》芎附散；《仁斋》芎芷散；《经验》川芎石膏汤；《杨氏》防风散，独活散，兼痰，甘菊丸；《百一选》都梁丸；《活人》葛根葱白汤；《御院》上清散。兼痰，乳香消风散，大辰砂丸。热甚，防风通圣散。

【脉】 浮紧。

【病证】 风寒。偏正头疼，脑冷，鼻流清涕，胆虚亦令头疼。

【治】《三因》芎辛汤，《局方》三五七散、如圣饼子、人参顺气散，《济生》小芎辛汤、一字散，《杨氏》必胜散、荆芥丸，灸百会，《简易》天香散、羚羊角散。天阴雨湿即疼者，用桂末一两，酒调如膏，敷顶上及太阳穴《圣惠》。《澹寮》用川芎二两炒，香附四两，为末，茶清调服。

【脉】沉紧。

【病证】 湿着。眩晕重痛。

【治】《三因》芎术汤、渗湿汤。虚用术附汤加干姜，《简易》加减三五七散。挟热小便少，五苓散加川芎。

【脉】 时伏时见。

【病证】 痰厥。肋满，吐呕咳嗽。

【治】《局方》二陈汤下八味青州白丸子，《济生》三生丸、二芎饼子，《简易集》拒风散、定风饼子、天香散，《三因》芎辛汤、藿香散，《本事》羚羊角散、皂角芷附散，《集成》秘方玄胡索末出涎方。

【因】 皆内因。

【脉】 沉涩。

【病证】 气虚。

【治】 芎辛汤，《济生》葱附丸，《澹寮》芎附散，《本事》

附乌丸，《集成》葫芦巴散，《三因》藿香散，可服可熏。兼风虚，《本事》茵陈散，《集成》立效散，用茶末作膏，熏巴豆烟，可熏可服。病后，四桂散，腊茶煎。

【脉】 左尺细弱。

【病证】 肾虚。耳鸣面黑，小便多。

【治】 真黑锡丹煎苏子降气汤下、沉附汤、术附汤加芎辛。《简易集》《本事》钩藤散，专治肝虚头晕。

【脉】 举之弦长，按之则坚。

【病证】 肾厥。连齿痛不可忍，风寒入骨之奇疾。

【治】《内经》《简易集》《本事》主真丸三方。《济生方》云：虚寒甚，去石膏，加钟乳粉。《经验》用芒硝一钱，雄黄一字，为末，吹鼻中。

【脉】 短涩。

【病证】 真痛。天门真痛。

【治】 上引泥丸不治，灸百会，猛进参沉乌附或可生。

【因】 不内外因。

【病证】 酒后。酒药中有动头痛者。

【治】 酒不醒，升麻汤去芍药加葱豉葛花黄连丸，有痰下砂二陈汤。

【病证】 新沐中风，名首风，入脑为头眩。

【治】 瓜蒂为末，令患人口含水，以蒂末吹入鼻中，出黄水愈。

【病证】 搽药，水银入脑所致。

【治】 金银盏盛火温熨之。

煅石膏通红去炭，取石膏为末，食后茶调。

又，生石膏、荆芥穗等分为末，茶清调下。

雄黄、细辛等分，为末一字许。

又，生萝卜汁，仰卧注鼻中，皆左痛入右鼻，右痛入左鼻。

又，荜茇末，患人口含水，吹鼻中。

风寒偏痛。

白附子炮，一两　麻黄不去节　川乌　南星　生姜各炮，半两　全蝎五个，去毒　朱砂水飞　麝香各一字

为末，酒调一字服之，去枕仰卧。

又，《本事》偏正痛。

用猪牙皂角去皮筋、白附子、白芷等分为末，食后茶调，左右皆痛，仰卧。

又，《本事》用

香附子一斤，炒　乌头一两，炒　甘草二两

为末，炼蜜丸弹子大，每一丸，葱茶嚼下。

《千金》**头风散**。

附子一个　盐如附子大

二味煎洗，洗头竟，以方寸匕摩顶上，日三次。或生乌头去皮，和葱、盐烂末，贴痛处。

又，川椒、皂荚屑、火麻子渍水作汤，沐发去白屑。

又，九月取菊花作枕良。荆芥亦可作枕席。

伤寒眩晕

伤寒头眩者，或谓眩运，或谓眩冒，或谓昏冒，即头眩也。少阳与太阳并病，头项强痛，或眩冒者，责其虚也，皆发汗吐下后所致，是知其阳虚也。《经》云：上虚则眩，下虚则厥。眩虽为虚，而风家亦有，眩风主运动故也。少阳为病，口舌咽干目眩，以少阳居表里之间，表邪所传，渐行于里，表中阳虚，故时时目眩也。阳明中风，但头眩不恶寒者，故能食而咳，其人必咽痛，是风亦主头眩，而非逆也，逆则发汗，剧者言乱目眩者，死矣。

【病证】　伤寒发汗多，头眩汗出，筋惕肉瞤为逆。

【治】　防风白术牡蛎汤，次服建中汤。

【病证】　诸呕哕，心下坚痞，膈有水痰眩悸。

【治】 小半夏茯苓汤、赤茯苓汤。

【病证】 头疼眩晕，鼻塞而烦，此头中寒湿。

【治】 瓜蒂散。

【病证】 太阳病，发汗不解，发热，心悸头眩，身瞤动欲擗地者，或虚弱人微汗或过汗，即身瞤动摇。

【治】 真武汤。弱甚，去芍药，少与之。若恶热药，或有热证，真武汤去附子，依本方加减。

【病证】 若吐下后，心逆气冲头眩，脉沉紧，发汗则动经，身为振摇。

【治】 茯苓桂枝白术甘草汤。

杂病眩晕

诸风眩掉皆属于肝，肝风上攻，则眼花屋转，起则眩倒。外感见于六淫，其内伤七情者，脏气不平，郁为痰饮，随气上逆而眩晕。若疲劳过度，上实下虚，金疮吐衄，便利失血，亦令眩晕。

【脉】 浮。

【病证】 风。有汗，项强不仁。

【治】《局方》消风散、青州白丸子，《济生》羌附汤，《本事》川芎散，甚则羚羊角散。

【脉】 紧。

【病证】 寒。无汗，筋挛掣痛。

【治】 不换金正气散加芎芷白芍药，甚则姜附汤，《济生》三五七散。

【脉】 虚。

【病证】 暑。烦闷。

【治】 黄连香薷散、十味香薷散、消暑丸，《济生》术附汤，《三因》黄龙丸。

【脉】 细。

【病证】 湿。沉重，吐逆涎沫。

【治】 渗湿汤，术附汤，《济生》芎术散。

【脉】 寸中多沉。

【病证】痰。气郁眼闭，口噤，眉棱痛。

【治】 二陈汤，《济生》玉液汤。通见痰饮门。

【脉】沉小。

【病证】 虚。耳鸣，自汗，头疼。

【治】 人参正气散、姜附汤、顺元散、三五七散、芎归汤。上盛下虚，顺气沉附汤下养正黑锡丹，《济生》沉香磁石丸。

【病证】 脾虚。目重多困，或目肿，内伤脾胃，外伤风邪。

【治】人参正气散、二陈汤加丁香、木香。

【脉】 芤。

【病证】失血。去血多，金疮吐衄，便利。

【治】 芎归汤加人参黄芪，酸枣仁汤，又见各病所因门。

【病证】 妇人。产后、崩中，肝风血虚，风入三阳经。

【治】 芎归汤。虚甚加参附；兼风，微则消风散，甚则芎辛汤。

伤寒目疼

目决其面者，为锐眦，属少阳；近鼻，上为外眦，属太阳；下为内眦，属阳明。赤脉从上下者，太阳病；从下上，阳明病；从外走内者，少阳病，此三阳病不可混也。

【病证】 太阳阳明病，头疼腰痛，肌热，目疼鼻干，尚恶寒。

【治】升麻汤。

【病证】 不恶寒反恶热，大便不秘，白虎汤解利。大便若秘，谵语者。

【治】 调胃承气汤。

【病证】 阳明病，身热目疼鼻干，不得卧，湿温病头目疼。

【治】 二证见头痛门。

【病证】 目运心烦，骨节疼烦，恶寒，食即吐。

【治】 先服大橘皮汤。吐止后，服小建中汤。

【病证】 目瞑发烦，必衄，及目直视不能瞬，不得眠而衄。

【治】 二证见鼻衄门。

【病证】 下利，头疼腰痛，肌热目疼。

【治】 见头痛门。

【病证】 少阳病，两耳聋，目赤，胸满而烦，为中风，口苦咽干目眩，为伤寒。

【病证】 少阴病，目不能闭，嘿嘿欲眠，其声嘎，或咽干，为狐惑虫证。

【治】 见《活人》一百问。

【脉】 沉细弦疾。

【病证】 头疼腰重，腹痛，眼睛疼，四肢冷，冷汗不止，烦渴。

【治】 宜辛热之药。见头疼门。

【病证】 眼中生花，身热头重，四肢急，小腹满，手足拳，名阴阳易。

【治】《三因》烧裩散等。

杂病眼目

人有两目，如天之有日月，五脏六腑之精华，宗脉之所聚，洞视万化，肝之外候者也。

<table>
<tr><td rowspan="5">五轮</td><td>属肝木，曰风轮</td><td rowspan="5">在眼</td><td>为黑睛，筋之精</td><td>冷则时时下泪，羞明。热则弩肉侵睛痛</td></tr>
<tr><td>属心火，曰血轮</td><td>为二眦，血之精。大眦传肝，小眦传胆</td><td>冷则目昏不明，气闷。热则血贯瞳仁，赤不散</td></tr>
<tr><td>属脾土，曰肉轮</td><td>为上下胞，肉之精，上属脾，下属胃</td><td>冷则目不能开，闭塞昏蒙。热则上下胞肿，弦烂生翳</td></tr>
<tr><td>属肺金，曰气轮</td><td>为白睛，气之精</td><td>冷则目昏多泪，睛无光泽。热则睛疼赤肿刺痛</td></tr>
<tr><td>属肾水，曰水轮</td><td>为瞳子，肾之精</td><td>冷则瞳仁不能远视，羞明生黑花。热则睛疼肿痛</td></tr>
<tr><td rowspan="8">无位八廓有子</td><td colspan="2">胆为清净廓亦名天廓</td><td colspan="2">冷则睛浮睑涩，视物不真。热则睛生翳障</td></tr>
<tr><td colspan="2">膀胱为津液廓亦名地廓</td><td colspan="2">冷则倒睫拳毛，目多昏暗。热则血贯瞳仁</td></tr>
<tr><td colspan="2">小肠为关泉廓亦名火廓</td><td colspan="2"></td></tr>
<tr><td colspan="2">肾为会阴廓亦名风廓</td><td colspan="2"></td></tr>
<tr><td colspan="2">脾胃为水谷廓亦名雷廓</td><td colspan="2"></td></tr>
<tr><td colspan="2">命门为抱阳廓亦名水廓</td><td colspan="2"></td></tr>
<tr><td colspan="2">大肠为传导廓亦名山廓</td><td colspan="2">热则赤烂生疮，或多赤脉。冷则多昏沉</td></tr>
<tr><td colspan="2">三焦为养化廓亦名泽廓</td><td colspan="2"></td></tr>
</table>

眼科七十二证　石人坪曾氏以眼疾皆始于风热

风热二十五证

小眥赤脉，清肺。暴赤生翳，洗。浮翳内障，针。痛如针刺，宣针。赤膜下垂，镰针。旋螺突起，针。天行赤眼，宣镰。血灌瞳仁，针。惊振内障，搐。被物打撞，针。撞刺生翳，点。突起睛高，针。弩肉侵睛，剪点。蟹睛疼痛，搐。睑生风粟，针、洗。鸡冠苋肉，镰。眯目飞尘，点洗。暴风客热，针。混睛外障，镰针。肝脏积热，宣针。神祟疼痛，搐、灸。小儿疳眼，点。逆顺生翳，逆下、垂下、顺下、生上，宣点针。小儿痘疮翳障，柴胡散点洗。胎气赤烂，洗点。

虚兼风热十六证

黑风内障，白附散。坐起生花，白附散。绿风内障，白附散。冲风泪出，洗。因他病生翳，点。肝虚雀目。倒睫拳毛，夹点。乌风内障。漏睛脓出，点。黄翳上冲，点。圆翳内障。痒涩难任，洗。伤寒后眼昏。膜入水轮，点。肝虚目暗。小儿青盲内障。

风兼热。《局方》明目流气饮、洗心散、洗肝散、菊花散，曾氏川芎散、羚羊角散、透明丸、清肺汤、决明散、柴胡散、四顺散。

实热。《局方》洗肝散、密蒙散、拨云散、蝉花散，曾氏羚羊角汤、透明丸、清肺汤、柴胡散、四顺饮。

虚冷内障。《局方》明目地黄丸，《济生》补肾丸，曾氏白附子散、天麻丸、磁石丸、四物五子丸。

气结。不可针割，疏风理气，少用凉药。曾氏五乌丸，《简易》驻景丸，曾氏天麻丸、椒红丸、香附北艾加减。

肾虚。半补下元，溢其肾水，行升降之法。《局方》菊睛丸、地黄丸、肾风四生散，《本事》川芎丸，《济生》补肾丸，《简易》驻景丸，《千金》神曲丸，曾氏杞苓丸、地黄丸、磁石丸、磁朱丸、三仁五子丸。

妇人血风。《局方》流气饮，曾氏五乌丸、乳香丸。

小儿痘眼。解毒为丸。曾氏柴胡散、黄芩散、地黄散。初发，用干胭脂蜜水调涂眼眶。又，黄柏三钱仲，绿豆四钱仲，甘草一钱仲，红花半两仲，为末，油调涂眼。

曾氏点眼方，金丝膏、朱砂煎、姜连散。

治暴赤洗眼方，秦皮散、青金散。搐用雄黄散。

点眼方，郁金散、乳香散。

针法，丝竹空、攒竹、三棱骨、承泣、睛明。

暴赤眼。

以鸡子清，剉宣连浸，置地下一宿，次早滤过，用鸡毛醮，滴眼内。

又，宣连一两，熬浓汁，入好明净朴硝一两，火熬干，研细，入白羯羊胆中悬之，簷头用纸袋一个，放宽笼之，候朴硝渗出，胆上成霜，扫以为末，研烂，入麝少许，入角筒中。

又，生姜自然汁滤过，器中澄令细嫩，用宣连剉，浸一七日令透，用绵绢滤所澄粉，日干，点眼，诸证皆佳。

又，苦竹两头留节，一头开小孔，入剉宣连半两，以纸塞孔，置井中浸一宿，次早出竹节中水，洗，加少脑子尤妙。

曾氏黑龙膏，见本方，尤妙。

烂弦风，痛痒有虫。

用覆盆子叶嚼，留滓汁，以皂纱蒙病眼，取笔画双眸，于纱上滴药汁渍眼弦，虫如红线出，弦肉自干。出《夷坚志》。或以叶日干，捣烂如粉，绵裹，男孩乳汁浸点。或以根洗，捣如泥，澄，日干，用蜜和点。

又，杏仁三文，去皮尖研，宣连三文，为末，砂糖熬膏，地上出火毒，井花水化开，点，并治小儿疳眼。

又，五倍子、蔓荆子拣净，煎汤澄清，热洗。

又，青矾，火煅出火毒，热汤泡洗，并治倒睫拳毛。

又，煅白矾一两，铜青三钱，研细，热汤泡，澄清，手爪点洗。

明目去昏翳，大利老眼，得补益之方。

海盐，随多少拣净，瓷器盛，以百沸汤泡，去不净，滤取清汁，于银石器内熬，取雪白盐花，用新瓦器盛，每早用一大钱，作牙药揩擦，以水嗽动，用左右手指背遞互口内，点盐津洗两眼大小眦内，闭目良久，却用水洗面，名洞视千里法，明目坚齿，极有妙法。

《东坡手录》目赤不可具汤浴，并忌用汤泡足。汤驱体中热并集于头目，丧明必矣。

伤寒耳聋

耳者，肾之所候。肾气实，则精气上通，闻五音而聪矣。精气虚，则风寒暑湿得以外入，喜怒忧思得以内伤，候其颧颊色黑者，却知其耳聋也。亦有手少阳脉动厥而聋者，耳中焊焊焞焞也。手太阳脉动厥而聋者，内气满也，热壅加之，出血出脓，则成聤耳、底耳。气厥耳聋尚易治，精脱耳聋不易药治也。

【脉】 浮。

【病证】 太阳病七八日，恶风，反发汗，气虚耳聋，阴阳俱虚。

【治】 无热人，用甘草芍药附子汤；素有热人，黄芪建中汤。

【病证】 少阳病，两耳聋，目赤胸满而烦，为中风。

【治】 少阳证具，用小柴胡汤。

【病证】 少阳与厥阴俱病，耳聋囊缩而厥，此两感证。

【脉】 尺寸沉短。

【病证】 厥阴荣卫不通，耳聋囊缩不知人，危矣。

【治】 承气汤。

【脉】 阳濡弱，阴小急。

【病证】 湿温证治在太阴，不可汗，汗则不能言，耳聋不知病处，身青面色变，名曰重暍。

【治】 白虎汤加苍术。

杂病耳 忌塞井及屋下沟渠不通，并常食韭菜茶，令人耳聋

【病证】 风虚。聋塞不闻，或如风水钟磬声。

【治】《简易》全蝎生姜一服，《局方》苏子降气汤、人参消风散，《三因》菖蒲丸，《济生》通耳法，《澹寮》蜡弹丸。

【病证】 风热。上壅臂肿掣痛，脓血出。

【治】《济生》犀角饮子，《仁斋直指》耳热出汗。

【病证】 肾虚。劳损伤气，肾气升而不降。

【治】《三因》补肾丸，《本事》黄芪丸，《济生》苁蓉丸，《简易》蝎姜汤，雄、硫二黄为末，绵裹塞耳。

【病证】 聤耳底耳。出脓血不止。

【治】《本事》红绵散，陈皮烧灰末一钱，入麝香少许吹。蝉蜕炒末及竹蛀末吹入。白矾、麝香末，或烧白矾末，或五倍子、全蝎烧灰存性为末，皆可吹入。

【病证】耳卒痛或成痈。

【治】 柳根细切，捶碎封之，以帛系之，燥即易之。或以盐蒸熨之。

【病证】 风毒。耳卒肿起，出血。

【治】 柳柱上虫炷粪，水化取清汁，调白矾末滴耳中。出血，用龙骨末吹入。

【病证】 诸虫入耳。

【治】 清油调雄黄末灌之，或清油一味亦可。

用甘遂半寸，绵裹入两耳中，口中嚼少甘草，自然通听，极妙。暴聋，用凌霄叶，杵自然汁，灌之瘥。

用椒目、巴豆去心、菖蒲根、松脂，以蜡和为筒子，纳耳中抽出肾中虚气，一日一易之，神效。

又，全蝎一个去毒，石菖蒲一寸，巴豆一个去皮，为末，葱涎和如枣核，服裹入耳中。

又，磁石火煅、防风、羌活、黄芪盐炙、木通、白芍、肉桂各一两，㕮咀，每服四钱，羊肾一双去脂，同煮，空心服。

伤寒口噤 附口不仁 口燥 口燥舌干

口者，足太阴脾经所主。五味入口，藏于脾胃，运化津液，以养五脏之气。气或偏胜，诸疾生焉。且咸则为寒，酸为停滞，涩则因燥，淡则由虚，热则从苦从甘。

【脉】 沉细。

【病证】 太阳病，柔痓则发热，摇头口禁，背反张，汗出不恶寒。

【治】 仰面而卧为阴，小续命汤二痓通治，或去麻黄加干葛。

【脉】 弦迟。

【病证】 刚痓则瘈疭，口噤胸满，无汗恶寒，卧不着席，脚挛急，咬齿。

【治】 仰目者为阳，大承气汤。热而痓者，必死。

【病证】 阳明病，渴欲饮水，口噤舌干。

【治】 白虎加人参汤。咽干，不可汗。

【病证】 少阳病，口苦舌干，小柴胡汤。若三阳合病，无大热，背恶寒，口中不仁，口燥舌干，或汗而谵语，下之而额汗，手足冷，自汗。

【治】 皆当白虎加人参汤。

【病证】 病不解，发渴口燥而烦，欲饮水，或小便不利。

【治】 五苓散。

【脉】 沉伏而滑。

【病证】 热厥，应下而反发汗，必口伤烂赤，此头上有汗，手虽冷，爪却温。

【治】 承气汤。

【脉】 滑实沉迟。

【病证】少阴病，表里多无热，背恶寒，口中和，以此别之。

【治】附子汤，或灸之。若发热，脉沉，麻黄附子甘草汤，或麻黄细辛附子汤，小发其汗。

【脉】沉紧而数。

【病证】少阴病，口燥舌干，为里有热，急下之。或二三日，口燥咽干，或腹满不大便，或下利清水，心下痛，口干，有积证。

【治】大承汤。或薤白汤，四逆散。

【脉】细。

【病证】口不欲食，头汗出，恶寒，手足冷，心下满，大便反硬，为阳微结，有表里证。

【病证】血证，病人如热状，烦满口燥，反无热，为阴伏。

【治】详见腹胀满门。

【病证】伤寒口疮，以其表里俱虚，热不已，毒气薰上焦。

杂病口

【病证】口舌壅热生疮，咽喉肿痛。

【治】《局方》吹喉散、碧雪，《御院》消毒散、柳花散、密陀僧一味亦妙，《三因》龙石散，《济生》泻黄饮子，《澹寮》赴筵散、冰柏丸。蕴毒，《三因》兼金散，《济生》升麻散。虚壅，《本事》乌星末贴手足心，《三因》菊花丸，《简易》砂仁烧灰为末；又槟榔烧灰，加轻粉掺疮，杏仁、腻粉细嚼出涎；又朴消一钱，寒水石煅一两，朱砂少许，作末敷患处。脾经毒，口角生疮，八正散、消毒散；又白矾末、黄柏二味皆可含之。

【病证】肺气热郁口臭，凝滞则生疮。

【治】《济生》丁香丸，《三因》绿云膏。

《圣惠》**升麻散**

升麻一两　细辛　藁本　防风　川芎　白芷　当归　甘草　香薷各半两

煎水，热含冷吐。

又，丁香、白矾、香附为末，先以盐揩齿，后用末敷之嚼齿。

桔梗、薏苡仁为生末，点服，小儿亦可用。

白芷、川芎末蜜丸，食后噙化。生艮杏，食后嚼三个。

酒毒，食柑子而瘥，即柚也。口噙鸡舌香，即沉香花，以沉香可代。

口中如胶而臭，知母、地骨皮、桑白皮、山栀、麦冬、甘草，盐汤噙。早起汲井水第一汲水即黄华水，含之，吐弃厕下，即瘥。

服丹石毒，薄荷、黄芩半两、芒硝二钱，蜜调噙，或敷之。五灵脂一两，杏仁四十九粒去皮，黄丹半两炒，为末，蜜调涂，涎出愈。东引柳枝心甘松或加丁香为末，可服、可噙。

心气不足，口臭。益智仁加甘草少许为末，干咽或汤点。

伤　寒　舌

舌者，心之官。法应南方火，本红而泽。伤寒三四日以后，舌上有膜白滑如胎，甚者或燥或涩，或黄或黑。是数者，热气有浅深不同。邪气在表，舌上即无胎。在里则津液结而舌生胎，或邪在半表半里，或邪客胸中，舌上胎白而滑者。《经》云：此丹田有热，胸上有寒，邪初传入里者也。

【病证】　少阳明病，胁下胀满，不大便而呕，舌上白胎。

【治】　小柴胡汤，邪在半表半里也。

【病证】　大阳病，若下之，则胃中空虚，客气动膈，心中懊侬，舌上胎。

【治】　栀子豉汤，邪客胃中也。

【病证】 脏结，宜若可下。若舌上胎滑，未可攻，此邪未全成热，犹带表寒。及邪传为热，则舌胎不滑而涩。《经》云：伤寒七八日不解，热结在里，表里俱热，时时恶风，大渴，舌燥而烦，欲饮水数升者，是热耗津液，而滑者干涩矣。

【脉】 阳浮关小沉紧。

【病证】 若热聚于胃，则舌黄，是热已深。《金匮》曰：舌黄未下者，下之黄自去。若舌上色黄黑者，又热之极。《经》曰：热病，口干舌黑得死。以心君开窍于舌，黑为肾水，见火之部也。

【治】 白虎加人参汤。

【病证】 凡舌卷焦黑，内外结热，鼻中如烟煤。

【治】 见鼻衄门。

【病证】 舌上尽白，唇黑有疮，齿无色，四肢重，喜眠，名䘌病。

【治】 桃仁汤，黄连犀角汤，雄黄锐散。

杂病舌

舌主尝五味，以荣养于身，资于脾，以分布津液于五脏。故心之本脉系于舌根，脾之络脉系于舌旁，肝脉循阴器络于舌本。心脾虚，风热乘之，则为病。

【病证】 风寒湿所中，卷缩不能言。

【治】 心脾寒强不能言，小续命汤。挟热，升麻汤加桔梗漱之，白龙丸末碧雪敷之。

【病证】 七情所郁，舌肿满不得息。

【治】《本事》乌星姜末，贴手足心。

【病证】 心热，破裂生疮，木舌，重舌，心脾壅热。

【治】 三黄丸，真蒲黄掺之。《三因》龙右散，三黄汤，末，水调贴脚心；升麻汤加桔梗、玄参、黄芩；又，白矾、大黄、朴硝，擦漱。又，醋调五灵脂末。

【病证】 肝壅，舌硬肿，出血如涌。

【治】 乌贼骨、真蒲黄涂之，服散肝热实之药。

舌下肿强有噤虫，如卧蚕，有头尾，其头少白。烧铁筯烙头上，使熟自消。不急治，能杀人。

舌强不语，白矾、桂心末敷之。

硬肿闷塞，釜底上炲煤和盐等分为末，涂之。赤小豆末，醋调涂。

重舌，亦可以铍刀刺之，血出愈。虚弱人，非风热所致，制半夏、干姜等分，为末掺之。又，蛇退皮烧灰敷之。

小儿疹后，口舌疮，多不救，心炁绝也。热生疮，升麻汤加桔梗。又，用黄连、黄柏、黄芩为末，水调涂脚心，明早口苦即效。新生小儿有皮膜裹舌，或遍舌根，以指刺出血，烧白矾末点之。不去，令儿哑。

悬痈垂表，咽中妨闷。白矾一两烧灰，盐花一两，细研，以筯点药在上，瘥。

伤 寒 唇

唇者，脾之所主，其经起于鼻，环于唇，其支脉络于脾。脾受邪则唇病，风胜则动，寒胜则揭，燥热胜则干裂，气郁则生疮，血少则瀋汁也而无色。内则理脾，外当敷药。

【病证】 不发寒热，胸满唇燥，漱水不欲咽，必衄证也。

【脉】 微而沉。

【病证】 不发寒热，唇燥，小腹满，小便反利，大便黑，身黄发狂。

【治】 并见衄门。

【病证】 唇黑有疮，舌白，四肢重，喜眠。

【治】 见舌门。

【脉】 沉细。

【病证】 阴证，胸膈满，面色及唇皆无色泽，手足冷。

【治】 理中汤加青皮、陈皮、枳实，理中丸。

杂病唇

【病证】 意思过度，蕴热于脾，沈裂无色，唇燥口干生疮，久年不愈。

【治】 橄榄烧灰，末，猪脂调涂。

又，硫黄、白矾灰、朱砂、水艮、麝香、黄柏为末，和水艮瓷器中，腊月猪脂和如泥，光净拭唇，却以膏涂之。

又，八用蓝叶绞汁洗，不过二日瘥。

又，大铜钱四文，石上磨，以猪脂磨取汁，涂。

又，蛇蜕灰、晚蚕娥，末，油调敷之。

【病证】 风湿入脾，唇口瞤动帬揭，头目眩痛，结核浮肿。

【治】 薏苡仁炒、防已、赤小豆炒、甘草炙等分，姜煎。《圣惠》独活散加白蔹、黄芪、枳壳。

【病证】 小儿吻边生疮浸淫，或入口中。

【治】 槟榔为末，或砂仁壳烧灰敷之，先用生薄荷汁洗拭之。密陀僧末，醋调涂足心，瘥即洗去。口疮臭烂，黄柏、青黛，为末敷之。

伤寒咽干 附咽喉疼痛

阳明病有口燥咽干，少阳病有口苦咽干，少阴病有口燥舌干咽痛。毒气上薰，或生疮，咽喉先痛，次下利，作肾伤寒治。

【病证】 腹满咽干，手足自温。

【治】 见腹满门。

【病证】 口燥咽干，腹满不大便。

【治】 见腹满门。

【病证】 口苦咽干，胁下满，发热。

【治】 见胁满门。

【病证】 腹满咽干，或口燥舌干而渴。

【治】 见腹满门。

【病证】 口苦咽干目眩。

【治】 见目疼门。

【病证】 咽干烦躁，厥逆呕吐。

【治】 见呕吐门。

【病证】 口燥咽干，渴欲饮水。

【治】 见渴门。

【病证】 头疼胸满，口苦咽干，寒热而呕。

【治】 见呕吐门。

【病证】 欲眠目不闭，其声嗄，或咽干。

【治】 见目门。

【病证】 发躁狂言，面赤咽痛，身斑如锦。

【治】 见下利门。

【病证】 手足冷，腹痛，咽喉痛，吐利。

【治】 见腹痛门。

【病证】 汗出，咽痛，吐利，热，四肢拘疼，厥逆恶寒。

【治】 见自汗门。

【脉】 浮紧。

【病证】 面赤斑如锦纹，咽喉痛，唾脓血，下利赤黄，阳毒证。

【治】 阳毒升麻汤、大黄散。

【脉】 沉细。

【病证】 手足厥冷，或吐利而咽中痛，此少阴证，不可汗。

【治】 甘草汤、桔梗汤、通脉四逆汤去芍药加桔梗汤、麻黄升麻汤。

杂病咽喉 附咽中骨鲠

夫喉以候气，咽以咽物。咽则通水谷，接三脘以通胃。喉有九节，通五脏以系肺。并行两异，气谷攸分。脏热则肿塞不通，腑寒则缩而哽哽如有物，常欲痛痒，多涎唾，皆使喉闭，风燥亦然。当先去痰，次解热毒。

【病证】 风热上壅。咽喉闭痛，或生口舌疮。

【治】《和剂》甘橘汤依等分加荆芥即《济生》三神散、如圣胜金铤、荆黄汤，《御院》麝香朱砂丸，《本事》利膈汤，《济生》绛雪散，《澹寮》牛蒡子汤。萧牧牛急证咽喉科。

【脉】 其脉出于肺气，右关阴阳俱实。沉为阴，浮为阳。

【病证】 喉痹不语。牙关紧急，痰壅及缠喉风。

【治】《御院》碧玉丸，《三因》玉钥匙、解毒雄黄丸，《杨氏》一字散，《简易》乌犀膏，《济生》二圣散、白矾散，《御院》如圣散，《集成》巴豆烟薰法。又，井花水研雄黄灌之。

【病证】 腑寒。咽门闭，不能咽。

【治】《局方》五香散，《三因》蜜附子，《济生》射干丸。

【病证】 七情所感。胸中紧，咽喉中有块如梅核破絮。

【治】《局方》四七汤，或去厚朴加桔梗、枳壳，甘橘汤。

【病证】 悬痈。在咽上垂肿。

【治】《济生》硼砂散。烧白矾一钱、盐花一两，为末点，绵裹筯头蘸盐揩之。

【病证】 糍糕噎死，气尚温者。

【治】 用苕帚背上拍打三下即下，《夷坚志》。

【病证】 谷贼。谷芒铯刺，属咽。

【治】 乳香、硇砂、琥珀、松脂、腊为丸，又细研马牙消绵裹半钱，并噙津化下。

【病证】 马喉风。洪肿连颊痹，属喉。

【治】《澹寮》牛蒡子汤，《济生》射干丸。马衔铁一具，煎服。马鞭草，不见风取一握，截去两头，绞汁服。

【病证】 喉中发痈肿。

【治】 白颈地龙十四条，捣烂，涂喉外。赤小豆为末，醋调涂。荆柴木，烧取沥，稍稍咽之瘥。

杜乌药磨醋噙，出痰。

又，胆矾极佳，难得真者。生艾尾，研井花水、朴硝，噙咽汁。

川山豆根，磨醋噙，出涎。皂角去皮生，为末，筯点肿处，外以醋调末，敷项下，自破出血。

以线穿去壳巴豆，用绵裹曲竹送喉中，牵引上下，恶物出，瘥。

疮肿。

用篦麻子一个去皮，朴消一钱，同研，井花水调，细呷之，三服效。食此则一生不可食炒豆，能胀死人。

喉痹。

扁竹根即射干，新取研汁吞下，大腑通，自解。或以醋研，噙引涎，更加。

又，井花水研山豆根噙，咽下苦汁佳。

又，白矾三钱，巴豆三个去壳，同炒，候矾枯去巴，只研矾为末，水调灌，或点入喉中。

又，朴硝、黄丹等分，研作粉红末，或吹或点入中，即破，涎出安，亦治重舌。

咽喉骨鲠。

剪刀草如野慈姑，生于篱堑间，其根白，研之则如胶，用顺水吞下，即吐出骨，不过两三口，效。

研萱草根，顺水下，亦佳。

朴硝研，对入鸡苏丸如弹子大，含化，不过三四丸，自然化之。

南硼砂，井花水洗涤含化，最软骨。

又，贯众浓煎一盏半，分三服，连进，片时一咯，骨自出。

鱼骨。食橄榄即下，或用其核为末，顺流水下。

兽骨。磨象牙器水吞下良；又，桑柱上虫屑，醋煎，灌漱下。

伤寒面赤 附面垢　面青

《难经》云：人面独能耐寒者，以诸阳之脉皆上至头。黄帝于面焦发堕，独言阳明，不言诸阳者，阳明之脉维络于面也。

【脉】 涩。

【病证】 太阳证，小发汗，面色赤者，汗出不彻也。

【治】 麻黄汤。

【脉】 洪实浮促。

【病证】 阳毒证，躁狂言，面赤咽痛，身斑，下利赤黄。

【治】 葶苈苦酒汤、阳毒升麻汤、栀子仁汤，酸苦之药。

【脉】 沉微而迟。

【病证】 身微热，烦躁，面赤。身微热者，里寒也。烦躁者，阴盛也。面赤戴阳，下虚也。

【治】 四逆加葱白。

【病证】 面赤，身痒有热。

【治】 桂枝麻黄各半汤。

【脉】 微弱。

【病证】 中暑，背寒，面垢如涂油着尘，手足微冷，烦渴口燥，四肢倦怠，却不重痛。

【治】 白虎汤。

【脉】 沉疾而细。

【病证】 面青，指甲青黑，或郑声，阴毒证。

杂病面

风邪入皮肤，痰饮渍腑脏，则面皯黯。脾应见于面，肺应皮毛，二经风湿搏而为热湿，故面生疮。

洗面药　**七白散**

白敛　白术　白牵牛　白附子　白芷　白芍药　白僵蚕

【病证】 面上细疮，常出黄水。

【治】 桃花阴干，加当归或杏花，作末洗面。

【病证】 面上五色疮。

【治】 用盐汤，绵浸搨疮上，日五六度易，瘥。

【病证】 面上豆痕，或斑皯黡。

【治】 密陀僧细末，夜以人乳汁调敷之有效。

【病证】 面上手体黑黡子及纹刺。

【治】 用水调石灰一钱，纳全白糯米，置灰中，半在外，经宿，灰中米色白如水晶，先用针挑动黡子，置少许如水晶者于其上，半日许，黡汁出，却剔去药，三二日愈。

【病证】 面上黄水疮，并目生疮。

【治】 三月三日桃花，阴干为末，食后熟水下方寸匕，日三良。

【病证】 面上粉刺。

【治】 捣菟丝子汁涂之。

《斗门方》治黑皯，令面色好。白僵蚕、黑牵牛、北细辛，粗末作澡豆，去小儿胎秽。

【病证】 面里皮痛。

【治】 何首乌末，姜汁调成膏敷之。帛盖，以火炙鞋底热，熨之。

【病证】 面鼻酒齄。

【治】 生附子、川椒、野葛少许，锉，醋浸一宿，取出，用猪脂同煎，以附子黄为度，去滓，时时涂之。又，硫黄半两、蜗牛壳自死枯干小者为上、木香各半两，朱粉半两，杏仁半两去皮，研为膏，蜗壳、木香为末，硫黄、朱粉国丹也、杏仁后入，腊月调成膏，夜卧时，用浆水先洗面令干，以药涂患处平，明洗去。湿癣，以米泔水洗，却上前药。

伤寒鼻干 附鼻衄出血，通见伤寒蓄血门

鼻衄者，鼻中出血是也。杂病衄者，责热在里；伤寒衄者，责热在表。何以言之？《病源》曰：心主血，肝藏血，肺主气，开窍于鼻，血得热则散，随气从鼻中出为衄。是杂病者，责在里热也。《经》曰：伤寒脉浮紧，不发汗，因致衄者，宜麻黄汤。伤寒不大便六七日，头痛有热，与小承气汤。其小便清，知不在里，仍在表也，当发汗。若头痛者，必衄，宜桂枝汤。以此知伤寒衄者，责其表热也。然以桂枝、麻黄二汤治衄者，非治衄也，即是发散经中邪气耳。若邪气不得发散，壅遏经血，因致衄矣，即非桂枝、麻黄汤专治衄也。《千金翼》曰：吐血有三种，一曰肺疽，二曰伤胃，三曰内衄吐血家。既云内衄，则鼻中出血可谓外衄，是经络之血妄行也。然衄血皆由阳盛，如《经》曰：少阴病，但厥无汗，而强汗之，必动其血，或从口鼻目中出，是名下厥上竭，为难治。衄家虽为邪热在经，而又不可发汗。若但头汗出，身无汗，又汗出不至足者死。

【脉】 浮弦大。

【病证】 阳明中风，短气腹满，心胁痛，鼻干，不得汗，喜卧，身黄，小便难，潮热而哕。

【治】 小柴胡加茯苓。

【病证】 太阳阳明合病，必下利，头疼腰痛，肌热，目疼鼻干。

【治】葛根汤。

【脉】 洪大。

【病证】 阳毒证，鼻中如烟煤，内外结实，舌卷焦黑。

【治】 新井花水渍布洗之。

【脉】 浮紧。

【病证】 太阳病，发衄者，欲解也。凡脉浮紧，无汗，服麻黄汤不中病，发烦目瞑，剧者必衄。小衄而脉尚浮紧者。

【治】 宜再与麻黄汤。衄后脉微不可服。

【脉】 浮。

【病证】 若脉浮，自汗，服桂枝汤不中病，必头疼，甚而致衄。小衄而脉尚浮者。

【治】 宜再与桂枝汤。衄后脉微不可服。

【病证】 脉已微者，黄芩芍药汤、犀角地黄汤。衄不止者。

【治】 茅花汤。

【病证】 若衄而渴，心烦，饮则吐水。

【治】 先服五苓散，次服竹叶汤。

【脉】 浮紧。

【病证】 血家，法不可汗，脉微故也，当和解之。汗则必额陷目直视，不得眠。

【治】 但当小柴胡和解之。

【脉】 阴阳俱浮。

【病证】 风温病，自汗，身重多睡，鼻息如鼾。

【治】 葳蕤汤。

杂病失血 通见肠风下血

血荣气卫，升降循环。节宣失宜，血不循经，流注妄行。然今有不因热之所发，盖血得热则淖溢，血气俱热，血随气上，乃吐衄也，血出一升一斗者，皆外所因。血本心所主，肝所藏，然脾亦为之统，过思伤脾，亦令吐血。刘河间论或言呕吐紫凝血为寒者，误也。由热甚销铄以为稠浊，而火甚则水化制之，故赤兼黑而为紫也。吐而不咳易治，唾中带红线难治，为其有所损也。

【脉】 芤为血热妄流行，吐衄须来寸口形。失血骨疼气促，脉浮大而牢难治，沉细者生，更看太冲脉在否。咳而上气，脉数有热，不得卧，难治。汗出若衄，脉小滑生，大躁死。

【病证】 耳中出血。

【治】《三因》龙骨散吹之。芎归汤加茅根，入少盐同煎，空心服，随血及衄出左右，以新汲井水洗足效。耳鼻口出血不止，烧赤马粪灰，温酒调下一钱。

【病证】 鼻衄出血，荣卫失常。衄家不可汗。

【治】 鸡苏丸，硼砂丸，必胜散，《御院》麝香散，《本事》茜梅丸，《济生》犀角地黄汤、茜根散、天门冬汤、藕汁饮、香墨汁，《三因》龙骨散加京墨或山栀末，《活人》黄芩芍药汤、四物汤加柏叶，《大全良方》四生丸。《医说》人中白，旋盆中积濂垢，瓦焙干调服。薄荷以水煎，动用帛包塞鼻中。浓磨香墨，葱白蘸塞鼻。灸项后发际两筋间宛宛中三壮止。研蒜，贴手足心。

【病证】 伤心吐衄，思虑太过并积热。

【治】《局方》大阿胶丸，《三因》茯苓补心汤，《简易》固荣散，《济生》归脾散、天门冬汤、芎归汤加酸枣仁服生地黄汁效。虚损，《简易》一捻金散，侧柏散。脉小，清心莲子饮。

【病证】 伤胃吐血，饮食负重过度，色鲜红，心腹绞痛，汗流。

【治】《简易》《是斋》白术散，《济生》地黄汤、加味理中汤、加五味赤芍药汤。吐咳，焙荷叶末，米饮调下效。《简易》加减理中汤。

【病证】 肺疽咳吐血，饮啖热燥所伤。

【治】 鸡苏丸，三黄丸，《简易》必用大阿胶丸，《济生》大蓟散、鸡苏散，《本事》天门冬丸，清肺汤加藕节、桔梗、生地黄、肺痈门桔梗汤等，《简易》黄芪散，扁豆散。

【病证】 伤损吐血，打扑触物、堕跌内损。

【治】 泽兰散，《选奇》生地黄丸，《济生》夺命散，《简易集》《三因》加味芎归汤、鸡鸣散。

【病证】 九窍出血。

【治】《三因》乳香散，冷醋汤调京墨、发灰、乳香。

【病证】 汗血吐血，表里虚极，汗出如衄。

【治】 芎归汤加人参、黄芪、龙骨、防己、黄柏等分，加小麦煎食后。

【病证】 心肺受热咳血。

【治】 大阿胶丸，必胜散，《是斋》白术散、独连汤、败毒散加生地黄。暑毒，枇杷叶散。

【病证】 服丹，或烧丹而衄。

【治】 山栀烧存性，搐鼻。《简易》三黄散、天门冬丸、四味丸。

血自皮肤中溅出。以煮酒埕上纸碎撚如杨花，用手捏在出血处即止。《是斋》。

劳心咯血吐血。莲子心七个，糯米二十一粒，为末酒调，食后。中寒气虚，理中汤。伤胃，只煮干姜甘草汤。

久嗽咯血。白扁豆、生姜半两，枇杷叶去毛，制半夏、人参各一分，白茅根三分煎，下槟榔末服，不拘时。

劳瘵吐血，损肺及血妄行，**神传膏**。用剪草一斤净洗为末，入生蜜一斤和为膏，九蒸曝，不犯铁器，以瓦罐盛，五更起，东面坐，不得语，抄服四匙，良久用冷粟饮压之，咳血妄行只一匙效。《本事》详述。

肺痈咳血 肺热口臭通见咳嗽门

肺为五脏华盖，其位象候于皮毛，气之所主。劳伤气血，风寒乘之，寒则生热，风极亦生热。其证咳而胸满隐痛，两脚肿满，咽干口燥，烦闷多渴，时出浊唾腥臭。

【脉】 寸口数而实。

【病证】 可治。呕脓自止者愈，其色白者当活。

【治】《济生》桔梗汤、葶苈散、排脓散、团参饮子，《本事》枣膏丸，《本事》升麻汤。

【脉】 短涩为顺，浮大为逆。

【病证】 不可治。吐脓如粳米粥，有脓而呕不止，色多赤。

【治】《局方》钟乳补肺汤、人参养肺汤、人参清肺汤。虚甚，六和汤、生四君子汤加黄芪、扁豆。

葶苈汤 治食炙煿饮酒，致肺壅喘不得卧，及肺痈咽燥不渴，浊唾腥臭。用甜葶苈炒 桔梗 瓜蒌仁 川升麻 薏苡仁 桑白皮炙 粉葛各一两 甘草半两，炙 姜煎，食后。

肺痈咳血。《经效》。

马兜铃 桑白皮 地骨皮并蜜微炙 桔梗 薏苡仁

食后，粳米一撮，入生地黄汁少许。

补肺散

人参 北五味 黄芪

用羊肺、猪肺，瓦器煮食，蘸好钟乳粉。

酒毒肺热咳红，四黄丸

宣连 大黄 山栀仁 黄芩

此略炒为末，蜜丸噙化。

肺热口臭，口中如胶瓦干，发渴，小便多。

地骨皮 桑白皮 生黄芪 山栀仁 马兜铃 甘草

煎，食后噙咽。

眉发鬓髭

夫足太阳之血盛于眉，则有毫毛；足少阴之血盛，其华在发；足阳明之血盛，则发美；足少阳之血盛，则其鬓美；手阳明之脉盛，则髭美。

《千金》云：麻叶、桑叶二味，以泔煮，沐发七次，可长六尺。又，黑熟椹，水渍日晒，搽涂，令黑而复生。又，乌麻花，瓦器盛，密盖深埋之，百日出，涂发，易长而黑。

老生姜皮一斤，置油腻不洁铛中，密盖之，勿令通气，令人于曙色未分时便缓缓煎之，尽一日药成，置瓷钵中细研，欲换时，以物点取药如麻子大，先于白髭鬓根下点药入肉，第四日当有黑者生长。

酸石榴根三两，细剉，白蜜三两，硫黄一两，绿矾一两，同研细，入瓦器中，从今年十二月埋之，明年十二月取出，涂发甚良。

揩牙齿方，变白发神效。酸石榴一个，以泥裹烧令通赤，候冷去泥，用茄子根与槐枝同烧，令烟绝，急以器盖之，候冷，用槐枝、马齿苋墙上生者好不令人见采、薄荷、石膏、五倍子烧熟、川升麻各一两，为末揩牙，不但变白为黑，亦且牢牙，甚妙。苦参，人用作牙药，最能使腰重，宜禁用之。

拔白生黑良日，正月四日、二月八日、二月十三、四月十六、五月二十、六月二十、七月二十八日、八月十九、九月二十五、十月一日、十一月十一日、十二月十日。此陆机法，须早起拔之，永不白也。又方，正月五日、十三日，二月八日、十八日，三月三日，四月十三、二十五，五月五日、十五日，六月十四、二十四，七月十八、二十八，八月九日、十日，九月八日、十八日，十月十三、二十三，十一月十日，十二月十六日，以上月日，并用午时前拔。此方深要，依法用，久验也。凡拔时，先以水于石上磨丁香汁，候拔了，急手敷于毛孔中，生黑矣。

西岳石碑仙传牢牙乌髭方，歌曰：猪牙皂角及生姜，西国升麻熟地黄，术律旱莲槐角子，细辛荷叶要和当，青盐等分同烧煅，研煞将来使最良，揩牙牢齿髭鬓黑，谁知世上有仙方。

齿　牙

资身之器，齿为最劳，自能食至于终身，无少纯此亦神奇。古人每旦盐汤漱涤叩啄，亦卫生之道也。《内丹诀》云：任、督二脉为一身阴阳之海，五气真元此为机会，而断交二穴，在唇内齿上缝，为任督二脉之会，一身之要，人罕知之。《仙经》云：一物含五彩永作仙人。禄言其备五行之英华，总二脉之交会，古真人每秘其旨。《针经》云：足阳明之脉入上齿缝中，手阳明之脉入下齿缝中，是以胃气虚则上齿卒痛，大肠壅则下齿忽浮，胃有流热则齿肿，大肠经虚则龈宣。二经之脉俱循于齿，故病如是。

【脉】 弱。

【病证】冷。怕热水。

【治】 如圣饼、黑锡丹。

【病证】 热。怕冷水。

【治】 人参败毒散，《三因》金沸草散，《御院》独活散。

【病证】 风。不怕冷热，或腮肿。

【治】人参消风散，《御院》定痛散。

【病证】 虚。摇动，小便数，耳鸣。

【治】 安肾丸、黑锡丹，《选奇》铁瓮先生交感丹、揩牙散。

【病证】 虫。有虫窍。

【治】 赴筵散。椒末、雄黄、石灰，沙糖丸，塞。葱子、韭子，安瓶中烧烟，薰出虫。

【病证】 肿。

【治】 大黄末和消风散、复通散，姜汁调，敷贴。

牙齿遂日长为髓溢，服白术愈。《鸡峰》。

牙痏蚀，痈肿。取蟾酥点，效。

牙宣。黄竹叶、当归尾，同盐煎漱。

满口有血。枸杞根为末，汤调漱，后服之。兼治吐血。

齿痛不可忍。附子及天雄尖、全蝎七个，作末，点痛处，皆生用。又，真细辛、威灵仙为末，沙糖丸，贴痛处。

牙龈疼肿。生地黄、川独活、细辛，煎噙服。痛加升麻、桔梗。或生疬子，败毒升麻汤，取效不一。

齿缝出血。枯白矾，或加露蜂房炒，入煎，水噙漱。苍耳子或茎叶煮汁，热含，吐再噙，四五次痛即瘥。又，杨柳白皮捲如指大，嚼于痛处；或柳枝一握剉，入盐及浆水煎噙。又，杜仲、芫花等分，用醋炒七次，水煎噙，久之吐于壁上，不得落地，三遍痛即止。皂角、香附、盐同烧，作揩牙药，明目去口气。

齿痛，牙宣，缠喉，唇疮，并小儿走马疳，蚕蜕纸烧灰为末，蜜丸，噙咽。走马疳，加麝香。

灸法，随左右所患，肩尖微近后骨缝中，小举臂取之，当骨解陷中，灸五壮，灸毕必大痛，良久永不发。

指　　爪

误伤指碎，痛欲绝。煨葱捣烂包之，效。

治伐指结脓，指爪甲脱者。芒硝淋洗。

治嵌甲。枯矾末贴之。

甲疽。石胆一两，火煅烟尽，细末敷之，三四次愈。

剔甲伤肌，或因甲长伤肌成疮肿，靴鞋伤疮肿热，黄水浸淫，连引上趺肉烂如火疮。青矾打碎，拣如琉璃翠明者，聚在铁板上，小炭火溶沸，流如金色者，沸定，作末如黄丹色，盐汤温洗拭干，用药封之。

治手足皲裂。椒二两，煮水去滓，渍半时久，出令燥，复浸之。干，却涂猪、羊脑髓，极妙。腊鹅膏，椒熬涂。五倍子、白及、阿胶炒，等分为末，津调得所涂，羊髓调尤佳。又，打银作鈆糖，加清油煎，入烧头发灰和匀，用水净洗，却入药疮缝内。

永类钤方卷第三

碧山李仲南集成
青原孙允贤校定

伤寒四肢疼 附逆冷 拘急 厥逆 手足逆冷 手足挛拳

【病证】 太阳病，发汗多，四肢微急，难以屈伸，恶风，小便难，自汗。

【治】 桂枝加附子汤、桂枝汤。

【脉】 沉弱。

【病证】 厥阴病，大汗出；或少阴咽痛，复吐利，热不去，内拘急，四肢疼，下利厥逆，恶寒。

【治】 四逆汤。

【脉】 沉疾。

【病证】 阴毒，四肢厥逆，腹脐痛，身如被杖，或吐利，急灸脐下。

【病证】 阴证，四肢厥逆，额上身背冷汗出者，亡阳也。

【治】 甘草干姜附子以复其阳。

【病证】 四肢沉重，唇黑有疮，或如伤寒，四肢沉重，忽忽喜眠。

【治】 见欲眠门。

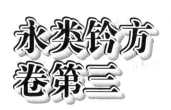

【病证】 少阴证，四肢沉重疼痛，嗽咯，小便不利，或自

下利而咳。

【治】 真武汤。

【病证】 四肢拘急，吐利，汗出，发热恶寒，手足厥逆。

【治】 四逆汤。

【病证】 风温证，四肢不收，嘿嘿欲眠，头疼身热，自汗，体重而喘。

【治】 葳蕤汤。

【病证】 四肢厥逆，腹中痛，或泄利而咳，或悸，或小便不利。

【治】 四逆散加五味子干姜。

【病证】 手足逆冷，或热多厥少，或厥多热少。

【治】 热多寒少门。

【脉】 微细。

【病证】 手足冷，大小便利，郑声。

【治】 白通汤。

【脉】 沉迟。

【病证】 表热里寒，手微厥，下利清谷。

【治】 四逆汤，通脉四逆汤。

【病证】 手足逆冷，吐利，烦躁欲绝。

【治】 吴茱萸汤。

【病证】 下后，额上生汗，手足逆冷，或自汗。

【治】 白虎加人参汤。

【病证】 少阴证，手足厥冷，或吐利，而咽中痛。

【治】 甘草汤，桔梗汤，通脉四逆去芍药加桔梗汤，麻黄升麻汤。

【病证】 少阴病，手足寒，食入口则吐，心中温温欲吐不能吐。

【治】 四逆汤。

【脉】 阳濡弱，阴小急。

【病证】 两胫逆冷，肠腹满，多汗，头目痛苦，妄言。

【治】 白虎加苍术。

【脉】 寸浮大。浮为风，大为虚。

【病证】 风生微热，虚则两胫挛，小便数，汗出，为津液少。

【治】 不可服桂枝，用芍药甘草汤补虚退热。

【病证】 脚气证，两胫肿满，行起忽倒，屈弱。

【治】 见脚气门。

【病证】 四肢逆冷，足挛，恶寒。

【治】 见恶寒门。

【脉】 缓弱。

【病证】 身热冲胸，头重不举，眼眩，四肢拘急，小腹痛，手足拳。

【治】 干姜汤，当归白术汤，竹茹汤，烧裩散。

【病证】 筋惕肉瞤，发汗后，头眩，汗出。

【治】 真武汤。

【病证】 下证悉具而失下，血气不通，四肢便厥。

【治】 见头汗门。

【脉】 沉伏，按之而滑。

【病证】 热气深，发厥为里热，畏热饮水，扬手掷足，烦躁不得眠，大便秘，小便赤，多昏愦，为阳厥。

【治】 白虎汤，承气汤。或头面有汗，指甲温，急下之。

【病证】 有正汗相逼，一手无脉，手足厥冷，面不泽。

【治】 细辛甘草汤。

【病证】 心下怔忡而厥，为有水。脉紧为在里。

【病证】 发厥七八日，身冷，名脏结，难治。

【病证】 手足厥冷，脉紧，邪结胸中，心满而烦，饥不能食。

【治】 又当吐之。

伤寒四逆者，四肢逆而不温，逆比于厥为轻。积凉成寒，积温成热，非一朝夕之故。伤寒始在皮肤，当太阳阳明受邪之时，则一身尽热；当少阳太阳受邪之时，则手足自温，此是表邪渐缓而欲传里。至邪传少阴，为里证已深，虽未至厥，而手足又加之不温。若至厥阴，则手足厥冷矣。《经》曰：少阴病，四逆，或咳悸，或小便不利，或腹痛，或泄利下重者，四逆散主之。是用寒冷之药，以主四逆之疾，是知四逆非虚寒之证也。又有四逆汤，亦治四逆手足寒，方用热药，厥有旨哉？若手足自热而至温，从四逆而至厥者，传经之邪也，四逆散主之。若始得之，手足便厥而不温者，是阴经受邪，阳气不足，可用四逆汤温之，须识此，勿令误也。四逆与厥相近而非也，四逆而吐利烦躁者死。

伤寒厥者，手足逆冷甚于四逆，厥有阴阳气不顺接，阳气内陷，热气逆伏也。《经》曰：伤寒三日至四五日厥者，必发热。前热者后必厥，厥深热亦深，厥微热亦微，是知内陷者为厥矣。少阴病但厥无汗，而强发之，必动其血从口鼻目中出，是名下厥上竭，亦是言发动其热也。先热后厥者，热伏于内也，先厥后热者，阴退而阳气得复也。若始得之便厥，则是阳气不足而阴气胜也。大抵厥逆为阴所主，寒者多矣，又有进退之别。《经》曰：病厥五日，热亦五日，至六日当复厥，不厥者自愈。发热四日，厥反三日，厥少热多，病亦自愈。厥四日热反三日，复厥五日，寒多热少，阳气退，其病为进，病至厥阴传经尽也。当是之时，厥少热多，伤复胜阴则愈。若厥多热少，阴胜而阳不复则逆。至于下利，先厥后热者，利自止。见厥复利厥者，复为热，亦伤阳气之复，利亦自止。热者复为厥，是阴气还胜，复下利矣。少阴病，恶寒身踡而利，手足厥冷者死。

伤寒腰痛

《素问》云：腰者肾之府，转摇不能，肾将惫矣。虽属肾虚，亦涉三因。其外因者，太阳经得之，痛引项脊，尻骨如重，中寒所致。阳明经得之，痛不可回顾，则如有所见，善悲，中燥湿。少阳经得之，痛如针刺，不可俯仰，中风热。太阴经得之，烦热，腰下如有横木居其中，甚则遗溺，中燥湿。少阴经得之，痛引脊内，多因中寒。厥阴得之，腰中强急如张弩弦，中风热。

【病证】 太阳病，发热恶寒，头疼腰痛。伤风伤寒，看有汗无汗。

【治】 见头疼门。

【脉】 浮大而长。

【病证】 太阳阳明合病，必下利，而头疼腰痛，肌热，目疼鼻干。

【治】 葛根汤。

【病证】 病瘥后，腰以下有水气者。

【治】 牡蛎泽泻散。

【脉】 尺寸浮。

【病证】 腰脊强，发热恶寒，头疼。

【治】 见头疼门。

【脉】 浮

【病证】 腰脊疼痛，头疼，身体拘急，恶寒无汗，寒多热少。

【治】 麻黄汤、桂枝麻黄汤。

杂病腰痛

【病证】 痛肿引季胁，谓之暨。腰痛腰冷如带五千钱，谓之肾着腰痛。

【治】 巢氏云：长伸两足，以两手捉足五趾，愈。

【脉】 沉弦而浮。

【病证】 风热伤肾，属太阳厥阴二经。腰中强急如弩弦，如针刺皮，流入脚膝。

【治】 乌药顺气散。兼气虚，《简易》独活寄生汤。肝肾虚，风毒攻刺，《简易》思仙续断丸，《三因》牛膝酒。

【脉】 沉弦而紧。

【病证】 寒伤肾，属太阳少阴经。腰痛引脊尻骨，不可俯仰。

【治】 安肾丸、八味丸、青娥丸，《三因》杜仲酒、五积散、养肾散。《百一选》、《简易》有加减。

【脉】 沉弦濡细。

【病证】 燥湿伤肾，属太阳阳明经。腰痛烦热，腰下如横木不可顾，或遗溲，善悲。

【治】 五积散、独活寄生汤、四斤丸、木瓜丸。小便少，五苓散、渗湿汤，《本事》薏苡丸，《济生》术附汤。

【脉】 沉弦而微。

【病证】 内因七情，虽伤五脏，而腰痛一证多属肾。心血不足，不能摄养筋脉，当补心肾，水火升降，筋脉自壮矣。

【治】 安肾丸、八味丸，《三因》青娥木瓜丸、杜仲酒，《百一选》补髓丹，《济生》二至丸，《三因》立安丸，《集成》二香五子三茱丸。

【脉】 沉弦而数。

【病证】 房劳疲力，腰痛不可屈伸。

【治】 安肾丸，《三因》青娥丸二至丸，《百一选》补髓丹、桃溪养肾散。败精坠腰，《局方》四味理中丸加泽泻末同煎。

【脉】 沉弦而实，为凝滞。

【病证】 不内外因，坠堕闪损，气滞血凝。

【治】 五积散去麻黄加炒茴香、青木香炒、桃仁炙、橘叶同煎，七香丸、秦艽鳖甲散下青娥丸，《简易》升朝散、补骨脂散、气宝丸。又，如神汤用玄胡索、当归、肉桂等分为末，酒调。又，神曲如拳大，烧红，以好酒淬，温服，仰卧即安。亦赤曲、茴香炒酒同意。

伤寒胁痛 胁满 痞满 硬满 见伤寒胀满门

【脉】 浮细。

【病证】 太阳十日已去，嗜卧，外已解，设胸满胁痛。

【治】 小柴胡汤。

【脉】 弦紧。

【病证】 太阳病转入少阳，往来寒热，胸胁满痛。

【治】 小柴胡汤。或咳者，去人参、大枣，加五味子、干姜。

【脉】 盛。

【病证】 三阳合病，腹满身重，难转侧，口中不仁，面垢谵语，遗尿，不可汗。若自汗。

【治】 白虎汤加人参汤。

【脉】 洪紧。

【病证】 夏月发热恶寒，头疼，身体肢节重痛。

【治】 见头痛门。

【脉】 洪紧。

【病证】 夏至以前，发热恶寒，头疼，身体痛。

【治】 见头痛门。

【病证】 太阳中湿，一身尽痛，发热，身黄，小便不利。因而伤风，风湿相搏，一身痛而重。

【治】 麻黄白术汤。小便自利，术附汤。若寒多为痛为肿，非附子、桂、术不能去。若风多为烦热，为流走拘急，非麻黄、薏苡仁、乌头不能去。

【病证】 风湿证，身肿，肢体烦疼重痛，汗出，小便不利。

【治】 见肿及小便不利门。

【脉】 沉。

【病证】 阴证自利，身体痛，当救里。

【治】 四逆汤、附子汤、真武汤以温之。

【病证】 若大便如常而身体痛者，急当救表。

【脉】 沉迟。

【病证】 阴毒，身重背强，腹中绞痛，咽喉不利，身如被杖。

【治】 桂枝加芍药、生姜、人参，即小建中汤。

【病证】 或发汗后，身疼痛，肢冷吐利。

【治】 灸气海、关元，阴毒甘草汤。

【病证】 霍乱，头痛发热，身疼痛，欲饮水。

【治】 五苓散。

【病证】 霍乱吐泻止，身疼痛不休者。

【治】 与少桂枝汤。

【病证】 厥阴病，大汗出，热不去，内拘急，四肢疼，或下利厥逆。

【治】 四逆汤。

【脉】 沉疾。

【病证】 身冷，烦躁而不饮水，阴盛格阳。

【治】 霹雳散。躁止得睡，汗出瘥。

【病证】 脚气证，头疼肢节痛，身热，举体转筋酸痛，胸满气急。

【治】 槟榔散。

【病证】 疮家虽身体痛，不可发汗，汗出作痓。

【治】 槟榔散。

【脉】 虚浮涩。

【病证】 八九日，风湿相博，身烦疼不得转仄，不呕不渴。

【治】 桂附汤。若大便硬，小便自利，去桂加白术。

【病证】 夏月身发黄，斑出，白虎虽可用，然治中暑与汗后一解表药耳，未能驱逐表邪，况夏月阴气在内，或患热病而气虚人妄投白虎，遂成结胸，以其性寒，非伤寒药也。

【脉】 加数

【病证】 中暑作热病治之，而发黄，斑出，邪气未入脏者。

【治】 桂枝石膏汤。

【病证】 春初肌肉发瘾疹如锦纹，或咳呕心闷，吐清汁。

【治】 葛根橘皮汤，黄连橘皮汤。

【病证】 温毒热病发斑，俗谓之麸疮，《素问》谓之胗。

【治】 不可用表药，盖表虚里实也。

【病证】 狂躁妄言，身斑面赤，咽干，阳毒证。或下利赤黄。

【治】 见面赤门。夏月出斑，见发黄门。

杂病斑疹

斑疮，巢氏名之曰登豆疮。寒多则色赤，风多则色白，《澹寮》谓：《内经》及仲景皆不载，自魏朝有头白而根脚赤者，俗呼豌豆，即斑疮也。此证发于脏，故重。水痘发于腑，故轻。细粟如麻，俗呼麻子，即肤疹也。又有大者，俗谓之芋、谓之萍，轻重不齐，故命名亦异耳。许学士《伤寒百问》云：慎不可转利，以伤寒则表实而里虚，疮疹表虚而里实。伤寒之邪，始于皮肤，次传脏腑。疮疹之毒，蓄于脏腑，而渐泄于皮肤理。伤寒宜解表，治疹先解毒，若利之，则毒气入里。

【病证】 伤寒发斑，不可下而下之，热乘虚入胃；当下而失下，胃热不得泄。二者皆能发斑，或烦躁谵语，喉闭肿痛。

【治】 玄参升麻汤。

【病证】 疮疹出得大盛。

【治】《活人》犀角地黄汤，无犀角以升麻代解之，疗温毒发斑。《活人》黑膏。

【病证】 伤寒热病十日以上，汗吐利后，热不除，身斑出。

【治】《活人》大青四物汤。

疹证患人发热温温不止，大便微溏，所谓疟似疹，疹似疟。但疟则热而不渴，疹则热而溏，脾经受毒深，则多喜闭目。

《活人》二十一卷论小儿疮疹，近世孙治中论小儿疹极奇验。

《活人》方中用大青四物汤。大青专解毒，产山中，叶长而尖似马蓼。温毒阳病出斑，以冬月冒寒气，至春而发，表虚里实，不可汗泄，当解毒。有阴毒证，身重背强，眼痛，腹疼厥逆，口青黑，咽喉不利，或吐，脉细沉。出赤斑者可治，若出黑斑不治。

伤寒发黄

《经》云：湿热相交，民当病瘅。瘅者黄也，单阳而无阴也。伤寒发黄，为热已甚，内热已盛，复被火者，亦发黄也。阳明病被火，额上汗出，而小便不利者，必发黄。此由内有热被火而致。阳明病无汗，小便不利，心中懊憹者，必发黄，此由阳明热盛所致。伤寒发汗已，身目为黄，此寒湿在里不解，不可下，当于寒湿中求之。湿家之黄，身似熏黄，虽黄而色暗不明；热盛而致黄，身黄如橘子色，甚者染着衣，正黄如黄柏色，此湿与热可辨在此。《经》云：治湿不利小便，非其治也。大抵黄家属太阴脾土，脾经受湿与热，则色见于外。若内热盛，而已自汗出，小便利，则不发黄矣。必也头汗出，身无汗，小便不利，渴饮水浆，此瘀热在里，身必发黄。若寸口近掌无脉，鼻气出冷，形体如烟熏，直视摇头，为心绝；环口黧黑，柔汗发黄，为脾绝，不治。寒湿在里，热蓄于脾，瘀热与宿谷相薄，郁蒸不消，故发黄。与瘀血外证及脉相似，但小便不利，为黄；若小便自利，为瘀血。然发黄者，心脾蕴积，发热引饮，脉必浮滑而紧数；若瘀血证，即如狂，大便必黑为异。

【病证】 身体发热，头面汗出，身无汗，齐颈而止，渴引水浆，小便不利，身必发黄，大便黑，瘀热在里。

【治】 生研五苓散末，煎茵陈汤调，以利小便如皂荚汁赤，为病减。

【病证】 伤寒欲发黄者。

【治】 急用瓜蒂末，口含水，搐一字入鼻中，出黄水，甚验。栀子柏皮汤，麻黄连轺赤小豆汤可选用。

【病证】 夏月有桂枝、麻黄证，不加黄芩服之，转助其热，即发黄出斑。

【治】 白虎汤。患热气虚人不可轻用。

【病证】 白虎与发黄证相近，但遍身汗出为热越，白虎证也。

【脉】 多浮滑。

【病证】 太阳中湿，一身尽痛，发热身黄，或小便自利。

【治】 术附汤。

【脉】 紧数。

【病证】 若小便不利，大便反快，当利小便，详见身痛门。

【治】 甘草附子汤，五苓散。

【脉】 弦浮而大。

【病证】 少阳中风，短气腹满，心胁痛，按之气不通，鼻干不得汗，喜卧，身目俱黄，小便难，有潮热，时咳嗽。

【治】 小柴胡汤。吐血黄疸，三黄丸。

【脉】 沉结。

【病证】 身黄少腹硬，小便自利，其人如狂，为下焦蓄血。

【治】 抵当汤下之。

杂病五疸

脾胃经有热所致，当究所因，分利为先，解毒次之。外因六淫已见伤寒发黄中，其内因，则口淡，怔忡，耳鸣，脚弱，微寒微热，小便白浊，此为虚证，不宜过用凉药。有渴难治，不渴可治。

【脉】 大。

【病证】 黄疸。食已即饥，身目齿俱黄，小便黄，或起或卧，身体青赤，发寒热。风湿热气蒸郁。

【治】 小柴胡汤加茵陈、茯苓、枳实，加少朴硝；热实脉大而数，加黄柏、大黄、白术、山栀、白茅根。《济生》茵陈散，《千金方》东引桃根细者煎，空心服。

【脉】 迟。

【病证】 谷疸。食已头眩，心中怫郁不安。肌饱所致，胃气蒸冲。

【治】 小柴胡略加谷芽、枳实、厚朴、山栀、大黄，《济生方》谷疸丸。

【脉】 浮先吐之，沉弦先下之。

【病证】 酒疸。身目黄，心中懊侬，足胫满，尿黄，面赤斑。酒过胃热，醉卧当风，水湿处得之。

【治】 小柴胡加茵陈、豆豉、大黄、黄连、葛粉。脉微数，面目青黑，大便黑，《三因》白术散。脉弦涩，《三因》当归白术散，《济生》五苓散、葛根汤。

【病证】 女劳疸。黄发恶寒发热，小腹满急，小便不利。因大劳大热，房事入水所致。肝肾病，腹胀满不治。

【治】 小柴胡加茯苓、茵陈、羌活、发灰，乳香汤，《济生》滑石散、秦艽饮子。

【病证】 黄汗。脾胃热，汗出入水，水入毛孔，汗出不渴，汗出染衣。

【治】《济生》黄芪散。时行瘀热在里，《济生》茵陈汤。又，苦瓜、丁香豆大，深吸鼻中，出黄水瘥。

伤寒身肿 附水肿 通见胀满门

刘河间论水肿引《经》云：湿胜则濡泄，甚则水闭胕肿。所谓太阴脾土湿气之实甚也。又曰：诸腹胀大，皆属于热。又云：诸胕肿疼酸惊骇，皆属于火。又曰：热胜则胕肿。皆所谓心火实热，安得言脾虚不能制肾水之实乎？故水肿者，湿热之相兼，如六月湿热甚而庶物隆盛也，水肿之象明矣。黎景仁云：心肾火生脾肺土，枢机运化内安乎。火亏真土无滋养，相制才偏水妄行。亦有意也。

《素问》称面肿曰风，足胫肿曰水。《本事方》谓四肢脐腹皆肿为水，但腹胀四肢不肿为蛊。

【病证】伤寒，饮水过多，小便不利，小腹满或里急，溢于皮肤为肿。

【治】五苓散，大陷胸丸。

【脉】浮。

【病证】风湿相搏，肢体重痛不可转侧，额上微汗，不欲去被，或身微肿。但微汗则风湿俱去，大汗则风去湿不去。

【治】麻黄杏子薏苡甘草汤、防己黄芪汤、桂枝附子汤、桂枝白术汤、术附汤。身肿，甘草附子汤加防风。

【病证】痹湿，其寒证多者为痛为肿。

【治】通见湿与五痹门，非附子、桂、术不能去也。

杂病水肿

五不治证：唇黑伤肝，脐出伤脾，缺盆平伤心，足下平伤肾，背平伤肺，脉沉小。

肿为病，皆由真阳怯少，劳伤脾胃，脾胃既寒，积寒成冰，非脾土不能防肾水之泛滥。然脾土受渍而不流，亦为患矣。初治不可用宣药，脾败不救。四肢悉肿者为水，但腹胀四肢不甚肿者为蛊。

【脉】 古方十水，用寸口趺阳二脉以候沉伏。盖寸口脉浮而迟，迟则潜，浮则热，热潜相搏，名曰沉。趺阳脉浮而数，浮则热，数则止，止热相搏曰伏。沉伏相搏名曰水。沉络脉虚伏，则小便难，虚难相搏，水走皮肤，即为十水。大抵浮脉带数即是虚，寒潜止于其间，久必沉伏，沉伏则阳虚阴实，为水必矣。要知水脉必沉，论曰脉出者，是与病不相应也。又曰脉浮大者生，沉细者死，细若有力可救。

【病证】 皮水证。四肢头目肿，腹不满，不渴，按之没指，无汗，脉浮，肺肾虚也。

【治】《百一选》葶苈丸，《仁斋》杏苏饮。

【病证】 清水浊水证。酒色过度，服热药多，肾虚脾弱，脉沉小不治。

【治】 生嘉禾散和五皮散，小便少加灯心、车前子，五加皮散下复元丹，《济生》肾气丸。肾肿腹胀，《局方》茴香丸下钓肠丸，后下安肾八味丸。

【病证】 水分证。肾虚不能制水，分归四肢，虚肿。

【治】 五皮散，生嘉禾散，《三因》当归散、禹余粮丸。

【病证】 水肿咳嗽。肾虚水乘于肺，故肿满，咳嗽上气。

【治】 生嘉禾散、黑锡丹，《杨氏》消肿丸，《百一选》葶苈丸，《济生》三仁丸，《仁斋》杏苏饮、郁李仁丸，《局方》二十四味流气饮。

【病证】 毛水证。肺经停积，肾水寒，故皮毛先肿。

【治】 郁李仁末和面煮，作饼食。大便气通，头面肿，嚼之搽敷即消。

【病证】 疸水证。脾胃热气流入膀胱，使身面黄，小便赤，腹满如水，曰疸水。

【治】 茵陈五苓散、瓜蒂散。

【病证】 燥水证。水气溢于皮肤，以指画肉上隐隐成文字者，名曰燥水。宜利水。

【治】 五苓散加灯心、滑石、瞿麦，五皮散，神助散，《济生》三仁丸。嚼郁李仁作粥食。商陆、枳壳等分，酒浸焙为末，白汤下。

【病证】 湿水证。指画肉上，随画散不成文字者，名湿水。

【治】 商陆、香附子为末，炒时出火毒酒浸，日干为末，米饮下。

【病证】 居住穿凿犯土气，令人身体悉肿。

【治】 宜禳谢。

【病证】 人越地境，气候不同，不伏水土。

【治】 加减十味正气散、阿红丸，《济生》实脾散。

【病证】 水厥证。大小便不利，内有结块，两胁膨胀。

【治】 三和散、脾积丸、三棱煎、神保丸，《经验》茯苓散，《简易》四炒丸，《仁斋》萝卜子饮。腹胀，大蒜煮商陆汁服。

【病证】 水瘕证。脾肾气不能宣泄，久则水结成形瘕，在心腹间按作水声，但欲饮而不欲食。

【治】 三和散、二十四味流气饮、金露丸。

【病证】 水蛊证。水毒气结，腹大动摇有声，常欲饮水，闽广间有金蚕蛊毒，腹满不肿，皮肤粗黑。

【治】 雄黄丸、金露丸。

【病证】 阴水证。脉沉迟，色青白，不渴不烦，小便涩而清，大便多泄。

【治】《济生》实脾散、复元丹、肾气丸即八味丸、神助散、参附正气散和五皮散。有久肿气塞，服济阴丹三两而愈。

【病证】 阳水证。脉沉数，色黄赤，或黄或赤见于小便，或烦渴，大便秘。

【治】《济生》疏凿饮、鸭头丸，《三因》十枣丸、消肿丸，《杨氏》消肿丸、二十四味流气饮和五苓散去桂。腰以上肿，宜发汗，白术、麻黄、防己、白茯苓、甘草；腰以下肿，宜利小便，五苓散加滑石、瞿麦、灯心。

【病证】 热肿证，年少血热生疮，变成肿疾，烦渴，小便少。

【治】《济生》赤小豆汤，生五苓加瓜蒌、羌活。

【病证】 妇人感湿，或妊娠产后。

【治】 渗湿汤。产后，加减五积散、调经散。妊娠有微肿者，不必治，产后自愈，肿甚，鲤鱼汤。

【病证】 女子血聚经不行。

【治】 红花当归散，琥珀散，通经丸。

		病证	治	
十水	赤	先从心肿，根于心，短气不得卧	葶苈主之	以上十味皆等分，与病证同者倍之。白蜜丸小豆大，每一丸，米饮下，日三。下病根服三丸，虚者二丸。富贵人病有冷热，当理脾益肾。女人当理血去湿。常人有虚实，当消积利水。灸法：脾俞、三里、水分穴可效
	青	先面目后遍身，其根在肝，或两胁痛	大戟主之	
	黄	先腹肿，四肢若肿重，其根在脾	甘遂主之	
	白	先脚及胕肿，或大便溏利，其根在肺	藁本主之	
	黑	先腰痛足冷，脚胕肿，根在肾	连翘主之	
	悬	先面肿至口苦咽干，其根在胆	芫花主之	
	风	先四肢肿，后腹，大小便秘涩，根在胃	泽泻主之	
	石	先四肢肿，小腹独大肿，外肾如石引胁	桑白皮主之	
	气	乍盛乍虚，乍来乍去，其根在大肠	赤小豆主之	
	暴	先腹满，其根在小肠，痛胀不喘，上至胃脘则死，此肾虚	巴豆去油主之	

肿药用针砂铁蛾，即铁匠家打下飞落者，以入丸子。一生须断盐，盖盐性濡润，肿再作不可为矣。制法：用上等醋煮半日，去铁蛾取醋，和蒸饼为丸，姜汤服三四十丸，以效为度。亦特借铁蛾气耳。日华子云：煎汁服之，不留滞于脏腑，借铁虎之气以制肝木，肝木弱不能克脾土，伐其土之邪，而水肿自消矣。

又，周益公《阴德录》治蛊肿秘方用胆矾，水肿亦用，用信州、蒲州明亮如翠琉璃似鸭嘴者，亦以米醋煮制，胜针铁矣。盖胆矾亦铜之精液，以其味辛酸入肝胆，制脾鬼，皆佐以君臣之药。安城魏清臣肿科黑丸子消肿，独不传此其妙也，此老尝授以疏顺饮，即二十四味木香流气饮加减，咽下沉香丸治气肿。

《经验》治食气遍身黄肿，气喘不得食，心胸满闷。

不蛀皂角肥长七八寸者，去皮子，涂以好醋炙焦，一两　净陈皮一两　巴豆七十个，去油膜

作细末，薄醋糊为丸，麻子大，橘皮吞下三丸，日三服，隔日添一丸，以利为度。常消酒食，仍醋磨墨为衣。

又，万全丸治肿尤快，赵神眼救母已验，用斑蝥此品最利小便。方见积聚门。

伤寒胀满 有鼓胀，非此蛊字

胸胁满　胸胁痞满　胁下硬满

胸胁满者，谓膈间胁肋下气胀满也。邪气自表传里，必先自胸胁，以次经心腹而入胃，入胃为入腑也。是知胸满多带表证，胁满多带半表半里证也。《经》云：下后，脉促胸满，桂枝去芍药汤。又曰：阳明病喘而胸满，不可下，宜麻黄汤。是胸满属表，须发汗。知胸中至表，犹近及胁者，更不言发汗，但和解而已。又曰：少阳病，胁下硬满，干呕不食，往来寒

热，脉沉紧，小柴胡汤主之。是知胁满为属半表半里明矣。若邪气留胸中，聚而为实，非涌吐不可。《经》云：病在胸中，当吐之。

【病证】 伤寒十三日不解，胸胁满而呕，日晡潮热而微利，以丸药下之，非其治。此阳明胃实也。

【治】 先服小柴胡汤以解其外，后以柴胡加芒硝汤下之。

【脉】 沉紧。

【病证】 伤寒中风，胸胁满，不食，往来寒热，心烦喜呕。

【治】 小柴胡汤。

【病证】 伤寒五六日，已发汗，复下之，胸胁满，小便不利，渴而不呕，头汗出，往来寒热，心烦，表未解也。

【治】 柴胡桂枝干姜汤。

【病证】 呕而发热，胸胁满，心下怔忡，小便不利。

【治】 小柴胡去黄芩加茯苓。

【病证】 邪气留胸中为实，当吐。发汗，若下之而烦热，胸中窒者，虚烦客热也。

【治】 栀子豉汤吐之。

【病证】 胸中痞硬，气上冲咽喉不得息，胸中宿寒痰，实也。

【治】 瓜蒂散吐之。药自有轻重。

【病证】 寒中太阴，误下之，胸膈愈不快，膜胀，或吐或利，不可用食药。

【治】 理中汤加青皮、陈皮，及枳实理中丸。

【病证】 妇人伤寒，发热，经水适来，热入血室，不犯胃气及上二焦。

【治】 速与小柴胡汤。

【病证】 若行汤迟，热入胃，胃燥成血结胸。

【治】 当针期门。

【病证】 若热犯胃气则谵语喜忘，小腹满，小便不利。

【治】 用抵当汤。无表证可用。

【脉】 浮。

【病证】 太阳证，头项强痛而恶寒，胸满胁痛。

【治】 小柴胡汤。

【病证】 太阳病，桂枝证，反下之，利不止，脉促，喘而汗出，表未解。

【治】 葛根黄芩黄连汤。

【病证】 太阳病下后，胸满积聚气痞。

【治】 桂枝去芍药汤。若微寒，加附子。

【病证】 太阳阳明合病，胸满而喘，不可下。

【治】 麻黄汤。

【脉】 长大而弦。

【病证】 阳明少阳合病，下利，身热，胸胁痛满，干呕，往来寒热。

【治】 小柴胡汤。甚者，大柴胡汤。

【脉】 大。

【病证】 太阴证，胸满多痰，可吐之。

【治】 瓜蒂、豉栀等汤。

【病证】 少阴病，时时自烦，恶寒而倦，不欲厚衣。

【治】 大柴胡汤去大黄。

【脉】 沉紧。

【病证】 太阳病转入少阳，胁下硬满，干呕不食，往来寒热，上未吐者。

【治】 小柴胡汤。

【病证】 若已吐、汗、下，柴胡证罢，为坏病，知犯何逆，以法治之。

【病证】 阳明病，胁下硬满，不大便而呕，舌上白胎。

【治】 小柴胡去半夏加人参、栝楼根。

【脉】 弦。

【病证】 少阳病，口苦咽干，胁下满，发热而呕，往来寒热。

【治】 小柴胡汤。

【病证】 伤寒四五日，身热恶风，头痛项强，胁下满，手足温而渴。

【治】 小柴胡汤。

心下满

心下满者，谓正当心下，高起满硬者是也。不经下后而满者，则有吐、下之殊。下后满者，又有结胸、痞气之别。《经》云：病人手足厥冷，脉紧，邪结胸中，心满而烦，饥不能食，当吐之。脉浮大，心下反硬，有热，属脏者攻之，不令发汗，属腑必令攻之。此二者未经下而当吐下者也。至如阳明病，虽心下硬满，又未可攻。攻之，利不止者死，止者愈。此表邪传里，未全结实，不可下，但吐之可也。若未应下而强下之，邪气乘虚结于心下，邪之实者，脉沉紧，硬满而痛，为结胸。邪之虚者，脉浮而紧，满而不痛，为虚痞。病发于阳，表邪未罢反下之，胃中空虚，阳气内陷，心中因硬，为结胸，须陷胸汤、丸攻之。病发于阴，伤寒、中风反下之，心下痞硬而满，医言病不尽，复下之，胃中空虚，客气上逆为痞，须泻心汤、散可也。结胸虽为实邪当下之，或脉浮大，是犹带表邪，不可下。下之重虚则死。胸证悉具而加烦躁者，不可治。胃气胜，能施布药力，始能温、汗、吐、下以逐邪气。胃气绝，神丹不可救矣。

【脉】 细。

【病证】 伤寒五六日，头汗出，恶寒，手足冷，心下满不食，大便硬，为阳微结，有表里证，脉沉亦有里也。

【脉】 沉。

【病证】 心下妨闷，非痞也，谓之支结。心下满不痛，此痞也。伤寒本无痞，身冷反下之。

【治】 半夏泻心汤，桔梗枳壳汤。

心 下 痞

病发于阴，下之早为痞，属泻心证。

【病证】 关脉浮者，有热也，大黄黄连泻心汤。若恶寒汗出。

【治】 附子泻心汤。

【病证】 汗出表解，噫臭，心下痞硬，有水气，腹鸣下利。

【治】 生姜泻心汤，胃不和也。发渴口燥，小便不利，用五苓散。

【病证】 下后复下，痞甚。

【治】 甘草泻心汤。服泻心汤不愈，用陷胸丸下之。陷胸汤不可用，以其大猛。

【病证】 若协热而利，表里不解。

【治】 桂枝人参汤。

【病证】 伤寒发热，汗出不解，心下痞，呕吐下利。

【治】 大柴胡汤。

【病证】 表解后，不恶寒，身凉汗出，头疼，心下痞，胁疼，干呕短气。

【治】 十枣汤。为里有水，未和也。

【病证】 若发汗吐下后，心下痞，噫气不除者。

【治】 旋覆代赭汤。

【病证】 或咳逆气虚，先服四逆汤，胃寒者，

【治】 先服理中丸，次服旋覆代赭汤。

心下紧满

心下紧满，应汗而反下之，遂成结胸，心下痞或硬附见。

病发于阳，下之早为结胸，属陷胸证。寸口浮，关尺皆沉或沉紧，名曰结胸。然脉浮与大皆不可下，脉浮尚有表证也。

【病证】 伤寒，心下紧满，无大热，但头汗出，此为水结在胸胁，以头汗出，别其为水结证。

【治】 小柴胡汤去枣加牡蛎汤，茯苓汤，小半夏加茯苓汤。

【病证】 伤寒心下紧满，按之石硬而痛，下之早，故痞结，若无热证，为寒实。

【治】 枳实理中丸为良，先理其气。

【病证】 若胸中烦躁，心内懊侬，舌燥渴，脉沉滑，皆热实证。

【治】 大陷胸丸。

【病证】 若误转，未成结胸，以理中丸解之。若大转损，有厥证。

【治】 兼与四逆汤。

【病证】 若伤寒未退，日数足，可下。

【治】 却用承气汤再下之。

【病证】 若不按而痛，胁连脐腹坚硬，或潮热，为大结胸。

【治】 大陷胸丸最稳，大陷胸汤有甘遂，大峻。

【病证】 若按之心下痛，此为小结胸，脉浮滑。

【治】 小陷胸汤。

【病证】 阴毒渐深，四肢厥冷，腹痛，心下满胀结硬，燥渴，虚汗不止，咽喉不利，脉沉细而疾。

【治】 灸气海、关元二三百壮，服正阳散、白术散、附子散等以复其阳，大汗即解。

【病证】 脏结证，阳浮，关脉细小沉紧，无阳证，不往来寒热，其人反静，舌上滑胎，胁下有痞，连在脐旁，痛引小腹，入阴阳者，名脏结，不治。

【病证】 发热汗出，复恶寒，不呕，但心下痞。

【治】 五苓散。

腹满 腹痛

腹满者，俗谓肚胀也。华佗曰：伤寒一日在皮，二日在肤，三日在肌，四日在胸，五日在腹，六日入胃。入胃，谓入腑，是在腹而犹未全入里者，虽腹满为里证，亦有浅深之分。《经》曰：表已解，而内不消，非大满，犹生寒热，是其未全入腑。若大满大实坚，有燥屎，可除下之。寒邪入腹，是里证已深，故腹满乃可下者多矣。如《经》曰：其热不潮，未可与承气汤。若腹大满不通者，可与小承气汤。发汗不解，腹满痛者，急下之。本太阳证，反下之，因而腹满时痛，桂枝加芍药汤主之；大实痛者，桂枝加大黄主之。少阴病，腹胀不大便者，急下之。此皆为里证，虽曰腹中满痛者，此为实也，当下去之。然腹满不减者，则为实，言当下也；若腹满时减，复如故者，此虚寒从下上也，当以温药和之。盖虚气亦为之胀，但比之实者，不至坚痛也。大抵腹满属大阴脾土也，阳热为邪者，则腹满而咽干；阴寒为邪者，则腹满而吐，食不下，自利益甚，时腹痛也。又，发汗吐下后，因而成腹满者，皆邪气乘虚，而所主又各不同。发汗后腹满者，邪气在表，因发汗，胃气虚，津液不能敷布，诸气壅滞而为胀满，是当温散，厚朴生姜甘草半夏人参汤主之。吐后腹满者，邪气在胸者，可吐之，邪气去则安。吐后邪气不去，加以腹胀满者，是胸中之邪下传入胃作实，故胀满，当下之，调胃承气汤主之。下后腹满者，邪气在表，未传入腑，而妄下之，邪自表乘虚而入，郁于胸中，为虚烦，气上下不得通利者，腹为之满，卧起不安，当吐之，栀子厚朴汤主之。

【脉】阳涩阴弦。

【病证】太阳病，反下之，腹满时痛，是表里证。详见前。

【治】桂枝加芍药汤即小建中汤。大实痛者，桂枝加大黄汤。

【病证】太阳病，发汗后腹胀满。详见前。

【治】厚朴生姜半夏甘草人参汤。

【脉】沉结而微。

【病证】太阳病，热蓄膀胱，下焦有热，小腹满，应小便不利，而小便反利，无表证者，下血证也；或犯胃气，谵语喜忘。

【治】抵当汤，桃仁承气汤。轻者，犀角地黄汤。

【病证】阳明病，不大便，恐有燥屎，法少与小承气汤，腹中转矢气者，可下也。若不转矢气者，不可攻，攻之必腹满不食。

【治】小柴胡汤。腹满胀，属阳明，当下，其慎如此。

【脉】浮大而弦。

【病证】少阳中风，短气腹胀，胁下及心痛，鼻干，不得汗，嗜卧，身目皆黄，小便难，潮热而哕，或耳聋目赤而烦。

【治】小柴胡汤。

【脉】滑实。

【病证】三阳合病，腹满身重，口中不仁，面垢谵语，遗尿。

【治】白虎汤。然不可汗，若或自汗，白虎加人参汤。

【脉】紧细。

【病证】阳明与太阴俱病，腹满身热，不欲食，谵语，为两感证。

【治】 大柴胡汤。

【病证】 发汗后，表不解，发热饮水多，咳而微喘，小腹满，小便不利。

【治】 小青龙去麻黄加茯苓。

【脉】 若弦。

【病证】 潮热恶寒，尚有表证，若腹大满不通。

【治】 小承气汤，微和其胃气。

【脉】 若浮。

【病证】 潮热实也，脉亦必实，当下。以潮热属阳明，故可下。脉虚，

【治】 则宜桂枝汤。

【脉】 沉数。

【病证】 伤寒，始得病，外证口燥咽干，腹满而渴，属里。

【治】 承气汤下之。吐后满，调胃承气汤。

【病证】 伤寒，哕而腹满，视其大小便何部不利。

【治】 后部，调胃承气汤。前部，猪苓汤。

【病证】 发汗不解，腹满痛，为实，急下之。

【治】 大柴胡汤，大承气汤。

【脉】 关实。

【病证】 腹满，大便秘，按之而痛，实痛也。

【治】 桂枝加大黄汤，黄连汤，大承气汤。

【脉】 阴弦阳涩。

【病证】 肠鸣泄利，腹中急痛，先与小建中汤，先煎芍药十余沸，治冷痛。不差。

【治】 小柴胡去黄芩加芍药，此治热痛。

【病证】 太阴病，腹满，咽干，手足温，或自利不渴，或腹满时痛。

【治】 四逆汤，理中汤温之。

【病证】 腹满，脉浮，可用桂枝。腹痛，桂枝加芍药。痛甚。

【治】 桂枝加大黄汤。

【病证】 腹满，脉大，多痰，瓜蒂栀豉等吐之。脉大而无吐证。

【治】 可汗而已，桂枝麻黄汤。

【病证】 太阴病，腹满，发汗后，汗不止，为漏风。

【治】 桂枝附子汤。

【病证】 太阴寒中，胸膈不快，膜满闭塞胸青，手足冷，少情绪，腹痛，下为飧泄，久为肠澼，不可投食药。

【治】 理中汤加青皮、橘皮，并枳实理中丸，五积散。

【脉】 大。

【病证】 寒毒入胃，脐下必寒，腹胀满，大便或黄青黑，或下利清谷。

【治】 四逆汤，理中汤，白通汤加附子，四逆散加薤白。

【病证】 少阴病六七日，口燥咽干，潮热，腹满而喘，或谵语，大便硬，或下利清水，心下痛，皆积证也。

【治】 大承气汤。

【病证】 少阴肾伤寒，口燥舌干而渴，固当下。大抵肾伤寒，亦多表里无热，但苦烦愦，嘿嘿不欲见光明，有时腹痛，其脉沉细，或下利，手足冷。

【治】 增损四顺汤。有热者，四逆散。

【病证】 里证有心胸连脐腹大瘕疰闷，腹中痛，喘急，坐卧不安。

【治】 小承气汤渐解之。

【脉】 沉细而疾，或弦疾，尺小寸大。

【病证】 阴毒证，手足厥逆，脐腹筑痛，咽喉疼，呕吐下利，身如被杖，冷汗，烦渴，又头疼腰重，睛疼，体倦，心下胀结，额上身背冷汗不止。

【治】 四逆汤、通脉四逆汤加芍药、阴毒甘草汤、白术散、附子散。

【病证】 阴证腹痛，小便不利。

【治】 真武汤。

【病证】 脾胃不和，及有积聚，腹痛。

【治】 五积散。

【脉】 沉迟浮细。

【病证】 腹痛面青，手足冷。

【治】 顺元散。

【病证】 中湿中气，为坚满，为癃闭。

【治】 非甘遂、葶苈、枳、术不能泄也。

【脉】 阳濡弱，阴小急。

【病证】 湿热相搏，则发湿温，两胫冷，胸腹满，多汗，头痛，妄言。

【治】 白虎汤加苍术。治在太阴，不可汗。

【病证】 脚气入心，则小腹不仁，令人呕吐，死在旦夕。

【病证】 腹间有筑触动气。

【治】 见自汗门。

【脉】 微缓沉结。

【病证】 伤寒六七日，烦满囊缩，阴毒入脏，为厥阴证。

【治】 承气汤下之。

少腹痛　烦满

少腹满者，脐下满也，下焦所治，当膀胱上口，分别清浊。若胸中满心下满，皆气尔，即无物也。及腹满者，为燥屎为之者。至于少腹满者，非正气也，必有物聚于此而为满也。故身半以上同天之阳，身半以下同地之阴。《经》云：清阳出上窍，浊阴出下窍。是在上而满者，气也。在下而满者，物也。所谓物，溺与血也尔。若从心下至少腹皆硬满而痛者，是邪实也，须大陷汤下之。若但少腹硬满而痛，应小便不利，今反利者，是蓄血也。少腹硬满而小便不利进，是溺涩也。小便自利，其人如狂，血证审矣。

《经》曰：太阳病，热结膀胱，当汗不汗，其人如狂，血自下者愈。其外未解，未可攻，用桂枝汤，外先解矣。但少腹急结者，可攻之，桃核承气汤主之。

【病证】 太阳病，热蓄膀胱，小腹满，小便反利，无表证者，下血之证。

【治】 见腹满门。

【病证】 发汗后，发热，饮水，小腹满，咳喘，小便不利。

【治】 见腹满门。

【病证】 热蓄下焦，小腹满，小便不利，或里急，于皮肤为水肿。

【治】 五苓散。

【病证】 脚气入心，小腹不仁，令人呕吐，不治。

杂病胀满 附腹痛 道书云：心腹有病，想脾经，我气出，呼气散之

脾胃主中州，大小腹是其候也。脾胃素弱，病后失调，三因并伤，五脏传克，阴阳不升降，痰饮结于中焦。积聚之证，皆由胀满而始，有水疸、水气、脚气，皆令胀满，各以类求之。《内经》有鼓胀，《太素》作谷胀。

【脉】 三焦气痞，若脾脉实者反为虚。又云：微为脉痞，痞为寒，寒即为疼，冷气干。又云：先以人迎气口分内外。又云：浮大易治，虚小难治。

【病证】

寒胀证。老人中寒，下虚不食，脉浮迟而弱。

热胀证。腹满发热，大小便不利，脉浮数。

湿胀证。肠鸣，头晕，腰重，或呕，脉浮迟。

饮食胀。饥饱、生冷、甜腻聚结胚块，满闷。

食果、食麦胀。

妇人血胀。血气不调，脾胃气搏。

病后胀。

【治】

寒胀，《济生》朴附汤、强中汤、大正气散，《三因》大半夏汤，《澹寮》厚朴橘皮煎、气针丸、导气丸、粳米汤、煮附丸。

热胀，《济生》枳实汤，《简易》推气丸、气宝丸，《三因》厚朴七物汤，呕加半夏去大黄。暑胀，大黄龙丸。

湿胀，生五积渗湿汤加厚朴，术附汤加茯苓、桂心，大正气散。

气痞，木香调气散，沉香降气汤，木香流气饮，分心气饮，脾积丸，《御院》分气丸、三和丸、木香顺气丸、槟榔丸、紫沉通气汤，《济生》紫苏子汤，《简易》消气散、归气汤、四炒丸、气宝丸。

食胀，脾积丸，红丸子，胜红丸。积胀，通见五积门。

果胀，《济生》桂姜丸、独圣汤。麦胀，萝卜汁并子煎汤服。

血胀，《济生》平肝饮子、抑气汤、琥珀散。胎胀，紫苏饮。

病后胀，《济生》大正气散加白蔻。又木香、术附、厚朴、甘草、生姜。

脉沉细瘥，浮大弦长未瘥，木克土也。

腹痛证多不同，其风寒暑湿，冷热泄痢脚气，五脏血气攻刺，积疝瘕淋秘，饮食客忤虫痛，必审三因，明虚实冷热为治，具见各门。《圣惠方》云：阳气外虚，阴气内积，阴邪与脾气相搏，脾虚则胀而痛，用吴茱萸散，附子理中治中汤加吴茱萸。《续易简》腹中冷气切痛，关尺脉弦迟，良姜散，小建中汤倍加白芍药，连心痛加远志半两。肠鸣泄利而痛，五积散去麻黄加吴茱萸，下桂香丸。脉必微涩，发热，小便赤，关尺脉数紧，为热痛，小柴胡汤去黄芩加白芍药。大便不通而痛甚者，大承气汤下之。若中虚气弱，饮食停积，重按愈痛而坚者，脉弦紧而涩，为积痛，以救生丹，枳壳散。或渴饮，胸中痞塞，大便秘结，脉沉短而实者，保安丸。若往来行痛，腹中烦热，口吐清水，脉紧实而滑者，蛔动也，集效丸。妇人腹疼痛，脉沉而结者，此血刺也，牡丹丸断，弓弦散。若心腹卒痛，脉滑或长短大小不齐，为客忤，苏合香丸，备急丸。疮疹候亦先腹痛。

五积六聚

五积生于五脏之阴气，其始发有常处，其痛不离其部。六聚成于六腑之阳气，其始发无根本，上下无所留止，其痛无常处。阴阳不和，脏腑虚弱，风邪搏之，忧喜乘之，伤五脏，逆四时，乃留结为积聚矣。七癥者微聚成块，八瘕者假物成形，牛肉、龙精、发瘕、挑生之属。癥伤食，瘕伤血，痞伤气，癖伤精，其七情所伤，胜复传克不行，遂伤本脏，所因悉见于《三因方》中。

【脉】 駃而紧，浮而牢，皆积聚也。脉横者，胁下有积聚也。脉来沉实，胃中有积聚。坚强实急者生，虚弱沉小者死。

【脉】弦细。

【病证】 肝肥气。盛也，左胁大如杯，似有头足，色青，两胁下痛，牵引小腹，足寒转筋，男为积疝，女为瘕聚。

【治】《三因》肥气丸，《本事》硇砂丸，《御院》助气丸。

【脉】 沉芤。

【病证】 心伏梁。起于脐上，大如臂，上至心下，如梁之横架，腹热，面赤咽干，心烦色赤，甚则吐血，食少。

【治】《三因》茯梁丸，《局方》温白丸。

【脉】 浮大。

【病证】 脾积痞气。胃塞也，留于胃脘，痞塞不通，色黄，病饥则减，饱则见，腹满呕泄，足肿肉削，久则四肢不收。

【治】《三因》痞气丸，《局方》脾积丸，《杨氏》姜合丸，《简易》胜红丸，《本事》枳壳散。

【脉】 浮毛。

【病证】 肺息贲。或息或贲，右胁下如杯，喘息气逆，背痛少气，喜忘目瞑，皮寒时痛，如虫缘针刺，气不干胃能食。

【治】《三因》息贲丸，《局方》撞气阿魏丸、温白丸。虚寒痰块，《济生》妙应丸、磨积丸。

【脉】 沉急。

【病证】 肾奔豚。动也，发于小腹，上至心下，上下无时，如豚走，色黑，饥则见，饱则减，小腹里急，腰痛口干，目昏骨冷，久则骨痿少气。

【治】《三因》奔豚丸、散聚汤。气奔脉搏无外证，七气汤加吴茱萸，《济生》大七气汤，香棱丸。

诸种外因积聚

体虚人不宜直攻，宜以蜡匮药，庶肠胃中能粘逐其病。

米谷。神曲、麦蘖、鸡内金、砂仁主之。

茶饮。茱萸、川椒、干姜、姜黄、莪术作丸，麝香汤下。

肉脯。消石、硇砂、阿魏。

六畜胎子。带白陈皮煎汁，豆豉汁和姜汁服之。

果菜。丁香、麝香、桂末。

鱼鳖。橘皮、陈紫苏煎汤，姜汁磨南木香服。

酒瘕。神曲、麦蘖、硼砂、雄黄、桔枸子。

水饮癖。枳实汤加茯苓，神保丸，生五苓下小理中丸，余见痰饮门。

宿食。脾胃宿食类感应脾积之属。

痰癖胁痛。厚朴、枳实、枯矾、姜术、泽泻、朴硝、芫花。

粉面。萝卜子姜酒。

笋蕨硬物。荸荠、三棱、莪术、砂仁。

瘀血。干漆、桃仁、鳖甲、大黄、川牛膝。

九虫。雄黄、锡灰、芜荑、雷丸、石榴根、榧子实。

脾积，食积，血积。《简易》秘方胜红丸、金露丸、万病丸、解毒万病丸、顺气丸，秦川剪红丸。见五膈门。

五积，宜二十四味沉香流气饮加三棱、莪术，并胜红丸常服，仍灸上中脘，肾积灸关元、肾俞。

陈氏治癥瘕癖，气痞，积聚，冷气，血块，宿食，吐痰水。用青黑大巴豆，勿令白膜破，但去其壳，分作两片，清麻油略润之，空心温水吞下一枚，以饮压之，少时腹内如火，利出恶物。虽利不虚人，若久服亦不利。膜破者不用，全而两头尖如枣核者，名刚子，能杀人。

长葫芦万安散 王霄传此，治酒积。

锦纹大黄四两，微炒 槟榔半两 地扁蓄半两 小茴香四钱 麦芽一两半 瞿麦半两

细末，每服八钱仲，酒调，临卧服，仰卧，夜半下恶毒。小儿急惊，灯心竹叶汤下二钱仲。妇人血积，酒调下。肾气，川楝子汤下。淋疾，车前子汤下。疸疾，茵陈汤下。心热眼疾，灯心山栀汤下。痔疾，枳壳汤。渴疾，葛根汤下。

曾异庵剪红丸

使君子一两 雷丸一两半 槟榔半两 黑牵牛八钱 木香半两 净青皮一两半 天花粉半两 草乌二两半，炮 香附子 三棱炮，各一两

为末，皂角熬膏为丸，绿豆大，每服三十丸，空心冷

茶下。

一方

雷丸一两　槟榔四两　大腹子半斤　黑牵牛一斤　莪术　三棱各一两　皂角三斤　干韭根一两

用井花水三升，搥碎皂角挼汁，绢滤过，瓦器熬膏，入前药末为丸，汤使随病所宜药煎汤下。

有肠胃因虚，气癖于肓膜之外，流于季胁，气逆息难，凝滞为痈脓，《济生》磨积丸，即《百一选》塌气丸。

《经验》**万金丸**　治食积，气积，血气。用

菖蒲去根须，剉如米大，半斤重。用斑蝥半斤，去翅足，同炒，慢火，不可烧了，候菖蒲黄色取出，拣去斑蝥，用小布袋盛菖蒲，两人牵制，去尽斑蝥屑，止用菖蒲

研为末，用米醋煮糊为丸，梧子大，每二三十丸，随意加减，温酒或熟水下。如治蛊胀，加香附子末，汤调下，治肿大快。

受瘴结成气块在腹不散。

荜茇一两　大黄一两，各生用

为末，入麝香少许，炼蜜丸梧子大，冷酒调下。

杂病心痛 心脾疼附见

方论云：心痛有九种，心为五脏主，正经不可伤。若真心痛，手足青过节，旦发昼死，昼发夕死。今所载者，心有包络脉，是心之别脉也。风冷所乘，痛在中脘，因名心痛。乍轻乍重，未至于死。手少阴心之经，其气逆为阳虚阴厥，亦令心痛，其痛引喉是也。心间急痛，为脾心痛。腹胀而痛，为胃心痛。下重而苦泄，为寒中，名肾心痛。另有客忤、鬼气而心痛者，以类求之。

【脉】　寸口脉紧，心脉甚急，皆主心痛。又有痛甚而心脉沉伏者。《经》曰：心腹痛，脉沉伏瘥，脉浮大弦急者死。

【病证】 风。肝风邪气搏于心母。

【治】 二陈汤、温胆汤加羌活麦门冬，撞气阿魏丸，苏合香丸，《济生》加味七气汤。

【病证】 寒。饮冷凉卧，阴气入心。

【治】正气散，二姜丸，顺气木香散，《杨氏》却痛散，《三因》加味建中汤。恶寒发热而心痛，《三因》麻黄桂枝汤。

【病证】热。暑、火、酒、药毒入心。

【治】 黄连香薷散、清心莲子饮，独连汤，好茶、盐梅同煎服。茶、盐利痰水，下小便。

【病证】饮。水饮痰入心。

【治】 温胆汤加白术、倍术丸、五套丸，《三因》枳术丸，《济生》导痰汤、茯苓饮。

【病证】 食。生冷积中。

【治】 理中汤、治中汤、二陈汤加砂仁、枳壳、干姜、青皮。

【病证】 悸。怔忡，饮过，喜怒。

【治】 温胆汤，酸枣仁汤，青州白丸子，《济生》加味七气汤。

【病证】 虫。面青吐水，得肉则止。

【治】《济生》九痛丸，芜荑散，石榴根汤，化虫丸，剪红丸。《本事》不问新久，以生地黄汁搜面作饦饦出虫而愈，甚神。

【病证】疰。肾气、阴气合积滞，上克心宫。

【治】沉香降气汤、苏子降气汤。冷，用抽刀散、苏合香丸、四磨汤。热，用小承气汤、竹茹汤，《济生》愈痛散。

【病证】 去来痰火，随气升降。

【治】 治中汤、红丸子、青州白丸子。

【病证】大病后，原有痰积，或服药攻散心气。

【治】 酸枣仁汤、温胆汤，余见怔忡补心门。

【病证】 妇人血入心脾经，痰水。

【治】 生五积加三棱、莪术。经行未尽，血冲心痛，醋调红花散、五积散佳，《济生》加味七气汤加当归。

妇人心脾疼欲死。京白二芍药、枳实、当归加手拈散，草果、玄胡索、没药、五灵脂四味，甘草同等分，姜煎，再磨沉香、木香入服，甚效。

又，中年妇人病后再感，忽心痛连脐下，如杯硬欲死，用大承气汤大下之，久病皆愈。

《中藏经》九种心痛欲死。

木香　莪术　干漆炒，等分

细末，热醋汤调一钱，一口即止。

卒心痛。桃仁七个，去皮尖研，熟水服。

又，郁李仁三七粒，细嚼，饭汤下。痛止，呷少盐汤。

心痛邪留包络。

川乌四钱　益智仁三钱　青皮　干姜二钱　茴香一钱

细末，盐汤下。腹痛，疰痛，寒痛皆治。

治虫痛，**石榴汤**。

石榴　苦楝东行根各五寸

煎汤，早起先食炙肉一二片，饮一盏，虫必下，虫有雌雄二条。未效，再作化虫丸。

干漆炒烟尽　雷丸　芜荑等分

为末，温酒调三钱。

心脾疼，手拈散，见前。或加乳香等分，酒调二钱。

又，良姜三钱，五灵脂六钱，为末，醋汤下。

又，秽跡佛赐方，用良姜、香附子为末，薄盐米饮下。

又，良姜、芍药剉炒，水煎服。

小乌沉汤，入百草霜、盐同研，煎服。《济生》烧脾散、丁香煮散效。

心腹俱痛，有寒证。布裹椒置腹上，以火熨椒，令汗出良。《局方》鸡香散、顺气术香散。

《海上方》一切心痛，新久服之，良久当利，即愈。生地黄一味，随人所食多少捣汁，搜面作饦饦，或冷淘服。面中却忌用盐。

永类钤方卷第四

碧山李仲南集成
青原孙允贤校定

杂病七气

人禀天地阴阳之气以生气，升降周流一身，呼吸定息，往来无穷，皆气所为，亦犹天地也。六淫之气干于腑脏者，外因也，已散见于百病类例之中。七情之气干于腑脏者，内因也，七者不同，气本乎一，是一也，尚隶于阴阳有形之气，知天元真一无形之气祖者，则无病矣。六腑惟胆有者，盖是奇恒净府，非转输例，故能蓄惊而为病也。其余痰喘、膈噎、癞疝、积聚、胀满，具见各门，皆脏气不行，郁而生痰，随气积聚，变生诸证。先明寒热，次分五脏，寒则经络凝涩，故气收聚；热则荣卫腠理开通，气泄而汗亦出也。

《中藏经》云：诸气属肺，阳中之阳，居五脏之上为华盖，系清阳上升之气。伤寒发喘，有太阳、阳明二证，属热可知，故仲景所用皆清利之药，《简易》分心气饮之论，有合于此。温热药宜少用，又有合于五膈五噎支派疏之说，用药者当通论之。至于气之为积聚者，亦先清利而后温散，为可法也。

【脉】 积聚之脉，厥而紧，浮而牢。牢强急者生，虚弱者死。上气喘息，脉滑，手足温者生；数而涩，四肢寒者死。

【病证】 喜气散，故伤心，自汗。怒气击，故伤肝，上气短乏。忧气聚，故伤肺，夜卧不安。思气结，故伤脾，腹胀肢惰。悲气急，故伤心胞，挛肿健忘。恐气怯，故伤肾，犹豫精却。惊气乱，故伤胆，神虑恍惚。

【治】《简易》分心气饮，治气药多温热，此方独清而疏快。分气紫苏饮，木香分气汤，《集局方》降气汤、大降气汤、二十四味流气饮，俞山人降气汤、加减降气汤。宣滞闪挫，复元通气散，苏合香丸，《集叶氏》消气散。疗湿止吐，养气汤。

《局方》四七汤、七气汤、木香调气散、沉香降气汤、秘传降气汤。风壅，三和散。肾气冷痛，异香散。攻痛，蟠葱散、盐煎散、小乌沉汤。味导，五香散、四磨汤。虚冷，沉附汤、养气丹、养正丹。

《御院》紫沉通气汤、沉香升气散、木香顺气丸。痞滞，顺炁宽中丸、分气丸、导滞丸、三和丸、木香槟榔丸。

《杨氏》三香正气散、通气丸。消冷胀，阿魏理中丸；热胀，导气丸。

痰　　饮

痰则伏于胞络，随气上浮，客于肺经，因嗽而发。涎则伏于脾元，随气上溢，口角流出。饮则生胃腑，为呕为吐。《简易》。

庞安常云：人无倒上之痰，世无逆流之水，当顺气也。脾土虚弱，不能摄养肺金。四气七情所干，气壅痰聚，为喘嗽，呕泄，眩晕，心嘈，怔忡，寒热，疼痛，肿满，挛癖，癃闭，痞塞，如风如癫，皆痰所为。饮虽有六，治法顺气为先，分导次之。温利自小便中出为上，不可汗下，气顺津液流通，痰饮自下。

【脉】其脉偏弦为饮，浮而滑亦为饮。又曰弦微沉滑为饮。又曰寸沉寒饮在胸中。

【病证】悬饮，饮水流胁下，咳唾引痛。

【治】《三因》十枣汤。脉弦者，倍术丸、半夏茯苓汤。悸而停饮，《三因》五苓散、破饮丸、枳术丸，《济生》枳术汤。

【病证】 溢饮，饮水流于四肢，当汗不汗，身疼重。

【治】 大青龙汤、加减小青龙汤。

【病证】 支饮，咳逆倚息，短气不卧，形如肿。

【治】《三因》防己桂枝汤。脉沉紧，下之不愈，小承气汤。茯苓五味子汤、小半夏汤、葶苈大枣泻肺汤。

【病证】 痰饮，其人素盛今瘦，胸中漉漉有声。

【治】《三因》瘦人脐下有悸，吐沫癫眩，五苓散、参苓饮、破饮丸。《御院》木香槟榔丸，《本事》芫花丸下注论苍术丸。

【病证】 留饮，背寒短气而渴，肢节疼痛，胁满咳嗽。

【治】《局方》参苏饮、茯苓半夏汤，《简易》白术茯苓汤。

【病证】 伏饮，喘满咳吐，恶寒而热，腰背痛，泪出。

【治】 参苏饮，《易简》枳实半夏汤。

【病证】 胃脘停痰，腹鸣，口中淡，食不化，呕吐，臂痛项疼。

【治】《局方》五套丸、丁沉透膈汤。胃弱，十味正气散加丁香、砂仁。《简易》茯苓丸，《本事》化痰丸，《济生》导痰汤。胃冷，二生汤。

【病证】 脾胃虚冷，宿寒痰蓄。

【治】《局方》五套丸。脾虚温利，八味丸，丁砂二陈汤下青州白丸子。《三因》强中丸，《简易》新法半夏汤，《御院》法制半夏，《三因》枳实理中丸，《杨氏》丁香茯苓汤。

【病证】 气虚痰厥。

【治】《局方》苏子降气汤，俞山人降气汤、黑锡丹、灵砂丹，《简易》渫白丸，《澹寮》顺元散、灵砂白丸子。气滞头眩，《百一选》三仙丸。气郁，四七汤。

【病证】 肾虚气寒，邪水淫上，喜吐唾痰水。

【治】 八味丸，好黑锡丹。

【病证】痰癖气分，硬如杯，时有水声。

【治】《济生》枳术汤、槟榔散，《三因》枳实汤，《局方》倍术丸、桔梗汤加白术、槟榔、肉桂，五套丸，青州卅丸加神保丸五丸，姜汤下。

【病证】 风痰，头眩呕喘，咽膈不利。

【治】《御院》半夏利膈丸，《简易》分涎汤，《局方》桔梗汤，《本事》化痰丸。

【病证】 痰热。

【治】 脉实，小柴胡汤、参苏饮、《百一选》人参前胡汤。兼嗽，人参饮子。见嗽门。

【病证】酒伤胃，朝吐减食，久则手足振掉或痹。

【治】 生平胃加丁香、半夏、茯苓，胜红丸、姜汁理中丸、五套丸、倍术丸。生冷，丁砂二陈汤。

积年冷痰，褚驸马曰：鸡瘕也。两次煮蒜与食，吐出鸡雏而愈。

引饮过度，遂成痰饮，吐水无时，赤石脂煅二两，细末，每服二钱，姜汤或酒调，不拘时《济生方》。

杂病五噎五膈

诸方论皆以顺气化痰，温脾养胃，顺调阴阳，气顺痰消，诚是矣。此七情内伤脾胃，郁而生痰，痰与气搏，升而不降，是气为浊气，非得于天之清气者。人人有此清气，而清气常不足，浊气常有余。清气多，浊气少，病自不生，痰不必化，脾胃不待温养也。若必顺化温养，则浊气者愈挠而不能清矣。支泒疏论之极详，且验别刊于后。昔先君子患此，惜见此疏之，晚。其后先兄得此疏于湖口以归，方悟前所用者，皆顺化温养之剂，病已危困，过期而不得用矣，哀哉！

七情之气，留于咽嗌，则成五噎。

【病证】 气噎。饮食必于静处，噫哕，胸背痛。

【治】 苏合香丸和姜汁，四七汤、七气汤、二陈汤、温胆汤、四磨汤，《济生》五噎散，《三因》沉香散，《简易》四磨饮子。

【病证】 忧噎。喜怒忧忆伤肺，大便不和，或微嗽。

【治】 分心气饮磨沉香，四磨汤，《圣惠》半夏散。大便不通，槟榔散。烦闷，大腹皮散。

【病证】 思噎。情思不乐，面青浮，心怔忡，目视䀮䀮。

【治】 参香散，《圣惠》昆布丸、木香散。

【病证】 劳噎。伤神体瘦，异梦，气上胸满。

【治】 生料嘉禾散，《济生》胃丹。

【病证】 食噎。饮食生冷，或与津液结，为瘕，为膈虫。

【治】 五膈丸有椒附者，噙。食瘕，又陈皮连白一两，青黛、姜黄各半两，为末，蒜汁侵，蜜丸，弹子大，噙化。

永嘉中僧患噎死，弟子开胸，得鱼指大，无目，养之盆中，后投青靛，乃化为水。此乃生瘕，饮食所致。

七情之气，结于胸膈，则成五膈。趺阳脉紧而涩难治。

【病证】 气膈。闭塞胸胁满，噫闻食臭。

【治】《局方》五膈宽中散、丁沉透膈汤、生嘉禾散，《御院》十膈散、通膈散，《济生》五膈散、太仓丸，《集成经验》夺命回生散。

【病证】 忧膈。气结烦闷，津液不通，羸瘦乏气。

【治】 分心气饮磨沉香，五膈宽中散，《三因》沉香散，《圣惠》人参散。

【病证】 恚膈。心下实满，噫辄醋心，痞涩，大小便不利。

【治】《简易》分心气饮磨沉香，二陈汤加枳实、枳壳，四磨饮子。胸痞，《济生》瓜蒌实丸，《百一选》安神散。

【病证】 寒膈。腹胀咳逆，膈上苦冷，腹鸣。

【治】《局方》膈气散、丁香煮散，《御院》十膈散，《济生》灵砂丸，《杨氏》姜合丸，《本事》附子散，《百一选》附子草果饮，《仁斋》丁香煮散，《集成》丁香附子散，又附子丁香散。

【病证】热膈。脏热，五心中热，口烂生疮，四肢或热，通见呕吐、胃热门。

【治】 支泒疏四生丸，三一承气汤，调胃对金饮子，《圣惠》大黄丸、羚羊角散、六味槟榔散、紫苏散、枳壳丸。胃热，《济生》竹茹汤。

膈噎，灸膏肓，随年数作壮妙，候火疮安却灸膻中穴在两乳正中。

膈气变翻胃，用**剪红丸**，吐瘀血及虫而愈。其方并附。

雄黄半两　丁香半两　槟榔　三棱　莪术煨　陈皮　贯众去毛，各一两　大黄春三两，秋冬夏一两　干漆一两，炒烟起

以上九味，作末糊丸，壮士可五十丸。

又，芫花一两，醋煮　巴豆二十一粒，去油　甘遂一两

为末，糊丸梧桐子大，候干，用红罗包之，绢线扎紧，剪断，一服前药内加用一粒，万病转。汤使，五更初服，瘵疾醋炙肉咽，妇人醋汤名秦川煎红丸。有气膈，服好苏合香丸，咽姜汁少许，喉中爆声而愈。

劳瘵门以五膈下气丸噙化，治五膈膏肓之疾，针药无可施者。有膈噎，系黄犬令其干饿数日，后用生米干饲之，或用粟米，俟其粪，以淘洗净极，以作粥用，薤白一握，入汤内泡至熟，去薤，取其通气，粥熟，再入沉香末二钱，粥带稀薄者。

翻胃，始因膈噎所成，有痰母虫瘕，非好手不能治。用附子片一两，南星片一两，巴豆二十一粒去皮，糯米一两，同炒色变，去巴豆，入干姜、丁香末各半两，同前作末，五更早，

掌中舌醮干吃半钱，津化，仍以陈皮汤一呷送下。又苏合香丸、青州白丸打和，用生姜合丸服。有翻胃，噎塞烦闷，诸药不效，芦根煎汤下枳壳汤。又真阿魏末少，郊外野人抛下干人粪多，作末，五更初，姜片醮食，能起死人。赵玉囦传。又翻胃吐黑汁，治不愈，用荜澄茄末，米粉糊丸，姜汤下而愈，再令服平胃散三百贴。又姜汁调白虎丹，治翻胃如神。白虎风化，捣大蒜丸。

十膈五噎浪分支派疏卷二十三

病派之分，自巢氏始，病失其本，亦自巢氏，何者？老子曰：少则得，多则惑。且俗谓噎食噎证，在《内经》苦无多语，惟曰三阳结谓之膈。三阳者，大肠、小肠、膀胱也。结谓结热也，小肠结热则脓血燥，大肠结热则后不圊，膀胱结热则津液涸。三阳俱结，则前后秘涩，下既不通，必反上行，此所以噎食不下，从下而复出也。谓胃五谷之海，日受其新，以易其陈，一日一便，乃常度也。今病噎者，三五七日不便，毕其度也，岂非三阳俱结于下，大肠枯涸，所食之物为咽所拒，纵入太仓，还入喉咙，此阳火不下，推而上行也。《经》曰：少阳所至为呕，涌溢食不下。又《气厥论》云：肝移寒于心为狂。膈中注阳，与寒相搏，故膈食而中不通，此膈热与寒为之也，非独专于寒也。《六节藏象》云：人迎四盛，以上为格阳。王太仆云：阳盛之极，故膈拒而食不入。《正理论》云：格则吐逆。故膈亦当为格。后世强分为五噎，后又别作为十膈五噎，其派既多，其惑滋甚。人之溢食，初未必遽然也。初或伤酒食，或胃热欲吐，医氏不察本原，火里烧姜，汤中煮桂，丁香未已，豆蔻继之；荜茇未已，胡椒继之。虽曰和胃，胃本不寒；虽曰补胃，胃本不虚。设如伤饮，止可逐饮。设如伤食，止可逐食。岂可言虚便将热补？《素问》无考。素热之人，三阳必结，三阳既结，食必上潮。医者犹云胃寒不纳，烧针著艾，三阳转结，分明一句到了，难从不过，抽薪退热，最为紧要。扬汤止沸，愈急愈增，岁月冞深，为医所误。人言可下，退阳养阴，张眼吐舌，恐伤元气，上在冲和，闭塞不通，肠宜通畅，是以鸣肠，肠既不通，遂成噎病。世传五噎宽中散有姜有桂，十膈散有附有乌，今子既□其方，信乎与否，以听后贤。或曰忧恚气结，亦可下乎？余曰：忧恚盘礴，便同大郁。太仓公曰：见此皆下法。废以来千年，不复今代，刘河间治气膈噎食，用承气三一汤，独超近代。今用药者，不惯主用，将谓风狂，嘻嘻咏哂，及观其效，犹昧本原，既懒问咨，妄与非毁，今予不恤，姑示后人。用药之时，更详轻重，假如闷久，慎勿顿攻，纵得攻开，必虑后患，宜先润养，小著汤丸，累累加之，关扃自透。其或咽噎，上阻痰涎，轻用苦酸，微微涌出。因而治下，药势易行，设或不行，蜜盐下导，始终勾引两药相通，结散阳消，饮食自下。莫将巴豆耗却天真，液燥津枯，流毒不去。人言此病，曾下夺之，从下夺来，转虚转痞，此为巴豆，非大黄、牵牛之过也。箕城一酒官，病呕吐逾年不愈，皆以胃寒治之，丁香、半夏、青皮、姜、附种种燥热，烧锥燎艾，莫知其数，或少愈，或复剧，且十年，大便秘燥，小便赤黄。余视之，曰：诸痿喘呕皆属于上。王太仆云：上谓上焦也。火气，炎上之气，谓皆热甚而为呕，以四生丸，下三十行，燥粪肠垢何啻如斗。其人昏困三日，频以冰水呷之，渐投凉乳酪芝麻饮，时时咽之，数日后，大啜饮食，精神血食如昔。继生三子，至五十岁。

三一承气汤 北大黄去粗皮 芒硝即焰硝 厚朴姜制 枳实生用，各半两 甘草去皮，炙，一两 当归酒洗，焙，二钱半重

上㕮咀，每服半两，水盏半，生姜五片，枣二个擘开，同煎七分，去滓，热服，不拘时候。病重者，每服一两，加姜二片，枣一个。若不纳药，须时时呷服之，以通为度。虽为下药，有泄有补，卓有奇功。刘河间又加甘草，以为三一承气，

以甘和其中，最得仲景之秘。试论只论四味，当归不在试论之列，不可即用，然等分不多，纵用亦无妨。

四生丸 治一切结热，常服肢体润泽耐老。

北大黄去粗皮，酒洗，纸包煨香，不可过，存性，一两 黑牵牛三两，取头末，一两 皂角去皮生用，一两 芒硝生用，半两

四味为末，滴水为丸，梧桐子大，每服二三十丸，白汤送下。

对金饮子 净陈皮八两，焙 制苍术四两，焙 人参一两 制厚朴四两，姜炒 甘草炙，三两 黄芩二两半，去皮心黑灰 黄芪一两

㕮咀，每服半两，水盏半，生姜五片，枣二个，同煎七分，去滓，热服。先服承气汤，夜服四生丸，如已效，进食不格拒，方用对金饮子。然初病作，且与呕吐胃热类内选用清利之药，审其虚实重轻，方用前药更佳。

伤寒呕吐 干呕 吐逆

胃受水谷，脾主运化，脾胃所伤，遂成呕吐。呕有节来迟，吐来逆速。呕者有声，俗谓之啘；吐者，吐出其物也。故有干呕，而无干吐。伤寒呕，有热有寒。至于吐，悉言虚冷。伤寒表邪欲传里，里气上逆则为呕，是半表半里证多云呕。热吐利则酸臭，寒吐利则腥秽，此犹饭浆，热则酸，寒则水腥也。生姜是呕家圣药，能散逆气。半夏能去水，水去呕则止，能下痰饮，古人多用之。凡呕不可下。

【脉】 弦长而紧。

【病证】 无阳则厥，无阴则呕。呕者，足阳明胃之经，胁下硬满，不大便而呕，舌上白胎。

【治】 小柴胡汤。上焦得通，津液得下，胃气和，汗出，得屎而解。

【病证】 仲景云：呕多，虽阳明证，不可下。气逆亦为实

也，加渴。

【治】 小柴胡去半夏加人参栝蒌汤。

【脉】 弦紧。

【病证】 若胸胁满而呕，日晡发潮热。

【治】 小柴胡汤加芒硝。心中怔忡，小便不利，去黄芩加茯苓。

【病证】 若呕不止，心下急，郁郁微烦。

【治】 大柴胡汤。大便秘，加大黄、桔梗，汤中有枳实为妙。

【脉】 浮大而弦。

【病证】 太阳少阳合病，头疼胁满，口苦咽干，往来寒热，自利又呕者。

【治】 黄芩汤加半夏、生姜。

【病证】 春初肌肉瘾疹，嗽而心闷，但呕清汁。

【治】 葛根橘皮汤，黄连橘皮汤。

【脉】 长大而弦。

【病证】 阳明少阳合病，下利身热，胸胁痛，干呕，往来寒热，土被木贼，更下利，为胃已困，脉不弦为顺。

【治】 小柴胡汤，甚则大柴胡汤。因渴饮水，则不可下。

【脉】 弦长。

【病证】 谷入胃而呕，属阳明。

【治】 小柴胡汤，小半夏汤加茯苓、陈皮。

【病证】 伤寒瘥后，呕，胃脘有余热。

【治】 竹叶汤加生姜，陈皮竹茹汤。

【脉】 寸口数。

【病证】 手热心烦，渴而吐，以胃脘有热。

【治】 五苓散。

【病证】 伤寒发热，汗出不解，心下痞硬，呕吐下利。

【治】 大柴胡汤下之。汗自出，干呕，加桂枝汤。

【病证】 表不解，心下有水气，干呕微利，发热而咳。

【治】 小青龙，或加芫花。小便不利，小腹满，去麻黄加茯苓。

【病证】 或因汗出，因有水，因下利，脾胃有热，干呕。

【治】 桔梗汤（官局）。

【病证】 伤寒解后，虚弱少气，气逆欲吐。

【治】 竹叶石膏汤。阴阳易、瘥后劳复脉证。

【病证】 汗吐下后，虚烦不得眠，若呕者。

【治】 栀子生姜汤。

【病证】 汗下后，胃中虚冷而吐，为寒格。

【治】 干姜黄芩黄连人参汤。寒多不饮水而吐者，理中汤去术加生姜。

【病证】 咽干烦躁，厥逆呕吐。

【治】 甘草干姜汤。哕者，陈皮干姜汤。

【病证】 发汗，衄而渴，心烦，饮则吐水。

【治】 五苓散一二服，次服竹叶汤。

【脉】 沉紧。

【病证】 少阴下利，六七日，咳而呕，渴烦不得眠。

【治】 猪苓汤。

【脉】 沉紧。

【病证】 少阴证具而呕者。

【治】 真武汤去附子加生姜。

【病证】 表解而里未和，身凉汗出，不恶寒，两胁痛，或干呕短气，为里有水。

【治】 十枣汤。

【脉】 微沉欲绝。

【病证】 少阴下利，里寒外热，或膈上有寒饮，干呕。

【治】 通脉四逆汤。

【病证】 干呕吐涎，头痛，或手足逆冷，烦躁甚者。

【治】 吴茱萸汤。

【脉】 弦迟。

【病证】 少阴病，饮食入口，心中欲吐不能吐，始得之，手足冷，此胸中实，不可下，当吐之。

【治】 栀子生姜汤。若口燥舌干，知其热，大承气汤。

【病证】 若脉沉迟，心烦欲寐，自利而渴，小便白。

【治】 四逆汤。脉弱，小便复利，身微热，见厥者，已为难治，虚寒之甚也。

【脉】 弦长。

【病证】 伤寒大热，干呕呻吟，错语不得眠。

【治】黄连解毒汤。

【脉】 弦紧。

【病证】 先呕后渴为欲解，先渴却呕，此为水停心下，属饮家。

【治】 赤茯苓汤。

【脉】 虚弱数。

【病证】 中暑恶心，头痛烦躁，心下不快。

【治】五苓散、香薷散、六合汤。

【病证】 脚气，呕吐而脾疼，脚弱或疼。若毒气入心，小腹顽痹不仁，呕吐，死在旦夕。

【治】 见脚气门。

【脉】 人迎紧盛滑数。

【病证】 宿食不消，发热呕吐。

【治】 治中汤、五积散。膈实者吐之，心腹满痛宜下。

杂病呕吐

伤寒呕吐，仲景数十方多凉药，独少阴肾经五七方行温剂。至于杂病，所重亦在脾胃。脾太阴湿土，胃阳明燥金，冷热自分。且脾为脏，胃为腑，表里阴阳了然，则胃蓄燥热于脘为呕，脾宿冷于湿为吐，是热为呕，冷为吐，明矣。而况饮食五谷，发生阳气，上升于胃，胃热口淡，脾热口甘可分，不但以吐酸为热，腥为冷矣。治法冷热之分，当审于此，决不可轻用下药，惟腹满脚胀，视何部不利而利之。《三因》详论及此，不可不审。

【脉】 右关浮紧。

【病证】 脾胃宿寒，面青，吐腥水。

【治】《济生》加减理中汤、丁香半夏丸、胃丹，《活人》生姜橘皮汤，《局方》丁香煮散、丁附治中汤。

【脉】 关洪数，寸数即吐。

【病证】 胃脘蓄热，虚烦，面红喜冷，心满呕血，口淡，手足心热。

【治】《济生》竹茹汤、赤芍药汤、小柴胡汤加竹青，《本事》竹茹汤。

【脉】 寸口滑。

【病证】 停痰结气，眩晕，胸满少食，小便少，头目疼。

【治】《局方》藿香半夏散、二陈汤加丁缩木香、丁香五套丸、四七汤，《济生》丁香半夏丸、大藿香散、旋覆花汤、磨沉香下青州和红丸子，《局方》导痰汤。

【脉】 诸吐呕，脉实大难治，虚细为愈。

【病证】 脾胃虚弱，恶谷食，面青黄。

【治】 加减四君子汤、参苓白术散、丁香五套丸、丁沉养脾丸、丁沉透膈汤、嘉禾散，《济生》加减理中汤、玉浮丸、胃丹，《百一选》安脾散、青金丹。

【病证】 脾肾受湿，呕黑汁。

【治】 渗湿汤、正气散、平胃散、荜澄茄末，米糊丸。

【病证】 朝起呕吐，饮食、酒、虫积。

【治】 苏感丸、金露丸、剪红丸、胜红丸、青州和三棱煎丸。

【病证】妇人血虚，夜则嗽呕，肝木克土，恶阻不同。

【治】《局方》内灸散、养荣汤、参香散。

【病证】妇人妊娠。

【治】《局方》半夏茯苓汤、安胎饮、竹茹汤，《济生》参橘散、旋覆半夏汤。

【病证】中毒，因酒，背发。

【治】因酒，升麻汤、黄连香薷散、二陈汤。背发，乳香散、嘉禾散。

伤寒咳嗽

秋伤于湿，冬必咳嗽。又云：五脏六腑皆有咳，非独肺也。但咳必先于肺，肺为五脏华盖，声音所从出，皮毛赖之而润泽，邪水由兹而生养。凡伤寒感冒，有咳嗽为轻，无咳嗽为重，以邪气未传入脏也。若传入五脏六腑而咳，渐入华盖之下膈肓之中，危矣，古人多作丸噙之。伤寒咳而小便利者，不可汗，汗则四肢厥，倦而苦满，腹中坚，为逆。脉散者，为心火刑于肺金，鬼贼相刑者死。

【脉】浮。

【病证】太阳证，热在上焦，饮水咳嗽，表不解，心下有水，干呕，发热而咳，为水饮与表寒相合也。

【治】小青龙汤。小便不利，小腹满，去麻黄加茯苓。

【脉】沉紧。

【病证】少阴咳嗽，四肢沉重，腹疼痛，心下亦有水，小便不利，自下利而呕，为水饮与里寒相合也。

【治】真武汤加五味子、细辛、干姜。病在阳，以青龙主之；病在阴，以真武汤主之。

【病证】若伤寒中风，往来寒热，胸胁满痛，不食心烦，或喜呕，或咳，此阳邪自表传里，动肺而咳。

【治】小柴胡汤去人参、大枣、生姜，加五味子、干姜。

【脉】 微弱。

【病证】 太阴病，四肢厥逆，腹中痛，或泄利而咳，此又阴邪传里，动肺而咳。

【治】 四逆散加五味子、干姜。

【病证】 下利六七日，咳而呕渴，心烦不得眠。

【治】 猪苓汤，《古今录验》橘皮汤尤良。

【脉】 微数。

【病证】 痰逆，手足冷，烦渴口燥，倦怠恶寒。

【治】 橘皮汤。不恶寒，竹叶汤。

杂病咳嗽

咳嗽自肺传五脏，脏咳不已，而后六腑受之，六脏受之至三焦受之，咳而腹满不欲食。其始关于肺，终则聚于胃，使人多涕唾而面浮肿，气逆也。治法当审脉证三因。若外因邪气，止当发散，又须原其虚实冷热。若内因七情，则随其部经，在于气口脉相应，浮紧为虚寒，沉数为实热，弦涩为少血，洪滑为多痰。当以顺气为先，下痰次之。有停饮而咳，又须消化之功，不可用乌梅、罂粟涩酸之药。其寒邪未除，亦不可使用补药。尤忌忧思过度，房室劳伤，遂成瘵疾，宜养脾生肺。

【脉】 浮。

【病证】 风。憎寒身热，恶寒自汗，躁烦，鼻涕清。

【治】 败毒散加桑白皮、金沸散加杏仁、三拗汤，《澹寮》五拗汤，《济生》杏苏汤、人参荆芥散，麻黄皆不去根节。

【脉】 紧。

【病证】 寒。发热无汗，烦躁不渴。呷热汤止者，冷也；呷冷水暂止者，热也。

【治】 华盖散、金沸散、小青龙汤、杏子汤加麻黄、温肺汤、款冬花散，《百一选》人参饮子，《局方》温中化痰丸、清肺汤，《简易》九玄汤，《仁斋》加减理中汤，《御院》八味款花散。

【脉】数。

【病证】 暑。烦渴引饮，咽干唾稠。兼风，头疼有热。

【治】 竹叶石膏汤，小柴胡加桑白皮、麦门冬，三拗汤加黄芩、薄荷，金沸草散，《济生》人参荆芥散，六和汤加五味子、杏仁。

【脉】 细濡。

【病证】 湿。四肢重，骨节疼。兼风，头痛，面目浮，小便不利。

【治】 杨氏泻白散，《济生》白术散，《仁斋》加味理中汤，《三因》平气饮。兼风，正气散和败毒散，姜片、薄荷煎。

【脉】 左尺浮洪。

【病证】喜伤心。自汗烦热，咽干咯血，喉肿。

【治】《济生》团参饮子，通治五脏咳嗽所伤。

【脉】 左关弦短。

【病证】 怒伤肝。左胁痛，腹胀疼，或呕。

【治】 团参饮子。

【脉】 右关濡。

【病证】 思伤脾。右胁痛，腹胀，呕，或头目肿。

【治】《杨氏》泻白散，《济生》团参饮子。

【脉】 涩而芤。

【病证】忧伤肺。涎白喘息，声嘶咯血。肺痿咯血痈脓。

【治】《济生》桔梗汤、葶苈散、团参饮子、紫菀汤，《续易简》扁豆散、黄芪散、莲心散、大阿胶丸、理中汤，《局方》钟乳补肺汤、人参养肺丸，《三因》茯苓补心汤。

【脉】 左尺浮涩而数。

【病证】恐伤肾。腰背引痛，喘满。

【脉】诸嗽，脉沉大而滑生，沉小伏匿难治。

【病证】 劳咳。身疲盗汗，异梦，发寒热，骨蒸，或有传。

【治】《三因》茯苓补汤，《济生》团参饮子、润肺丸，《御院》紫参丸，《局方》人参养肺丸，通见劳极门。

【病证】 气结。胸满，夜卧起，嗽不止。

【治】《简易》九宝汤磨沉香，《三因》平气汤、参苏饮加枳实、团参饮加木香，《百一选》人参紫菀汤，《杨氏》大降气汤，《御院》蜡煎散，《局方》养肺丸、润肺丸、半夏丸，杏参散。

【脉】 微。

【病证】 虚冷。忧思头眩，盗汗，四肢厥，小便滑。

【治】 理中汤加五味子、沉附汤、黑锡丹。

【脉】 弦实。

【病证】 实热。胸满，咽渴面赤，大小便涩，成肺痈。

【治】 小柴胡加桑白皮、麦门冬，竹叶石膏汤，玉液丸，玉芝丸。

【病证】 嗽呕。吐至饮食痰物皆尽，肝木克脾土。

【治】《局方》温中化痰丸、温肺汤、胡椒理中丸、杏参散。

【脉】 沉弱吉，实大为火克金。

【病证】 血渗。肺虚咳痰有红，不进食。

【治】 煎五味子调理中汤、钟乳补肺汤。热，用团参饮子加藕节、地黄汁。损折，加没药。咯血嗽，童子小便浸杏仁，炼膏入蜜，少许噙。

【病证】 齁船。因湿气入脾，传入肺经。

【治】《简易》九宝汤、黄丸子、紫金丹。

又齁船。

白矾半两，煅　大南星半两，炒烟起　巴豆半钱，去油　甘遂末，二钱半　作末和匀，大人一钱，小儿半钱，姜片夹嚼，灯心汤临卧一服。寻常，华盖散打和参苏饮服，妇人九宝汤和清肺汤加芎、归煎服。

暴嗽，**立安散**。

皂角一条，不蛀者，去黑皮并子　江子三粒，去壳油　半夏三个　杏仁三粒，去皮，炒焦黄

为末，每服半钱，生姜汁调于手心，用舌点舐之，立效。忌煿油腻。

一切上气咳嗽。

用好干姜，并无蛀皂角去皮、紫辣桂，三味等分，炼蜜杵为丸，梧桐子大，每服三丸，遇发即服。忌葱、油、碱、醍、热面，其效如神。凡嗽不敢服热药，试之，方知其妙《本草》。

痰嗽，终夕不寐，面浮如盘。

蚌粉一味，新瓦炒通红，拌青黛少许，用淡齑水滴清油数滴，服效《医说》。

肺虚久嗽，或生寒热，《澹寮》用款花芽三两，于瓦瓶内烧烟，以口吸咽至倦，常作之。

伤寒喘急

《中藏经》云：疾风暴雨，天地之喘也。肺乃阳中之阳，诸气属肺，诸喘亦属。肺居五脏之上，为华盖，喜清虚而不欲窒碍也。阴阳不和，形寒饮冷则伤肺，故气逆而上行，气粗息数，张口抬肩，摇身滚肚，是为喘也。伤寒发喘，有太阳阳明二证，属热可知。刘河间云：寒水为阴，主乎迟缓；热火为阳，主乎急数。寒则息迟气微，热则息数气粗而为喘矣，故仲景所用皆清利下药。

【脉】 促。

【病证】 太阳病，头疼，发热恶风，无汗而喘，宜汗。

【治】 属麻黄汤。

【病证】 医反下之，利不止，脉促，表未解。若下之，微喘，表未解。

【治】 桂枝加厚朴杏子汤。汗后不可行桂枝汤。

【病证】 若因喘而汗出者，邪气在里，虽表未解。

【治】 与葛根黄芩黄连汤以和之。

【病证】 若因汗出而喘者，邪气在表，虽经汗下，

【治】 与麻黄杏子甘草石膏汤以发之。

【脉】 滑。

【病证】 不恶寒，反发热，手心腋下濈濈汗出，胃中干燥粪结，潮热，大便硬，短气，腹满而喘，或谵语，里证也。

【治】 小承气汤微解之，不可大泄也。

【病证】 心腹连脐痃闷腹疼，出卧不安，喘急。

【治】 小承气汤微解之。失下则四肢厥，切不可服热药。

【脉】 浮长。

【病证】 太阳阳明合病，喘而胸满者。

【治】 宜麻黄汤，不可下。

【病证】 发汗后引饮，心下有水气，呕咳，发热微喘。

【治】 小青龙去麻黄加杏仁，发散水气。麻黄发阳，去之则气易烦，杏仁甘苦温，加之以泄逆气。

【病证】 发汗后，小便不利，小腹满而喘。

【治】 小青龙去麻黄加茯苓。

【病证】 水停心下，肾气乘心，为悸，为喘。

【治】 五苓散，或陷胸丸。

【病证】 大渴烦躁，全不与水，无由作汗，发喘欲死，或剧饮停水，满结喘死。

【治】 五苓散，或陷胸丸。

【病证】 阳明病，汗出不恶寒，腹满而喘，或有潮热。

【治】 承气汤。然阳明多汗，若无汗，脉浮而喘，麻黄汤发汗愈。

【脉】 弦则生，涩则死。

【病证】 潮热独语，如见鬼状，发则不识人，寻衣撮空，

直视微喘，或谵语。

【治】大承气汤。一服，利则止。

【病证】头疼身热，自汗体重，其息必喘，其形不仁，嘿嘿但欲眠者，风湿证。

【治】葳蕤汤。

【病证】贼风虚邪入腑，身热，不时上为喘呼。

杂病喘急

肺以清扬上升之气，居五脏华盖之上，通荣卫，合阴阳，升降往来，无过不及。六淫七情之所伤感，饱食动作，脏气不和，呼吸之息不得宣畅，而为喘急。亦有脾肾俱虚、体弱之人，皆能发喘。治法必审其因，如感邪气，则驱散之；气弱则调顺之；脾肾虚者温理之。更有产后喘急，为危疾，见《济生方》中。

【脉】右手寸口气口以前，阴脉应手有力，肺实也，必上炁喘逆，咽塞欲呕，自汗，皆肺实证。若气口以前，阴脉应手无力，必咽干无津，少气，此肺虚证。脉浮滑，手足温者生；沉涩，四肢寒者死，数者亦死，为其形损也。

【病证】风寒暑湿。上气急，不得卧，喉中有声，或声不出。

【治】《局方》三拗汤、华盖散、人参定喘汤、杏参散，《简易》九宝汤，《澹寮》五拗汤，《三因》神秘汤，《济生》橘苏散。

秘传麻黄汤加减

麻黄有汗不去节，无汗去根节　川升麻　北细辛　桑白皮　桔梗　生甘草各等分。热加栝蒌根，湿加苍术

姜葱煎，温热服。或加川芎、干葛，川芎则群队矣，虚冷人勿服。

【病证】胃热。醉饱房劳，负重坠堕，疲乏，五脏壅。

【治】 轻者，金沸散加紫苏、五味子，或打和升麻汤，姜葱煎。《济生》杏参汤，苏子降气汤加杏仁、桑白皮，小柴胡汤，苏子降气汤加五味子。

【病证】 痰气。停壅搏于肺，或大便不调。

【治】《济生》四磨汤、三黄丸，《局方》苏子降气汤，秘传降气汤加枳实，分气紫苏饮。

制半夏七个，椎破　皂角去皮蜜炙，一寸半　甘草一寸　生姜两指大

水一碗，煎五分，顿服。沈待制名**千缗汤**。

【病证】 虚喘。脉微，色青黑痿黄，气短，四肢厥，小便多。

【治】《济生》四磨汤，《活人》五味子汤，参附汤。磨沉香调钟乳粉、罗参末，研□片、大栗片、蜡片，常嚼之。

【病证】 真喘。脉散反常，口鼻黑，目上视，二便不知。

【治】 参附四磨汤去槟榔。少年，钟乳补肺汤，或作膏噙。

【病证】 下虚。胸满而喘。六淫七情，阴阳失度。

【治】 四磨汤送下真黑锡丹，沉香降气汤下黑锡丹，俞山人降气汤，《济生》四磨汤下养正丹，紫苏子汤。

【病证】 饮啖伤脾。喉腥唾浊，胸满咳红，肺痈。

【治】《济生》八味葶苈散，《三因》葶苈大枣汤。

【病证】 妇人年高。痰嗽，住经早，产后血未尽，感风寒。

【治】《济生》杏参汤，四磨汤下黑锡丹。

【病证】 妇人年少。痰嗽，经水不循道，肺气壅并。

【治】 三拗汤加芎归，苏子降气下青州，人参定喘汤。

【病证】 妇人产后。感寒伤生冷，察其冷热，不可发汗。

【治】《三因》五味子汤、神秘汤、分气紫苏饮加芎归。甚则四磨汤。

【病证】妇人产后血痛。血入肺，胁下有痛，恶血去未尽或过多，血气虚，聚于肺，为孤阳绝阴，难治。

【治】芎归汤调泽兰散，人参、桑白皮、苏木煎汤调调经散，《局方》紫苏子丸。甚则苏子降气打和《济生》四磨汤。

【病证】妇人血滞。血化为痰，吐痰腥，风冷所致经过多，为孤阴，不治。

【治】经过少，芎归调泽兰散，甚则夺命丹。芎归汤加人参、羌活、桑白皮、香附子、泽兰叶。

【病证】齁喘。

【治】金沸合三拗服。甜瓜蒂七个为末，冷水调，澄清，时呷之，吐痰愈。

服苏合香三两，七气汤三十服，加沉香磨服效。

《选奇》**七七散** 治喘嗽。

长皂角三条，去黑皮及子。一荚入巴豆十粒，一荚入半夏十个，一荚入杏仁十粒。用生姜汁制杏仁，麻油制巴豆，蜜制半夏

上件一处，火炙黄色，为末，每用一字，安手心，临眠生姜汁调，舌点吃，有神效。

一方，青皮一个，展开，入江子一粒，火上烧烟尽，为末，生姜汁酒调，一呷过口即定，神秘《医说》。

《圣惠方·上气门》载数方，皆清利药，绝好。

伤寒咳逆

咳逆，古方谓之哕，哕则喉中吃吃有声也，吐利后多作此。大率胃实则噫，胃虚则哕。有胃虚膈热哕，久而收气不回；有哕而心下紧痞，眩悸，乃膈间有痰。伤寒久病得此甚恶，年高气虚及产后未易治。

【脉】紧细。

【病证】伤寒，吐下汗后，外气怫郁，与水饮复汗而哕，胃中寒也。

【治】 橘皮干姜汤、羌活附子汤、退阴散、半夏生姜汤。

【脉】 浮大。

【病证】 阳明证，潮热短气，腹胁满痛，鼻干无汗，身黄，小便难，大便溏而哕。

【治】 小柴胡汤加茯苓、橘皮竹茹汤。

【脉】 浮紧。

【病证】 发汗后表不解，饮水多，干呕，微利，发热，咳而微喘，为表有水。

【治】 小青龙去麻黄，加杏仁。渴，去半夏，加瓜蒌；小腹满，小便不利，去麻黄，加茯苓。

【脉】 浮紧。

【病证】 少阴下利，咳而呕渴，心烦不眠。

【治】 猪苓汤。

【病证】 伤寒，哕而腹满，或小便不利，视其前后何部不利利之。

【治】 前部宜猪苓汤，后部调胃承气汤。

【脉】 紧细。

【病证】 发汗吐下后，心下痞，噫气，咳逆气虚。

【治】 四逆汤。

【脉】 沉紧。

【病证】 四肢厥逆，腹中痛，或泄利而咳。

【治】 四逆汤加五味子、干姜。

【病证】 如太阳中风，以火劫发汗，阴阳俱虚，身体枯燥，不大便，头汗出，腹满喘，谵语，甚而哕，又不尿，腹满加哕不治，是为真病。

【治】 不治，至此极矣。

杂病咳逆

【脉】 紧细。

【病证】 吐利后，胃虚寒，面青，手足微冷。

【治】《济生》羌活附子散、柿蒂汤，又柿蒂煎汤咽苏合香丸，《三因》丁香散，《活人》橘皮干姜汤。

【脉】 虚浮。

【病证】 吐利后，胃虚热，面红白，手足温。

【治】《济生》橘皮汤，《活人》半夏生姜汤、橘皮竹茹汤。

【病证】 大病后，脾胃气衰，中州已无土。

【治】《活人》橘皮竹茹汤，《济生》橘皮汤。又，荜澄茄、良姜各三分，为末，煎二钱，入醋少许，热服。又，莱菔子煎汤调木香调气散，热服。

妇人产后，灸期门三壮，神效。妇人屈乳头，向下尽处骨内是穴，男子及乳小者，乳下一指为率，男左女右，与乳正直下一指陷中动脉处是穴。炷如小豆大穴，真病立止《医说》。

伤寒霍乱吐利

吐利与霍乱不同，若止吐呕而利，《经》止谓之吐利必也。上吐下利，躁扰烦乱，乃为霍乱。伤寒吐利者，邪气所伤。霍乱吐利者，饮食所伤。今以伤寒言者，吐利而加之头疼发热，身疼恶寒等证，偏阳则多热，偏阴则多寒，又以此审吐利之寒热。刘河间云：霍乱者，三焦热气甚，则传化失常而吐泻，火性躁动故也。或谓烦渴为热，不渴为寒。热吐泻始得之，亦有不渴者；亡津液过多，则亦燥渴。或云热无吐泻，止是停寒者，误也。但寒者，脉沉细而迟；热者，脉实大而数。或内因损气，亡液过多，则脉亦能实数而反迟缓，虽尔亦为热也。脉洪大可治，脉微舌捲囊缩难治，脉微气少不语亦难治。

【脉】 浮数。

【病证】 吐利止，身体痛不休，和解其外。

【治】 桂枝汤。

【脉】 浮弦。

【病证】 发热汗出不解，心下痞，呕吐而下利。

【治】 大柴胡汤。

【脉】 弦紧。

【病证】 头疼，呕吐而利，热多而渴。

【治】 五苓散。寒多不渴，理中丸。

【脉】 沉紧。

【病证】 少阴病，加吐利，手足冷，烦躁欲绝。

【治】 吴茱萸汤。

【脉】 沉迟。

【病证】 少阴病，手足厥，或吐利而咽中痛。

【治】 通脉四逆去芍药桔梗汤，麻黄升麻汤。

【脉】 微欲绝。

【病证】 吐利汗出，发热咽干，恶寒，四肢拘急，手足厥冷，或吐已而不解。

【治】 四逆汤，理中汤加附子生用，通脉四逆汤加猪胆汤。

【脉】 伤寒吐利，脉本微涩。

【病证】 百合伤寒证，虚劳大病后，行卧不安，饮食或美或不饮，如健人而不能行，如寒不寒，如热不热，口苦，小便赤，而吐利。

【治】 百合知母汤、滑石代赭汤、百合地黄汤、鸡子汤、瓜蒌牡蛎散、滑石散。

【脉】 虚。

【病证】 中暑，上吐下利，心腹痛，渴烦，四肢逆冷，冷汗出，两脚转筋。

【治】 黄连香薷散姜葱沉冷服，藿香正气散、枇杷叶散。暑湿，藿正、连薷打和，亦名二香散。

杂病霍乱吐利

杂病霍乱吐利，皆由饮食不节，脾弱不运，风寒所干，阴阳隔绝而成。吐利并作，甚则遍身转筋，腹痛，四肢厥冷欲绝，宜用脐火陈蓼汤泡洗，次投姜附理中汤。然又当审天气寒暑，脉气沉微洪盛。许仁则云：有干霍乱者，上不得吐，下不得利，所伤之物不得出泄，壅闭正气，喘胀而死。有湿霍乱者，止在胃中吐利，而所伤之物得以出泄，水谷泄尽方止，故得不死。又有似吐而不吐，似利而不利，顷刻闷绝，先多灌以盐汤，使其吐尽宿食，徐用药调治之。

【脉】 脉代者为霍乱，代而绝亦霍乱。脉浮洪可治，微迟气少不语不治。

【病证】 风寒暑湿。

【治】 审所因处用下药。《济生》加减理中汤、藿香正气散、除湿汤、来复丹。夏月，加减五苓散、黄连香薷散、二香散，姜附、术附二汤。干霍乱，《仁斋》姜盐饮，又皂角末，吹一豆大，入鼻中，得嚏瘥。

【病证】 气中。七气郁结，阴阳不和。

【治】 《济生》理中汤，《三因》七气汤，理中和小乌沉汤，姜盐煎或调。《千金》用北艾煎，顿服或服蓼汤。

【病证】 饮冷眠凉。转筋烦闷，痛入腹，及过食生冷。刘河间云：凡转筋，热气挛瘈转动也，阳也。

【治】 理中汤，治中汤，姜盐煎，《仁斋》木瓜汤，姜盐饮。利不止，手足厥，《济生》姜附汤加减，或白矾末兼咸酸梅煮灌，吐宿食，热酒调百草霜服。已死，腹尚暖，盐纳脐中，灸二七壮，仍灸内外踝上，内筋急灸内，外筋急灸外。连心痛，姜汁调苏合香服。

转筋不止，《千金》云：男子挽其阴牵之，女子挽其乳近左右边他出。灸法更详。转筋入腹，当倒担病人，令其头向下，腹中平乃止。若极者，手引阴，阴缩必死。

老弱人，**《千金》理中散**。

麦门冬　干姜各六两　人参　白术　甘草各五两　附子　茯苓各三两

煎服，或蜜为丸，酒下。

霍乱大渴，能杀人，黄苍米五升，水一斗，煮三升，澄清，稍饮之。虚烦不眠，《济生》既济汤。

霍乱后，烦热多渴，小便不利，《济生》麦门冬汤。脉绝，寒多肉冷，《济生》通脉四逆汤。

伤寒泄泻 附自利 下利

伤寒言自利下利者，不经攻下，自然溏泻也。伤寒下利多协热，杂病自利多责为寒。伤寒自利，详看阴阳二证。不可例服暖药，及止泻药尤忌。脉实发热，厥不止，直视谵语，少阴病烦躁不得眠。

【脉】 浮。

【病证】 太阳阳明合病，为在表，自利。必发散。

【治】 葛根汤微汗之。

【脉】 浮弦。

【病证】 太阳少阳合病，为半表半里，必自利。必和解。

【治】 黄芩汤散之。

【脉】 弦长。

【病证】 阳明少阳合病，少阳邪气入腑，自利。必逐胃中实。

【治】 承气汤下之。

【脉】 沉细。

【病证】 寒中太阴，下利，胸膈不快，或吐，或利。

【治】 理中汤加青皮陈皮、快膈理中丸、五积散。

【脉】 浮紧。

【病证】 下后，协热而利，利下不止，心下痞硬。

【治】 表里不解，桂枝人参汤。

【脉】 促。

【病证】 桂枝证，无汗而喘，医反下之，利遂不止。

【治】 表未解，麻黄汤。

【脉】 沉紧。

【病证】 下利，欲饮水，故大便溏，小便自可，此有热。

【治】 黄芩汤、三黄熟艾汤、薤白汤。

【病证】 下利，虽有表证，不可汗，走津液，令胃虚，必腹胀。

【脉】 沉紧。

【病证】 少阴病，口燥咽干，或腹满而喘，不大便，或下清水，色青，心下痛。

【治】 大承气汤。刘河间论下利青色，或言为冷，指仲景此段明其热也。

【脉】 微细。

【病证】 少阴病，心烦但欲寐，或自利而渴。

【治】 理中汤、干姜甘草汤。

【脉】 沉微而不数。

【病证】 初得病，便四肢逆冷，足挛恶寒，或引衣自盖，不饮水，或下利清谷。

【治】 四逆汤、理中汤、通脉四逆汤、当归四逆加茱萸生姜汤、白通加猪胆汤。

【脉】 沉。

【病证】 自利身体痛。大便利而身体痛，当救里；大便如常身体痛，当救表。

【治】 四逆汤、附子汤、真武汤。

【脉】 沉细。

【病证】 自利不渴，属太阴，脏寒也。

【治】 四逆汤、理中汤。

【脉】 沉紧。

【病证】 自利而渴，属少阴。

【治】 白通汤，白通加猪胆汤，通脉四逆汤，猪苓真武汤，四逆加人参汤。

【病证】 少阴病，泄利下重，不可投热药。

【治】 先煎薤白汤，内四逆散，有枳实、芍药。

【病证】 寻常胃中不和，腹中肠鸣下利。

【治】 用生姜泻心汤最效。

【病证】 汗后适失血不利。

【治】 频与少桂枝汤，体润自愈。

【病证】 下利，心下痞，腹中雷鸣。

【治】 甘草泻心汤、生姜泻心汤。

【脉】 沉紧。

【病证】 少阴下利六七日，咳，呕，渴，心烦不得眠。

【治】 猪苓汤。

【脉】 沉细。

【病证】 少阴下利，咳嗽，四肢沉重疼痛，小便不利，自下利而咳。

【治】 真武汤加五味子干姜。古人治水气而咳者，病在阳，则小青龙汤，病在阴，则真武汤。

【脉】 沉紧。

【病证】 身冷四肢厥，腹中痛，或泄利而咳。

【治】 四逆散加五味子干姜。

【脉】 沉紧。

【病证】 少阴病，下利咽痛，胸满心烦。

【治】 猪肤汤。

【脉】 沉紧。

【病证】 中寒下利，手足指微冷。

【治】 理中干姜汤。

【脉】 沉细。

【病证】 少阴下利不止，手足微冷，无热候。

【治】 增损四顺汤。

【脉】 洪实或滑促。

【病证】 阳毒证，发躁狂走妄言，面赤咽痛，身斑，或下利赤黄。

【治】 酸苦涌泄为阴，苦参、大青、葶苈、苦酒以复其阴，汗则解。

【脉】 沉细。

【病证】 太阴腹满，手足温，自利，身不热不渴，或腹时痛。

【治】 四逆汤，理中汤。

杂病泄泻 附飧泄 溏泄 洞泄 濡泄 溢泄 水谷注下

《经》云：春伤风，夏飧泄。风者木也，木克土，土脾也，脾中风邪，故为飧泄。其证多生于夏，皆饮冷眠凉所致。或即以脾胃虚冷治之，用脾药，谓可壮脾补虚涩肠，而不温散风邪，邪得补愈盛，为痢、为胀、为泄。若果脾胃虚冷，其来有渐，未应暴下，亦不应长幼患状相似，岂有一旦尽是脾虚之人？治法寒则温之，风则散之，热则清之，温则分利之。先理中焦，分利水谷，然后断下。惟饮食停满，直须消利，不可止涩，蕴而成痢。若滑泄，尤忌五虚，脉细、皮寒、少气、前后泄利、饮食不入。

【脉】 浮。

【病证】 风泄。下必带清血。

【治】 藿香正气散，《本事》曲劳丸，《百一选》大藿香散，陈米饮盐汤下。风冷乘虚下血，胃风汤。

【脉】 沉细。

【病证】 寒泄。腹肚切痛，下必青黑，泄后腹胀，身痛，先温其里。或老人脾败自利，手足冷，耳鸣，小便滑。

【治】 加减理中汤，四桂散，豆蔻散，豆附丸，大已寒丸，姜合丸，火轮丸，术附汤，《济生》余禹粮丸、豆附丸、诃黎勒丸，《百一选》厚肠丸、补脾丸、大藿香散，《御院》椒艾丸。

【脉】 沉虚。

【病证】 暑泄。烦渴引饮，其下如水，小便少。

【治】《济生》加减五苓散、黄连香薷散、香连丸、六合汤。湿热相承，戊己丸、来复丹分利水谷，《简易》九宝饮子。

【脉】 沉缓。

【病证】 湿泄。身体痹痛，小便自利，不渴，其下黄黑如豆汁。

【治】《局方》加味五苓散、渗湿汤、胃苓汤、十味正气散、胃风汤。有热，柴苓汤，《本事》曲䓖丸，《仁斋》实肠散、术附汤。

【脉】 炁口紧盛。

【病证】 饮食积结。泄必臭如坏鸡子，噫气作酸。

【治】 平胃散，感应丸，红丸子，胜红丸，《济生》黑丸子、如意丸、脾积丸。

【脉】 沉细。

【病证】 脾肾气虚，清晨泄下三次。

【治】《澹寮》四神丸，《局方》金锁正元丹，《济生》枣肉丸，《本事》二神丸加木香，五味子散。

【脉】 诸下利，脉微小愈，洪大实未愈。

【病证】 转筋，入腹痛。

【治】 术附汤、生料附子理中汤。挟暑，正气和香薷散、姜葱煎，或加槟苏散、木瓜煎。通见霍乱门。

【病证】 饮酒过度，脾经受湿。

【治】 平胃散、理中汤、酒蒸木香黄连丸。

【病证】 麻疹毒入胃，或凉药过多。

【治】 生料四君子汤，入肉豆蔻、木香。

【病证】 食鱼鳖。

【治】 黄橘皮带白浓煎服。

【病证】 笋菌菜果。

【治】 姜醋调麝香末，姜汁豆豉汤下三棱丸。

脾泄久不愈，黄连一两，生姜四两，同慢火炒，姜干脆色，去姜用黄连，为末，空心，腊茶清调下良。

肾泄，五味子末，米饮服。又，五味子焙二两，净细粒，绿色，吴茱萸半两，同炒为末，米饮调下。又，二神丸，养气丹。

伤寒大便秘涩 附不大便 大便硬 大便黑 大便溏

大肠者，仓廪之本，传导之官，出纳变化系焉。人或伤于风寒暑湿，热盛发汗，利小便过多，走枯津液，肠胃燥涩，秘塞不通。

【病证】 伤寒数日不大便，大便硬及有燥屎，皆知当下，又有阴结、阳结之异。

【脉】 浮或细数。

【病证】 阳结证，能食，不大便，或头汗出，恶寒手足冷，或心满不食，大便硬。

【治】 不可下。小柴胡汤和其津液，得屎解。

【脉】 沉迟。

【病证】 阴结证，不能食，身体重，大便反硬。

【治】 金液丹。

【脉】 脉沉滑或洪数。

【病证】 太阳证罢，不恶寒，反恶热，潮热，手心腋下汗出，大便硬，小便如常。

【治】 先大柴胡汤，后大承气汤。

【病证】 腹满而喘，或谵语，手足温，小便赤，属阳明。

【治】《外台》承气，无芒硝。

【病证】 太阳病汗吐下后，微烦，小便数，大便因硬者。

【治】 小承气汤以和之。

【病证】 阳明病，不大便六七日，有燥屎。

【治】 少与小承气汤。

【脉】 趺阳浮涩。

【病证】 大便坚，小便数，不可下。

【治】 麻子仁丸，枳实丸。

【病证】 伤寒，不大便六七日，头痛有热，是里证，本可下。若小便清，知仍在表，当汗，此二证俱见。

【治】 用桂枝汤。

【脉】 沉细。

【病证】 心下满，不食，大便硬，是里证，可下。若头汗出，恶寒，手足冷。

【治】 小柴胡汤。

【脉】 浮数。

【病证】 无表里证，身微热，大便难，此为实，可下。

【治】 大柴胡汤，大承气汤。

【脉】 数。

【病证】 若已下后，脉数不解，发热，则消谷善饥，至六七日不大便者，有瘀血。

【治】 抵当汤。

【脉】 沉滑。

【病证】 阳证似阴，手足逆冷，大便秘，小便赤，或大便黑。

【治】 轻者白虎汤，甚则承气汤。

【脉】 沉伏按之滑。

【病证】 热厥证，畏热，饮水，或扬手掷足，烦躁不眠，大便秘，小便赤，昏愦。

【治】 白虎汤、承气汤。

【脉】 小紧。

【病证】 寒热呕吐，间日频日，发作无时，大便秘，温疟证。

【治】 大柴胡汤。

【脉】 若浮若弦。

【病证】 阳明潮热恶寒，若腹大满不通者；或妨闷，脉微涩。

【治】 小承气汤微和其胃，勿大泄也。大柴胡汤。

【脉】 实。

【病证】 腹满，大便秘，按之而痛者，实痛也。

【治】 桂枝加大黄汤、黄连汤、大承气汤。

【病证】 伤寒十余日，外用小柴胡不愈，若大便硬。

【治】 大柴胡汤。

【病证】 下利，谵语，有燥屎。

【治】 调胃承气汤。

【病证】 少阳病，胁下硬满不，大便而呕，舌上白胎，欲上焦润，津液得下。

【治】 宜小柴胡汤，胃和汗出，得屎解。

【脉】 沉实。

【病证】 少阴口燥咽干，或腹满不大便，或下利清水，心下痛，积证也。

【治】 大承气汤。

【病证】 脚气，暑中三阴所患，必热，大便秘。

【治】 脾约丸、木瓜散、神功丸。

【病证】 脚气证，头疼身热，肢节痛，大便秘，或吐逆，脚屈弱。

【治】 槟榔散。

【病证】 协热利者，脐下热，大便赤黄，肠间津液垢腻。

【治】 黄连汤、薤白汤、三黄熟艾汤、白头翁汤。

【脉】 微沉。

【病证】 血证，不发寒热，小腹满硬，小便利，大便黑，身黄发狂。

【治】 详见腹胀门。

【病证】 寒毒入胃，脐下寒，腹胀，大便或黄白或青黑。

【治】 四逆汤、理中汤、四逆散加薤白。

【病证】 时行民病鹜溏，即鸭溏也。溏者，胃中冷，水谷不别。华佗云：寒即溏，热即垢。仲景说：初硬后溏有二证，小便不利、小便少，皆水谷不分。

【病证】 微发潮热，而大便溏，胸满而呕。

【治】 小柴胡汤。

【病证】 伤寒，妇人新产，阴阳未和，因合房室，妇人则里急腹痛，名阴阳易。

【治】 烧裩散、当归白术散。

【脉】 浮滑而紧。

【病证】 小便自利，发狂，大便黑，瘀血证。

【病证】 病已瘥，尚微烦，必大便硬，小便少，未可下。小便少者，恐津液还入胃，先硬后溏，当自愈。

杂病秘结

五脏之气贵乎平顺，阴阳之气贵乎不偏，则津液流通，肠胃滋润。若三焦气涩，运掉不行，壅结于肠胃之间，遂成五秘。燥则润之，涩则滑之，秘则通之，寒则温利之。审证虚实，脉沉数为治。

【病证】 风秘。原用药不过，或痰疾发作有时，暗风气中。

【治】 三和散，麻仁丸，《杨氏》润肠汤，《济生》枳壳丸，《简易》顺气丸，《仁斋》润肠丸。

【病证】 寒秘。阴阳不调，寒气内搏。

【治】 术附汤加枳壳，仍加四磨汤除槟榔，半硫丸、黑锡丹。

【脉】 实。

【病证】 热秘。风热搏内，脾肺壅并。

【治】 三黄汤、香连丸，败毒散加黄连、薄荷、生姜，《济生》槟榔丸，麻仁丸。

【病证】 湿秘。脾虚停积，或腹胀上气。

【治】 三和散、半硫丸、枳术汤，《济生》槟榔散。

【病证】 气秘。脉经不和，喜怒所致。

【治】 三和散、四磨汤，《济生》苏麻粥，《简易》顺气丸，《仁斋》掩脐法。

【脉】 小。

【病证】 年高气弱。三焦气虚，津液枯竭。

【治】 《选奇》生嘉禾姜枣加蜜一匙煎，《济生》橘杏丸、三和散、五仁丸、半硫丸、导掩法。《选奇》用不蛀皂角，当中取一寸，去皮，沸汤泡半盏，盖定俟冷服，以粥补之。

【病证】 妇人新产。亡血走津，脏腑燥干。

【治】 《杨氏》五仁丸、苏麻蜜饮，《济生》润肠丸、蜜导法。

【脉】 沉紧。

【病证】 饮食毒蓄。三焦气实，脏腑壅结。

【治】 香连丸、麻仁丸，《济生》槟榔丸、枳壳丸。

【病证】 药石毒气，内蓄肠胃。

【治】 三黄汤。

大小便皆秘，皂角烧存性，为末，每服三钱《千金方》。加腹胀如鼓，气促，火麻仁炒去壳半两，八角茴香七个作末，生葱白三七个，同研，熟汤调五苓散。又，三和散加王不留行、麦门冬。

宿食便秘而喘。

沉香三钱　净青皮　三棱　莪术各七钱，巴豆二十一粒，去壳，同三味炒，去巴豆　加净陈皮三钱　制半夏五钱　制枳壳一两　槟榔　砂仁各五钱　白茯苓　净香附子各五钱　甘草三钱，炙

姜煎。

贴法。

连根葱一茎，不洗　淡豆豉二十一粒　盐一捻　生姜一块，胡桃大

同研烂，炒温，填脐内，以绢缠定，良久即痛。

伤寒下利脓血

【病证】伤寒毒热不解，日晚壮热，腹痛，便利脓血。

【治】地榆散。

【病证】伤寒热毒入胃，下利脓血。

【治】黄连阿胶丸。通见蓄血门。

【病证】伤寒热利。

【治】赤石脂丸。

杂　病　痢

古方滞下，即痢疾，由脾胃虚而受积，饮食不克化，六淫所干而成。当先用疏利之药，然后辨其冷热虚实。伤热而赤者清之，伤冷而白者温之，伤风湿者分利之，冷热兼者温凉之，伤酒食、恣情欲，成久毒痢者，则化毒以保卫之。切不可用止涩之药，宜酸苦，恶甘咸。盖酸收苦坚，甘缓咸濡也。通见前腹满痛门。

【脉】 痢脉宜微小，不宜洪浮；宜滑大，不宜弦急。脉小身凉者生，脉大身热者死。脉弦者，肝木克脾土。又云：关实中寒下利多。

【脉】 浮紧。

【病证】 风寒。纯下清血，为风，身痛，或下红水。

【治】 香连丸。挟暑，苏苓散加盐煎，黄连香薷散，香连丸，胃风汤。味甘伤谷气，血痢，脾胃素壮可服。

【脉】 沉。

【病证】 冷。血寒则瘀，小便清白不涩。

【治】 理中汤、附子理中丸、二姜丸、豆附丸、驻车丸、朴附丸、红丸子、《济生》当归丸，《简易》四神丸，《御院》椒艾丸、豆蔻固肠丸。

【脉】 弦数。

【病证】 热。时行血热则鲜，小便数赤涩。

【治】 生料五苓散下苏感丸，败毒散加陈米姜枣煎，独连汤、三黄汤加枳壳、八正散、黄连阿胶丸。中暑毒，小柴胡汤。

时行，黄连二两，乌梅二十个，水二升，煎一升，入酒半升，加鸡子白服，能起死。

【脉】 濡。

【病证】 湿。下如豆汁，小便少，腰重身重。

【治】 正气散和黄连香薷散，亦名二香散。五苓散和除湿汤，戊己丸，《百一选》茱连丸。

【病证】 虚冷。小便多而清白，谷不化。

【治】 金液丹，附子养脏汤，断下丸，诃黎勒散，木香散，神效参香散，《御院》椒艾丸，固肠丸，《济生》当归丸。危困者，香茸丸，生四君加附子。

【病证】 虚热。

【治】 连薷加乌梅，独连汤、香连丸，《济生》四味阿胶丸、乌梅丸。

【病证】 积冷。下利清白，天寒，浊水亦清。

【治】 金液丹、附子理中汤、附子火轮丸，《御院》椒艾丸，《济生》香茸丸，灸火。

【病证】 实热。挟热下利，小便涩。

【治】 八正散、三黄汤加枳壳。

【病证】 积聚。患痢无不腹痛，盖有积也。

【治】《济生》黑丸子，感应丸、苏感丸、三棱煎丸、脾积丸、温白丸，《本事》灵砂丹。挟暑有积，黄连阿胶丸。

【病证】 酒毒。

【治】 葛花黄连丸、酒连丸、红丸子，同服橘枸子，丁香连丸、独连枳壳汤。

【病证】 红痢。手足冷，脉细，不渴，小便不赤涩，是冷证。

【治】 胃风汤、术附汤、养脏汤、大已寒丸、香连丸。

【病证】 白痢。手足温，脉实数，或渴而烦，小便赤涩，是热证。

【治】 香连丸、地榆饮加黄连、麦门冬，败毒散下香连丸、生料五苓散，黄连、枳壳、赤芍药。

【病证】 五色。脾胃受风寒暑湿、饮食毒所致。

【治】《百一选》吴萸、黄连酒浸焙干，各为末，丸，赤痢用黄连丸、甘草汤下；白痢茱萸丸、干姜汤下；赤白打和，甘草干姜汤下，气痢尤佳。

【病证】 血。血留肠胃，或过服热药。

【治】 地榆散下香连丸。木槿叶或花略炒，煎汤服，治肠风下血尤佳。四物汤加京墨、百草霜亦可，乌梅米煎。小便少有热，加黄连、赤茯苓。胃风汤，《济生》乌梅丸。茜根丸，《本事》木香散。

【病证】 气。痛，泄气。

【治】 木香调气散下苏感丸。脐腹疞痛，生姜和皮草茶等分，同煎服。《澹寮》《本事》木香散。又黄连一两，干姜半两，为末，空心温酒下。杨氏圣枣子。又白矾煅汁尽，熟猪肝为末，陈米饮下。《简易》戊己丸，《澹寮》牛乳煎荜拨末服。

【病证】 小便不通。绝无小便，此毒气并归一脏，胃干者死。

【治】 山栀、赤茯苓、豆豉解之。《局方》黄连阿胶丸，挟暑尤佳。

【病证】 脏败。五色不禁。

【治】 养脏汤加龙骨。衰弱危困，《济生》香茸丸、金液丹。加噤口，无热证，急理脾胃，不必攻利，生四君加莲肉、肉豆蔻、木香、陈皮、砂仁、木瓜、姜、枣，盐或陈米煎，亦可为末，加灵砂、龙骨。

【病证】 疹后。毒入脾胃，仍作一半疹治。若小便少，须解毒，不宜利小便。

【治】 升麻汤米煎。消毒饮。栀子三七个，豉二合，薤白一握，水二盏，煎一盏，温服。小便不通，加赤茯苓、少许麝香。

【病证】 疟痢。挟热下红，小便赤，毒入心脾。

【治】 败毒散姜米煎下香连丸，《济生》清脾汤。挟热下红，小便少，三黄汤、八正散，后服酒连丸。食减，败毒散加黄连。渴，缩脾饮温服。

【病证】 噤口。毒气攻心，须清心压毒，生胃进食。

【治】 败毒散，陈苍米百粒，姜、枣煎。石莲肉连心为末，陈米饮下，八正散亦佳。生平胃散加莲肉、茯苓、陈米、砂仁。又，乌骨鸡煮汁，开胃。

【病证】 休息。有积。

【治】 《局方》痢圣散子，《简易》断下汤、神曲丸、苏感丸。焙干姜、建茶各一两为末，乌梅肉为丸，米饮下。《选奇》

四物汤下驻车丸百粒。

【病证】 疳痢。

【治】 薤白生，捣如泥，粳米粉和，炼蜜捏作饼，炙熟吃。

【病证】 瘴痢。发热，小便赤。

不治证 脉大身热。鸭屎。发渴。咳逆。五色。噤口。红水。唇红。手足冷。噤口气喘。痢后烦欲饮，为心绝。小便绝不通，为胃绝。

脾胃虚，服凉药多，脉弱，闻食而呕。山药一味，锉如豆大，一半银铫炒，一半生，同为末，米饮下(《澹寮》)，以治噤口有功。

暑毒连脾湿在肠，不泄不痢则疟。独炼雄黄，蒸饼和，却甘草作汤，服之安乐。若作别治，医家大错。虞丞相梦中韵语。

妇人孕，痢赤白刺痛。《三因》鸡黄散、鸡子黄丹，一服愈者生男，二服愈者生女。有妇人孕中，疟痢危困，服《济生》清脾汤，产后自愈。

肠滑久痢。酸石榴一个，擘碎，炭火煅，急出，不令作白灰，盏合地下半日出，作末，别以酸榴一瓣煎汤，调二钱。并治久泻。

治痢欲投补药，必择温通之剂，如四君、理中，须用木香、白豆蔻、茯苓、肉桂、厚朴之类，可以散风邪，分水道，开胃脘，治缠扰，利闭涩，此攻守之意两全矣。若虚损厥逆，六脉沉绝，不可拘此，当重补兼助胃气，守而不攻可也，宜四顺附子汤、参附、三建之类。若厥而有痰，或所下纯白，黑锡、姜、附皆可用。治痢当以开胃进食为急。若行止涩，非惟养病，必胃管闭而不通，噤口不食，危矣。又《易简》断下汤，罂粟壳用醋炙，加乌梅得法，且有四君料，不致闭闷妨食，《本事》用生姜炒。

伤寒蓄血 通见伤寒鼻出血门

血菀于上焦而吐血者，谓之薄厥。留于下焦而瘀者，谓之蓄血。此由太阳随经瘀热在里，血为热搏结而不行。《经》曰：太阳病七八日，表证仍在，脉微而沉，反不结胸，其人如狂者，以热在下焦，少腹当硬满，小便自利者，下血乃愈，抵当汤主之。大抵伤寒必先看两目，次看口舌，然后自心下至小腹，觉有满硬者，当审问其小便。若小便不利，但可利小便；若小便自利，乃蓄血证，当下瘀血。又曰：太阳病，身黄，脉沉结，少腹硬，小便不利者，为无血也。小便自利，其人如狂者，为血证，以抵当丸下之愈。阳明病，其人善忘，屎虽硬，大便反易，其色必黑。《经》谓血并于下，乱而喜忘，皆蓄血证，而有轻重。如狂者，善忘者，皆蓄血之甚者，须抵当汤、丸以下之。若已解，但小腹急结者，为轻也，须桃仁承气汤以利之。又如病人无表里证，发热七八日，虽脉浮数，可下之。假令已下，脉数不解，合热则消谷善饥，至六七日不大便者，此有瘀血，抵当汤主之。当不大便六七日之际，又无善忘如狂之证，亦无少腹硬满之候，有以承气汤下者多矣。独能处抵当汤下之者，用药之妙也。且脉浮而数，浮伤卫气，数伤荣血，热客于气则脉浮，热客于血则脉数，因下之后，浮数俱去则已。若下后数去而但浮者，是荣间热去而卫间热在矣，为邪留心中则饥，邪热不杀谷，潮热而发渴也。及下后，浮脉去而数不解，是卫热去而荣热在矣，热客气合，覆血下行，胃虚协热，消谷善饥；血至下焦不止，则血得泄，必便脓血。若不大便六七日，血不得泄，为瘀血，须抵当汤下之。

【脉】 尚浮缓。

【病证】 太阳病不解，热结膀胱，发狂，血自下，下者愈。不愈。

【治】 宜桂枝汤。

【病证】 太阳病，其人适失血及下利。

【治】 与少桂枝汤，令体微润，当自解。

【脉】 鼻衄吐血，脉沉细易治，浮疾难治。

【病证】 阳明病，头疼身热，口燥漱水不欲咽者，必衄。若无表里证，无寒热，胸腹满，唇燥漱水不咽，有瘀血，必发狂。

【治】 轻者犀角地黄汤，甚者抵当汤。

【病证】 伤寒吐血，诸阳受邪，热在表，应汗不汗，热毒结于五脏，有瘀积，故吐血。

【治】 轻者桃仁承气汤、犀角地黄汤，甚者抵当汤、丸。

【病证】 阳明病，下血谵语，为热入血室，但头汗出者。

【治】 刺期门，汗出愈。

【病证】 伤寒失下，血气不通，四肢厥逆，微厥却发热，此热深厥亦深也。

【治】 大承气汤急下之，汗出瘥。

肠风下血

肠风、脏毒下血，皆由饱食、炙煿、生冷、酒色并伤，坐卧当风，荣卫气虚，风邪冷气进袭脏腑，因热乘之，血渗肠间。肠风是邪气入脏；脏毒是脏中积毒。风则散之，热则清之，寒则温之，虚则补之，停滞则疏涤之。巢氏云：肠虚下血，表虚则汗血。

【脉】 下血之脉，多洪大而芤。盖芤者，下血也。

【脉】 浮。

【病证】 肠风。下血必在粪前，是名近血，色清而鲜。

【治】《局方》败毒散、肠风黑散、胃风汤、黑玉丹、槐角丸，《济生》加味四物汤、香梅丸，五痔内《御院》榼藤丸，《简易》乌荆丸，水调散，《本事》槐花散。加大便痛，苏梅汤米饮调下，黄连丸嚼薄荷煎。

【脉】 沉滞。

【病证】 脏毒。血在粪后，是名远血，停积血黯而浊。

【治】《三因》伏龙肝汤，《本事》槐花散、槐角散、玉屑丸，《济生》蒜连丸、香梅丸、香连丸。

【脉】沉微。

【病证】 脏寒。下血无痛。《经》云：阳虚阴必走。

【治】 宜姜、桂，温则血归经也。胃风汤、槐角散，《济生》断红丸。

【脉】 洪数。

【病证】 积热。纯下鲜血，甚则兼痛。

【治】 三黄汤及丸、败毒散、黄连香薷散、茅根汤下香连丸、独连汤，《杨氏》聚金丸，五痔门《济生》枯矾散。

【脉】 沉迟。

【病证】 伤湿。下血如豆汁。

【治】 胃风汤，《本事》槐角散。

【病证】 虫蛀。肛门射出如血线。

【治】《济生》蒜连丸，五痔门蝟皮丸，桃皮与水银膏。

【病证】 肠虚。阳气不升，血随气降。

【治】 加减四物汤下养气丹，震灵丹，五痔内黄芪丸，养脏汤下香连丸，胃风汤，《济生》断红丸，《简易》玉屑丸。

【病证】 酒毒。

【治】 败毒散，用巴豆炒黄连加，仍去巴，葛花黄连丸。冷热不调，养脏汤。

【病证】 食毒。

【治】 败毒散加黄连，用巴豆炒连，仍去巴。《百一选》大藿香正气散。

【病证】 小儿下红。

【治】 五疳保童丸和小香连丸，或三黄丸米饮下。

有肠风下血，或以为热，为寒，为暑，为脾弱，血渗大肠，皆不效，独用山中枣俗名鼻涕团，又名酸枣，最治下血，取干者为末服之，应手而愈。北艾叶煎汤服愈。又生猪脏，入炒槐花末其中，两头扎定，用好米醋于瓷器内烂煮，细切，擂为弹丸，日干，空心一丸，细嚼，当归煎酒下。又白鸡冠花、防风等分，为末糊丸，空心米饮下。又荆芥、砂仁等分为末，糯米饮调下。

五　痔

《经》云：肠澼为痔。皆因素蕴热毒，或过食烧炙、生酒、肥腻，久坐湿地，耽著情欲，久忍大便，遂使阴阳不和，关格壅塞，风热下冲，乃成五痔。久不治，则成漏矣。切不宜用毒药、刀线割剔。

【脉】 肠痔下脓血，脉沉小留连者生；数疾而大，有热者死。

【病证】 牡痔。肛门肿痛突出，五六日后溃愈。

【治】 钓肠丸、黑玉丹和服，磨京墨和真龙脑，茶煮棕笋淹食效。

【病证】 牝痔。肛边发瘟数个，如鼠妳状。

【治】 神秘枳壳汤下香连丸。

【病证】 肠痔。生在肠内，更衣时非按搦不入。

【治】 《局方》槐角丸、槐白皮膏，《御院》榼藤丸，《三因》五灰散，《简易集》椿皮丸、玉屑丸。

【病证】 脉痔。无头，脉中迸小窍，注下清血。

【治】 《济生》蝟皮丸、黄芪丸，《集成》五灰膏、黑丸子、宽肠丸。

【病证】 气痔。忧怒则发肿疼，气散则愈。

【治】 用后灸法。

李防御专科治痔九方，朝贵用之屡效。盖其用药简要有次第，制造有法，无苦楚而收效甚速。

凡痔出外，或翻若莲花，复便血疼痛，不可坐卧，甚者用下药。早上药一次，午一次，晚又一次。至夜看痔头出黄水膏如泉，当夜不可再上药，且令黄水出尽，次日看痔消缩一半。若更上药，一二日为好。若年高人，应外肾牵引疼痛，可用人以火烘热手，于大小便间熨之，其痛自定。黄水未尽，可再敷一日药，仍须勤用晓外科人早晚看照，黄水流至尽，是病根已去也。

水澄膏 是护肉药。

郁金 白及二味各等分

细末，俟痔出，侧卧，以盐汤净洗拭，用新水和蜜，盏内调匀，却入药末，同敷在谷道四向好肉上，留痔头在外，用纸盖药，仍用笔醮温水涂纸，令常润泽。却用下枯药。

好白矾四两 通明生砒二钱半重 朱砂一钱，生，研如粉细

三味先用砒末安建盏中，次用白矾末盖之，用火煅，令烟断，其砒尽随烟去，只是借砒气在白矾中。将枯矾取出，为细末。先看痔头大小多寡，将矾末抄上掌心，上加朱砂末少许，二味以津唾调匀得所，用篦子调涂痔头上周遭令遍，日三上，须仔细详看痔头颜色，欲其转焦黑，乃取落之渐。至夜自有黄水膏出，以多为好，方是恶毒水，切勿他疑。中夜再上药一次，来日依旧上三次，有小疼不妨。如换药，用新瓦器盛新水或温水，在痔边以笔轻手刷洗旧药，却上新药，仍用前护药。老弱人用药，要全无疼痛，只增加朱砂末于矾末内，自然力慢，不可住药，但可少遍数，直俟痔头焦枯，方可住也。次用荆芥汤洗。以荆芥煎汤，入瓦器时洗之。

润肠丸 用

大黄煨 净制枳壳 当归各等分

蜜丸，每服二三十丸，白汤下，以防肛门急燥，欲大便，出无涩痛而已。

又，**龙石散** 用

龙骨煅，出火毒　软石膏煅，出火毒　白芷　黄丹

作末，掺疮口。

又，**导赤散**　用

生地黄　木通　黄芩等分

煎，以防小便赤涩。

又，**双金散**　用

黄连　郁金等分

为末，用蜜水调，敷痔头，有小痛即敷之。若得脑子末敷，尤佳。

又，痔头收敛，即可服**十宣散**，以生气血。

又，**国老汤**

生甘草治痔本药也

煎水熏洗。生肌解石毒，疮极痒亦主之。共九方。

洗法

鱼腥草煎汤，温洗。

又，《本事》用枳壳末，砂瓶煎百沸，先熏蒸而后洗。

又，马齿苋煎洗。

《济生》**枯矾散**　洗渗，盐汤频洗亦效。

木鳖子三个

捣如泥，入小盆中，百沸汤泡，熏之却洗，效。

木槿花，炒作茶，或煎汤洗。

用桃皮、叶渍水浓研，滤清者，于盆中清之，即有虫出。

又，研大枣膏和水良，如指大，薄绵裹长三寸，遇夜纳下部，痛止肿消。虫痒用之，一夕虫出。

又，狗肉或驴肉，醮蓝汁空心服，为虫也。

贴法

芫花入土根净洗，入木鼠，少水捣绞取汁，慢火熬膏，以丝线于药内度过，系痔，微疼而心烦，不可犯水，候燥落后，以纸捻醮少膏于痔孔内，永除根也。《选奇》用国丹、滑石等

分为末，井花水调涂，日三五上。

又葱青内刮取涎，对停入蜜调匀，先用木鳖子煎汤熏洗，却敷药，其冷如水。二方神效。

熏法

马兜铃并根　雄黄　北艾　川山甲　雷丸　猬皮　木鳖子　百药煎

㕮咀，有嘴瓶中烧熏。

灸法

《医说》有痔状如胡瓜贯于肠头，热如火，用柳枝浓煎汤洗，以艾灸其上三五壮，觉一道热气入肠，转泻一时愈。

酒痔便红，青蒿用叶不用茎，用茎不用叶，粪前冷水调，粪后小酒调。痔不入，自死鳖头烧灰，涂肠头即入。

脱　肛

肛门为肺下口，主大肠。肺脏实则热，热则肛门闭塞。腑虚则大肠寒，寒则肛门脱出。又，妇人产褥，用力过多，及小儿叫呼，及久利后，皆使肛门滞。治之，温肺脏，补肠胃，久则自收。

《局方》钓肠丸、乳香丸，《三因》猬皮散、香荆散、水圣散子。

《百一选》用槐花、槐角，等分炒为末用羊血醮药炙熟食之，以酒送下。或以猪膘去皮，醮药炙服亦可。

又，以鱼腥草擂如泥，用朴硝水先洗肛门，却用芭蕉叶托之，却以药于臀下贴坐，自然入。

又，用五倍子末三钱，水二碗，煎碗半，入白矾一块，淋洗，立效。

永类钤方卷第五

伤寒发热

发热者，谓怫怫然发于皮肤之间而成热也，与潮热、寒热若同而异。潮热者，有时而热，不失其时。寒热者，寒已则热，相继而发。至于发热，则无时而发也。

表证有谓翕翕发热者，若合羽所覆，明其热在外也，即风寒客于皮肤，阳气怫郁所致，为表，故与桂枝、麻黄发汗以散之。不然，则表热渐传里热也。

里证有谓蒸蒸发热，若熏蒸之蒸，明其热在内也，即阳气下陷入阴中所致，为里，故与调胃承气汤攻下以涤之。不然，里热甚而复达于表也。

半表半里证，以表证未罢，邪气已传里，里未作实而俱热也，但热轻于纯在里耳。

发热为伤寒之常，一或阴阳俱虚，下利，新汗后，或脉躁疾不为汗衰，狂言不食，皆恶发热。

【脉】 浮。

【病证】 太阳证，发热，头疼腰强，汗出恶风，或有汗微恶寒。

【治】 桂枝汤。

【病证】 太阳证，发热，头疼腰强，无汗恶寒，升麻汤。脉浮，喘。

【治】 麻黄汤。

【病证】 太阳证，发热而恶寒者，太阳主气以温皮肤，寒气留外而发热，宜汗。

【治】 麻黄汤、大青龙汤。脉微，汗出恶风，不可服。

【病证】 若发热微恶寒，或热多寒少，或肢节烦疼，呕结。

【治】 柴胡桂枝汤、桂枝二越婢一汤。

【脉】 微弱。

【病证】 若热多寒少，此无阳也，不可汗，宜桂枝越婢汤。若尺脉迟者，血少也，先以小建中加黄芪养其血时用。

【治】 小柴胡汤、桂枝越婢小剂以和解之。

【病证】 若吐利，发热恶寒者，霍乱也。若汗后不恶寒，但热者，实也。

【治】 调胃承气汤和其胃气。

【脉】 浮。

【病证】 若发热，不恶寒而渴，为温病。发热身体灼然者，为风温。

【治】 知母干葛汤。

【脉】 实。

【病证】 若太阳病三日，发汗不解，蒸蒸发热者，属于胃也。

【治】 下之，大柴胡汤、大承气汤。

【病证】 若发热恶寒，身体痛，恶寒为表证，又为表虚。

【治】 春月阳气尚弱，不可大汗，宜小柴胡汤微汗之。

【病证】 夏月天热，脉洪大，宜正发汗，见头痛门。冬月不可汗。

【治】 伤寒无汗，桂枝麻黄各半汤。伤风有汗，柴胡桂枝汤。

【脉】 浮。

【病证】 发热，身无汗，自衄，见衄门。发热恶寒似疟者。

【治】 桂枝麻黄各半汤。

【脉】 浮。

【病证】 太阳病七八日，发热恶寒，但可小柴胡汤，此阴阳俱虚，不可汗、下、吐。面赤有热，未欲解者，以其不得小汗出也。

【治】 桂枝麻黄各半汤。

【病证】 太阳病，发汗不解，发热，心悸头眩，身瞤动欲擗地。

【治】 真武汤。以筋惕肉瞤，属虚故也。

【脉】 浮紧。

【病证】 太阳中风，发热恶寒，身疼，无汗而烦，或脉浮缓，身不疼但重，乍有轻时；或伤风见寒脉，伤寒见风脉，微汗之。

【治】 大青龙汤。汗出恶风不可用，则用麻黄桂枝各半汤。

【病证】 太阳伤寒，表不解，心下有水气，发热，干呕而咳，或渴，或利，或噎，或小腹满，小便不利，或喘。

【治】 小青龙汤，或去麻黄加茯苓。汗出，热，呕，有水气，官局桔梗汤。

【病证】 伤寒无汗，翕翕发热，头项强痛，小便不利。

【治】 桂枝去桂加茯苓白术。

【病证】 呕而发热，胸胁满，心下怔忡，小便不利。

【治】 小柴胡汤去黄芩加茯苓。

【脉】 寸缓关浮尺弱。

【病证】 发热，头面汗出，恶寒，无呕，但心下痞，或渴欲饮水，小便不利，或霍乱头痛发热，身疼痛，欲饮水，身无汗。

【治】 并可五苓散、猪苓汤。

【病证】 发热恶寒，头项强痛，发汗而愈，麻黄汤证者。

【治】 桂枝麻黄各半汤、麻黄□□汤、人参顺气散。

【病证】 阳明伤风证，身热，汗出濈濈然，阳明法多汗。

【脉】 浮缓。

【病证】 若身热恶风汗出，或热多寒少，面惨烦躁，手足不冷。

【治】 桂枝汤、柴胡桂枝汤、败毒散汗之。

【脉】 实。

【病证】 若发热汗多，胃汁干，调胃承气汤下之。若大便不秘者。

【治】 白虎汤和解之。

【脉】 浮大而长。

【病证】 头疼腰痛，肌热，目疼鼻干，或发汗后，或不恶寒反恶热，或大便秘，谵语，阳明胃实。

【治】 调胃承气汤下之。

【病证】 病人有寒，汗后身热，再汗，胃虚脏寒，蚘上入膈而吐。

【治】 厥阴胃冷，理中丸、乌梅丸。

【病证】 热极不识人，循衣摸床不安，微喘直视，发热谵语。

【治】 承气汤。

【脉】 沉迟弦细。

【病证】 发热恶寒，头项强，腰身反张，口噤，为痉病。

【治】 见口噤门。

【病证】 潮热下后，发热复，大便硬，或胀满不食，谵语。

【治】 大柴胡汤下之。

【脉】 浮大而长。

【病证】 阳明少阳合病，下利身热，胸胁满痛，干呕，往来寒热。

【治】 见呕吐门。

【脉】 细。

【病证】 少阳证，头疼，呕而发热，不可汗，汗即谵语。

【治】 小柴胡汤。

【脉】 弦。

【病证】 口燥咽干，胁满，发热而呕，往来寒热，或恶风，手足温而渴。

【治】 小柴胡汤，或去半夏加人参瓜蒌根。

【病证】 发热汗出不解，心下痞硬，呕吐而下利者，非霍乱也。

【治】 大柴胡汤。

【病证】 伤寒，大热干呕，呻吟错语不得眠。

【治】 黄连解毒汤。

【脉】 微涩。

【病证】 医汗之，又大下之，阴气弱而亡血，当恶寒后乃发热无休止。

【治】 盖阳微则恶寒，四逆汤主之。

【病证】 今阴弱则发热，为内热。

【治】 葶苈苦酒汤主之。

【病证】 身热不去，微烦者。

【治】 栀子干姜汤主之。

【病证】 伤寒五六日，大下之后，身热不去，或手足温，不结胸，心中结痛，头汗出，不食，未欲解。

【治】 栀子豉汤。

【病证】 伤寒四五日，身热恶风，头项强，胁满，手足温而渴。

【治】 小柴胡汤。

【病证】太阴厥阴不发热。

【脉】沉或细数。

【病证】少阴反发热，发汗则动经，此表中风寒入里，本不可汗。

【治】与麻黄细辛附子汤，或麻黄附子汤，皆温表，微汗即解。

【脉】微欲绝。

【病证】外热里寒，或下利清谷，手足厥逆，或干呕。

【治】通脉四逆汤。

【脉】沉细。

【病证】阴证似阳，身微热，烦躁面赤。

【治】四逆汤加葱白。

【脉】脉尺寸紧。

【病证】伤寒，汗出亡阳，属少阴，当咽痛，而后吐利，热不去，恶寒，四肢拘急厥冷，与四逆汤。若汗多不止，必恶风，烦躁不眠。

【治】先服防风白术牡蛎散，次服小建中汤。

【病证】伤寒，六七日，呕而发热，乃柴胡汤证悉俱，而下之，柴胡证仍在，复与柴胡汤。此虽已下之，不为逆，必蒸蒸而振，却发热汗出而解。此证乃病人六七日，过经，欲作战汗候也，其但心慄而鼓颔，身不战者，已而遂成寒逆。此证多不得解，盖阴气内盛，正气大虚。

【治】必热剂灼艾救之。

【病证】表热者，身热，不渴，不饮水。

【治】小柴胡加桂汤，二药均治发热。

【脉】浮滑洪大。

【病证】里热者，口燥烦渴。

【治】白虎加人参汤，却分表里。

【病证】表里证俱，发热烦渴，小便赤，却当下，渴饮即吐，为水逆。

【治】 五苓散。

【脉】 浮数。

【病证】 无表里证，发热六七日，目中不了了，睛不和，大便难，身热。

【治】 大柴胡汤，大承气汤，此为实，当下。

【脉】 浮。

【病证】 里证，不大便六七日，头痛有热，当下。

【治】 见头痛门。

【脉】 浮紧。

【病证】 表热里寒，身大热，反欲饮水，皮热骨寒，阴旦汤。

【治】 寒已，次用小柴胡汤加桂以温其表。

【脉】 必沉迟。

【病证】 若发热，手或微厥，下利清谷，此阴证。

【治】 却用四逆汤、通脉四逆汤。

【脉】 滑而沉。

【病证】 表寒里热，身大寒，反不欲近衣，皮寒骨热，白虎加人参汤。

【治】 热除，桂枝麻黄各半汤以解其外。

【病证】 若脉滑而厥，口燥舌干，所以少阴恶寒而踡，时时自烦，不欲衣。

【治】 却用大柴胡汤下之愈。

【脉】 浮。

【病证】 表未解，发热无汗，或心下有水气。

【治】 薏苡小青龙汤，小柴胡汤。

【病证】 卫不和者，无他病，发热自汗。

【治】 见自汗门。

【病证】 胃不和，伤寒得汗后，热不退，昏乱狂言，下之。

【治】 承气汤立愈，未瘥再服。

【病证】 瘀血证发热。

【治】 见大便秘门。

【病证】 风温证，汗出而身热者，风热也。素伤于风，因复伤于热，风热相薄，即身热，常自汗出。

【治】 见自汗门。

【脉】 脉浮以汗解。

【病证】 伤寒瘥后，更发热。

【治】 小柴胡汤。

【脉】 脉实可下之。

【病证】 失下，血气不通，四肢逆冷，却发热，此热深厥亦深也。

【治】 见下血门。

【病证】 阴阳易，身热，头重目眩，四肢急，小腹痛，手足拳。

【治】 见目疼门。

【脉】 躁疾。

【病证】 温病，汗出复热，不为汗衰，狂言不食，阴阳交者死。发汗，解半日许，复热烦，脉浮数者，可再发汗。

【治】 桂枝汤。

【病证】 若伤寒发汗后病解，虚乏，微热不去。

【治】 竹叶石膏汤。瘥后躁者，胃脘余热，竹叶汤《济生方》。

【脉】 阴阳俱虚。

【病证】 伤寒七八日以上，大发热者，难治。

【病证】 劳复证，病新瘥，血气津液未复，因劳动生热，热气既还，复入经络所致。

【治】 脉浮者，以汗解，柴胡桂枝汤。脉实，以下解，小柴胡汤，大柴胡汤。

【脉】 炁口紧盛。

【病证】 食复证，病方瘥，脾胃弱，谷气未复，食不化，因发热。

【治】 枳实栀子汤。

【病证】 病瘥后，伤食多作痞，干噫食臭，肠鸣下利。

【治】 生姜泻心汤。

【脉】 数。

【病证】 头疼发热恶寒，身不疼痛，伤食证。

【治】 见头疼门。

夏月，发热恶寒，头疼。见头疼门。发热恶风，烦躁，手足温。见烦躁门。

夏至以前，发热恶寒，头疼身痛，见头疼门。夏月自汗恶寒，身热而渴。见渴门。

不恶寒，身不痛，知非伤寒。头不疼，脉不紧，知非里实。但烦热者，虚烦也。见虚烦门。

中湿，一身尽痛，发热身黄，小便不利，大便反快。见身痛及小便不利门。

脚气证，头疼身热，四肢痛，大便秘，或呕逆，而脚屈弱。见头疼门。

妇人伤寒，发热恶寒，经水适来，昼则明了，暮则谵语，热入血室，小柴胡汤。

伤寒恶寒 附背恶寒 振 战慄

恶寒者，风寒客于荣卫，非寒热之寒，又非恶风也，故不待风而寒，虽身大热，而不欲去衣者是也，甚则向火覆被，不能遏其寒，皆由阴气上入阳中，或阳微，或风虚相搏所致。一切恶寒属表，虽里证悉俱而微恶寒者，亦表未解，犹当先解其外，俟不恶寒，乃可攻也。《经》云：发热恶寒发于阳，可发汗。无热恶寒而踡，脉沉细，发于阴，可温里。恶寒虽悉属表，亦有虚实之分。若汗出而恶寒为表虚，无汗而恶寒为表实。表虚可解肌，表实可发汗。又有止□背恶寒者，背为阳，腹为阴，阳气不足，阴寒气盛所致。若风寒在表而恶寒者，一身尽寒矣。

【病证】太阳证，惟伤寒，或已发热，或未发热，必恶寒，宜解表。

【病证】 发热头疼，身体痛，项强。

【治】 伤风不恶寒，自汗恶风，或烦热，桂枝汤；伤寒恶寒无汗，不恶风，麻黄汤，桂枝麻黄各半汤。

【病证】 伤寒，无大热，口燥渴，心烦，皆微寒。

【治】 白虎加人参汤。

【脉】浮。

【病证】 发热恶寒，身体痛，表证也。

【治】 春月，小柴胡汤；夏月，脉洪大，麻黄桂枝加黄芩、石膏、知母、升麻。

【病证】 冬月伤风无汗，桂枝麻黄各半汤。若伤风有汗。

【治】 柴胡桂枝汤。

【病证】发汗无汗，心中大烦，骨节疼，目运，恶寒，食已反吐。

【治】大橘皮汤。止后，服小建中汤。

【脉】 沉细。

【病证】 心下满，不欲食，大便硬，是里证，当下。其人头汗出，微恶寒，手足冷，却当汗，是半表半里证。

【治】小柴胡汤。

【病证】 伤寒失下，血气不通，不发热，四肢逆冷，恶寒，大小便滑，为阴证。

【治】理中汤，四逆汤。

【病证】 冷厥，四肢逆冷，手足挛，卧而恶寒，引衣自盖，不饮水，或下利清谷，小便数，大便如常。

【治】 通脉四逆汤，当归四逆加茱萸、生姜等药。

【病证】 头疼，身体拘急，恶寒无汗，寒多热少，面色惨，腰脊痛，手足温，指末微厥，不烦渴。

【治】 麻黄汤，桂枝麻黄汤，杂方麻黄葛根汤，苍术散，人参顺气散。

【病证】 热多寒少，不呕，清便自可，桂枝麻黄各半汤。若脉浮，可发汗。脉弱，亡阳也，桂枝二越婢一汤。

【治】 若尺脉迟，血少也，小建中汤加黄芪。

【脉】 尺寸浮大。

【病证】 发热恶寒，或有微烦，饮食欲温而冷，此阳虚阴盛。

【治】 汗之愈，下之而死。

【病证】 发热恶寒，项强，腰身反张如中风，口噤，胸满脚挛，咬齿。

【治】 见发热门。

【脉】 浮数。

【病证】 发热恶寒，发于阳，宜表解。

【治】 桂枝汤、桂枝越婢汤、麻黄汤、青龙汤。

【脉】 沉细。

【病证】 无热恶寒，发于阴，宜温里。

【治】 理中汤、四逆汤。

【病证】 伤寒大下后，又发汗，心下痞，恶寒者，表未解，不可攻其痞，先当解表，表解乃可攻痞。

【治】 解表，桂枝汤；攻痞，大黄黄连泻心汤。

【病证】 下之，热不退，阴气弱而恶寒，后乃发热无休时。

【治】 四逆汤。

【脉】 浮，或微。

【病证】 太阳病七八日，而恶寒者，阴阳俱虚，不可汗、下、吐。

【治】 小柴胡汤。

【病证】 若重反发汗，则必气虚耳聋。

【治】 无热人，用芍药甘草附子汤。有热人，黄芪建中汤。

【脉】 浮紧。

【病证】 太阳伤风，发热恶寒，身疼痛，无汗而烦躁。

【治】 大青龙汤微汗之，过则恐亡阳。

【病证】 太阳病，自汗，四肢拘急难屈伸，心烦微恶寒，而脚挛急，小便数。

【治】 甘草干姜汤，芍药甘草汤。

【病证】 阳明病宜下，惟恶寒中寒，为病在经，与太阳合病，当用白虎汤。若发汗□，只恶寒者，则属表，当发汗。若吐、下后，七八日不解，热结在里，虚也。

【治】 脉微，当用芍药甘草附子汤。

【病证】 表里俱热，时时恶寒者。

【脉】 若弦若浮。

【病证】 潮热恶寒，犹有表证，用小柴胡汤。若腹满不通。

【治】 小承气汤微和胃气，勿令大泄。

【病证】 少阴证有恶寒，太阴、厥阴证不恶寒。

【病证】 下利已，恶寒而踡，手足温可治。

【治】 宜建中汤。

【病证】 恶寒而踡，时时自烦，不欲厚衣，此表寒里热。

【治】 大柴胡汤下之。

【病证】 夏月发热恶寒，头疼，身体肢节重痛。夏至以前，发热恶寒，头疼身体痛。

【治】 并见头疼门。

【病证】 夏月自汗恶寒，身热而渴。

【治】 见渴门。

【病证】 食积证，头疼，发热恶寒，呕吐腹满。

【治】 见发热门。

【病证】 霍乱证，发热恶寒，或吐利。

【病证】 发热微恶寒，柴胡桂枝汤。发汗后，反恶寒者，虚也。

【治】 芍药甘草附子汤。

【病证】 阴阳俱虚，脉微而恶寒，不可更吐、下、发汗，面赤有热者，为欲解，尚欲小汗。

【治】 桂枝麻黄各半汤。

【病证】 厥阴证，大汗出，热不去而拘急，四肢疼，又下利，厥逆恶寒。

【治】 四逆汤。

【脉】 关沉。

【病证】 结胸与痞证，若恶寒汗出。

【治】 附子泻心汤。

【病证】 发热汗出，复恶寒，不呕，但心下痞。

【治】 五苓散。

【病证】 妇人发热恶寒，经水适来。

【治】 见发热门。

【病证】 三阳合病，背恶寒者，必口中不仁，口燥舌干也。

【治】 白虎加人参汤。

【脉】 尺寸俱沉。

【病证】 少阴病，背恶寒者，必口中和，以此分阴阳、寒热、燥润。

【治】 附子汤，仍灸之。

【脉】 尺寸俱沉紧。

【病证】 少阴病，口中和，背恶寒，反发热，倦怠，自汗而渴。

【治】 细辛附子汤。

伤寒恶风

卫气所以温分肉，充皮肤，肥腠理，司开阖者也。风邪中卫，则必恶风。恶风、恶寒二证，均为表证。其恶风比之恶寒而轻耳，居密室则无所畏，或当风，或用扇，则淅然而恶也。恶寒则有阴阳之分，及其恶风悉属于阳，所以三阴之证，并无恶风证。恶风虽在表，而发散又自不同。若无汗恶风，则为伤寒，当发其汗，故用麻黄汤。若汗出恶风，则为中风，当解其肌，故用桂枝汤。里证虽具，而恶风未罢，皆当先解其外也。

【病证】 太阳病，发汗多，漏不止，则亡阳，恶风，小便难，四肢微急，难以屈伸。或风湿病，皆有恶风证。

【治】 必以桂枝加附子汤，温其经而固其卫。

【病证】 若风湿相搏，骨节烦疼，湿胜自汗，皮肤不密而恶风。

【治】 甘草附子汤，散其湿而实其卫也。

【病证】 若汗多不止，恶风，加烦躁不得眠。

【治】 先服防风白术牡蛎汤，次服小建中汤。

【脉】 微弱。

【病证】发热，汗出恶风，为中风。或误用小青龙而筋惕肉瞤，或虚之人。

【治】 俱用真武汤救之。恶热者，去附子，依加减法。

【脉】 浮缓，寸大尺弱。

【病证】自汗体热，头疼恶风，热多寒少，面光不惨，烦躁，手足不冷，不呕，便清。

【治】 桂枝汤，柴胡桂枝汤，败毒散，独活散。若脉濡自汗，不可用桂枝汤，用小建中汤。

【脉】 寸浮。

【病证】 憎寒发热，恶风自汗，胸膈满，气上冲不得息，而头不疼，项不强，为有痰。

【治】 柴胡半夏汤，金沸草散，大半夏汤。若气冲咽喉不得息者，瓜蒂汤吐之。

【病证】 伤寒四五日，身热恶风，颈项强，胁下满，手足温而渴。

【治】 小柴胡汤。无颈项强，小柴胡加人参、瓜蒌根，去半夏。

伤寒往来寒热

伤寒寒热者，谓往来寒热也。《经》云：邪正分争，往来寒热。言邪气入而正气不为之争，则但热而无寒也。乃有热而寒者，谓正气与邪气分争，而寒热作也。争则寒热之气郁不发于外，争甚则愤然而热，故寒已而热作焉。盖寒为阴，热为阳，里为阴，表为阳。邪之客于表者，为寒邪与阳争，则为寒矣。邪之入于里者，为热邪与阴争，则为热矣。阳不足则先寒后热。阴不足则先热后寒。其邪气在半表半里，外与阳争而为寒，内与阴争而为热矣。表里不拘，内外不定，或出或入，由此而寒热且往且来。是以往来寒热属半表半里之证，邪居表多则多寒，邪居里多则多热，邪居半表半里，则寒热亦半矣。审其寒热多少，见其邪气浅深也。小柴胡专主往来寒热，又立成诸加减法，亦为邪气在半表半里，往来未有定处也。又寒热如疟，与发热恶寒若似而非也。寒热如疟，作止有时；往来寒热，作止无时，一日有至十数发者，此与疟状有不同也。至于发热恶寒，为发热时恶寒，并不见恶寒时热不见也，不若此热已而寒，寒已而热者，虽然应往来寒热，属半表半里，当和解之。又有病至十余日，而结热在里，复往来寒热者，亦可与大柴胡汤下之。

【脉】 浮数或洪大。

【病证】 有表证而往来寒热者。

【治】 小柴胡汤。

【脉】 尺寸俱盛。

【病证】 有里证而往来寒热者。

【治】 大柴胡汤。

【脉】 疟脉自弦，弦数多热，弦迟多寒。弦紧可下，弦迟可温，弦紧可汗，浮大可吐。

【病证】 伤寒六七日，有已表或已下，胸中满，小便不利，渴而不呕，头汗出而往来寒热，心烦者。

【治】 柴胡桂枝干姜汤。

【病证】 形证似疟，而大汗出，脉洪大，属太阳证。

【治】 桂枝汤。

【病证】 伤寒五六日，中风，往来寒热，胸胁苦满，不欲饮食，心烦善呕，或胸烦而不渴不呕，或渴，或腹中痛，或胸下痞硬，或心下悸，小便不利，或不渴，微热，或咳者。

【治】 并小柴胡汤主之。

【病证】 太阳少阳合病，下利头疼，胸满，口苦咽干，往来寒热而呕。

【治】 黄芩汤。若呕者，加半夏、生姜。

【病证】 阳明病，头疼寒热，口燥，胸腹满，欲漱水不咽，为瘀血，必发狂。

【治】 轻，犀角地黄汤；甚则抵当汤。

【病证】 表解而内不消，非大满，犹生寒热，或大满大实，有燥屎。

【治】 当下之。

【病证】 汗下之后，依前寒热，表未解，当再表。

【治】 桂枝汤，或桂枝二麻黄一汤。

【病证】 先热后寒，阴不足也，名温疟，或寒热相等。

【治】 小柴胡汤。

【病证】 先寒后热，阳不足也，小柴胡汤加桂。

【治】 有多热、但热者，白虎汤加桂。有多寒、但寒者，柴胡桂姜汤。

【病证】 有汗多烦渴，小便赤涩，不服水土，呕吐甚者。

【治】 五苓散。

【病证】 脉小紧，寒热呕吐，发作无时，大便秘。

【治】 大柴胡汤。

【病证】 脉浮大，寒热往来者。

【治】 祛邪丸吐之。久不愈，疟母煎自愈。

【脉】 弦紧。

【病证】 伤寒三四日，胸胁满痛，耳聋，发热，口苦舌干，或往来寒热，而呕不能食，未可吐下。

【治】 小柴胡汤。

伤寒恶热

【病证】 阳明病，不恶寒，反恶热，濈濈然汗自出。

【治】 见自汗门。

【病证】 阳明病，头疼，不恶寒，反恶热，胃实也，阳明气实，故攻头。

【治】 调胃承气汤。

【病证】 不恶寒，反恶热，手心、腋下汗出，胃中干，潮热，大便秘，小便如常，腹满，喘而谵语。

【治】 承气汤。

伤寒潮热

潮热，若潮水之来，不失其时，一日一发，必于日晡。若日三五发，即是发热，非潮热也。属阳明胃土，应时则王于四季，应日则发于未申。盖邪气入胃，为入府，府之为言聚也。

邪入府而不复传，郁而为实，热随王而潮，惟其属阳明，故潮热，为可下。故《经》曰：潮热者，实也。其热不潮，未可与承气汤。若或潮热而利，小便难，大便溏，脉浮紧，是热未全入府，犹带表邪，当和解其外，外已解，小便利，大便硬者，乃可攻也。

【病证】 太阳病，有潮热，为大结胸。

【治】 用大陷胸汤。

【脉】 浮弦。

【病证】 阳明潮热，外证恶寒，是尤有伤寒表证。

【治】 且与小柴胡汤以解之。

【病证】 发潮热已而微利者，有微发潮热而大便溏者，又有潮热而咳逆者。

【治】 皆当用小柴胡汤。

【脉】 脉实者，大柴胡汤、大承气汤；脉虚者，桂枝汤。

【病证】 若腹满不通者，当和其胃气。

【治】 少与小承气汤。

【病证】 若潮热下后，大便复硬，用大柴胡汤。若胁肋满而呕。

【治】 小柴胡汤加芒硝。

【病证】 冬阳明发潮热，或脉浮，或盗汗。

【治】 当行黄芩汤。

【脉】 弦浮而大。

【病证】 短气腹满，心胁痛，气不通，鼻干不得汗，嗜卧，身目皆黄，小便难，潮热，时咳嗽，或哕，此少阳中风。

【治】 小柴胡汤。

【脉】 浮滑而长。

【病证】 不恶寒反恶热，手心腋下汗出，胃干燥屎结聚，潮热，大便硬，小便如常，腹满而喘，独语不识人，直视谵语。

【治】 胃实阳盛下之，调胃承气汤。

【脉】 滑疾。

【病证】 阳明病，谵语潮热者。

【治】 小承气汤主之，与一升。腹中转矢气者，勿更与之。明日更不大便，脉反微涩，里虚为难治，更不可下。治潮热用承气，必兼见谵语者，为可施；不谵语者，不可施。转矢气者及不能食者，可施；不转矢气及能食者，不可施。仲景之用承气，兢兢业业如此。

伤寒热多寒少

【病证】 太阳，热多寒少有三证。太阳病八九日，如疟状。

【病证】 若脉浮，热多寒少，或不呕，清便自可，日三发者。

【治】 桂枝麻黄各半汤汗之。

【病证】 若脉都大微弱者，亡阳也，不可发汗。

【治】 桂枝二越婢一汤。

【病证】 若尺脉迟者，血少也。

【治】 小建中加黄芪汤。失血下利，桂枝汤微汗之，少与之。若淋家、衄家不可汗，小柴胡汤解之。

【脉】 沉弱为冷厥，沉滑为热厥。

【病证】 伤寒热多厥少，其病当愈；厥多热少，其病为进。

伤寒寒多热少 通见恶风门

【病证】 寒多热少，不烦躁，手足微厥，为伤寒候。脉反浮缓为中风，是即伤寒见风脉。

【治】 宜大青龙汤。若有汗，《三因》以青龙紧暴，用麻黄桂枝各半汤，亦以有汗故也。盖大青龙汤证，脉似桂枝反无汗，病似麻黄反烦躁，是也。见无汗及烦躁门。详见《活人四十问》。

【病证】 病人寒热而厥，面色不泽，冒昧，而两手忽无脉，或一手无脉者，必是有正汗也，多用绵衣包手足，令温暖。

【治】 急服五味子汤，或兼用麻黄细辛附子汤，晬时必大汗而解之。

仲景一书只有热多寒少之条，无寒多热少之证。朱肱百篇亦然。

伤寒似疟 通见热多寒少门

阳并阴则阴实阳虚，阴盛内寒，阳虚外寒，寒生于内，故内外皆寒。

太阳虚，腰背头项痛。阳明虚，寒慄鼓颔。

少阳虚，身体解㑊，心惕惕然。

三阳俱虚，则阴气盛，骨寒而痛。

阴并阳则阳实阴虚，阳盛外热，阴虚内热，热生于外，故中外皆热。

太阴虚，不能食，善呕，已乃衰。

少阴虚，热多寒少，呕甚，其病难已。

厥阴虚，腰腹痛，小便不利。

三阴俱虚，则阳气胜，热盛悒悒不乐。

【脉】 浮大。

【病证】 伤寒，有太阳证，大汗出，似疟，服桂枝汤。一日再发寒热等者，汗出必解。

【治】 宜桂枝二麻黄一汤。

【病证】 若八九日，热多寒少如疟状，其人不呕，清便欲自可，日三发者。

【治】 麻黄桂枝各半汤。

【脉】 浮虚。

【病证】 阳明证，烦热汗出如疟，日晡发热。

【治】 桂枝汤。脉实者，承气汤。

【病证】 伤寒后不瘥，朝夕如疟。

【治】 知母桂心汤。

【病证】 妇人热入血室，其血必结，使如疟。

杂 病 疟

《素问》云：疟生于风。又云：夏伤于暑，秋必病疟。由脾胃虚而有痰，外冒六淫，阴阳交争，虚实更作也，亦必论三因为治。其发始于毫毛，欠伸寒慄，头与腰脊俱痛，或先寒后热，先热后寒，或热多寒少，寒多热少，或单热、单寒。其发有时者，其邪客于风府，循膂而下，卫气一日一夜必大会，故一日一作，常晏也，为易治。或间日或三日一作，卫气行风府，日下一节，二十日下至尾骶以入脊，内注于伏冲脉，出于缺盆中，其气既上，故病稍早发。其间日发者，由邪气内薄五脏，其气深，其行迟，间日难治，三日尤难愈也。用药当于未发之先，或当日空心服之。既发，则良工不能施巧矣。

《澹寮》云：用药多一冷一热，半熟半生，分利阴阳。

【脉】 浮。

【病症】 风。热多微寒，或单热有汗。

【治】 二香散、苏苓散、五苓散、参苏饮。单热，白虎汤。挟寒，六合散。

【脉】 迟。

【病证】 寒。先伤寒，后伤风，故先寒后热。

【治】《简易》二七枣汤，一用乌，一用附，分风而寒。《澹寮》七枣汤，露冷服。微用十神汤，养胃汤，五积散加草果、良姜，《活人》柴胡加桂汤。甚则挟热，柴胡桂姜汤，《济生》七枣汤、果附汤、吴茱萸散，《简易》冷附汤，《澹寮》二姜散，理中加青皮、草果、半夏、茯苓。

【脉】 虚。

【病证】 暑。烦渴，小便赤。

【治】 黄连香薷散、二香散、苏苓散、五苓散下消暑丸，《济生》加味香薷散，常山饮、草果饮，《济生》清脾汤。

【脉】 洪数。

【病证】 温。先伤风，后伤寒，风为阳，寒为阴，故先热后寒，自汗恶风，烦热头疼。

【治】 加减小柴胡汤、败毒散、白虎加桂枝汤、麻黄羌活散。

【脉】 沉缓。

【病证】 湿。寒热身重，骨酸疼，腹胀，自汗，善呕，汗出后冒雨浴湿。

【治】 挟热，五苓散、除湿汤和黄连薷散亦名二香散，养胃汤、术附汤。

【脉】 弦数。

【病证】 瘅。但热不寒，阴气绝孤，阳气独发，少气烦满，欲呕而渴，伤于暑湿。

【治】 小柴胡汤、白虎加桂汤、大柴胡汤，《济生》清脾汤。

【脉】 疟脉自弦，弦数带滑多热，弦迟多寒。弦小紧者宜下，紧数者发汗，弦迟者宜温，浮大者宜吐。又云：热少寒多脉带迟，寒少热多来滑数。紧数者可汗或针灸，浮大者不可针灸。

【病证】 痰。热多头疼，额陷肉跳，食即吐。

【治】 《三因》清脾汤、四兽饮、二陈汤加柴胡、草果，胜金丸，《澹寮》露姜饮。寒多体虚，生熟附子汤分利，顺元散。

【病证】 牝。寒多微热，或单寒，病以时，阳虚阴盛，多感冷湿。

【治】 养胃汤，四兽饮，《活人》柴胡桂姜汤。

【病证】 瘴。乍寒乍热进退，不服水土。

【治】 交加散、养胃汤、人参散，《简易》七宝饮。汗多热烦，小便赤，呕吐，五苓散下消暑丸。

【病证】 食。即胃疟。六腑无疟，胃有者，饮食伤寒热，善饥减食，胀满，作潮热。

【治】《济生》清脾汤、阿魏红丸子、三棱煎丸，《三因》清脾汤，生胃平胃下胜红丸。通见积聚门。

【病证】 劳。经年不瘥，瘥后再作。远行久立，劳力房室，疟中大忌。

【治】 常山饮、《活人》柴胡桂姜汤、大柴胡鳖甲散。

【病证】 老。数年不瘥，结成癥瘕在腹胁，即名痎疟。痎，久也。

【治】 老疟饮、四兽饮、二陈汤，热多加柴胡，寒多加草果。《济生》鳖甲饮子，《百一选》碧霞丹。

【病证】 痢。脾胃虚停痰为疟，脾胃虚受积为痢，六淫合病。

【治】 败毒散下香连丸。挟热多，三黄汤，山栀、豆豉，《济生》清脾汤，妙。

【病证】 虚。小便数，饮食少。

【治】 虚劳，养荣汤，《乐令》建中汤，参附汤，果附汤，黑锡丹，《济生》七枣汤，朴附汤，《澹寮》分利顺元散，灸膏肓、三椎骨。

【病证】 独寒。肾受邪，骨髓留冷，或仆厥撼腋不醒。

【治】《澹寮》四持军饮加减、七枣汤、生熟附子汤、黑锡丹、火轮丸、三建汤。轻则干姜散。

【病证】 脾虚。四肢弱，面黄嗜冷。

【治】《简易集》草果饮子、四兽饮、参附正气散、草果饮。脾寒，附子理中加草果、半夏，《济生》七枣汤、对金饮子。

【病证】 疫。寒热，长幼传染，以岁运推之。

【治】 十味正气散，交加散，《全生》吴茱散。

【病证】 鬼。寒热日作，梦寐不祥生恐怖。

【治】 辟邪丹，鬼哭丹。又，烧人场土作丸，夜半塞耳中，男左女右。《百一选》辰砂阿魏丸，《全生》朱硫散。

【病证】 服药。如服乌、附、丹毒、寒食散等，留毒脏腑。

【治】 三黄汤。

【病证】 妇人胎前。止治其半，产后即自安。

【治】 寒，草果饮，草果平胃，米煎。热，茯苓、半夏、竹茹、青蒿、人参、枳壳、甘草，姜、枣煎。

【病证】 妇人产后。

【治】 芎归汤二小柴胡汤一，和姜、枣煎。又，四物汤加柴胡、白术、牡蛎，增损四物汤。

【病证】 妇人血虚。

【治】 四物汤加柴胡、半夏、草果。又，香苏散加芎归逍遥散。

东南滨海，海风无常，所食鱼盐，人多停饮，故风疟、食疟所由以盛，乌头、草果、陈皮、半夏，施得其宜。西北高旷，降冬则水冰地烈，盛夏则砾石流金，人多中寒伏暑，故多暑疟、寒疟，柴胡、恒山故应合用。东南西北，往来其间，病在未分之际，可与藿香正气散、草果饮，是犹养胃汤也。

治北方疟，以马鞭草茎叶，煎一盏，露一夕，早服。寒多，加姜汁。

灸法 不问男女，于大椎中第一骨节尽处，先针，后灸三七壮，立效。或灸第三骨节尽处亦可。又，灸百会三壮佳。弱者，灸膏肓。又，男左女右取掌中指，从指末则下至寸口相对第二纹，却以则子于颈高，椎骨第三节骨上直下尽处，于发时灸三壮或七壮，名心坎穴。

治久疟，脾胃日衰，**生熟饮**。用

肉豆蔻　草果各二个，一生一熟，煨　厚朴二片，一片姜汁制，一片生用　又甘草二寸，半生半炙　生姜二寸，栗子大，一煨一生

合作一处，锉散，分作二服，水一盏半，煎八分，发日更初进二服，忌荤腥。未效，用附子七枣汤，或人参建中汤，不用姜枣煎，只作生料，添草果，大瓦铫多煎，日饮数盏，以敌诸疟，奏功甚多。

又，屈第五指下三节成纹侧外向纹曲尽处，灸三壮，男左女右，当发日早灸。

川僧秘授**常山饮**　劳疟、老人皆可服。

常山　木通　秦艽　川山甲醋炙，各一分　辰砂半字，别研　甘草炙，一分

并为粗末，水二盏，乌梅、枣子各七个，煎减半，再入酒一盏，煎至一盏，去滓，发日更早先刮起底下辰砂食，次剥枣子数个，却服药，效《续易简》。

伤寒渴 附烦渴引饮

伤寒渴者，里有热也。邪气自表传里，三阳先受病，为邪在表而犹未作热，故不言渴。至邪气传三阴，入里四五六日，津液为热所搏，渐耗而干，故口燥舌干而渴。六七日传厥阴，为消渴，为里热极矣，饮水多而小便少者是也，故言渴欲饮水。为欲愈者，以其传经已尽故也。所谓少少与之，不可多与之，勿多与也，与之常令不足，勿极意也。盖深戒饮水过多，变生诸证。若喘，咳，噎，哕，干呕，肿满，下利，小便不利、数者，皆由饮水过伤也。

脉浮而渴，属太阳。渴而有汗，属阳明。自利而渴，属少阴。

【病证】太阳病渴，表不解，心下有水气而渴。

【治】小青龙去半夏加瓜蒌根。盖半夏辛温燥津液，瓜蒌苦微寒，润枯燥也。

【脉】洪大。

【病证】服桂枝，大汗出后，大渴，里有热也。

【治】白虎加人参、瓜蒌。

【脉】浮。

【病证】发热恶风而渴，或小便不利，微热而渴，或汗多而渴，或发汗大汗出，烦躁不得眠而渴，痞不解而渴。

【治】并五苓散。寸脉数，手心热，烦渴而吐，以有热在胃脘，亦用之。

【病证】伤寒四五日，身热恶风，胁下满，手足温，项强而渴。

【治】小柴胡去半夏，加人参、栝蒌。

【脉】浮数。

【病证】风温证，身体灼而热。

【治】瓜蒌根汤，知母干葛汤。

【脉】浮。

【病证】发热无汗而渴，此表未解，不可服白虎汤。

【治】薏苡小青龙汤、小柴胡汤。

【脉】浮数。

【病证】太阳病，发热，不恶寒而渴，为温病。若发汗后，身体灼热，为风温。

【治】属葳蕤汤。

【脉】或浮，或沉。

【病证】伤寒引饮，下焦有热，小便不通或发热。

【治】脉浮，五苓散，有桂也。脉沉，猪苓汤。

【脉】浮滑。

【病证】阳明病渴，汗出多而渴，胃燥也，不可服五苓散。

【治】 白虎人参汤。无大热，渴烦，背微寒亦用。

【病证】 若虚老人。

【治】 春秋月可用竹叶石膏汤，仍可薏苡竹叶汤。

【病证】 若汗少，小便不利，脉浮而渴。

【治】 可用五苓散。

【脉】 浮。

【病证】 但头汗出，小便不利，渴欲饮水，身必发黄。

【治】 茵陈汤，小柴胡去半夏加人参、瓜蒌仁。发热，猪苓汤。

【病证】 少阳病渴，胁下硬，不大便而呕，舌上白苔而渴。

【治】 小柴胡去半夏加人参瓜蒌汤。

【病证】 伤寒五六日，汗后、下后，胸胁满，小便不利，渴而不呕，头汗出，往来寒热，心烦，此表未解。

【治】 柴胡桂枝干姜汤。

【脉】 细沉数。

【病证】 始得病，外证或腹满咽干，或口燥舌干而渴，为属里，下之愈。若无此证，但发热，脉沉，误下则必死。

【治】 用麻黄附子甘草汤，或麻黄细辛附子汤小发汗。

【病证】 伤风发热，六七日不解而烦，有表里证，渴欲饮水即吐。

【治】 五苓散。

【脉】 沉滑。

【病证】 热实结胸，心胸烦躁懊侬，舌燥渴。

【治】 大陷胸丸。阳毒躁盛大渴，黑奴丸。

【病证】 发汗后，衄而渴，心烦，饮则吐水。

【治】 先服五苓散，次服竹叶汤。

【病证】 自利，若呕与发热，发渴，猪苓汤。先渴却呕，为水在膈。

【治】 赤茯苓汤。

【病证】 少阴病渴，自利而渴，属少阴，伤寒热入脏，流于少阴肾。

【治】 猪苓汤。一云自利而渴，白通汤加猪胆。

【病证】 经肾恶燥，故渴而引饮，下利，不得眠，咳而呕渴。

【治】 猪苓真武汤，四逆加人参汤。此脉必沉紧。

【病证】 下利，欲饮水者，有热也，白头翁汤。若口燥咽干而渴。

【治】 可急下之。

【病证】 心烦但欲寐，或自利而渴，属少阴。

【治】 理中汤。

【病证】 有渴而停饮者，有燥而烦渴者，亦少阴也。

【治】 五苓散。

【病证】 厥阴病，主消渴，气上冲，心中疼热不食，食则吐蚘，下之。利不止，阴盛阳绝，为阴毒。

【治】 桂枝、甘草、干姜、附子之类以复其阳。

【病证】 无汗，渴而剧饮停水，心下满结，喘，死甚多。

【治】 五苓散，陷胸丸。

【病证】 中暑证。太阳中热者，暍是也，自汗出，恶寒，身热而渴。

【治】 白虎汤。

【病证】 夏至以前，烦渴发热，不恶寒，与虚烦者。

【治】 并竹叶石膏汤。

【病证】 中暑伏热深，发渴引饮无度。

【治】 五苓散，酒蒸黄连丸。

【脉】 沉细而疾。

【病证】 手足逆冷，脐腹筑痛，咽喉疼，呕吐下利，身痛，冷汗烦渴。

【治】 阴毒甘草汤，附子正丸，回阳退阴等汤。

【脉】 寸大尺小。

【病证】 此肾虚凶冷伤脾，或头疼，额上、手背冷汗不止，精神恍惚。

【治】 散可选用熨葱灼艾，得汗解。

杂病痟渴

坎☵，乾水也，气也，即小而井，大而海也。兑☱，坤水也，形也，即微而露，大而雨也。一阳下陷于二阴为坎，坎以气潜行乎万物之中，为受命之根本，故润万物莫如水。一阴上彻于二阳为兑，兑以形普，施于万物之上，为滋生之利泽，故说万物者，莫说乎泽。明此二水，以悟痟渴、痟中、痟肾三痟之义，治之而兼明导引之说。又有水火者焉，三焦为无形之火，内热铄而津液枯，以五行有形之水制之者，兑泽也，权可也。吾身自有上池真水，亦气也，亦无形也，天一之所生也。以无形之水，沃无形之火，又常而可久者，是为真。水火升降既济，而自不渴矣。

忌酒色、热面、咸物、豚鱼、葱蒜、炙煿。

【脉】 心脉多浮，肾脉多弱。《经》云：阴不足，阳有余，则为热中，即消中。又云：脉实则消而不渴，小便自利。又云：脉软散，当消渴，气实血虚也。脉数大生，虚小死。又云：沉小生，实牢大者死。

【病证】 痟渴。热在上焦，病在标也。心虚烦躁，舌赤唇红，引饮，小便数。心火内盛，留于分肉，为痈肿。

【治】 清心莲子饮，《简易》天花丸、地黄饮子、蒌连丸、瓜莲丸，《集成》朱砂黄连丸，《三因》真珠丸。发痈，黄芪六一汤加黄芪、附子冷服。

【病证】 痟中。热蓄中焦，病在水谷之海。脾虚阳伏，消谷善饥，食饮倍常，饮冷，小便数，色白味甜。脾土虚，肾水溢，为浮肿。

【治】《仁斋》集钱氏白术散，《简易》救生丸、瓜蒌散，《集成》五味乌梅汤、茯苓丸。

【病证】 痟肾。热伏下焦，病在本也。肾虚精竭，引水一斗，小便反倍，味甘而不臊。肾水不升，阴强失精。

【治】 水火不交，熏蒸于肺，金燥水枯，玄菟丹、八味丸、黄芪六一汤下八味安肾丸，《三因》苁蓉丸、鹿茸丸、黄连猪肚丸，《济生》肾气丸、荠苨丸，《简易》救活丸。

【病证】 膈痟。暑入心，心旺不受邪，移于肺，肺叶焦，真液枯而饮水。

【治】 五苓散，《三因》六神汤、冷参汤下玉壶丸、玉露丸。

【病证】 寒暑之交。气壅鼻塞声重，咽干烦渴，二府癃闭。

【治】《简易》七宝洗心散。

【病证】 饮食无度。炙热物多，热蓄胃，烦渴。

【治】 三黄汤，《三因》真珠丸、独连汤、升麻汤加大黄、干葛、豆豉，《简易》龙脑饮子、桔枸子煎汤调麝香当门子。

【病证】 服丹石毒。

【治】 三黄汤下之。荠苨甜梗也，葛粉黑豆主之。

【病证】 产褥。血虚所致。

【治】 四物汤加人参、五味子、黄芪、麦门冬、甘草。

治强中，兴盛不交，精液自流，消渴之后，多作痈疽，及服丹石所致。

荠苨　大豆去皮　茯神去木　磁石煅极细　玄参　瓜蒌根　石斛　地骨皮去木，酒蒸　熟地黄　鹿角各一两　沉香生用　罗参各半两

为末，猪肾一双，蒸烂杵丸，加少炼蜜，梧桐子大，每服七十丸，空心盐汤下。

下虚上热而渴。

菝葜根，每服一两，水二盏半，煎减半，日三服。渴减，只二服。

又，缫丝汤，放冷服三碗良。稈灰汁亦佳，食时勿令病人知之。五月蚕沙煎汤，放冷服，尤效。

《选奇》神授丸

密佗僧二两，研　黄连一两

为末，汤浸蒸饼为丸，梧桐子大，每服五丸，日加五丸至三十丸，服药后，以见水恶心为度，即不须服，不过五六服即效。若恶心时，以干物压之，旬日后自定，奇甚奇甚。

脾约，小便数而渴，脉浮涩，而大便难，属麻仁丸。

肾虚消渴，书洪范言：稼穑作甘，故饮食味甜，流入膀胱。若腰肾气盛，则上蒸下入骨髓为膏，血余则为小便而黄，其气臊者，五脏之气咸润则下味也。腰肾气虚不能蒸谷气，则下为小便而清，皆精气不实也。且肺为五脏华盖，若下有煖气则肺润，若下冷阳气不升，故肺干而渴，仲景用肾气八味丸。渴与脚气同为肾虚，脚气发于春夏，阳气上壅故疾作，宣疾愈。消渴发于秋冬，阳气下，故宣疾发，壅疾愈也。审此二者，疾可愈也。

伤寒虚烦　烦躁 烦剧 心烦 附见 烦渴、烦热见各门

《素问》云：阳虚则外寒，阴虚则内热，阳盛则外热，阴盛则内寒。今虚烦者，阴虚生内热也。伤寒止言烦者，表热也。及其邪热传里，故有不经汗、下、吐而心胸烦者，有汗、下、吐后而心胸烦者，有虚烦者。三者要观所从来，审其虚实为治。

不经汗、下、吐而烦，是传经之热不作膈实者，心烦善呕，或胸中烦而不呕者，小柴胡汤主之。少阴病二三日，心中

烦不得卧者，黄连阿胶汤主之。少阴病，胸满心烦者，猪肤汤主之。是皆和解而彻热者也。

因汗、下、吐后而烦，是内陷之烦。吐、下后虚烦不得眠，剧者反覆颠倒，心中懊侬者，栀子豉汤主之；若少气者，栀子甘草豉汤；若呕者，栀子生姜豉汤。心烦腹满，卧起不安，栀子厚朴汤。丸药大下后，身热不去，微烦，栀子干姜汤。是皆取其吐而涌其热也。仲景云：病人旧微溏者，不可与栀子汤。

虚烦之状，心中温温欲呕吐而无奈，非吐则不能已。若吐、下、汗后更烦，心下濡者，邪气乘虚而入，则为虚烦，与栀子豉汤，是吐剂之轻者。若不因吐、下、汗，脉乍结，心满而烦，饥不能食，是邪气结于胸中，则为膈实，与瓜蒂散，是吐剂之重者。又阳明不吐不下，心先烦者，是烦之实者，与调胃承气汤下之。伤寒二三日，心下先悸而烦者，是烦之虚者，与小建中汤补之。少阳之邪入腑者，烦而悸，则为热也。大抵先悸而烦为虚，先烦而悸为热。《经》曰：治必先求其本也。伤寒，太阳少阴二经为表里，烦躁独多。巢氏云：心烦不得眠者，心热也。但虚烦不得眠者，胆冷也。

【脉】 浮紧。

【病证】 发热恶风，烦躁，手足温，为中风候。而脉浮紧，是中风见寒脉，若脉紧不烦躁，为麻黄证。今又加烦躁，以中风并伤寒俱盛。故用

【治】 大青龙汤，以有烦躁一证，故可用。不审误用之，则发汗多杀人。脉微，自汗恶风，不可服。《三因》谓青龙紧暴，以麻黄多用，不若麻黄桂枝各半汤。

【脉】 浮缓。

【病证】 伤风，自汗体热，头疼恶风，热多寒少，面光烦躁。

【治】 桂枝汤。轻者柴胡桂枝汤，或败毒散、独活散。

【病证】 若脉紧，必无汗，惟濡而紧，却自汗，不可用桂枝。

【治】 当用小建中汤。

【脉】 涩。

【病证】 伤寒当汗不汗，烦躁，不知痛处，其人短气。

【治】 更以麻黄汤发其汗。

【脉】 浮细。

【病证】 虚烦热，与伤寒相似，然不恶寒，身不疼，知非伤寒，不可汗；头不疼，脉不紧，知非里实，不可下。

【治】 当与竹叶汤。盖有热不可大攻，热去则寒起矣。若呕，用橘皮汤一剂。

【脉】 沉细。

【病证】 太阳病，咽干烦躁，厥逆呕吐。

【治】 甘草干姜汤以复其阳。

【脉】 沉滑。

【病证】 太阳证，渴而烦躁，能饮水，或大汗出，不得眠，或发汗后，微热消渴，小便不利，胃中干，少与水，令胃和则愈。

【治】 五苓散，或陷胸丸。

【病证】 伤寒五六日，已汗下，胸胁满结，小便不利，渴而不呕，头汗出，往来寒热，心烦，此表未解。

【治】 柴胡桂枝干姜汤。

【病证】 动气在腹右，不可发汗，汗则衄而渴，心烦，饮则吐水。

【治】 先服五苓散一二服，次第服竹叶汤。

【脉】 洪实或滑促。

【病证】 阳毒发躁，狂走妄言，面赤咽干痛，身斑，下利赤黄。

【治】 苦参葶苈苦酒复其阴，汗则解，升麻汤、大黄散、栀子仁汤。

【脉】 沉伏而滑，里有热。

【病证】 畏寒，或饮水，或扬手掷足，烦躁不得眠，大便秘，小便赤，外证多昏，此热厥也。

【治】 白虎汤，承气汤，随证用之。

【病证】 中风发散，六七日而烦渴，小便赤涩，或汗多，或呕吐，不伏水土，或手心热，烦渴而吐。

【治】 五苓散。

【病证】 身热不饮水，为表热；口燥烦渴，为里热。

【治】 表有热者，小柴胡汤加桂。里有热者，白虎汤加人参。

【病证】 伤寒无大热，口燥渴烦，背微寒，脾脏有热。

【治】 白虎加人参汤。

【病证】 太阳证，服桂枝大汗出后，大渴。

【治】 白虎加人参瓜蒌根。

【脉】 微细沉迟。

【病证】 贼风入脏，少阴证，心烦但欲寐，或自利而渴，欲吐不吐。

【治】 理中汤，干姜甘草汤，四逆汤。

【脉】 细而沉疾。

【病证】 阴盛隔阳，身冷烦躁而不饮水。

【治】 霹雳散，汗出瘥。或火焰散、丹砂丸。

【脉】 浮弦。

【病证】 少阴中风，耳聋目赤，胸满而烦。

【脉】 沉细而弦疾。

【病证】 阴毒误服凉药，渴躁转甚，若渐深，四肢逆冷，腹痛，咽喉不利，心腹结满，躁渴，虚汗不止。

【治】 正阳散、肉桂散、白术散等辛热之药，得汗则解。若用辛热药，阳气乍复，却烦躁甚，但渐减热药，再与返阴丹即定。

【脉】 沉微。

【病证】 身微热，烦躁面赤，或欲坐井中，阴证也。微热为里实，烦躁为阴盛，面戴阳为下虚，此名阴躁。

【治】 四逆汤加葱白。

【脉】 沉紧。

【病证】 少阴汗多不止，必恶风，烦躁不得眠。

【治】 先服防风白术牡蛎散，次服小建中汤。

【脉】 沉滑。

【病证】 热实证，胸中烦躁，心下懊侬，舌上燥渴，结胸。

【治】 大陷胸丸。

【病证】 伤寒吐下后，心烦乏气，昼夜不得眠。

【治】 酸枣汤。

【病证】 烦躁惊狂，卧起不安，此以火迫劫出汗，或熨火而成火邪。

【治】 桂枝去芍药加蜀漆牡蛎龙骨救逆汤，桂枝甘草龙骨牡蛎汤。

【病证】 阳明病，不大便，有燥屎，烦躁脐痛，或汗后谵语。

【治】 承气汤。

【病证】 有病已瘥，尚微烦，必大便硬，若小便少，则津液当还入胃。

【治】 又不必攻，或用小柴胡通其津，不中，却以承气汤。

【脉】 弱。

【病证】 太阳病，汗吐下后，无太阳柴胡证，烦躁，心下硬，小便利，屎定硬。

【治】 小承气汤微利之。

【脉】 寸关浮数，身热而烦，属太阳。

【病证】 太阳证，自汗心烦，若小便数，不可用桂枝表散。伤风发热，五六日不解而烦，欲饮水而吐，有表里证。

【治】 五苓散。

【病证】 伤寒无热，但狂言，烦躁不安。

【治】 五苓散二大钱，服后饮井水一升，以指刺喉，吐之即愈。

【脉】 尺寸俱沉，手足厥冷，自利而烦，属少阴。

【病证】 少阴证，心烦胸满不得眠，已见前。或吐利，手足逆冷，烦欲死。

【治】 吴茱萸汤。

【病证】 若下利六七日，咳而呕，渴，烦不得眠，猪苓汤。下利咽痛而烦满。

【治】 仍用前猪肤汤。

【病证】 少阴病，恶寒而踡，时时自烦，欲去衣。

【治】 大柴胡汤下之。

【脉】 沉微。

【病证】 下后发汗，昼烦躁不得眠，夜则安静，不呕不渴。

【治】 干姜附子汤。

【脉】 沉微。

【病证】下后病不解，烦躁者；或汗后太阳病。

【治】 茯苓四逆汤。

【病证】 伤寒发厥至七八日，肤冷而躁无时，暂安，为脏厥。

【治】 此为难治。

【脉】 微弱而虚。

【病证】 中暑，背寒面垢，手足微冷，烦渴口燥，四肢不重痛。

【治】 白虎汤。

【脉】 人迎虚弱。

【病证】 中暑，背寒面垢，头疼恶心，烦躁，心下不快。

【治】 五苓散。

【病证】 中暑吐利，手足逆厥，烦躁。

【治】 香薷散。

【病证】 中湿，其风多为烦，剧为流注，为拘急。

【治】 非麻黄、薏苡、乌头不能散之，防己黄芪汤，麻黄加术汤。

【病证】 风温证，头疼身热，自汗不解，发汗即谵语，烦躁不得眠。

【治】 不可再汗，葳蕤汤。

【病证】 少阴病，脉已解，而反发烦者，病新瘥，强与谷，脾胃气弱，不能消损谷，即愈。

【脉】 微细而沉。

【病证】 少阴病，但欲卧，汗出不烦，欲吐五六日，自利后，烦躁不得卧者死。

【病证】 发汗后，下之，脉平小烦，此新虚不胜谷气故也。

伤寒懊憹者，愦郁不舒畅，比与烦闷而甚者也。由下后表阳乘虚内陷，郁而不发，结伏心胸中。《经》曰：表未解，反下之，胃虚，客气动膈而然。治法，或吐之，或下之。若汗、吐、下后，虚烦不得眠，剧者必反覆颠倒，心中懊憹，与阳明病下之，其外有热，手足温而不结胸，心中懊憹，饥不能食，但头汗出二证，为邪热结于胸中，以栀子豉汤吐之，以涌其结热也。若阳明病下之，心中懊憹而烦，胃中有燥屎者，与阳明病无汗，小便不利，心中懊憹者，必发黄二证，为邪热结于胸中，以大承气汤、茵陈汤攻之，涤其内热也。

杂病虚烦

伤寒及大病后虚烦之证，却无霍乱，如虚劳之人，肾水枯竭，心火内蒸，其烦必躁，吐泻之后，津液枯竭，烦而有渴。治法宜平和之药，清心实下，未可峻补。若妇人产后去血过多，虚烦发热，各以类求。

【脉】 阳细阴浮大。

【病证】 摄养乖违。阳虚阴盛，小便多，自汗。

【治】 酸枣仁汤、宁志膏、独参汤、养荣汤加枣仁。

【病证】 摄养乖违。阴虚阳盛，面赤而渴。

【治】 独连汤，《济生》小草汤、竹叶汤，《三因》橘皮汤、竹茹汤。

【病证】 虚劳久病，心火内蒸，三焦不和，或服热药。

【治】 温胆汤加枣仁，《济生》地仙散、小草汤。

【病证】 伤寒大病后。

【治】 温胆汤加枣仁，《济生》竹叶汤、地仙散，《局方》石膏汤，《三因》橘皮汤。汗下后，竹叶汤，清心莲子饮。

【病证】 妇人产后，血液既散，心神不守。

【治】 芎归人参茯苓酸枣仁汤。

【病证】 疹痢后，血液皆散，心神不守，危矣。

【治】 猛进独参汤。

伤寒振 附战慄

伤寒振者，寒耸振动也，皆责为虚寒。振近于战而轻。战为正与邪争，争则鼓慄而战；振但虚而不争，止于耸动耳。下后复发汗，必振寒者，此表里俱虚也。亡血家发汗，则寒慄而振者，血气俱虚也，但止振耸而已。

若吐下后，心逆满，气冲胸，头眩，发汗则动经，身为摇振者，茯苓桂枝白术甘草汤主之。

太阳病，发汗不解，仍发热，心悸头眩，身瞤动，振振欲擗地者，真武汤主之。二汤温经益阳之效也。

伤寒战慄者，战者身动，慄者心战，内外不同，皆阴阳之争也。伤寒欲解，将汗之时，正气内实，邪不能争，则即汗出而不战。邪气欲出，其人本虚，邪与正争，微则振，甚则战，战已正胜而解矣。邪气外与正气争为战，战则愈者也。邪气内与正气争为慄，慄则甚也。战者正气胜，慄者邪气胜。伤寒六七日欲解，当解而汗出。其有但心慄鼓颔，身不战者，已而遂成寒逆，多不得解。盖阴气内盛，正气大虚，不能胜邪，非刚剂灼艾不可也。

永类钤方卷第六

碧山　李仲南集成
青原　孙允贤校定

伤寒自汗 附盗汗 头汗 手足汗 无汗

心之所藏在内者为血，发于外者为汗，盖汗乃心之液。自汗之证，皆由心肾俱虚所致。阴虚阳必凑，发热而自汗；阳虚阴必乘，发厥而自汗，此阴阳偏胜致之。伤寒有自汗者，邪气干卫气，不因发散，无问昏醒，浸浸自出；有盗汗者，谓不睡则不出，方睡则凑出，觉而又不出也。杂病中盗汗，责其阳虚。伤寒盗汗，非若杂病之虚，是由邪气在半表半里使之然也。此邪气侵行于里，外连表邪，及睡则卫气行于里，乘表中阳气不致，津液得泄，故但睡而汗出，觉而气散于表而汗止矣，悉当和解而已。有手足汗出者，胃主四肢，阳明之证也，阳经邪热传并阳明，阳明为津液之主，病则自汗出。有头汗出者，亦属阳明，盖邪搏诸阳，津液上蒸，见于头也。以实表活血清利为先。

风邪干卫，发热，自汗出，此卫不和。

寒邪止伤荣，故无汗。及其传里为热，亦自汗也。

暑邪干卫，太阳中暍，汗出恶寒，身热而渴。

湿邪干卫，汗多而濡，此其风湿甚者。

伤寒有汗者九证

【证】 卫气不和自汗。太阳病，发热汗出，此荣弱卫强，卫不和。

【治】 欲救其邪，用桂枝汤。自汗而烦不可服。

【脉】 浮缓。

【病证】 伤风自汗。太阳病，发热，汗出恶风，为中风。

【治】 桂枝汤。脉弱而烦不可服。

【病证】 太阳病，项背强几几，反汗出恶风。

【治】 桂枝加干葛汤。

【病证】 汗出而渴，五苓散。汗出不渴。

【治】 茯苓甘草汤。

【病证】 自汗不止，恶风，四肢拘急，足屈难伸，小便难。

【治】 桂枝汤加附子。

【病证】 自汗，小便数，不可用桂枝汤加附子。

【治】 宜芍药甘草汤。

【脉】 浮。

【病证】 自汗，小便数，或渴，误用桂枝附子攻表，即咽干烦躁，厥逆呕吐。

【治】 甘草干姜汤以复其阳。若厥逆呕吐愈，足温，更与芍药甘草汤，脚即伸矣。此药补虚退热，通治误服桂枝，证犹存者。

【病证】 自汗，膈不利，汗下后微喘，表尚未解。

【治】 桂枝加厚朴杏仁汤微汗解。

【病证】 发热汗出，复恶寒，不呕，但心下痞，医下之者，或心下痞，复恶寒汗出者，为表虚。

【治】 附子泻心汤。

【病证】 发热汗出，复恶寒，不呕，但心下痞者，为表实。

【治】 五苓散。若阳明汗多，虽渴，不可与。

【病证】 发汗，大汗出，胃干，烦躁不得眠，欲饮水。

【治】 但少与之，胃和即自愈。

【脉】 太阳过日，多脉实，不可汗。

【病证】 发热，汗出不解，心中痞硬，呕吐下利。

【治】 大柴胡汤。又云：阳明病汗多者，急以下之。

【脉】 实。脉实不可汗。

【病证】 阳明病，自汗，不恶寒反恶热，濈濈汗自出，若汗多则胃燥而渴，或大便秘，潮热，不可与五苓散。或发热而谵语，急下之。

【治】 大柴胡汤、调胃承气汤。《外台》承气汤无芒硝，尤稳。

【病证】 阳明病，自汗，小便应少，而小便自利，不可下，汗之即死。

【治】 宜蜜导法，若土瓜根、大猪胆汁皆可导。

【脉】 迟。

【病证】 若汗出多，微恶寒，表未解。

【治】 宜桂枝汤小汗之。

【脉】 浮。

【病证】 阳明病，法多汗，若无汗而喘，发汗则愈。

【治】 宜麻黄汤。

【脉】 浮紧。

【病证】 冬月阳明病，潮热发作有时，但脉浮者，必盗汗。

【治】 黄芩汤。

【脉】 阴阳俱浮。

【病证】 风温自汗。太阳证头疼身热，自汗不解，身重喘息，多睡必鼾，语言难。治在少阴厥阴，不可汗，汗则谵语，烦躁不卧，惊痫自乱。

【治】 葳蕤汤。

【脉】 微弱而虚。

【病证】 中暑自汗。太阳中热者，暍，若汗出恶寒，身热而渴，或手足冷，四肢倦怠而不痛重。

【治】 白虎汤。

【病证】 中湿自汗。汗出不止，肾主湿，故知汗出不可止。

【病证】 亡阳自汗。太阳病，发汗多，遂漏不止，其人恶风，当温其经，表虚。

【治】 桂枝加附子汤。

【脉】 尺寸紧或缓而欲绝。

【病证】 伤寒。汗出亡阳，此属少阴，当咽痛吐利，其人热不去，内拘急，四肢疼，厥逆而恶寒。

【治】 四逆汤。汗多，更以温粉扑之。

【病证】 若汗多不止，必恶风，烦躁不得卧。

【治】 先服防风白术牡蛎汤，次服小建中汤。

【脉】 沉细。

【病证】 柔痓自汗。太阳病与伤寒相似，摇头口噤背反张，发痫之状，有汗出而不恶寒。

【治】 桂枝加葛根汤，小续命汤去麻黄加葛根。

【病证】 霍乱自汗。吐利，汗出发热，四肢拘急，手足厥逆。

【治】 四逆汤。

【病证】 三阳合病，汗后谵语，下之则额上汗，手足厥冷，若自汗。

【治】 白虎加人参汤。

【脉】 沉弦。

【病证】 身凉汗出，心胁下硬痛，或干呕，头疼短气，此表解里未和，尚有水。

【治】 十枣汤。

【脉】 沉缓欲绝。

【病证】 阴毒证，冷汗出，手足逆冷，脐腹筑痛，咽疼，呕吐下利，烦渴，身如被杖。

【治】 四逆汤等辛热之药。

【病证】 病人腹间有动气，不可汗，发汗则头眩，汗不止，筋惕肉瞤，为逆，难治。

【治】 先服防风白术牡蛎汤。汗止，服建中汤。

【病证】 中脘有痰，令憎寒发热，恶风自汗，胸满气冲不得息，头不疼，项不强，有似伤寒。

【治】 前胡半夏汤、金沸草散、大半夏汤。

【脉】 细或沉。

【病证】 伤寒五六日，头汗出，微恶寒，手足冷，心下满，不食，大便硬，为阳微结，有表复有里，脉虽沉紧，不得为少阴病。

【治】 小柴胡汤。

【病证】 伤寒五六日，已汗、下，胸胁满微结，小便不利，渴而不呕，但头汗出，往来寒热，心烦者，此表未解也。

【治】 柴胡桂枝干姜汤。

【病证】 若但头汗出，身无汗，齐颈而还，小便不利，渴引水浆，此瘀热在里，身必发黄。

【治】 五苓散、茵陈散、小柴胡去半夏加人参瓜蒌根。

【病证】 阳明病，下之，其外有热，手足温，不结胸，心中懊侬不食，头汗出。

【治】 栀子豉汤。

【病证】 若心下紧满，无大热，头汗出者，此水结在胸胁。

【治】 小半夏加茯苓汤。

【病证】 阳明病，下血谵语者，此热入血室，但头汗出者。

【治】 刺期门，随其实而泻之，濈然汗出则愈。

【病证】 若汗出谵语，有燥屎也。

【治】 过经乃可下之。下之早，语言必乱，表实里虚故也。

【脉】 沉伏而滑。

【病证】 头汗证，有热厥，盖下证悉具。见四逆者，是失下后，气血不通，四肢便厥，医不识，便疑是阴厥，误用热药。大抵热厥脉沉伏而滑，头上有汗，手虽冷，时复指爪温，手足掌心必温，非正厥逆也，当消息之。

【治】 承气汤。诸手足逆冷，皆属厥阴，不可汗、下，此则仲景所谓"厥深热亦深"。应下之，若反发汗，必口伤烂赤。

【脉】 浮缓或紧急。

【病证】 衄家不可汗，汗出额上陷，直视不能眴，不得眠。汗而衄，脉尚浮缓者。

【治】 桂枝汤。

【病证】 手足汗出，为热聚于胃，津液旁达也，大便必硬，或谵语。

【治】 下之愈。

【病证】 若阳明中寒，不能食，小便不利，手足汗出，作痼瘕，大便初硬后溏，知胃冷，水谷不别故也。

【治】 不可下者。

阴阳争则战，邪气将出。邪与正争，其人本虚而战，正气胜则战，战已复热，而为汗解矣。

伤寒无汗者七证

太阳伤寒、刚痉病、太阴病、少阴病、厥阴病、冬阳明病、阴阳病。仲景云：阴不得有汗。

寒邪中荣，腠理致密，津液内渗或水饮内蓄，与亡阳久虚，皆无汗。

寒邪在表而无汗者。《经》云：太阳病，恶风，无汗而喘；及脉浮紧，无汗发热；及不出汗而烦躁。阳明病，反无汗而小便利，二三日，呕而咳，手足厥，苦头痛鼻干，不得汗，脉浮，无汗而喘，与其刚痉无汗是也。

邪气行于里而无汗者。《经》云：阳明无汗，小便不利，心中懊侬，身必发黄；及伤寒，发热无汗，渴欲饮水，无表证者，白虎加人参汤，与三阴为病不得有汗是也。

水饮内蓄而无汗者。《经》云：服桂枝汤，或下之，仍头痛项强，发热无汗，心下满微痛，小便不利，桂枝去桂加茯苓白术汤。是津液内渗，其阳虚而无汗也。

阳虚无汗者。诸阳为津液之主，阳虚则津液少。《经》云：脉浮而迟，迟为无阳，不能作汗，其身必痒。阳明病，反无汗，身如虫行皮中之状，此久虚故也，用术附汤、建中汤温中。

或当汗而不汗，服汤至三剂而不得汗者，死病也。

或热病，脉躁盛而不得汗者。黄帝谓：阳脉之极也，死。此二者为真病不治。

杂病自汗

汗者，元气至阳之液也。

《明理论》曰：杂病中，盗汗多责其阳虚。阴虚阳必凑，故发热自汗；阳虚阴必乘，故发厥自汗，心肾俱虚以得之。无问昏醒，浸浸自出，名曰自汗。睡着汗出，即名盗汗，心虚所致。劳役因动汗出，非自汗也。内因之脉多微而涩，涩而虚，虚而弱。治之敛心气，益肾水，升降水火，汗自止。

《夷坚志》：有僧苦汗二十年，用桑叶一味，带露采摘，焙干为末，空心米饮调二钱收效。冬月干落者亦可，但力轻耳。

【脉】 浮。

【病证】 风。恶风，发汗不止，为漏风。

【治】 桂枝汤，汗不止加熟附子。《局方》麦煎散，《澹寮》抚芎汤。

【脉】 虚。

【病证】 暑。烦渴。

【治】《济生》消暑丸。《究原》玉屏风散，治腠理不密。

【脉】 细。

【病证】 湿。体重。

【治】 防己黄芪汤，《济生》术附汤。

【病证】 喜怒惊恐。阴阳偏虚或发厥。

【治】《局方》正元散，《济生》加减黄芪汤，甚则三建汤加芪、桂。通见心疾门。

【脉】 阳虚寸弱。

【病证】 房室虚劳。

【治】 黄芪汤，《局方》牡蛎散、黄芪建中汤，《济生》芪附汤、实表散。

【病证】 疬节肠痈。

【治】 十宣散、附子建中汤。

【病证】 产褥。

【治】《局方》当归黄芪汤，《济生》济危上丹、当归羊肉汤。

伤寒怔忡

太阳便利多饮水，阳明烦呕小便难，少阳呕下仍虚悸，误下烦而胃里干，汗过自冒甘桂证，肉瞤真武却须安。许知可论。

怔忡者，即悸也，心血不足所致。其由有气虚者，阳气内弱，心下空虚，正气内动也。有停饮者，水停心下，心为火而恶水，水既内停，心不自安，正气内虚，邪气交击而悸者。与气虚而悸者，又加甚矣。或镇固，或化散，尤当益其荣血耳。

【脉】 浮数。

【病证】太阳病，汗不解，发热，心悸头眩，身瞤动欲擗地者，例不可发汗。

【治】 真武汤。

【脉】 弦数。

【病证】呕吐发热，胸胁满，心下怔忡，小便不利。

【治】 小柴胡汤去黄芩加茯苓。

【脉】 弦细而长。

【病证】 伤寒厥逆，心下怔忡，宜先治水，却治厥，不尔，则水气散而无不之矣。

【治】茯苓甘草汤。若浸于肺必喘咳，于胃必哕噎作利，于皮肤为肿，渍于肠则下利。

【脉】 结代。

【病证】 伤寒，心动悸。

【治】 炙甘草汤。

【病证】 少阴病，四逆，或悸者，气虚也。

【治】 四逆散加桂五分。

【病证】 伤寒，饮水过多，水停心下，气上乘则悸。

【治】《济生》茯苓饮子。

【病证】 伤寒二三日，心中悸而烦。

【治】 小建中汤，《三因》茯苓补心汤。

杂病怔忡 即松悸

怔忡者，心血不足。盖心主血，血富则心君安，多由汲汲富贵，戚戚贫贱，久思所爱，遽失所重，触事不意，其血虚耗，气郁涎聚，遂致怔忡。在心脾经，脾主意，意思所主，属内所因。《经》云：损其心者，益其荣。法当生补真血，心君有辅矣。或冒六淫，闭塞诸经，令人怔忡，此乃外邪，非因心病，况五饮停蓄，咽塞中脘，亦令怔忡。

【脉】 心脉浮大而散为平，脉弦为虚，缓为实。怔忡则心血不足，为虚，必弦细而长，是肝之乘心，母之归子，为虚邪，虽病易治。

【病证】 风寒暑湿，各明所因。

【治】《三因》茯苓补心汤、清心莲子饮、温胆汤，《济生》排风汤加枣仁。小便不调，五苓散加辰砂，生四君汤加减，参苓白术散。

【病证】 思虑伤心血。

【治】《济生》益荣汤、补心丸去附子、心丹，《局方》平补镇心丹、十四友丸，《简易》育神散、荆公妙香散、雄朱丸、龙齿丸、人参固本丸。

【病证】 痰饮停蓄。

【治】 温胆汤、寿星丸，《济生》茯苓饮子、龙齿丹，二陈汤加枣仁、麦门冬，《本事》辰砂远志丸，虚者参香散。

【病证】 经络蓄热。

【治】 清心莲子饮。热劳，《济生》鳖甲地黄汤，《局方》清神散、牛黄清心丸，《简易》集《本事》清心丸。酒过吐逆，舌燥而悸，生四君加枣仁、麦门冬。

杂病惊悸

惊悸者，心虚胆怯所致。心者，君主之官，神明出焉。胆者，中正之官，决断出焉。或因事大惊，气与痰郁，变生诸证。或短气悸乏，体倦自汗，四肢浮肿，饮食无味，心虚烦闷，坐卧不安，皆其候也。心惊胆寒，治之当宁心壮胆，无不瘥矣。通见心虚损门。

【脉】 肝气虚，心气弱，脉弦而虚，动而弱。

【病证】 气郁生痰，自汗。

【治】 温胆汤，《简易》雄朱丸、镇心奕神汤。自汗，沉香、灵砂、半夏，《选奇》铁翁先生交感丹三方。

【病证】 因事大惊，梦寐不祥，登高涉险。

【治】《济生》远志丸、宁志膏、酸枣仁汤，《济生》补心丸，《简易》抱胆丸、龙齿汤。兼心腹痛，《济生》加减七气汤。

【病证】 房事失精，令人怅闷，惊悸。

【治】 十四友丸，临眠服，空心。大菟丝丸、玉关丸、宁志膏，《简易》双补丸，《百一选》猪腰子补心神效丸，《简易》心肾丸，钟乳、灵砂、茯苓、益智、羊肝糊丸。

壬子冬，余得惊悸之疾，夜卧不安，五心流汗，精神恍惚，空心养荣汤，食后参香散，临卧酸枣仁汤或温胆汤，咽心丹并灵砂丹，先有寒战，背心冷如疟，收效鹿茸大补汤兼导引升降之力，逾月而愈。

杂病健忘

《灵枢》曰：上气不足，下气有余，肠胃实而心肺虚，虚则营卫留于下，久之不以时上，故善忘也。

健忘者，常常善忘也。意舍不清，神宫不职；或心火热甚，则肾水衰而志不精，皆能健忘。治之当先理心脾，使神意清宁可也。《三因》云：健忘者，尽心力思量不来也。又云：徒然而忘其反也。

【病证】 脾主意，心主思。思虑过度，心脾怔忡，神不守职。

【治】《济生》归脾汤、宁志膏、十四友丸、寿星丸，《百一选》朱雀丸。

【病证】 事繁惊恐，心虚不实其脾，恍惚如失，面时黄。

【治】 补心汤，枣仁汤，《三因》小定志丸、菖蒲益智丸。

排风汤

茯苓　茯神　枣仁　门冬　人参　黄芪　白芍　莲肉　当

归　远志各半两　甘草二钱

姜、枣煎。

补心汤

龟甲　龙骨　远志　菖蒲

细末，空心酒调。**孔圣枕中方**。

豫知散　治神思虚弱健忘。

白龙骨　生虎骨酥炙　远志肉等分

细末，生姜汤下，日三服，令人聪慧。

养生方　男子勿北首，神魂不安，多愁忘。

心孔昏塞，多忘善误。丁酉日，密自至市买远志，置巾角中还，为末服之，勿令人知。《肘后方》。

伤寒不得眠卧

巢氏云：昼阳夜阴主卧。今热气未散，阳盛阴虚，病后不眠，阴气未复于本也。

【脉】　浮。

【病证】　太阳证，发大汗，胃中干，烦躁不得眠，欲饮水，少与之，胃和自愈。若脉浮，小便不利，发渴者。

【治】　五苓散。

【病证】　下后复发汗，昼烦夜静，不呕不渴，无表证，脉沉微，身无大热者。

【治】　干姜一两　附子一个，生用。仲景以干姜为主，恐其变阴，姜引其阳，生附逐其原伤寒邪。

【病证】　汗、吐、下后，虚烦不得眠，甚则反覆颠倒，心下懊侬。

【治】　栀子豉汤吐之。

【病证】　伤寒，大热干呕，呻吟错语不得眠。

【治】　黄连解毒汤。

【病证】　伤寒，吐、下后，心烦气乏，昼夜不得眠。

【治】 酸枣汤。

【病证】 阳明病，身热，目疼鼻干，不得眠。

【治】 见目疼门。

【病证】 汗多不止，恶风，烦躁不得眠。

【治】 见自汗门。

【病证】 少阴病，得之二三日以上，心中烦，不得眠。

【治】 黄连阿胶汤。

【病证】 少阴病六七日，下利而渴，咳而呕，心烦不得眠。

【治】 猪苓汤。

【病证】 伤寒瘥后，热气与诸阳相并，阴气未复，病后不得眠。

【治】 栀子乌梅汤。

【病证】发汗，若下之，病仍不解，烦躁者。

【治】 茯苓四逆汤。

【病证】 风温，发汗已，谵语烦扰不得眠，若惊痫，目乱无时。

【治】 葳蕤汤。

伤寒多眠但欲寐

【脉】 浮细。

【病证】太阳证，头项强痛，恶寒，十日已去，嗜卧者，外已解，设胸满胁痛。

【治】小柴胡汤。脉但浮者，麻黄汤。

【脉】 尺寸浮。

【病证】 风温证，头疼身热，自汗体重，息喘，四肢不收，嘿嘿欲眠。

【治】 葳蕤汤。不可发汗。

【脉】微细沉迟。

【病证】 少阴证，心烦，欲吐不吐，但欲寐，或自利而渴，小便白。

【治】 理中汤、干姜甘草汤。若口燥舌干而渴，急下之，又须看脉。

【脉】 尺寸俱沉细。

【病证】 但欲寐者，少阴证也。

【治】 急作四逆汤以复其阳。

【病证】 若状如伤寒，四肢沉重，忽忽喜眠。须看唇上下，上唇有疮，虫蚀五脏；下唇有疮，虫蚀下部。

【治】 作狐惑证治之。湿毒气□□。

【病证】 狐惑伤寒，嘿嘿欲眠，目不能开，起居不安。虫蚀其喉为惑，其声嗄；虫蚀下部为狐。

【治】 桃仁汤，黄连犀角汤，雄黄锐散。又，雄黄烧熏肛门。

伤寒评语 又作谵

伤寒，胃中热盛，上乘于心，心为热冒，则神昏乱而成谵妄。有谵语者，有独语者，有狂语者，有语言不休，有言乱者，以见其热之轻重也，狂语言乱为重也。

【病证】 伤寒，不应汗而汗，大便秘，小便赤，手足温，必谵语也。伤寒四五日，脉沉而喘满，沉为里，反发其汗，津液越出，大便难，表虚里实。谵语属胃，胃实不和则烦躁，自汗，大便硬，小便数。

【治】 调胃承气汤。

【脉】 滑实。

【病证】 三阳合病，腹满身重，难以转仄，口中不仁，面垢，谵语，遗尿。

【治】 白虎汤。不可发汗，汗之则谵语。下之则额上生汗，手足厥逆。若自汗者，白虎加人参。

【脉】 凡谵语，脉短沉细，逆冷者死；微热，脉浮洪大者生。

【病证】汗出讝语，此为风也，须下，过经可下之。若下之早，言必乱。表虚里实，发汗多亡阳，讝语，此津液不和，不可下。

【治】 柴胡桂枝汤和胃通津液。

【病证】 下利讝语者，有燥屎。

【治】 小承气汤。

【病证】 伤寒七八日，下之，胸满烦惊，小便不利，讝语，身重不可转侧。

【治】 柴胡加龙骨牡蛎汤。

【病证】 妇人伤寒，发热，经水适来，昼明了，暮谵语，此热入血室。

【治】 小柴胡汤。

【病证】 甚则入胃，燥成血结胸，针期门，此血实有热，非胃家实。若犯胃气，昼夜谵语，善忘，或小腹满，小便利。

【治】 与抵当汤。

【病证】 风温谵语，不可汗，汗即谵语独言，烦躁，目乱无睛。

【治】 葳蕤汤。详见自汗门。

【病证】 伤寒，大热干呕，呻吟错语不得眠。

【治】 黄连解毒汤。

【脉】 洪实滑促。

【病证】 阳毒发躁，狂走妄言，面赤咽痛，身斑，或下利赤黄。

【治】 苦参、大青、苦酒、葶苈酸苦之药。

仲景云：实则谵语，虚则郑声。大便秘，小便赤，手足温，脉洪数，必谵语。大小便利，手足冷，脉微细，必郑声。郑，重也，重语也。

伤寒发狂

《经》曰：邪入于阳则狂。又曰：重阳则狂。诸经之狂，为阳盛也。伤寒热毒在胃，并于心。至于狂，为邪热至极矣，非大吐下则不能已。狂言，目反直视，为肾绝。汗出复热，狂言不食，失志，死。

【病证】 太阳病，热结膀胱，其人如狂，血自下，下者愈。不愈，此外不解。

【治】 桂枝汤。外已解，小腹急结，桃仁承气汤。

【脉】 实。弦生，涩死。

【病证】 阳毒烦躁，狂走妄言，面赤咽痛，潮热，独语如见鬼状。

【治】 阳毒升麻汤，大黄散，栀子仁汤。

【病证】 甚者不识人，循衣摸床，惕不自安，直视，喘，发热谵语。

【治】 大承气汤。

【脉】 微而沉。

【病证】 无表里证，无寒热，唇燥漱水不欲咽，小腹硬满，小便反利，大便必黑，身黄发狂，此血证，为阴伏。

【治】 桃仁承气汤。

【病证】 热蓄在里，热化为血，善忘如狂。血上逆则善忘，血下蓄则内闭。

【治】 轻则桃仁承气汤、犀角地黄汤，甚则抵当汤丸。

【病证】 或以火劫汗出，或熨而成火邪亡阳，烦躁惊狂，起卧不安。

【治】 桂枝加蜀漆牡蛎龙骨汤、柴胡加龙骨牡蛎汤。

杂病癫痫 附鬼语 狂邪 邪鬼癫 尸注

癫属阳，全归于心。痫属阴，归于五脏。癫者，神不守舍，狂言如有所见，经年不得愈，心经有损，是为真病。如心经蓄热，当清心除热；如痰迷心窍，常下痰宁志。痫则卒然昏倒，口眼手足引搐，背脊强直，口吐涎沫，食顷乃甦，又当以驱痰顺气为先。阳虚阴实故癫，阴虚阳实故狂。

癫证，春治之，入夏自安，宜助心气之药。

【脉】 癫脉搏大滑者生，沉小坚急不治。热狂脉实大生，沉小死。癫脉虚可治，实则死。

【病证】 五痫，马心、羊脾、猪肾、鸡胃、牛肺，作五种声，痰眩也。

【治】《局方》碧霞丹，《三因》六珍丹、控涎丹，《杨氏》五痫丸、鸱头丸，《简易》惊气丸、远志丸、远志平肝丸、香砂丸、备急神砂散，《济生》控涎丹，《百一选》归神丸，青州白丸子加全蝎、皂角、僵蚕、枯白矾减半为丸，薄荷汤下。

【病证】 风痰热。脉伏而紧，面红白，小便赤，饮食失常，气不舒而痫。

【治】 温胆汤，竹茹汤，小柴胡汤加麦门冬、枳实、羌活，《济生》蛇黄丸，《杨氏》虎睛丸。胃弱呕时，服苏合香丸。热痫大便秘，目黄，承气汤。冷证，牛黄清心丸，灯心汤嚼下。

【病证】 妇人痫。经血不调，或室女当行不行，风血蓄心。

【治】《局方》金露丸，《济生》八珍散，黑龙丹，犀角地黄汤，抵当丸。脉大热结，大柴胡汤下之。心血不足，宜敛心血，芎归汤加真琥珀、朱砂、远志等，并宁志膏、琥珀调经散，经行自愈。

【脉】 小儿痫。脉浮洪，病在脏腑；沉细，在骨髓，不治。

【病证】 小儿胎中，受胎风邪痰结胸中，升降不常。

【治】 鸱头丸，见小儿方。

狂走，呼神圣自贵。灸百会、风池、膏肓、三里效。

癫哭呻吟，为邪所凭，非狂也。烧蚕纸，酒水下方寸匕。

卒狂言鬼语。针大拇指甲下即止。

风癫引胁痛，发则耳作蝉鸣。用天门冬去心，日干作末，酒服，方寸匕。

风痫，**抵住丸**

皂角烧存性　苍耳根茎叶日干，四两　密陀僧末，一两

为末糊丸，朱砂为衣，三四十丸，枣汤下，日二服。稍退，作二十丸。

断痫丸

紫石英醋淬煅七次，二两　白矾飞过，二两

作末，酒糊丸，白汤下二十丸。

又，忽仆地，吐涎，遗尿不知，烧虾蟆末，熟水服方寸匕，日三。

尸　注

脉沉而不至，寸或三部皆紧急，鬼系附着，两手脉乍大乍小，乍短乍长。

诸尸，飞尸、遁尸、沉尸、风尸、注尸，五尸之气挟外邪流注人身。注，住也。验之，以纸覆痛处，烧病者头发，令病者以簇纸上。若是注，发粘着纸，此注气引之也。脉浮大可治，细数难治。若果是鬼邪尸注，有震掉异证，煮死人枕服之效。

鬼注痨瘵相搏害人，獭肝一具，阴干为末，水服，方寸匕。未知再作《本事》。

巢氏**导引法**

定神啄齿三七过，取咽气二七过，如此三百通乃止。为之二十日，邪气悉去；六十日，小病愈；百日大病除，伏尸皆去，面体光泽。

伤寒劳复

劳为劳动之劳，复为再发也。伤寒新瘥后，血气未平，余热未尽。劳动其热，热气还经复热。有劳动外伤者，非止强力持重远行，如梳头洗面则动气，忧悲思虑则劳神，皆能复也，况其过用者乎？有饮食内伤者，以热病已愈而强食，热有所藏，因谷气留薄，两阳相合，故有所遗。又曰病已瘥，尚微烦，设不了了者，以新虚不胜谷气，故令微烦，损谷则愈。夫伤寒邪气之传，自表至里，发汗、吐、下，自轻至重，有此第差等不同。其劳复则不然，见其邪气之往来，必迎而夺之，不待其传。《经》曰：大病瘥后劳复者，枳实栀子豉汤吐之。岂待虚烦懊侬之证？加大黄则下之，岂待腹满谵语之候？《经》曰：伤寒瘥后，更发热，小柴胡汤主之。脉浮者以汗解之，脉沉实者以下之，亦欲便折其邪也。盖伤寒之邪自外入，劳复之邪自内发，发汗、吐、下随宜施用也。劳复、食复、诸劳，尚可治。若御内则死矣。若男女相易，则为阴阳易，其不易自病者，谓之女劳复，以其内损真气，外动邪热，真虚邪盛，不可治矣。

昔督邮顾子献不信华敷之诊，临死吐舌数寸，可戒也。

杂病五劳六极

五劳者，非传尸骨蒸之谓，由用意施为，过伤五脏之气。本有虚实，因其虚实而生寒热。

《经》曰：形不足者温之以气，精不足者补之以味。止用平和滋补药也。

【脉】 劳极之脉多弦。浮大沉缓尚堪治，气血未耗，人未弱。双弦，肝木已侵脾，加数则殆，休用药。

【病证】 肝劳，尽力谋虑而成。虚寒则口苦，骨疼筋挛，烦闷；实热则关格，牢涩不通，毛悴色夭。

【治】《济生》续断汤，十全大补汤，灸肝俞；《济生》羚羊角散。

【病证】 心劳，曲运神机而成。虚寒，惊悸恍惚，神志不定；实热，口舌生疮，大小便闭涩。

【治】《济生》远志饮子、酸枣仁汤；《济生》黄芩汤。

【病证】 脾劳，意外致思而成。虚寒，气胀咽满，食不下，噫气；实热，四肢不和，胀满气急不安。

【治】《济生》白术汤、生嘉禾散、大建脾散；《济生》小甘露丸。

【病证】 肺劳，预事而忧所成。虚寒，心腹冷气，胸满背痛，吐逆；实热，气喘，面目苦肿。

【治】《济生》温肺汤；《济生》二母汤。

【病证】 肾劳，矜持志节所成。虚寒，遗精，白浊，腰脊如折；实热，小便黄赤涩痛，阴生疮。

【治】《济生》羊肾丸；《济生》地黄丸。

六极者，由腑虚致脏虚，荣卫失度，无以养筋、脉、肉、气、骨、精六物。虽极，亦有虚实不同。

【病证】 肝伤筋极。虚则手足拘挛，腹痛，指甲痛，转筋；实则咳而胁下痛，脚心痛不可忍，手足甲青黑。

【治】《济生》木瓜散，当归、枸杞、续断；《济生》五加皮散。

【病证】 心伤脉极。虚则咳而心痛，咽肿，喉中介介如梗；实则血焦发落，唇舌赤，语涩，肌瘦。

【治】《济生》茯神汤，远志、枣仁、朱砂、龙齿；《济生》麦门冬汤。

【病证】 脾伤肉极。虚则四肢倦，关节痛，不食，阴引肩背皆强；实则肌痹，腠理开，汗大泄，四肢缓弱急痛。

【治】《济生》半夏汤，豆蔻、厚朴、陈皮、益智；《济生》薏苡仁散。

【病证】 肺伤气极。虚则皮毛焦，津液枯，力乏，腹胀喘息；实则喘息冲胸，心恚腹满，热烦呕，口燥咽干。

【治】《济生》紫菀汤，人参、黄芪、白石英；《济生》前胡汤。

【病证】 肾伤骨极。虚则面肿垢黑，脊痛气衰，毛发枯槁；实则面焦耳鸣，小便不通，手足痛。

【治】《济生》鹿角丸，益智、五味、鹿茸；《济生》玄参汤。

【病证】 脏腑气虚，视听已卸，精极。虚则遗精，白浊，体弱，小腹急，茎弱核小；实则目昏毛焦，虚热烦闷，泄精。

【治】《济生》磁石丸，鹿茸、苁蓉、龙骨、破纸；《济生》石斛汤，人参、附子、钟乳。

上各脏下所具药味者并可用，十全大补汤、养荣汤内加减作丸散，更加补脾化食，则饮食生精血矣。

骨蒸劳瘵

脉疾□数，脾神绝。虫头黑，肾经受伤；虫头红，心络受伤；虫头青，肝胆受伤。失音声干，心气绝，唇色白黑，胃肾已败，面如枯骨，或如红妆，真气散脱，皆不治。

其传变为二十四种，或三十六种，或九十九种，其实所伤只在五脏。此证不一，皆由气体虚弱，劳伤心肾而得；或外感六淫，先为疟疾，以致咳嗽。寒邪入里，失于调治，过于房劳、饮食所致。其证令人肌肉羸瘦皮枯，寒热盗汗，遗泄白浊，或腹有块，或脑后两边有小结核，或聚或散，咳痰唾血。早用《济生》崔氏灸法有验。今姑具其传于五脏之大略，其蒸至于六腑，极而传于筋、脉、肉、气、骨、精为六极，未易治矣。治法去热安嗽，养脾土以生肺金，此上治也。

【脉】 脉来浮大或弦数，此脉为劳，须早觉。浮大沉缓为难治，气血未耗，人未弱。双弦，肝木已侵脾，加数则殆，休用药。

【病证】 传肝。面白金克木，目枯，口苦，自汗，心烦惊悸。

【治】 补五脏，太上混元丹。五心烦热，《经验》清骨散。发热，《本事》地仙散。退虚热，乐令建中汤。客热，《三因》黄芪鳖甲散，茯苓补心汤。潮热，秦艽鳖甲散。寒热，《经验》青蒿散。

【病证】 传心。面黑水，鼻干口疮，善忘，大便或秘或泄。

【治】 挟热唾血，《三因》茯苓补心汤。手足烦热，怔忡，《济生》鳖甲地黄汤。初作，尤宜服稻根汤。

【病证】 传脾。面青木，唇黄舌强，吐涎体瘦，食无味。

【治】 肌瘦不食，《济生》团参饮子加白术、生姜。鳖甲地黄汤，秦艽鳖甲散。

【病证】 传肺。面赤火，鼻白，吐痰咳血，喘嗽毛枯。

【治】《局方》钟乳补肺汤、人参润肺丸、秦艽鳖甲散、苏合香丸。寒热自汗，《杨氏》扶羸汤、青蒿散、宁肺汤、蜡煎散，《济生》黄芪饮子、阿胶丸、团参饮子。《续易简》稻根汤、柴胡散，初作尤宜服，并有论。

【病证】 传肾。面黄土，耳枯，胸满兼肿，白浊遗沥。

【治】 发热，《百一选》猪膏煎。有寒热，《澹寮》加减大补汤。若饮食自若者，可用地黄、当归，终滞脾气，《续易简》只用地仙散、柴胡散、稻根汤以此。

水丘先生紫庭治瘵秘方

人有传尸、殗殜、伏连、五劳、七伤、二十六蒸，其候各异，其源不同，世医不明根本，妄投药石，可胜叹哉。予休心云远绝人事，遂以所传枢要精微，以示世医，使之明晓。

夫传尸劳者，男子自肾传心，心而肺，肺而肝，肝而脾。

女子自心传肺，肺而肝，肝而脾，脾而肾。五脏复传六腑而死矣。或连及亲族，至于灭门。其原皆由房室、饮食过度，冷热不时，忧思悲伤，有欲不遂，惊悸善惧，或大病后行房，或临尸哭泣，尸气所感，邪气一生，流传五脏，蠹食伤心。虽有诸候，其实不离乎心阳肾阴也。若明阴阳用药，可以还魂夺命，起死回生。人知劳之名，未知其理人生。以血为荣，气为卫，二者运辅而无壅滞，劳何由生？故劳者，倦也。血气倦则不运，凝滞疏漏，邪气相乘。心受之，为盗汗、虚汗，忧悲恐惧，恍惚不安。肾受之，为骨蒸，为鬼交，阳虚，好色愈甚。肝受之，为瘰疬，胁满痞聚，拳挛拘急，风气乘之为疼痛。脾受之，为多思虑慕，清凉不食，多食无味。肺受之，为气喘痰涎，睡卧不安，毛发焦枯。至于六腑，亦各有证。今人多用凉药，则损胃气，虽卢扁亦难矣。予之所论，但在开关把胃，何则？劳病者，血气不运，遂致干枯，此关脉闭也，故先用开关药，通其血脉，既开关，则须起胃。盖五脏皆有胃气，邪气附之，则五脏衰弱，若不把胃，则他药何由而行？故开关把胃，乃治劳妙法也。然必须明阴阳，且如起胃。阳病，药不可过暖；阴病，药不可过凉。今人言丁香、厚朴、肉桂、苁蓉可补五脏，不知用之则喘息闭嗽，如火益热。或以治鬼为先，务要当法药相济，道力资扶，然后鬼尸可逐也。此之所言，上合黄帝岐扁，下明脏腑阴阳，非患人有福，亦不遭逢，子其宝之。

总论病证，如夜梦鬼交，遗精自泄，梦魂不安，常见先亡，恐怖鬼神，思量饮食，食至不尽，目睛失白，骨节疼痛，手足心烦，头发作滞，两脸时红，如敷胭脂，唇红异常，肌肤不润，言语气落，大便闭涩，或时溏利，小便黄赤，或时白浊，项生瘰疬，腹中气块，鼻口生疮，口舌干燥，咽喉不利，仰卧不得，或时气喘，涕唾稠粘，上气愤满，痰吐恶心，腹胁妨闷，阴中冷疼，阴痒生疮多湿，转筋拘急，或忿怒悲啼，舌直苦痛，目睛时疼，盗汗，抬肩喘息，阳道虚刚。如手足心烦疼，口干舌疮，小便黄赤，大便难，及热多咽喉痛，涎唾黄粘，及兼前项一二证，即是阳病，当用阳病开关散，为泻阳而补阴。如大便溏利，小便白浊，饮食不化，胃逆口恶，虽有热，痰唾白色，及小便多，仍兼前项数证，即是阴病，当用阴病开关药。凡劳病虚极，亦多令人烦躁，大小便不利，宜兼诸脉证审之。阴阳二证，皆用起胃散。

又，歌诀云：水丘道人年一百，炼得龙精并虎魄。流传此法在人间，聊向三天助阴德，扶危起死莫蹉跎，此药与人有效多，不问阴阳与冷热，先将脾胃与安和，脾经虚冷易生寒，最是难将热药攻，闭邪大便并上气，为多厚朴与苁蓉，此法精关两道方，病人入口便知良。但须仔细看形候，莫向阴中错用阳。涕唾稠粘小便赤，干枯四体无筋力，乌龙膏子二十丸，便似焦枯得甘滴。遗精梦泄腹膨高，咳嗽阴疼为患劳，此病是阴须识认，便当急下玉龙膏。嗽里痰涎仰卧难，阴阳交并候多端，却须兼服诃黎散，治取根源病自安。

七宝丸 泻骨蒸传尸邪气，阳病可服。

黄连四两

为细末，用猪肚一个洗净，入药末，线缝之，用童便五升，文火煮令烂，干为度，以肚细切，同药烂研，置风中吹干，丸如梧桐子大，朱砂、麝香作衣，空心麦门冬水下，或用阳病开关散咽下。无朱砂亦可。

阳病开关散

北柴胡去芦 桔梗炒 秦艽 麦门冬去心，各半两 芍药 木香 泽泻各一两 木通半两 甘草一钱，炙 当归 桑白皮蜜炙 真地骨皮各一两

㕮咀，每服三钱，水大盏，生姜二片，煎六分，空心。小便多，即病去也。

阴病开关散

当归　赤芍药　肉桂　白芷　甘草炙，各半两　木香二钱　制枳壳三钱　天南星一钱，去皮，姜汁浸一宿，焙

㕮咀，每服三钱，姜三片，煎七分，入无灰酒三分盏，童便三分盏，又煎七分，分温服。

先服此起胃散，一二日后，不问退否，兼玉童膏服之。

起胃散　阴阳二候皆用。

黄芪炙，二两　白术炒，一两　白芷半两　人参半两　山药一两

㕮咀，每服三钱，加木瓜煎。一方加沉香、茯苓、甘草各半两。

乌龙膏

乌梅去核　柴胡　紫菀　生干地黄　木香各一两　秦艽实好者　贝母面炒去心　防风各三钱　杏仁五两，面炒为末　皂角六十片，二十片去黑皮醋炙为末，二十片烧灰存性，二十片汤浸去黑皮

用猪精肉剁烂如泥，同皂角一处，入水五升，细揉汁，入童便三升，无灰酒一升，并熬如膏，和煎药末为丸，如梧桐子大，每服二十丸，空心麦门冬汤下，甚者二十日效。

玉龙膏

青蒿子　柴胡　白槟榔各二两　制鳖甲　白术　赤茯苓　木香　牡蛎各半两　地骨皮半两　人参一两　生干地黄一两　当归三钱　朱砂一钱　豆豉心二合　虎头骨研开，酒炙黄赤色，一两　肉苁蓉酒浸一宿，炙，一两　鳖甲汤煮，去皮裙，酒浸，炙黄赤

皆为末，又加乌梅肉、枳壳。上前件末成，却以杏仁五升，壮者以童便浸，春夏七日，秋冬十日，和瓶日中晒，每日一换新者，日数足，以清水淘，去皮尖，焙干，别以童便一升，于银石器内，以文火煎至随手烂，倾入砂盆，用柳木槌研烂为膏，细布滤过，入酥一两，薄荷自然汁二合，搅匀和药，用槌捣五百下，丸如梧桐子大。空心，汤下十五丸，加至三十丸。如觉热，减丸数服。热少，还添加减。经月日，诸证皆

退，进食安卧，面有血色，乃药行也，当勤服，毋怠。忌苋菜、白粥、冷水、雀、鸽等物。

诃黎散 治劳嗽上气。

赤茯苓二两 诃黎勒皮二两 木香半两 槟榔一两 当归一两，炒 大黄一两，炒 吴茱萸汤泡七次，炒，半两

㕮咀，每服三钱，生姜三片，水一盏，煎六分，温服。水丘先生方论至此。

尸虫，《三因》五枝一蒿散、神授川椒散、秦川煎红丸。

治膏肓劳嗽喘满成瘵。

真苏合香丸四两 通明雄黄二两 黑锡炒灰，末，半两

辰日取东引桃枝二尺四寸，柳枝一尺二寸，东引石榴根六寸，槌碎，水熬二盏至一盏，复熬半盏，瓦器中煎之，乳钵中将前三药旋入药汁中，捣千余杵，分作三十丸，朱砂末二钱、麝香少许为衣，略日干，姜汤嚼咽下，干嚼亦可，却服助药。嗽甚者，合香只二两，次以黑锡作细末，每服五钱仲，五更初，炙猪肉醮吃助之，又补以青蒿鳖甲、生嘉禾散等分，乌梅、姜、枣煎，服一月。

夏贵公熏劳法 治咳嗽，发热骨蒸不已。

好雄黄三钱 茜草二钱 款花二钱 玄参三钱 百部三钱 艾叶一钱 信石半钱 雌黄半钱 雷丸 厚朴

作末，以香炉有盖者封固，止留一小孔出烟，患人以纸塞鼻，以口吸其烟，久则饮少清米饮，日三次，虫死嗽愈。一加百部、芜荑仁、苏木，溶蜡和摊纸上。贵公在蜀作宣抚，甚密宝之。以膏肓之疾，药不能及，熏之有效。

《圣济总录》三月四日取桃叶五升，熟捣，脱衣避风，密室中坐其上，从日至暮，尸虫悉出。

空心食榧子百个，诸虫悉化为水。

桃仁去皮研膏煮汁，入米作稀粥，空心日二服。桃叶捣汁服。

酸石榴东引根，水浓煎，更初服，天明虫下，稀粥补之。

虚　　损

《经》云：诸虚百损。又云：五损因虚。《难经》云：损从皮毛至于筋骨。以辨气脉浅深，皆由气体虚弱，心肾水火不降升所致，却非折伤之外损，乃情欲之内损，故当属不内外因。或疲极筋力，饥饱伤，劳神，此为外因。或一切失血遗泄，汗、下、吐、啘、咳、痰饮等证，此为内因。积微成损，积损成衰者多矣。今先举内因五脏者以明之。《素问》云：形不足者，温之以气；精不足者，补之以味。当用平和温润之药，不宜峻补，则肾水愈枯而上炎，且扶助元气，尤当以胃气为先。

【脉】思虑伤心，脉滑而散。房劳失精，两尺脉皆浮散。遗精半产，脉弦大而革。弦芤相搏为革，皆伤肾心，精血不足。见尺涩脉不治。秋见涩为应时。

【病证】心虚损，则九窍失血，汗梦怔忡，色萎黄，溺赤，白浊遗精，舌痛。

【治】《局方》参附汤、姜附汤、四柱散、三建汤、十全大补汤、黄芪建中汤、十四味建中汤、人参养荣汤、双和汤。

【病证】肝虚损，则筋急肋痛，目昏，手足厥，消瘦，目视不明，转筋，虚寒甚。

【治】正元散、顺元散、无比山药丸、麝香鹿茸丸、鹿茸大补汤、沉香鹿茸丸、椒附丸、苁蓉大补丸。

【病证】脾虚损，食减，面黄嗜卧，腹痛泻利，四肢倦怠。

【治】十补丸。痰，黑锡丹。灵砂丹、养气丹、养正丹、金锁正元丹，《济生》白丸、黑丸，《三因》羊肉丸、大神丸。

【病证】肺虚损，气短倦怠，呕逆，停痰胁痞，咳嗽，大便不和，面浮喘。

【治】挟虚热，乐令建中汤，《简易》诜诜苁蓉丸，小丹。

《杨氏》兼风湿，二至丸、固真丸、八仙丸，《御院》金樱丹。

【病证】肾虚损，小便数，面黑，滑精，膏淋，赤白浊，汗多，忘，聋，头疼异梦。

【治】固阳丹。亡血，天真丸。胡桃丸，《本事》香茸丸，水火丙丁丸，《澹寮》敛阳丹、归茸丸，《百一选》补髓丹。

【病证】妇人胎前产后。见本门。

肝心合病，《杨氏》三仁五子丸。

心病。参香散、黄芪建中汤、十四味建中汤、双和汤、养荣汤、鹿茸大补汤、《简易》荆公妙香散、麝香鹿茸丸、八味丸、酸枣仁汤、《选奇》铁翁先生交感丹。

心脾病。《简易》未病莲心散，《三因》参香散。

肝肾病。鹿茸四斤丸、橘皮煎丸、青娥丸、《本事》五味子丸。

心肾病。《简易》上丹，《经验》四精丸、瑞莲丸，《济生》芡实丸、玉关丸，《简易》双补丸，《究原》心肾丸、玉匮丸，《澹寮》乌沉汤、大胜建中汤兼补脾。

肺病。《简易》未病莲心丸，人参、黄芪、胡桃、北五味、生地黄，蜜作膏噙。钟乳真者补肺。

脾胃病。杨氏还少丸、《简易》中丹，《局方》橘皮煎丸。虚冷不食，《简易》进食丸，生嘉禾散、大建脾散、养脾丸。

脾肾病。十全大补汤，《本事》戊己丸。《简易》肾气地黄丸即八味丸有论。集《本事》地黄丸。肾恶燥，古人制方皆滋润之药，仲景八味丸，以地黄为主补肾也，以附子佐脾，上防其泛滥也。

肾病。《局方》中菟丝子丸、小菟丝丸、山药丸、八味丸、安肾丸、威喜丸、玄菟丹、石刻安肾丸、秘传起痿丸，《御院》九子丸、玉锁丹，《济生》秘精丸、大肉丸，《三因》伤风冷杜仲酒，张走马秘真丹、莲子丹、锁阳丹、安肾丸、宣和芪丝丸，《澹寮》五精丸、鹿茸丸、斑龙丸、秘精丸，《济生》鹿茸丸、冷补丸、阳起石丸、韭子丸，《简易》双补丸，《究原》心肾丸，《三因》温肾散，《选奇》神仙不老丸、三仙丹。肾气闭塞梦遗，《本事》清心丸、猪苓丸。

赤白浊 通见淋门

五脏六腑皆有精，肾为都会之所，听命于心，水升火降，阴平阳秘，精元密固矣。此思虑嗜欲过度所致。赤浊者，心虚有热，思虑得之。白浊者，肾虚有寒，嗜欲得之，其状漩面如油，光彩不定，漩脚澄如膏糊。治法，能使火不炎上，而神自清，水不下渗，而精自固，为得其治。凡思虑不节，不特伤心，亦能病脾。脾生虚热而肾燥，土邪干水，亦令便浊。不用峻补，只以平和药治之，水火既济，脾土自坚，其流清矣。

【病证】 心虚热。赤浊口干，酒过，丹石毒。

【治】《局方》茯菟丸，《集成》薷苓散，《仁斋》莲子六一汤。有热，《局方》导赤散、清心莲子饮，《济生》瑞莲丸。

【病证】 心虚。思虑过，异梦。

【治】《局方》黄芪六一汤。少年情欲不遂，《本事》猪苓丸。心经伏暑，《秘传》薷苓汤。《仁斋》莲子六一汤、人参灵砂煮猪心、宁志膏、酸枣仁汤加龙骨。又，灵砂、茯苓、益智为末，糊丸，枣汤下。意伤脾，《济生》羊胫炭丸。

【病证】 惊恐。或有汗。

【治】《简易》心肾丸、定心汤、镇心爽神汤、酸枣仁汤、威喜丸、十四友丸。病后，温胆汤。又，见惊悸门。

【病证】 肾虚。面黑脊痛，溺如油，小便多。

【治】《三因》益智汤。三焦虚寒，安中散，《局方》茯菟丸，《经验》螵蛸散，《济生》固精丸、芡实丸，《杨氏》萆薢分清饮，《百一选》固真丹，《澹寮》五子丸，《仁斋》炼盐散出髓条，《经验》酸枣白术汤、玉锁丹、灵砂震灵丹、三仙丹，灵砂、钟乳、茯苓、山药，糊丸，盐汤下。

【病证】 妇人白浊。血海虚，凝寒为白。

【治】 养气丹、震灵丹。

又，用百草霜一钱，入椒末、沙盐少许，猪肝一片三指大，批开入上药，纸裹慢火煨熟，细嚼，以浊酒空心下，食后服酸枣仁汤。

室女白沃，勤苦思忆，或服冷药，用汞者，以金液丹服之。

男子妇人白浊，腹或满。厚朴姜制炒、益智子盐水浸炒，姜、枣煎，不拘时，奇效。

男子溺精遗沥，肾劳白浊。真玉华白丹，人参茯苓益智汤下，甚效。

有梦遗，服心肾药无效，医问脑冷否？盖脑冷则髓不固，遂服驱寒药，脑气冲和，兼以心药，效。《医说》。

秘传酸枣仁汤

枣仁炒，去皮，净，一两　远志肉净，一两　黄芪一两，炙　莲肉去心，一两　罗参一两　当归酒，焙，一两　白茯苓一两　茯神去木，一两　陈皮净，半两　粉草一两，炙　或加半夏一两

瓦器姜、枣煎，临眠服。

伤寒小便自利 附小便数

小便自利与数者，肾与膀胱俱虚，而有客热乘之也。二经既虚，致受于客热，虚则不能制水，故令数；小便热则水行涩，涩则小便不快，故令数起也。诊其趺阳脉数，胃中热，即消谷引饮，大便必硬，小便即数也。

许知可论：风温被下必失溲，鼾睡难言自汗流。

【脉】 浮而涩。

【病证】 太阳病，微热自汗，四肢拘急难伸，心烦，微恶寒，脚挛急，若小便数者。

【治】 甘草干姜汤、芍药甘草汤，慎不可行桂枝汤。

【脉】 趺阳浮而涩。

【病证】 溲数则大便难，脉浮则胃气强，脉涩即小便数，浮涩相搏，大便则硬，其脾为约。

【治】 麻子丸。

【病证】 太阳病，若汗、吐、下后，微烦，小便数，大便因硬者。

【治】 小承气汤和之。

【病证】 伤寒自汗，小便数，若胃中不和，谵语者。

【治】 调胃承气汤。直视狂言，又为肾绝。

【脉】 浮。

【病证】 太阳病，下焦有热，小腹满，应小便不利，而反利者，下血证。

【治】 抵当汤。

【病证】 阳明病，汗多，急下之，或自汗出，应小便少而反利，津液内竭，屎虽硬，不可下。

【治】 用蜜导法。

【病证】 伤寒，不大便六七日，头疼有热，里证当下。若小便清，知不在里，却在表，当发汗。

【治】 桂枝汤。

【病证】 少阴病，四逆，而小便自利色白，下焦虚，有寒证。

【治】 四逆汤、真武汤去茯苓。

【脉】 弱。

【病证】 阳明二三日，无太阳、柴胡证，烦躁，心下硬，小便利，屎定硬。

【治】 小承气微利之。

【脉】 沉实，按之迟而弱。

【病证】 四肢逆冷，足多挛卧，恶寒，或下利清谷，小便数，为冷厥。

【治】四逆汤，理中汤，通脉四逆汤，当归四逆加茱萸、生姜，白通加猪胆。

【病证】大便坚，小便数，不可下。

【治】枳实丸。

【病证】三阳合病，腹满身重，口中不仁，面垢谵语，遗溺，不可汗、下。

【治】白虎汤。

杂病遗尿失禁

《经》云：膀胱不利为癃，不约为遗。心肾二气传送失度，故有小涩而遗者，有失禁而出不自知者，治之宜温养下元，清心寡欲，水火升降矣。刘河间《素问玄机》云：小便涩、不通为热，遗尿、不禁为冷。直知热甚客于肾经，延孔郁结，气血不通则痿痹；而神机不运，故液渗入膀胱，而旋溺遗失不禁。仲景论少阴病，热极曰溲便遗失，狂言，目反直视者，肾绝也。《灵枢》云：肾水衰虚，□热客其部，神无所用，故溲便遗失不禁，然则热证明矣。世方虽曰冷淋，复用榆皮、黄芩、瞿麦、茯苓、通草、鸡苏、郁李仁、山栀寒药治之，其说虽妄，其方乃是由不明气运变化之机宜乎，认是为非？或谓患淋而服茴香、益智、醇酒温药而愈者，非冷欤？殊不知此皆利小便要药，醇酒、益智虽性热，而茴香性温、滑石性寒，所以能开发郁结，使气液宣通，热散而愈也。

山药、益智仁煮酒，入盐，能缩小便。

【病证】男子。虚则阳气虚败，淋沥不禁，遗精白浊。

【治】《局方》小菟丝子丸、二气丹，《御院》秘元丹，《三因》韭子丸、茯苓丸，《济生》菟丝丸。小便多，益智仁二十四个，打碎，入盐煎服，奇效。《本草》矾石、牡蛎各二两，为末，酒调服三分，立效。《选奇》。

【病证】妇人产褥致伤，遗尿漏胞。

【治】《澹寮》阿胶丸，桑螵蛸散，韭子丸。

【病证】 小儿胞冷，尿床失禁。

【治】《三因》鸡内金散。又桂末、雄鸡肝等分为丸，小豆大，盐汤，日三服。

用方：

五子丸

菟丝子　家韭子略炒　益智子去皮　茴香子炒　蛇床子按：去皮壳，炒。

等分为末，酒糊丸梧桐子大，盐汤下五十丸。此膀胱下焦二腑冷为患，非当治心肾。一方丸讫阴干，以椒末为衣，尤佳。

又，桑螵蛸煎汤下大已寒丸，空心。

又，益智仁一两，盐水润炒　龙骨四钱，别研　牡蛎煅红，研末，半两　川乌去皮，半两，川乌同前药炒，川乌黄色为度

研为末，酒糊丸，每服五十丸，川萆薢煎汤吞下。

又，益智仁、巴戟二味，青盐酒煮，加真桑螵蛸、菟丝子酒蒸，四味为末，酒糊为丸。

又，《经验》治小便频数，**猪肚丸**。

猪肚一个　莲子一升，同煮一周日，为末，去皮心　母丁香　川楝子　破故纸　舶上茴香各一两

为末，炼蜜为丸，每服五十丸，空心温酒下。

又，小便数，兼稠如米泔，色赤白，恍惚瘦□，女劳得之。

桑螵蛸盐水炙　远志　菖蒲盐炒　龙骨　人参　茯神　当归　鳖甲醋炙，各一两。本作龟甲

细末，每服二钱，临卧人参汤调服。

若小便多白浊，及妇人血冷，**心肾丸**。

苍术一斤，白酒糟三斤，淹二宿，去糟　肉桂二两　川椒四两，盐炒，去盐　吴茱萸四两　茴香二两，同茱萸炒　川楝子四两，用

苍术糟半斤，炒，川楝子和糟用

细末，酒糊丸，朱砂为衣，空心盐汤或温酒下五十丸。

又，虚老人，夜多小便，白浊，头昏卒暴，大能耗精液。

大白芷一两，为末　真糯米五钱仲，炒赤黑

为末，糯米糊丸，煎木馒头汤吞下，无则用根。却用补肾药调理后生。禀气弱、色过，小便多水茎涩，便如膏脂，加石菖蒲、牡蛎即效。有此证，每遇便时，张目白仰视，自然留浊去清，导引得效。

伤寒小便不利 附小便难　小便赤

伤寒下后，复发汗，汗出多，亡津液，胃中干，故小便不利。往往利之者，误矣。阳明汗多，以利小便为戒。中湿与发黄，则以利小便为先也。

【脉】浮。

【病证】太阳病，汗后，小便不利，微热发渴者。

【治】五苓散。脉沉，汗少，猪苓汤。

【病证】表不解，心下有水，干呕，发热而咳，或小便不利，小腹满，病在阳。

【治】小青龙汤去麻黄加茯苓。水蓄下焦，不可汗。

【病证】少阴病，咳嗽，四肢重痛，小便不利，自下利而咳，病在阴。

【治】真武汤。

【病证】伤寒无汗，翕翕发热，头项强，小便不利。

【治】桂枝汤去桂加茯苓、白术。

【病证】呕而发热，胸胁满，心下怔忡，小便不利。

【治】小柴胡去黄芩加茯苓。茯苓甘淡，专行津液。

【病证】伤寒，胸胁满，不食喜呕，小便不利；或渴而不呕，腹痛心悸，微热；或咳，往来寒热，心烦。

【治】小柴胡汤。

【病证】 若汗后，复下，腹胁满，小便不利，渴而不呕，头汗出，往来寒热而烦。

【治】 柴胡桂枝干姜汤。

【病证】 太阳病，自汗，四肢拘急，难以屈伸，若恶风，小便难。

【治】 桂枝汤加附子。

【病证】 邪热所搏，蓄于下焦，为小便不利，小腹满而为肿。

【治】 五苓散或陷胸丸。

【病证】 心下痞，发渴，口燥而烦，小便不利。

【治】 五苓散。

【病证】 阳明病，若但发热，头汗出，身无汗，齐颈而还，小便不利，渴引水浆，为瘀热在里，身必发黄。

【治】 五苓散，茵陈汤，小柴胡去半夏加人参、栝蒌根。

【脉】 浮弦而大。

【病证】 阳阳中风，短气，腹满，心胁下痛，鼻干，不得汗，喜卧，身黄，小便难，潮热而哕。

【治】 小柴胡加茯苓。

【病证】 小便难者，阴虚也，阴虚阳必凑，故小便黄而难，有热也。

【治】 瞿麦、滑石等泻之。

【病证】 少阴病下利，六七日，咳而呕，心烦不得眠，小便不利。

【治】 猪苓汤。

【病证】 其大病瘥后，腰以下有水气，小便不利。

【治】 牡蛎泽泻散，此利水道，渗泄之义。

【脉】 沉缓。若细者，非也。

【病证】 中湿证，一身尽痛，发热身黄，小便不利，大便反快，当利小便。

【治】 甘草附子汤、五苓散，汗出解。

【病证】 风湿相搏，骨节烦疼，掣痛不得屈伸，汗出短气，小便不利，恶风不欲去衣，或身微肿。

【治】 甘草附子汤。

【脉】 沉滑。

【病证】 重阳必阴，重阴必阳，手足逆冷，而大便秘，小便赤，或大便黑，皆阳证。

【治】 轻者白虎汤，甚者承气汤。

【病证】 温疟，有寒热，汗多烦渴，小便赤涩，不服水土。

【治】 五苓散。

【脉】 洪数。

【病证】 伤寒不应发汗，而谵语，手足温，大便秘，小便赤。

【治】 调胃承气汤。

【病证】 百合伤寒证，有寒如无寒，有热如无热，口苦小便赤，药入即吐。

【治】 百合知母汤、百合地黄汤等。

杂病淋闭 通见下血 赤白浊门

淋闭之证，古谓之癃，以其饮冷逐热，结于下焦、膀胱、小肠之间，心肾气郁所致。霍乱后当风取凉，温病后余热不散，亦令致此。治法当以清心为先，滑利次之。

【脉】 尺脉实，脐下痛，小便赤涩。

【病证】 气淋。小便涩，常有余沥。

【治】 五淋散加磨沉香，《济生》地肤即箒帚苗汤，通草汤。葱白连叶捣，入蜜贴合外肾上，即通。

【病证】 石淋。茎中痛，溺不出，候其鼻头黄者，乃其候也。

【治】 伏热，五苓散，硝石末糊丸，灯心汤下。兼大便风秘，火麻仁擂煎，加通草，或和米作粥，加葱豉，空心服之。

【病证】 膏淋。尿似膏出，不问老幼。

【治】 真鹿茸丸，《三因》鹿角霜丸、酸枣仁汤加龙骨。

【病证】 劳淋。劳倦即发，痛引气冲。

【治】 酸枣汤下八味丸。忍小便，转胞不通，滑石末调汤下八味丸，《济生》鹿角胶丸。

【脉】 尺芤，便血，少安宁。

【病证】 血淋。病热即发，甚则溺血。

【治】 清心莲子饮，《三因》发灰散，《简易》叶氏阿胶散，《仁斋》琥珀饮。发灰、米砂末，乳香汤下；生地黄汁一升，姜自然汁一合，和服八正散；火麻根十个，水五升，煎二升，一服血止；葛氏茅根煮汁服，效。

【病证】 髓淋。如鼻涕腥赤。

【治】 乳香调朱砂五苓散。

【病证】 丹石毒。

【治】 三黄汤、八正散下八味丸。

【脉】 尺缓细。

【病证】 冷淋。小便闭数起，茎中痛，憎寒凛凛，心虚寒涩。

【治】《三因》生附散，葱盒法。

【病证】 热淋。膀胱有热，脐腹急痛，尿如豆汁，便出砂石。

【治】 八正散、石韦散、导赤散、立效散、《本事》火府散，《澹寮》五淋散，《济生》小蓟饮子。溺血，《简易》归血散。

《选奇》血淋，小便秘，茎中痛如死。牛膝煎汤槌破，每两，水一碗，煎一盏，日三服，神效。或调下硝石一钱，空心。

《经验》小便出血，燕窠草擻去泥，烧草存性，作末，汤调。

又，当归、白芷等分，作末，温米饮调二钱。

槟榔一个，磨，麦门冬煎汤侵热下。

尿血如注，小腹痛。江茶笼内箬叶烧灰，麝香少许，米饮调。

治砂石淋痛不可忍。九肋鳖甲一个，酥炙脆作末，酒调，以效为度。

又，乳香中拣出白石，作末，空心以米饮或麦门冬汤调二服，效。

《千金》气淋。熬盐热熨小腹，冷再易，亦治便血。或脐中著盐，灸三壮。或煮豉一升一沸，入盐一合，顿服。单豉汁亦可。

妇人卒不得小便。杏仁二七枚，熬服之，立下。

伤寒阴肿囊缩

【病证】 厥阴受病，有此证，脉微浮为欲愈，不浮为未愈。

【治】 小建中汤。

【脉】 浮缓。

【病证】 囊必不缩，外证发热恶寒似疟，为欲愈。

【治】 宜桂枝麻黄各半汤。

【脉】 尺寸沉短。

【病证】 囊必缩，毒气入脏。

【治】 宜承气汤下之。

【病证】 伤寒病，脏腑传变，阳经先受病，次传阴经，以阳为主，故太阳水传阳明土，土传足少阳木，为微邪也。阴主杀，故木传足太阴土，土传足少阴水，水传足厥阴木，至六七日，当传厥阴，肝木必移气克脾土，脾再受邪，则五脏六腑皆危困，荣卫不通，耳聋囊缩，不知人而死。

【治】 危用承气汤，可保十死一生。

【病证】 六七日传厥阴，脉微缓微浮，此脾胃脉气俱全，不再受克，否极泰来，水升火降，必寒热作而大汗解矣。

【病证】 伤寒三日，耳聋囊缩而厥，水浆不入，仲景不治。但言两感俱作，以少阴与厥阴合病。治有先后、发表攻里不同。

【治】 先救里，四逆汤；次救表，桂枝汤。

【病证】 阴肿入腹痛，此阴阳易证。

【治】 见阴阳易内。

杂病阴肿

阴肿亦有三因，亦须详审。此证冷则痛，热则肿。

【病证】 风热客于肾经，肾虚不能宣散而肿，发歇疼痛。

【治】《圣惠》沉香散。

沉香二分　槟榔一两　丹参三分　赤芍药　白疾藜各三分，去刺炒　制枳壳　赤茯苓各三分

每服三钱，煎六分，空心温服。

【病证】 肿而有气，上下攻注胀闷。

【治】《圣惠》木香散。

木香半两　赤茯苓一两　牡丹皮　泽泻各三分　防风半两　槟榔一两　郁李仁一两，汤浸去皮，微炒

为末，食前温酒服。

小蟠葱散、五苓散生料和四两仲，依方加槟榔半两，茴香炒八钱，川楝肉半两，姜、葱煎，空心。

【病证】 肿痛不可忍。

【治】 雄黄二两研，白矾二两，甘草二尺，煮水三升，稍热浴之。

又，鸡翅烧灰为末，空心粥饮调下二钱。患左取左翅，患右取右翅。

又，取伏龙肝，以鸡子白和敷之。

又，马齿苋捣汁，或桃仁去皮捣烂，或蛇床子末，和鸡子黄和，三者各可敷之。

【病证】痛。

【治】用苦楝树向阳根、木香、吴茱萸、槟榔为末，醋糊丸，热酒，不拘时。

【病证】卒痛如刺，大汗出。

【治】小蒜一升，韭根一斤，杨柳根一斤，剉，酒三升，煎沸，乘热熏之。

【病证】阴疮，或痒。

【治】雄黄、白矾烧，各半两，麝香少许，为末，敷之。

又，密陀僧、黄连、朱砂，为末敷。

又，硫黄、赤石脂半两，麝香少许，腻粉一钱，同研，先用甜淡浆水洗，拭令干，贴之。

又，五倍子、黄连、腻粉为末，甘草乌豆汤洗，拭敷之。

【病证】疮烂痛不可忍。

【治】香豉一合，地龙新粪水少和成膏，涂之。地榆、黄柏，又或桑枝、葱煎汤洗。烧杏仁为末，亦可敷之。

【病证】阴边生疮湿痒。

【治】槐枝向北不见日者取，煎汤洗。三黄汤料煎洗。吴茱萸煎洗尤佳。

杂病阴癞

阴癞属肝，系宗筋，胃阳明养之，世多谓外肾，非矣。又，寒下注于癞中，名为狐疝，亦属癞病。卵胀、肠癞难治，气癞、水癞为易治。刘河间引《难经》云：五脏皆有疝，但脉紧急为寒。然寒脉当短小而迟。今言急者，非急数而洪也。由紧脉主痛，急为痛甚，病寒虽急，亦短小也。知紧急洪数则为热，痛不可止，言为寒，当详下之。阴癞有四种，肠、气、卵胀、水也。

【脉】肾虚感寒，左尺中浮紧，浮为虚，紧为寒，宜温药。若细而微，则阳绝，速灸关元、气海。

【病证】肠癞。引小腹痛，吊急偏坠，肿痒结硬，水出。

【治】五苓散加茴香下吴茱萸内消丸有海藻者，《济生》橘核丸。灸关元百壮，脉大不必灸。

【病证】气癞。房劳遇风冷袭肾，气不能宣。

【治】五苓散加茴香葱煎，金铃茴香汤下内消丸，《局方》麝香大戟丸。灸关元，脉大不必灸。

【病证】卵胀。硬肿，引腹脐绞痛，囊肿成疮痈，出黄水。

【治】茴香汤、内消丸、橘核丸、八味丸。灸关元，脉大不必灸。《本事》金铃丸。又，灸水茎尽处。又，灸三阴交穴，神效。

【病证】水癞。肾外腹及茎肿。

【治】五苓散加茴香、椒目、葱煎，内消丸，青木香丸。次煨姜盐煎五积散。小便多，□□茴香。

【病证】湿冷。肾虚房劳湿冷所致，面青黑。

【治】茴香煎汤调木香调气散、五苓散、六□□、走马茴香丸，《活人》竹皮汤；《澹寮》金铃子丸去□□。肾肿痛，《百一选》三茱丸，《局方》二白散。

【病证】地龙吹著湿处，夏月立坐，蚯蚓吹肿。

【治】饮热盐汤，常用盐汤浸洗，或洗足。

【病证】小儿偏坠，生来有此宿疾。

【治】《济生》牡丹散服，外并可用盐汤药末消之。

【病证】妇人阴癞。子宫翻出肿湿，此寒湿所致，或服水银。

【治】泽兰散、盐汤下椒附丸、金液丹温之。

杂病诸疝

疝者，痛也。阴气积于内，复为风冷邪气乘虚入腹，小肠痛或绕脐或逆抢心，甚则手足厥冷，自汗，呕逆，或大便秘。风则散之，寒则温之，暑则利之，湿则燥之。虽兼脏气，皆属外因。

病有七证。

【脉】 当弦紧。弦者寒也，紧者痛也。积聚之脉，厥而紧，浮而牢。牢强急者生，虚弱急者死。风则弦浮，寒则弦紧，暑则洪数。

【病证】 厥疝。心痛足冷，食已则吐。

【治】《三因》乌头桂枝汤、补肾汤加半夏，《局方》川楝散、夺命丹。

【病证】 癥疝。腹气乍满，气积如臂。

【治】《三因》葱白散、苦楝丸，《杨氏》阿魏理中丸，《济生》聚香饮子、狼毒丸、玄附汤。

【病证】 寒疝。感寒食冷，卒然腹胁上下痛，或泻。

【治】《三因》补肾汤，《济生》玄附汤，《澹寮》回阳汤，《局方》茱萸内消丸有二方，《简易》三茱丸。

【病证】 气疝。腹中乍减乍满而痛。

【治】 阿魏理中丸、通气丸，《简易》四炒丸。

【病证】 磐疝。腹中痛引脐旁。

【治】《济生》狼毒丸、聚香饮子，《局方》胡芭丸、内消丸，《百一选》十补丸，《本事》乌姜丸、立效散。

【脉】 湿则缓细。

【病证】 附疝。腹痛连脐下，有积聚。

【治】《济生》益智仁汤，《局方》川楝散，《仁斋》四神丸，《百一选》三茱丸，《澹寮》金铃丸。

【病证】 狼疝。小腹阴肾引而痛，大便或秘。

【治】《杨氏》通气丸、导气丸、立效散，《济生》金铃散，《澹寮》金铃丸，《本事》金铃丸。

【病证】妇人冷疝。血海感寒。

【治】《三因》葱白散，《局方》蟠葱散、盐煎散。

【病证】妇人热疝。阳闭阴，脉沉实，面微红，二便秘。

【治】生五苓加益智、茴香，《济生》葵子汤，《局方》三白散。

【病证】妇人血疝。产后经行少，或灼艾风邪入腹。

【治】《三因》失笑散、牡丹丸，《杨氏》理中丸、通气丸。

《澹寮》治疝痛不可忍。五苓散、连根葱一个、灯心七茎煎汤，吞下青木香丸，效。

又，用青木香丸三百粒，斑蝥七个去头翅蝥最利小便，为粗末，用瓦铫于文武火上炒，令木香丸微香，以瓷碟盖药，置冷处少时，去斑蝥，取木香丸，分作二服，空心茴香酒下，累试有效。

《济生》盐半斤，炒极热，以故纸包，熨痛处。

小肠气。醋淬代赭石，研极细，沸汤下一钱，神效。

永类钤方卷第七

伤寒六经脚气

《千金方》脚气论在诸风之首，良有以也。今著于末者，又以吾身上下此第循环，以明终始也。脚得气之名，亦以此气循经络，入脏腑，证候不一。然三阳经多热燥，三阴多热烦。寒中三阳经者，患处必冷；暑中三阴经者，患处必热，须寻经络浅深为治。如三阳，其诊多在足外踝、手背；三阴经，其诊多在足内踝、臂内。依此粗分阴阳，可知大概矣。

【脉】 弦为风，紧为寒，缓细为湿，洪数为热，见于诸阳，病在外，宜发散之愈。沉而弦者亦为风，沉而紧者为寒，沉细为湿，沉数为热，见诸阴，病在里，宜温利之愈。

【病证】 太阳经，头痛项强，腰脊下连外踝，循京骨至小指外侧皆痛，随四气偏盛发散之。

【治】《三因》加减麻黄左经汤。

【病证】 阳明经，寒热伸欠，口干腹胀，髀膝外廉入中趾内痛，随四气偏盛微利之。

【治】《三因》大黄左经汤，用荷叶藁本甘松汤淋洗。

【病证】 少阳经，口苦善息，胁痛，面垢体枯，头目痛，腋下自汗，寒热，诸节指皆痛，宜和解之。

【治】 半夏左经汤。

【病证】 三阳合病，寒热，自汗恶风，或无汗恶寒，眩重身痛，拘挛痹缓，躁，吐，下利，脉必浮紧弦数。

【治】 大料神秘左经汤，败毒散加大黄、苍术。

【病证】 太阴经，腹满，咽舌急，胸痞，股膝内连足大趾端内侧痛，随四气所中轻重温散之。

【治】《三因》六物附子汤。

【病证】 少阴经，腰脊痛，小指之下连足心、廉股内痛，冲胸不食，面黑便涩，若小腹不仁为难治，当温之。

【治】 仲景八味丸，名肾气丸。《简易》云：以地黄补肾，附子佐脾，治脚气上攻，小腹不仁，有大功。

【病证】 厥阴经，腰肋偏疼，大趾连内廉、内阴、小腹、脐胀痛，脚挛，咽干，呕泄，随所中调治。

【治】《三因》神应养真丹。

【病证】 三阴合病。伤寒，三阳有合病，三阴无合病。惟脚气不然，以久滞脏气，随其虚实寒热流注，故有合病，当合三阴所中之证而治之。

【治】《三因》抱龙丸，川膝煎、十全丹、《三因》四蒸木瓜丸。

三阳经用药

《局方》香苏散加槟榔、木瓜，败毒散加大黄、苍术，交加散，五积散，《三因》左经汤，四方通治。乌药平气汤、木通散、紫苏子汤，《济生》加减槟榔汤、大腹皮散，《澹寮》沉香散即加减三和散，《活人》木瓜散，《御院》沉香大腹皮散与木香流气饮出入，《仁斋直指》木瓜散、秘方立应散，《杨氏》搜风散即加减五积散、攒风散，又外应散熏洗，《局方》俞山人降气汤、换腿丸、应痛丸，《本事》断续丸。

《活人》寒中三阳，其患必冷，越婢汤，小续命汤，成人生姜自然汁最快。又大便秘者，脾约丸、神功丸、五柔丸、大三脘散、木瓜散主之。脚气之证，皆由气实而死，未闻服药至虚而死者。又明其外因元。

三阴经用药

《局方》渗湿汤，《三因》八物汤加干姜、六物附子汤、独活寄生汤、八味丸、十全丹、木瓜牛膝丸、四蒸木瓜丸、换腿丸、吴茱萸丸、胜骏丸，《御院》四物附子汤、防己黄芪汤加附子、四蒸木瓜丸加葶苈、陈皮、茯神、续断，《杨氏》五子丸加山药、趁痛散、定痛丸、胡巴丸，《济生》神乌丸、加味四斤丸加乳香、加减地仙丹，《澹寮》三匮丹，《直指》不老地仙丹、秘方神翁地仙丹，《杨氏》黑虎丹、至宝丹加木香川乌、透骨丹，《杨氏》五斤丸。《活人》注：暑中三阴所患必热，小续命去附子减桂一半。大烦躁者，紫雪最良。

伤寒，脉浮，自汗出，小便数，心烦，微恶寒，脚挛急，用桂枝汤攻其表，误也，得之便厥，咽中干，烦，吐逆，作甘草干姜汤复其阳。若厥逆足温者，更作甘草芍药汤与之，其脚即伸。

中风，脚气痹弱，不能转仄，小续命加附子。

风湿，脉浮身重，汗出恶风，防己黄芪汤。

老人津液少，大便涩，脚气有风，大便结燥，脾约丸。后调补三焦，五柔丸、神功丸。

三焦气逆，胸膈虚痞，两胁气痛，面手浮肿，大便秘涩，脚气，大三脘丸。

脚肿，槟榔散。脚痹，薏苡仁酒法。脚气，木瓜散。

杂病脚气

中风寒暑湿四气，与脚气有顿、渐、浅、深不同。中四气者，得之顿而浅。脚气者，得之渐而深，皆随脏气虚、实、寒、热，然后发动，且六经四气兼有，但唯其多者为胜。风喜入肝，病筋无汗走疰，为风胜。寒喜入肾，病骨挛急掣痛，为寒胜。暑喜入心，伤气喘闷，为暑胜。湿喜入脾，病肉肿满重着，为湿胜。风者汗之，寒者熨之，热者下之，湿者温之。春夏疾盛宜汗，秋冬量虚实微加滋补。宜早治，邪毒入腹难愈。随证冷热施治，不可服大补药，《济生》、《三因》论之至详。古人多用针灸，切忌蒸泡。久病脚气，不妨别别为治，所谓先生新病，病当在后。《经》云：脚气头风上气二证，须药不绝。但有风气人，春末夏初及秋暮，得通泄则不困剧，所用如麻黄、牵牛、郁李仁非驮利药。肝肾脾三脏经络起在足十趾，心肺二脏经络起在手十指。

【证】风热，焮赤疼痛，夏日脚肿，不可灸。

【治】加减槟苏散，《简易》加减败毒散、沉香流气饮、秘方立应散。

【证】风湿，挛痹拘急，重痛不仁。

【治】五苓散、渗湿汤、麝香五积散、《杨氏》至宝丹。湿肿生疮，青木香丸。

【证】缓弱，肝肾为风邪所袭。

【治】独活寄生汤、四物汤加鹿茸、白术，八味丸、俞山降气汤加术、附二味，四斤丸。

【证】挛急，风邪入经，足三阴受湿。

【治】麝香五积散，麝香交加散，《三因》四蒸木瓜丸，应痛丸，活络丹，换腿丸。

【证】病后，脾肺气虚，升降失度。

【治】术附汤、附子嘉禾散、独活寄生汤、八味丸、川方五磨三匮丸。

【证】湿脚气，风水入疮口成疮漏，如臁疮。

【治】通气散和消风散，内托散和消风散，蒜片灸疮口。脚气浮肿，用荷叶心、藁本或甘松煎汤淋洗。

【证】干脚气，脚膝不肿。

【治】《洪氏集验方》苁蓉茸附丸例。

【证】疮疥，脏腑积毒，酒食所滓而肿。

【治】交加散加大黄，消毒散和败毒散加大黄，七乌丸。

【证】妇人，血实、血虚、血风，宜审。

【治】与男子肾虚用药同，但兼用忧恚药，无不效。五积散加木瓜、羌活、独活，泽兰散下牛膝木瓜丸。

【证】室女，或经水未行，感风湿。

【治】败毒散加当归尾，《济生》槟榔汤加当归、赤芍药。

【证】秘结，肺与大肠、肾经俱受风邪。

【治】三和散下麻仁丸，沉香流气饮和复元通气散，《杨氏》通真丸，《济生》大腹皮散，《简易》气宝丸。热秘，大黄左经汤。

【证】掣疼，肿加掣疼，或胯间作疬子。

【治】麝香交加散，生草乌、木鳖子、大黄作末，姜汁煎，茶调服。《本事》肾脏风，足肿如瓠，治甘遂木鳖猪腰子散收效。

【证】浮肿。

【治】木香流气饮、俞山人降气汤、三和散、复元通气散、郁李仁十二分、薏苡仁三之二，作末，粟米作粥，空心服。忌牛、马酪。赤小豆、皂角为末，酒醋调，贴肿处。

【证】服补药多，小便不通，淋闭腹胀。

【治】《三因》木通散，《济生》大腹皮散加赤茯苓、木通。

秘方梦授：木鳖子，每个作两边，麸炒切碎，再炒，去油尽为度，每两同□桂一两，为热酒调服，醉而得汗愈。

痛入腹，杜乌药同鸡子瓦瓷中煮一日，药透，取鸡子切片，蘸盐煎散末服，效。乡村无药，初发时，即取杜乌药，不犯铁器，取到用布揩土，以瓷瓦片刮屑，好酒浸一宿，次早用瓦器温热，入麝少许尤佳，空心服，溏泄愈。

川方二将军丸 即《三因》吴茱萸丸，加大黄等分，有冷有热，甚效。

《外台》总论：昏塞闷绝，搐搦上视，危甚。老杉木节碎剉，大腹子连皮七个，青橘叶一握，分二服，童子小便一小碗，同煎半碗服，快利而愈，至效。又黑豆一合，生姜一两，杉木节二两，沉香一两，紫苏茎叶二两，槟榔二两，宣木瓜一两，童便三升，炒豆、姜令熟，却入诸药，加吴萸、制枳壳、半夏、肉桂尤佳。

大虚人微用补助，兼折风毒。此疾不宜多卧，必散谷气，调起居，数动关节，邪毒自散，用导引之法。病在皮肤，当摩膏治之；在荣卫刺痛，随痛处灸二三十壮，不必要在正俞穴，腹、背、手、足诸要穴皆效。灸法如前，灸后斑色赤白如初。风毒已尽，疱青黑者，毒仍在，更灸勿止，得肢体轻利为佳。故古人得此，多施针灸，最忌用热药蒸泡。有僧普清，苦此二十年，灸风市、肩髃、曲池三穴各二十壮，顿效。

又云：若要安，三里莫教干，患风人宜常灸。盖三里一穴，为五脏六腑之沟渠也。

膏贴法

皂角、木鳖子、草乌、南星、肉桂、乳没，醋熬成膏，贴脚心。或又加大黄、川椒、牡丹皮、吴茱萸、当归、巴豆、白芷，醋酒浸一宿，以不中水猪脂慢火上煎，令药色变黄，勿令焦黑，去滓，依法成膏，日三四度，灸磨之。

止痛，蓖麻子七粒，去壳，烂研如泥，同苏合香丸和，贴脚心，痛即止。又，草乌一味，以曲酒糟捣烂，贴痛处。又，生姜汁调草乌末亦可。又，赤小豆、南星末，生姜汁调涂。又，久行久立，脚心肿痛，蚯蚓屎涂之，却高阁起脚，一夕愈。腰脚撑腿痛极，用蒲萄根煎汤淋洗。又，用猫粪烧灰，罨痛处，即汗；无汗处，以唾湿而罨之。

熏法

荆柴叶，坛中烧烟，熏涌泉及痛处，使汗出愈。

腰脚损痛。

川牛膝一两　川萆薢半两　苡仁半两　乳香一两　当归一两半　破故纸一两　制杜仲二两　南木香半两　北茴香一两半　没药半两　杜乌药一两　吴萸一两半　川楝子二两　青盐半两　天麻半两　苁蓉一两　胡巴一两　威灵仙半两　续断半两　麝香一钱　青藤根半两　川乌一只　附子一只　虎骨一两，随痛处用骨，加鹿茸又佳

酒糊为丸。

三仙飞步丹

白芷　草乌醋煮　破故纸　杜当归　乳香各二两　穿山甲土炒　南星醋煮，各二两　苍术六两　杜乌药五两　香附子四两　蚕砂四两，去土，炒

作末，姜汁丸，挫气皆治，常服姜酒下；挫气，茴香酒；腰痛，胡桃酒；头风，生葱茶。

服桑枝法

桑枝一小升，细切，炒香

水三升，煎二升，不拘时，一日服尽。治中风干燥脚气，拘挛上气，肺气嗽，消食，利小便，口干臂痛。《仙经》云：一切仙药，不得桑煎不服。出《抱朴子》，见《本事》。

七乌丸

川乌　草乌　乌梅　何首乌　杜乌药各二两　乌豆一升，炒　晚蚕砂一两　猪牙皂角一两，炙，去皮弦　蔓荆子或加木鳖子，酒浸一宿，焙干

作末，酒糊为丸。

酒法　独活、牛膝、防己、当归、乌豆、苡仁、肉桂、秦艽、防风、羌活、萆薢、苍耳、干葡萄、五加皮、海桐皮、附子、杜仲、杉木节、川椒、乳香、没药、生姜。

白虎历节

体虚之人，受风寒湿毒之气，使血气筋脉凝滞，传于骨节

四肢间，肉色不变，骨如虎噬之痛，昼静夜剧。巢氏云：饮酒当风，汗出入水所致。久则骨节蹉跌，成癫痫。

【脉】浮弦。

【病证】风掣疼，黄汗出，面微红。

【治】交加散。虚则《济生》寄生汤，虎骨散，羌活散，蠲痛丸，《澹寮》趁痛丸，《简易》麝香丸，《千金》桃仁膏。发汗，麻黄散。

【脉】紧，或迟涩。

【病证】寒掣痛，肢节小筋急痹。

【治】五积加顺元散、入麝香，《三因》乌头汤，附子八物汤，《济生》羌活散，寄生汤加肉桂、芍药。

【脉】虚。

【病证】暑掣疼，面赤烦闷，或小便多。

【治】人参败毒散、复元通气散、五苓散加赤芍药、当归，量虚实。

【脉】微细而濡。

【病证】湿掣疼，肿满，无汗，身疼腰重。

【治】五积加麝香、术附汤、渗湿汤、五苓散加二芍药，防己黄芪汤加附子，《简易集》茵芋丸。

病退后，证在里，大便秘，交加散加大黄，量与四顺饮；寒湿，并交加散加麝香。

表里未解，交加散加乌药顺气散。秘结，麻仁丸。

四肢疼痛不可忍，生五积加川羌活、川独活、穿山甲制过，随痛处所向，取甲烧炒存性入煎，临熟入麝香。

白虎风，所患不以积年。用枫树上寄生，不以多少，细切焙干，浸酒饮，常以微醉为度，痛不可忍，久治不效者即效。一名草脑麝，能伏砒霜粉。《斗门方》。

五　痹

风寒湿三气合而成痹，寒多则掣痛，风多则引注，湿多则重着。当审三气注于何部，分其表里，须从偏胜者主治。外有风血痹，支饮亦为痹，与白虎历节通审可也。

【脉】 痹脉皆大而涩，或来急，或涩而紧。

【病证】 春为筋痹，不能屈伸，又过邪移入于肝，其证夜卧多惊，饮食少，小便数。

【治】《济生》茯苓汤，羌活汤，《三因》乌头汤，《简易集》芎附汤。

【病证】 夏为脉痹，血凝萎黄，邪移于心，其状心下鼓气，卒然逆喘，嗌干善噫。

【治】《济生》茯苓汤，《本事》乌头丸。

【病证】 仲夏为肌痹，多寒，遇寒则急，遇热则纵，邪移于脾，四肢怠慢，发咳呕吐。

【治】《简易集》芎附汤，《济生》防风汤，《简易集》《本事》粥法，《局方》三五七散。

【病证】 秋为皮痹，皮肤不仁，邪移于肺，其状气奔喘痛。

【治】《三因》乌头汤，《济生》防风汤，《简易集》四斤丸。

【病证】 冬为骨痹，骨重不举，不遂而痛，邪移于肾，其状善胀。

【治】《三因》附子八物汤，《简易》蠲痹汤，《济生》虎骨散，《本事》续断丸，又增损续断丸。

【脉】 寸口微涩而关上小紧，为血痹。

【病证】 风血痹，风邪入于血经。

【治】《本事》川附丸，续断丸，《济生》防风丸，黄芪酒，《局方》乌荆丸，《简易集》五痹汤，寄荆汤。

【病证】 支饮手足麻痹，臂痛不举，多睡眩冒，忍尿不便，膝冷成痹。

【治】《济生》茯苓汤。

疔 肿

《千金》论疔肿为患，急切在痈疽之前，有三十六疔者，今日生一，明日生二，三日生三，乃至满。三十六疔者，药所不治，未满者可治。今具其证有十三种者，施治于下，其初起，先痹后痛，先寒后热，热定则寒多，四肢沉重，头痛心惊，眼花，大重者呕逆为难治。有所忌而触犯者，其状脊强，疮痛极不可忍者是也。

【病证】

麻子疔，头如黍米，色黑，四畔赤，始来多痒。忌食麻子及麻布。

石疔，色黑如黑豆，硬刺不入阴，阴微疼。忌瓦石。

雄疔，疱头黑黡，四边有水出，色黄，如钱孔。忌房事。

雌疔，头黄里黡似灸疮，四边疱浆，起如钱孔，色赤。忌房事。

火疔，如汤火烧灼，黑黡，四边疱浆，起如赤粟米。忌火灸。

烂疔，色黑有白斑，脓水出流，疮形如匙面。忌热食烂帛物。

三十六疔，头黑如黑豆，四边起大赤色，俗名黑疱。忌嗔怒愁恨。

蛇眼疔，头黑，皮上生形如小豆，似蛇眼，体硬。忌恶眼，嫉妒人，并毒药。

盐肤疔，如匙面，四边皆赤，有黑粟粒起。忌咸食。

水沉疔，形如钱孔，头白里黡，汁出中硬。忌饮浆水。

刀镰疔，如薤叶大，左侧内黑如烧烁。忌刺及刀镰刃，可治。

浮沤疔，如蕹叶大，内黄外黑，黑处刺不痛，黄处刺之痛。无忌，不杀人。

牛拘疔，肉泡起，掐不破。无忌。

【治】 初发，败毒散加连翘、天花粉、生大黄；熟加生姜自然汁调复元通气散；重者加麝香。《本事》乳香散，《济生》蟾酥丹、嵇大夫乳香膏、追毒丹，治证甚详。二黄散，苍耳散，五香连翘汤，狗宝丸，《集成》张氏独脚茅散。又，丝瓜、葱、韭贴法良。秘方，蝉蜕、僵蚕末良。阮氏《经验》内托连翘散、水沉膏。《济生》灸疔肿法最效。

《千金》十二种疔方。枸杞一药四名，春名天精，夏名枸杞，秋名却老，冬名地骨。春三月上建日采叶，夏三月上建日采枝，秋三月上建日采子，冬三月上建日采根。四味曝干，若得端午日午时合极佳，否则但得一种亦得，用绯缯裹药，先布乱发鸡子大于缯上，以牛黄末梧子大，反钩棘针二十七枚为末，赤小豆七粒末，布在绯缯上曝，却捲绯缯作团，以发作绳，十字缚之，熨斗中急火熬令沸，沸定自干，即刮取捣作末，取枸杞，或得四味尤佳，合捣为末，早起空心酒服。《千金》取此置第一方。

又，艾蒿一握，烧作灰，淋取汁三合，和石灰如面浆，以针刺疮中至痛，即点之，点三遍，根自拔，神效。

赵平远用蝉蜕煎汁，用青帛蘸挹数遍，却敷苍耳灰，易时，又挹又敷。

《肘后方》疔肿垂死。菊叶一握，捏绞汁一升，入口即活，神效。冬则用根。又，紫花地丁草擂水，危极有效。

《济生》**二黄散**加麝香少许，用羊骨针针破及刺四围，并涂之。

《瑞竹堂》**返魂丹** 治十三种疔方。

朱砂 胆矾各一两半 血竭 铜绿 蜗牛各一两，生用 雄

黄　白矾枯，各二两　轻粉　没药　蟾酥各半两　麝香少许

为末，和捣蜗牛、蟾酥极烂，丸如鸡头大，每服一丸，令病人先嚼葱白三寸，吐在手心，将药丸裹在葱白内，用热酒一盏吞下，加重车行五里许，有汗出即瘥。若不能嚼葱，研烂药裹药下。曾有僧货此，有效。余自合，救人甚多，真良方也。

《千金》云：疗疔肿，皆刺中心至痛，又刺四边令血出，去血敷药，药气入针孔佳。若不达疮内，疗不得力。

元朝脱脱丞相疔方（太医院抄本），未用他药，先服**硝黄汤**，利动毒气，虚老人却宜斟酌。

朴硝明者熬成牙硝二钱　大黄生用，半两　荆芥　黑牵牛炒，各半两　甘草节四钱

细末，酒调空心，利为度。却用**拔毒膏**

金脚信二钱　硇砂三钱　通明雄黄二钱　轻粉一钱　麝香一钱　巴豆四十一粒，湿纸煨熟，去壳，细研

上五味作末，入巴豆膏，溶黄蜡一两中，木焰中炼成膏，搓成条子，长二三寸，井花水勤换浸三日夜，瓷器收。用时旋作饼子钱眼大，先用羊骨针刺破疮头，却以药饼贴其上，以生面糊涂之，又以皮纸封之，绵帛缠扎，不可动，即服散毒药，随阴阳冷热作剂。

疔疮阳证，潮热心闷，霍乱，或发谵语，六脉洪大，用五香散。热不退而渴，用不二散。蛇床子、生大黄作末，冷酒或冷水调二钱，止二服，使微利。阴证，脉沉细，四肢冷，疮不发，用五香散除大黄，加苍耳、莲肉、酸枣仁、藿香、茯苓、黄芪、肉桂、当归、防风、白芷、附子等药，生姜煎，半水半酒，以发药性。潮热，皮肤受毒，加生大黄、柴胡、地骨皮。呕逆，脾胃受毒，加丁香。喘嗽，肺经受毒，加杏仁去皮尖、知母、秦艽、紫菀。大小便秘，腹胀满，加制枳壳、木通、苦葶苈或生大黄。眼花，心经受毒，加朱砂、雄黄、麝香。胁冷，肾经受毒，加木瓜、黑牵牛并盐炒。发渴自汗，肝经受

毒，加黄芩、山栀。

眼黑，面舌黑，冷汗、自汗粘手，手足冷至膝，发渴谵语，自利不食，疮冷不痛不起，黑干生刺芳，四边不红，不治。

马疔如象眼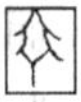，牛疔通身圆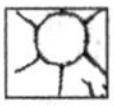或大或小，猪疔疮口肥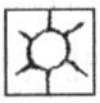，羊疔狗疔顶尖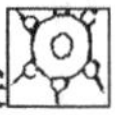。

用药次第　先用五香散，弱证加十宣散，打和四五服，却用针灸入疮口，药加敷贴，待疮四围发黄泡浮肿知痛为佳。若疮未发，用火针四向乱刺，如有红丝脉，亦以火针三向刺断。又用艾火于原发疮痷上灸三壮，候疮边黄疱发热，然后可贴膏药取效也。忌鸡、鱼、鹅、鸭、羊等食。

蟾酥不可对面挤，其白汁误入眼，令人盲。又蟾入赤目，腹无八字者，不可用。

痈　疽

《经》云：诸疮痛痒生于心。自属虚实冷热，故痛而实者为热，虚为痒者为寒。痈者六腑不和所生，腑为表，阴滞于阳，其气浅，故皮薄而肿高。疽者，五脏不调所致，脏为里，阳滞于阴，其气深，故皮厚而肿坚。阔大一寸以上曰痈疽，一寸以下曰疮疖。发于咽喉者，心之毒。发于皮毛者，肺之毒。发于骨髓者，肾之毒。发于上者得之速，发于下者得之缓。近骨多冷，近肤多热。七情内伤，气宿经络，与血俱涩，壅结而成，属内因。六淫侵袭，血脉凝泣，阴虚阳凑，寒化为热，肉腐成脓，此属外因。服丹石、炙煿，温床厚被、尽力房室，精气致伤，此属不内外因。宣热拔毒，排脓止痛，消肌长肉，要明次序。世传内补散得效，若真痈疽，为害反甚。《三因》论此，当在宣热拔毒之后，方可施用。然必考脉证，虚、实、冷、热为治。脉数，发热恶寒而痛，为热；脉不数，不热而痛者，发于阴也。不疼尤是恶证。刘河间云：微热则痒，热甚则痛，火之用也。《千金方》疮科、华佗《七十二种外科精要》、《刘涓子遗论》、《济生方》，嵇大夫论、伍氏方，并详陈良甫《外秘精要》。

【脉】 先看心脉。诸脉浮数，当发热，而反恶寒，若有痛处，乃发痈也。脉弦洪相搏，内急外热，欲发痈疽。沉细时直，身有痈肿，肺肝俱数亦然。四肢沉重，肺脉大即死，洪大难活，微涩易治。

【病证】 初作，看虚实冷热。

【治】《千金方》用漏芦汤，又云：无药处，单煮大黄亦得，快利。更详冷热。《济生方》嵇大夫狗宝丸，先出汗，并用药次第。

《三因》方引紫极观石碑灸法有验，用大蒜片、大艾炷，疮上灸，痛者灸至不痛，不痛灸至痛，方住。《千金方》用净黄土为泥，厚二分，阔寸半，为饼；又，香豉水为泥作饼，厚三分，于上用艾列灸，令温热，勿令破皮肉，数易数灸。头顶以上即不可灸。

初作，有用四物汤加大黄，甚者加芒硝，更加香附子煎服；亦以治妇人背疽、乳痈，盖妇人多嫉妬，气郁内因。此方即如《简易》凡珍散，但用生地黄、赤芍药等凉药，热证宜施，疮疾亦忌发散太过，气血不潮，疮亦难愈，宜审。亦有初作，用香苏散加皂角煎取效者。又，姜制香附子作汤服，先通其气，次服《本事》乳香散加甘草节护心气。若险处发疮，牛胶饮、神仙黄矾丸；热用五香连翘饮，冷用内补十宣散；虚弱，黄芪建中汤；疮后虚渴，黄芪六一汤加人参。

【病证】 呕逆，毒入脾胃。

【治】《本事》乳香散。

【病证】 烦渴，毒入心。

【治】 独连汤，虚人用人参煎汤、黄芪六一汤。

【病证】 便泄。

【治】 参附汤。

【病证】 漩多，手足寒为逆。

【治】 生嘉禾散。

【病证】 兼痢。

【治】 独连汤。

【病证】 疮后呕。

【治】 生嘉禾散。

五善 动息自宁，饮食知味；便利调匀；脓溃肿消，色鲜不臭；体气和平；神采精明，语声清朗。五善见三则瘥。

七恶 躁烦时嗽，腹痛渴甚，泄利无度，小便如林；目视不正，黑睛紧小，白睛青，瞳子上青者；不能下食，服药则呕，食不知味；脓血大泄，色臭败，疮口黑肿，痛不可近；喘促气短，恍惚嗜卧；肩项不便，四肢沉重；声嘶色脱，唇鼻青赤，面目四肢浮肿。七恶见四即危。

内因喜怒，《三因》远志酒。外因，《三因》通圣双行汤、万金汤、忍冬酒。不内外因，饮食房劳，《三因》独圣汤。

《选奇》云：排脓止痛，芍药、当归、牡丹皮、黄芪是也。脓尽消肌，内塞白芷、瓜蒌、藁本、石斛是也。生肌长肉，敷痂血竭、白蔹是也。

阮氏经验：牛皮饮，用通明者，洗净秤四两，酒一碗，瓦器盛，重汤煮透，搅匀，倾出浸酒，随意饮尽。不饮者，浸白汤，饮尽为佳。服此，毒不内攻，不传恶证。

《本事方》用明胶一两，水半升消了，入黄丹一两，再煮三五沸，放温冷，以鸡毛扫在疮口上，如未成疮，涂肿处，自消敛。

又，**黄矾丸**

明矾研 黄蜡溶，等分

丸如梧子大，熟水或温酒下。已破未破，护膜、防毒、内攻，神效。

又，**塞里散**

黄瓜蒌三个，去皮，炒　忍冬藤即左缠藤，三两　乳香一两　苏木二两　没药一两半　横纹大甘草节半两

㕮咀，每服一两，无灰酒三碗，煎至一碗半，分作三服，空心，日三服。亦可作末，酒糊丸弹子大，朱砂为衣，每一丸，细嚼，当归酒下。打扑伤损，至五丸即安，大能止痛消肿，活血补损。

又，《本事方》**柞木饮子**

干柞木叶四两　干荷叶中心带　干萱草根　甘草节　地榆各一两

粗末，每半两，水二碗，煎至一碗，分作二服，空心。诸般痈肿、发背。

又，**阿胶饮**　并治瘰疬、□痈、疮疖。

明牛胶蛤粉炒如珠子，出火毒　生粉草节　真橘皮　紫色皂角□烧存性，各等分

煎，随病上下服。

《本事》用荷叶心当中如钱带，不拘多少，粗末，慢火煎水，淋洗揩干，加藁本亦佳。却以寒水石飞过，用腊月猪脂调成膏，敷疮上。

又，痈疽已有眼，脓不出，痛甚。用巴豆一个，去皮膜，不去心、油，盐豉十四粒，口中含去皮令软，烂研，入麝香少许，薄糊捏作小麦豆大，用纸捻引入疮口内，必痛，则少忍，良久脓出。

蜞针法　痈疖不以老少，初发热肿，即以井边净泥敷之，有一点先干处，即疮正头。以大笔筒安其上，却用大蚂蟥蜞一条安其中，频以冷水灌之，蜞必吮其肿，血出毒消。如毒大蜞小，须用三四条方见效，蜞必死，以水救活。若血不止，以藕节上泥止，白茅花亦佳。

涂贴法

牛耳枫根叶擂酒饮，以滓贴涂。是三叉叶面光无毛者。赤肿，用白芷、大黄作末，蜜醋调涂。

又，《千金》用朴硝、香豉、生地黄汁捣，煮地黄令烂熟，敷贴。马鞭草及猪胆，皆可涂贴。

又，瓜蒌末，或赤小豆末，苦酒和贴。茴香草捣汁，饮一升，日三四服，滓敷肿上；冬月，根亦可。此治恶疮，及阴坠重痛皆可饮、贴。

又，蓖麻子，熟捣敷之。

诸痈。只以生麻油一斤、黄丹四两、蜡四分，三味腊日前日午，用火煎至明早，下丹、蜡成膏，忌女人、六畜见。《集成》用平胃散末，黄桑菰为末，油调敷。凡涂贴，以蜜和生姜自然汁，润而通气。

丹毒。水渠中藻菜及芸薹菜，捣贴。

小儿丹毒。马齿苋外，赤小豆皆可，捣汁饮，滓贴肿。

《养生方》人汗入诸食中，食之生痈疽。五月不宜食不成核果。又，除恶疮，沐浴日，五月一日，八月二日，九月九日，十月七日，十一月四日，十二月十三日。

《澹寮》有发渴而后作疽，有先疽而后发渴，专服加减八味丸效，疽愈尤宜服。载用药次第，好方甚多。

又，箍疮令不溃，诗云：诸等恶疮不可治，京墨好醋生姜汁，猪胆盐梅调涂上，明朝恰似鬼神汲。壶天传。

乳　痈

有人治乳痈，持药一根，生擂贴疮，热如火，再贴已失。后传方，乃用水杨柳根也。葛真人治痈肿妬乳，正用柳根。《肘后方》用柳根皮，温熨肿处，一夕即消。

乳痈，结梗欲作痈。真桦皮末，酒调方寸匕，睡，觉已失之。

一用萱草根又名射干，研烂，生酒滤过饮，以滓贴疮。又有患此，腐烂见骨膜，垂死者，用萱草根其叶柔，其根如麦门冬子，并用萹蓄根如僵蚕，叶硬如剑者，二味为末，敷之神效。

复元通气散加瓜蒌、青皮、乌药、白芷，初发服甚效。病已半，勿多服，穿山甲有性，专发散故也。悬痈通用。

悬　痈

生谷道外肾之间，医书不载，初发甚痒，状如松子，四十日后赤肿如桃，若破，大小便自此出，不可治。

《医说》先用横纹甘草节一两，截长三寸许，取山涧东流水一碗，不用井水、河水，以甘草蘸水，文武火慢炙，不可急性，须用三时久，水尽为度，擘视草中润透，却以无灰水二碗，煮一碗，作一服，温服之。半月内消破，常服为佳。有吨痈是犯天谴。

又方，大黄、甘草节、贝母、白芷为末，小酒调。兼治弩气诸疮疖，虚弱人加当归一半，大黄煨一半。

灸悬痈，择人神不在日早，空心，先用井花水调百药煎末一碗，服之微利，却须得秋葫芦亦名苦不老，生在架上而苦者，切皮片，置疮上，灸二七壮。萧端式患连年，一灸取效。

偏　痈

又名瘖瘼，挟疬生两胯间，结核掣痛，风毒与肾邪相搏，破为痈漏，余月不得安。

神效桦皮散　初发即用。

桦皮　杏仁　皂角刺　胡桃仁十二枚　山栀子五味各烧灰，三钱仲　穿山甲黄土炒，三钱仲　乳香　没药三钱仲，酒浸别研调和加麝香少许

共九味，前六味并作末，却加下三味，可作六服，酒调，猛进二服，即见效。广山曾古与传。《经验》只用猪牙皂角，煨

令黄色，作末，酒调效。

隋朝医官方子明用牛蒡子、破故纸、大黄、黑牵牛等分，微炒作末，空心酒调效。

初发时服五香连翘散，吞皂角煎丸。用复元通气散不及此。

淮人用蜀葵子七粒，皂角半挺，作末，以石灰同醋调，搽贴。独子肥株同蒜捣贴，亦佳。

自热脉实，先服败毒散数服佳。已溃者，太乙膏贴。又四生散一两、十宣散二两打和，酒调。

又，擂葱根，入蜜和匀，贴肿处，用纸封，不令走气，外服桦皮、通气等散。

又方，用山栀、大黄、牡蛎等分，酒煎，露一宿，温起空心服。

又方，黄瓜蒌一个，黄连五钱仲，水煎，连服效。

蜀方，用贝母、白芷，末，酒调，或用酒煎服，以滓贴疮。

《千金方》云：两胯里患疬处宛宛中，日一壮，七日即止，神效。并治一切瘰疬。

一云服前桦皮散，先用胡桃煎于油中，却用酒空心嚼胡桃，使大便稍利，却用桦皮散。

穿山甲烧存性，为末，酒调服，后用土涂疮上，未成速散，已成得溃。初作，复元通气散当先用。

瘰　疬

瘰疬，即九漏是也。多于项腋之间，发作寒热，脓水溃漏，其根在脏腑。《千金方》所叙决其死生，反其目，视其中有赤脉从上下贯瞳子，见一脉一岁死，一脉半一岁半死，以此次第视之，赤脉不下贯瞳子者可治。是说终未有证。

【病证】狼漏，根于肝，忧怒得之。鼠漏，根于胃，食鼠毒得之。蝼蛄漏，根于大肠，食果得之。蜂漏，根于脾，饮流水有蜂毒。蚍蜉漏，根于肺，食蚍蜉毒。蛴螬漏，根于心，喜怒哭泣得之。浮蛆漏，根于胆，思虑得之。瘰疬漏，根于肾，新沐发得之。转脉漏，根于肠，惊卧失枕得之。

【治】

初发，《济生方》当归饮子下连翘丸。未破，作寒热，木鳖子二个去壳，草乌半两并磨入，葱白连根数茎同擂，加蚯蚓粪如木鳖子等分，并以真米醋磨，调匀敷，扯纸片贴之，令通气孔为妙。阮氏。葛氏，疮作热，捣车前草、乌鸡粪敷之，或生玄参捣敷，日二易之。《斗门方》，疬破或不破，下至胸前者，用何首乌如鸡卵大洗，生嚼；又取叶捣，敷疮上，不数服即愈，久服黑发延年，其头九数者，名九真藤，服之可仙。《三因》白花蛇散，次服四圣散，《御院》牛蒡子丸。

《济生方》三圣散、连翘丸，《集成杨氏》荆蚕牛螯四味方，用滑石末调服，取利小便，毒随其出。又有先用枳壳散二服者。凡用斑螯，以其最利小便，引药行气，以毒攻毒。颠犬方中用斑螯二十一个，去头、翅、足，用糯米一勺，先以七只，入米内微炒，不令米赤，去斑螯，又别入七只前米内，炒令斑螯色变，复去之，又用所余下七只，如前法炒，以米出青烟为度，去螯，研米成粉，用冷水，入清油少许，空心调服。

阮氏《经验方》治瘰疬。

用乌骨鸡子七个，如无乌色鸡亦可，斑螯四十九个，每鸡子一个去顶，用筯搅匀，每一个，入斑螯去头翅足七枚，以纸糊盖，饭上蒸熟，取开，去斑螯，食鸡子，每食一子，煎生料五积散咽下，服之不过五子。已破者生肉，未破者自消。二方皆去斑螯，以小便利下毒物为度，大胜《济生》三圣散、《杨氏》四味方，非惟人不敢取服，以免小便秘痛之忧。服之利后，尚有腹痛，冷水调青靛，或煎黄连水解之。

阮氏《经验》治疬生项上交接，名蛇盘疬。

海藻　荞麦炒去壳　白僵蚕微炒去丝嘴，各等分

作末，内海藻旋炒，研罗，汤泡白梅取肉减半，用所泡汤为丸，每服六七十丸，食后临卧米饮下，其毒当自大便泄去。若与淡菜连服尤好，盖淡菜生于海藻上，亦治此。忌豆腐、鸡、羊、酒、面，日数服，神效。

又，疬经年不瘥。

不蛀皂角子一百粒

用米醋一升，硇砂二钱，同煮醋尽，炒令酥，看所生疬子多少，如生一个，服一个，生十个，服十个，细嚼米饮下。《史氏小儿方》用酒浸煮，夜半嚼化三丸。与《济生方》皂子丸相似。《圣济录》云：有硇砂，虚弱老人休服。

又方，用蓖麻子炒，服之即效。服此药后，一生不可吃炒豆。

疬疮作吐，《本事》乳香散，煎生甘草汤调服，至安。《济生》名内托散，引论甚详。

刘禹锡**内消方**

银铅即黑铅也，三两，铁器熬炒，当有脚如黑灰

作末，和脂涂疬上，仍以旧帛贴之，数去帛，拭恶汁，又换贴，如此半月许，亦不痛不破，不作疮，但内消为水，虽过项亦瘥。陈藏器云：黑锡寒，治瘿瘤、鬼气、疰忤。为末，和青木香敷风疮肿恶毒。

疬破脓水，经年不安，须用百十年茅屋厨中壁土，为末，轻粉调敷，半月疮干，愈。

《千金方》用马齿苋阴干，腊月烛烬各等分，作末，腊月猪脂和，先以温泔洗疮，拭干，却敷药，日三。

又，捣土瓜根敷。又，水研杏仁常服。又，盐面和，烧灰敷。又，蜂窠烧灰，腊月猪脂调敷。又，半夏为末，鸭脂和敷。牛屎为末敷，数易之，有蜣螂出。

灸法

葶苈子二合，豉一升，捣作饼子，如钱大，厚二分，安疮孔上，作六艾炷灸，温热不可破肉，数易灸之。却不可灸头，初发一疮孔，葶苈气入脑能杀人。

又，七月七日日未出时取麻花、五月五日取艾等分，合捣作炷，灸疮百壮。诸灸穴俱见《千金方》。

又，五月五日取一切种种杂草，煮取汁，洗之。又，一切疮疬，触处不问穴道，但有肉结凝处及疮疖浊头，蒜截两头，留中心，作艾炷灸之，勿令破肉，取热而已，七壮一易，日日灸之。并《千金》。

瘿　　瘤

巢氏云：诸山水黑土、石中出泉流者，不可久居，令人气凝血滞为瘿瘤。瘿者，多结于颈项之间。瘤者，随气凝结于皮肤之中。当节喜怒，忌食甘草、鲫鱼、猪肉、五辛、生菜、诸杂等物。

【病证】

五瘿　石瘿，坚硬不可移。肉瘿，皮色不变。筋瘿，筋脉露结。血瘿，赤脉交络。气瘿，随忧愁消长。

六瘤　骨瘤、脂瘤、风瘤、血瘤、石瘤、肉瘤。忽然肿起状如梅李核，久则滋长，皆喜怒忧思所致。切不可决溃，惟脂瘤可破，去脂粉则愈。

【治】《济生》破结散、南星膏、昆布丸，《三因》白膏。

葛仙方

槟榔　昆布各三两　马尾海藻二两

作末，蜜丸弹子大，空心噙咽。忌食盐。

孙真人治瘿一二年者，以万州黄药子半斤，须紧实者；若虚而轻，即他处产者，用一斤。取无灰酒一斗浸，固济器口，以糠火烧一伏时停，待酒冷却开，患者日饮之，不令酒气绝，经三五日后，以线围颈，觉消即停饮，否则令项细也。用火时不可多，惟烧酒气香出，瓶头有津即止，火不待经宿也，已验如神。忌毒食。

灸法

男左女右，灸肘后屈高骨尖点穴，却伸手背，灸七壮，并灸胸心坎骨下巨门穴五壮。常服好复元通气散奏效。

疥　　癣

疥至难治，《经》云：诸痛痒皆属心火。心气郁滞，饮食不节，毒留肠胃，发于皮肤。治之理心血，散风热，外加敷洗。

【病证】 脓疥癣，或肿痒，脾胃挟风毒。干疥癣，心肺客风邪。癞疥癣，渐成大风疾。

【治】《局方》何首乌散、升麻和气饮，《济生》当归饮子，《御院》苦参丸，《澹寮》乌头丸，《选奇》草乌头丸。大热毒，防风通圣散，《三因》加味羌活散，《简易》凡珍散加防风、荆芥中，有四物汤料。

搽药

《济生》**胡粉散**。

《集成方》狼毒、水银、轻粉，油调生铁铁衣名铁锈，油磨涂疥癞。若蜘蛛虫等毒，磨蒜兼敷之。

一方，粉霜、雄雌二黄末各一钱半，藜芦末一两，汞二钱，摩风膏半两，打和葱煎，清油调搽。

一方，全蝎七个去毒，皂角一挺，巴豆七个去皮，蛇床、雄黄末各三钱，轻粉半字，黄蜡半两，清油一两，用皂、蝎、豆煎油，又入蜡化溶，取出令冷，入雄、蛇、粉三和成膏，先以苦参汤洗，却上药，神效。一方加斑蝥七个去毒，加葱煎油。

又，松叶煎汤淋洗，神效。

治癣

斑蝥七个，去足、翅，好醋浸一宿露过，却擦。经年不愈，独根败毒菜根又名羊蹄根多用，百药煎、盐梅肉等分，先擂菜根，后将二味并擂，以井花水一盏，滤过澄清，隔宿，天明空心服，服过不宜食热食；其滓留，抓破疮搽擦，服、搽三次愈。又，狼毒置水中沉者，为末，醋调。又，谷树取叶浆擦破口，复用雀儿草又名酸浆草揩擦二次可。又夜卧醒，用不语津揩擦，甚效。又，醋磨上锈铁水，兼炒过青盐、白矾末擦之。又，刮东向见日壁土，摩擦良久，鸡子壳烧灰，油调擦。

大　风

《经》所载厉风者，即大风、恶疾、癞是也。虽名曰风，未必皆因风，亦嗜欲劳动气血，热发汗泄，不避邪风冷湿，使淫气与卫气相干，致肌肉愤䐜，气有所凝，则肌肉不仁，荣气泣浊，腑热不利，故色败，皮肤疡溃，鼻梁塌坏。负此疾者，百无一生，惟洗心涤忏，服药求效。忌啖炙煿、咸味，宿夜缘会。亦有传染者。从头起生者为顺，从足起生者为逆，难治。虫生于五脏，象五行五色，惟黑虫无治法，其他尚可救。其脉来迟去疾，上虚下实，为恶风也，治之先明所因，若例以泻风药治之，则失之矣。昔有僧所患，状如白疕，卒不成疮，每旦起白皮一升许，如蛇蜕，医言多啖炙煿所致，与《局方》解毒雄黄丸愈。

广山胡以方尝患此，在北方收效。传方，用

杏仁　铁屑　夜明砂　朴硝　枸杞根即真地骨皮

上等分为末，入柏子油内煎三两沸，去滓，用油搽。南方少得柏子油，以老柏节有油者烧沥亦可。并治疥疮、诸恶疮。

袁高致传来以方本云：以田菜子根为枸杞子根，等分皆同，外有服药并洗药。

苍术二两半　白芷一两　天麻一两　白蛇　净远志肉　全蝎

自然铜　牵牛　净北细辛　白术　地龙　甘草　僵蚕　狗脊　青皮　陈皮各一两　南木香　草乌　麻黄　苦参各半两　薄荷　当归　荆芥　川乌　防风　藁本各一两半　乳香　没药各三钱　穿山甲　川芎　人参各二两　乌蛇三两　麝香二钱　龙脑一钱，二味别研

为末，炼蜜丸梧子大，不拘时，四十丸服。

洗药

苍术　防风　荆芥　细辛　川芎　苦参　麻黄　地骨皮　何首乌　百草泽各二两

剉散煎，常洗，搽药。当用瓦罐，半个时。

崔寨使得疾，遇仙得方，用皂角刺三斤，烧灰，蒸时久，日干为末，食后浓煎大黄汤调一匕。服之一旬，发再生，肌润目明。后入山，不知所终。

一方，大黄、皂角刺各半斤，郁金五两，为末酒调，下虫。

又，炼松脂，和好雄黄，作丸服。《抱朴子》载：癞病，炼松脂服之。久服，夜卧常见有光，大如镜，奇效。

又，真花蛇散，服之效。泰山老叟患此，家人弃之土窖中，得饮病安。其饮瓮酒，经两月，不知有蛇随其中，酒尽，但存蛇骨在瓮中。

白癜风。以白蒺藜，生捣为末，作汤服之。

《选奇》**神效散**

黄柏三钱，为末　皂角刺灰三钱

二味研匀，作一服，温酒调下，晚勿食，空心服，至二更取下虫，并不损人，利后三两日，但进白粥及补气药。忌猪、鸡、面、动风物。

蛊毒 附挑生

闽广深山之人，于重午日，以蛇、虮、蜈蚣、虾蟆用器贮

之，听其互相食啖，有一物能独存者，谓之蛊。取其毒，于酒食中以害人。中其毒，急者十数日死，缓则延岁。染着旁人，发则心腹疠痛，如有物咬，吐下血皆如烂肉。若不治，食人五脏即死。

【脉】《经》云：蛊毒，三部脉坚而索如银钗股，必死。数而软可治。中药毒，脉洪迟生，微细死。

【病证】

病人咳唾，水中沉者是毒，浮者非也。

含一大豆，其豆胀皮脱者，毒也。不胀不脱，非也。

以鹄皮置病人卧下，勿令知觉，病甚者是毒，否则非也。

以败鼓烧灰，末，米饮服方寸匕，须臾自呼蛊家姓名，可语令呼唤将去，则愈。

嚼生黑豆不腥者，白矾味甘，皆中毒也。

【治】《三因》解毒丸、青黛雄黄丸，《济生》丹砂丸、雄麝丸、矾灰丸。

《夷坚志》云：有病此，梦道人示颂云：似犬非犬，似猫非猫，烹而食之，其病自消。觉，而有狐入其室，杀而烂煮食之，腹自消。白氏六帖云：青丘狐，食之令人不蛊。《本草》孟诜云：狐补虚，又主五脏邪气，蛊毒发寒热。

挑生

腾上胸痛者，胆矾二钱，茶清泡服，即吐出。

刺下腹痛者，郁金末三钱，汤调服，即利下。

一方，五月初日东引挑白皮　大戟火焙干，一云生用　斑蝥去足、翅，麸炒

等分为末，冷水调下，毒自出。若不出，更一服。酒中酒服，食中食服，随其初所食中毒者服之。《夷坚志》以米泔为丸。忌鸡、犬、妇人见。蝥用糯米炒佳。

尸疰 飞遁风三尸 诸疰 风鬼 转恶 四疰 中恶 卒忤 尸厥 鬼击 鬼魇 鬼魅

三尸诸虫，在人身与人俱生，与鬼灵外邪引接，飞走停遁往来，在人肌肉血脉之间。发作之状，腹痛霍乱，精神沉默，杂错变状多端。疰者住也，连滞停着，注易旁人，中则忤。忤，犯也。忤则厥、魇、屈也。人卧而魂气外扬，外邪热录而成，诸证皆相似，传变则为疰矣。脉紧大而浮者死，紧细而微者生。通见心腹痛及五积门。

诸尸疰中恶。

明雄黄大块者，磨热酒服。

又，干姜炮、桂心各半两，盐一钱，炒作末，新汲水调一钱。

又，乌桕根皮，浓煎汁一合，调下朱砂末一钱。

又，忍冬藤茎叶煮汁，时温服。

又，乱发灰半两，杏仁半两，去皮尖、双仁，炼蜜丸梧桐子大，温酒日下二十丸。

又，桃仁五十个，汤泡，去皮尖、双仁，煮，温服，当吐为效。不吐，非疰也。

有近死尸，恶气入腹，终身不愈，以阿魏三两，细研，每用一分，作馄饨馅□余枚，煮熟食之，日二服，满十日永瘥。

恶疰，腹痛不可忍。

吴萸汤浸七遍，微炒，半两　桂心一两

作末，热酒调下。

又，独头蒜一个　香墨如枣大

捣和酱汁一合，顿服。

阿魏末，只以热酒调服，立瘥。

中恶，心神烦闷，腹胁刺痛。

韭根一把　乌梅七个　吴萸制，一分

水煎，温服。

又，韭根捣汁，灌鼻或口中。

又，竹管令人互吹两耳中，即活。

又，葱刺其耳鼻中，出血即活，入五寸为则。

鬼魇。

皂角末、雄黄末、桂心末、生菖蒲末、麝香末皆效。

又，牵牛临其鼻上二百息，牛舐即瘥。不舐，以盐涂面即舐。

又，灸鼻下人中三壮，名鬼客厅。又，十指爪下各三壮。

治五绝：一自缢，二墙压迮，三溺水，四魇寐，五产乳。用半夏一两，细末，吹大豆许入鼻中，即活。心下温者，一日亦可治。仓卒，生姜汁调苏合香丸效。

又，常带雄黄左腋下，终身不魇。并《千金方》。

金　疮

脉虚细沉小生，急实大数危。通见伤折门。

军中一捻金

金樱叶二两　桑叶一两　嫩苎叶一两

捣烂敷。若欲致远，阴干作末，缚上帛缚，血止口合，名草竭。《经进方》以五月五日或闭日，收药良。

金疮犯房，血出不止死。

急以汤泡绵帛，塌疮口令血散，四肢活，仍以芎、归、人参、龙骨等止血、住痛、生血药，灌以苏合香丸。

金疮或杂伤出血不止。

用新头等钞角擘少许，茸碎敷疮口上。

又，嫩紫苏叶和桑叶，捣烂贴效。

又，以陈紫苏叶，蘸所出血挼烂，敷疮口，血不作脓，甚妙，仍且愈后无痕。

又，葱白连须，煨熟捣烂，再煨令热，贴疮口，血即干。

如棒疮，用热葱擦甚妙。

又，煎盐令热，匙抄沥疮上，冷更着，勿住取效。及经脉伤皮及诸大脉血出多，心血冷则杀人，宜抄盐三撮，酒调服。

《本事》以刘寄奴为末，先以鸡翎蘸糯米浆扫伤处，后掺药，仍先以灸盐末掺，护肉尤佳。

毒箭伤。

以盐贴疮口上，灸盐三十壮瘥。

手足爪甲擘裂伤损。

新取葱，取其中涕涎多者，入塘火煨熟，擘开以罨损处，仍多煨热者，数易痛止。

臁　　疮

远年臁疮不瘥。

槟榔半两　龙骨二钱半　水银粉少许　干猪粪半两，烧灰

为末，入银粉内研匀，先以后洗药或盐汤洗，挹干，以生油调药如膏贴，三日一易，五易定瘥。

先用齑汁煎温，净拭干，用葱涎调轻粉敷上，夏月取荷花片阴干，随疮口大小剪，盖之以帛。如有脓水，以指擦从侧畔出，忌毒食，不半月除根。无齑汁，以水煎沸，入少醋。

又，黄连末，水飞过，晒干，加少轻粉，用猪胆一个，针刺七孔，令胆汁自出，滴药内和匀，用竹篦挑敷疮上，以纸贴之，以无糨青绢重重紧拴，十日不可动，却解之，疮痂随纸脱矣。

又，累效经年不瘥。

大黄、黄连、黄柏、赤芍、当归尾、芫荑、贯众、白芷为末，却研乌贼骨、龙骨、轻粉、国丹四味，清油熬，加头发一握，葱根同熬一半多，用上药调搽，纸帛封拴之，作热痒不可动，数日愈。

又，于盐中拣如黑泥者，晒干为末，干掺，湿则水调涂。

又，先用芦皮席烧灰，滤滰水洗，干却用药。

又，取累经烧灶黄土研，入黄柏、赤石脂、轻粉末，清油调敷，依上封拴，十日痊愈。

又，脚疮出汁如油，洗药：

赤芍、茵陈、荆芥、苍耳、薄荷、泽兰、葱根、防风、蛇床子、白芷等分，生用

水煎，温淋洗。散血，仍用瓶斟洗，不用复水，妙。并治妇人血风。

外肾疳疮

黄连末，浆水调为饼，摊于碗面上，别以碗盛艾及川山甲三片，烧烟，以药碗覆之，熏黄连，以黑色为度，地上出火毒，研细末，清油调涂，湿则掺之，先用黄柏、藿香、茵陈、蛇床子煎水洗。

又，密陀僧为末，干用津调敷，湿则掺之。

又，用甘草节、白芷、五倍子煎汤洗，皆效。

又，抱鸡子壳、黄连、轻粉、国丹熬油，涂。

永类钤方卷第八

《南阳活人书》伤寒集要方

仲景《伤寒》百十三方，证多药少，且证有异而病同。一经药同而或治两证，当辨某证者某经之病，某病者某证之药。又百问中一证下，有数种药方，主治者皆须将病对药，将药合病。而药又有冷热，与辛甘发散，酸苦涌泄之不同。正方之下，难于具载，其见于钤方之中者，加详矣。今但列见患病名于药方之下，凡有是病，当求钤方中各项伤寒门类之下，其合于脉证者，互考而谨择之。

桂枝汤 证具太阳经，可汗，头痛项强，四肢疼，发热恶寒，热多寒少，往来寒热似疟，自汗各门。

桂枝三两 芍药三两 甘草二两，炙。《局方》一两

㕮咀，每服三钱，水一盏半，生姜五片，枣二枚，煎七分，去滓温服。春夏加减，见太阳经可汗门。素虚寒人不用加减。伤寒中风，本方加黄芩一两，名**阳旦汤**。内寒外热，虚烦，本方加干姜、黄芩一两，名**阴旦汤**。互见三阴三阳经。

桂枝麻黄各半汤 证具发热恶寒，热多寒少，面赤，似疟各门。

桂枝 芍药 甘草炙，各八钱 麻黄半两，泡焙 杏仁十二个，泡去皮尖，去两仁者

㕮咀，每服三钱，生姜四片，枣一枚，水盏半，煎八分，温服。

桂枝二麻黄一汤 证具伤寒，似疟门。属太阳。

桂枝八钱半 芍药五钱半 麻黄三钱一字，泡焙 甘草二分半，炙 杏仁八个，泡去皮尖

㕮咀，每服三钱，生姜四片，枣一枚，水盏半，煎八分，温服，微汗。

桂枝二越婢一汤 证具发热恶寒，热多寒少各门。属太阳。

桂枝 芍药 甘草各半两 石膏六钱，槌碎 麻黄半两，泡焙

㕮咀，汤使如上。

桂枝加桂汤 证具可汗门。加桂以能泄奔豚气也。属太阳。

桂枝五两 芍药三两 甘草二两，炙

㕮咀，汤使如上。

桂枝加附子汤 证具四肢疼，自汗恶风，小便难各门。属太阳。

桂枝去皮 芍药各一两半 甘草一两，炙 附子半枚，炮，去皮

㕮咀，汤使如上。

桂枝去芍药汤 证具胸满门。去芍药，以味酸，脉促胸满，恐成结胸，故单用辛甘发散毒气。

桂枝去皮，一两半 甘草一两，炙

㕮咀，汤使如上。但微寒者，加附子半枚炮，小便利，愈。又名**桂枝去芍药加附子汤**。二证皆属太阳。

桂枝去桂加茯苓白术汤 证具项强发热，小便不利各门。属太阳。

芍药 茯苓 白术各一两半 甘草一两，炙

㕮咀，汤使如上，小便利即愈。

桂枝去芍药加蜀漆牡蛎龙骨救逆汤 证具发狂门。

桂枝 蜀漆各一两半 甘草一两，炙 牡蛎二两半，煨 龙骨

二两

㕮咀，汤使如上。

桂枝加芍药汤 证具腹满痛门。太阳病下之腹满痛，属太阴。

桂枝三两 甘草二两，炙 芍药六两。下利者，先煎芍药令沸。

㕮咀，汤使如上。

桂枝加芍药生姜人参新加汤 证具身痛门。

桂枝 人参各一两半 芍药二两 甘草一两，炙

㕮咀，汤使如上。

桂枝加大黄汤 证具腹满痛门。以腹满痛属太阴。

桂枝六分 芍药三两 甘草一两，炙 大黄二两。痛甚加一两半

㕮咀，汤使如上。

桂枝甘草龙骨牡蛎汤 证具虚烦门。属太阳。

桂枝半两 甘草炙 牡蛎熬 龙骨炙，各一两

㕮咀，每服三钱，水盏半，煎八分，温服。

桂枝甘草汤 证具怔悸门。属太阳。

桂枝二两 甘草一两，炙

㕮咀，汤使如上。

桂枝人参汤 证具下利，心痞硬门。

桂枝 甘草炙，各一两三钱 白术 人参 干姜炮，各一两

㕮咀，汤使如上。

桂附汤 伤寒八九日，风湿身体烦疼，不能转侧，不呕不泻，脉浮虚而涩。属太阳。

桂枝一两三钱 附子一枚，炮 甘草三分，炙 若大便硬，小便自利，去桂加白术一两三钱。

㕮咀，每服三钱，生姜四片，枣一枚，煎八分，温服。

桂枝加葛根汤 证具项强自汗门。《伊尹汤液论》桂枝汤中加葛根，监本用麻黄误矣。

桂枝 芍药 甘草炙，各六钱三字 葛根一两三钱 麻黄一

分。一本无

吹咀，汤使如上。

桂枝加厚朴杏仁汤 证具喘急门。属太阳。

桂枝 芍药各一两 甘草六钱三字 厚朴姜制，六钱三字 杏仁去皮尖，十七个

吹咀，汤使如上。

麻黄汤 证具三阳经，可汗，发热恶寒，虚烦喘急各门。

麻黄去节，一两半，泡去黄汁，焙干 桂枝一两 甘草炙，半两 杏仁去皮尖，三十五枚

吹咀，入杏仁膏令匀，每服三钱，水盏半，煎八分，温服，取微汗。加减见前伤寒集要。

麻黄杏仁甘草石膏汤 证具喘急门。属太阳。

麻黄去节，二两，泡焙 杏仁二十五个，去皮尖 石膏四两，槌碎 甘草炙，一两

吹咀，汤使如上。

麻黄附子汤 证具少阴证门。

麻黄泡焙 甘草炙，各二两 附子一枚，炮

吹咀，汤使如上。

麻黄细辛附子汤 证具少阴证门。

麻黄去节，泡焙 细辛去苗，各二两 附子一枚，炮

吹咀，汤使如上。

麻黄连轺赤小豆汤 证具发黄门。属阳明。

麻黄去节，泡焙 甘草 连翘各一两 杏仁三十个，去皮尖 赤小豆半升 生梓白皮切，二两

吹咀，每服三钱，生姜四片，枣一枚，水盏半，煎八分，温服。

麻黄升麻汤 证具四肢厥逆门。若下部脉不至，咽喉不利，吐脓血，泄利不止者，难治。属厥阴。

麻黄去节，泡焙，二两半 升麻 当归各一两一分 知母 黄

芩各三分　葳蕤三分　芍药　桂枝　茯苓　白术　甘草炙　麦门冬去心　干姜炮　石膏槌碎，以上各一分

㕮咀，每服三钱，水盏半，煎八分，温服，汗出愈。

葛根汤　证具项强，下利门。属太阳。若与阳明合病必自利。

葛根二两　麻黄去节，泡焙，一两半　桂枝　芍药　甘草炙，各一两　但呕，加制半夏一两半，又名葛根半夏汤。

㕮咀，每服三钱，生姜四片，枣一枚，水盏半，煎八分，温服，覆取汗。

葛根黄芩黄连汤　证具喘急门。

葛根四两　黄芩一两半　甘草炙，一两　黄连一两半

㕮咀，每服三钱，水盏半，煎八分，温服。

小柴胡汤　证具三阴三阳经，可汗，自汗，头痛项强，耳聋，舌胎，鼻衄，胸胁心腹痞结胀痛，身黄，手足温，呕吐，嗽喘，渴悸不食，大便秘或溏，小便难，或不利，或自可，多眠，谵语，发热恶寒，往来寒热，潮热似疟；妇人热入血室；伤寒瘥后，阴阳易，劳复各自并见。

黄芩一两半。腹中痛，去黄芩，加芍药三分；心下悸，小便不利，去黄芩，加茯苓二两　人参一两半。有微热不渴，去人参，加桂枝一两半，温覆取微汗愈；若咳嗽，去人参、枣子，加五味子一两一分，干姜一分　半夏一两一分，汤泡。胸中烦不呕，去半夏、人参，加栝蒌实一枚，用四分之一；若渴者，去半夏，更加人参三分，栝蒌根二两　柴胡四两，去芦　甘草一两半，炙　枣子六枚。若胁下痞硬，去枣子，加牡蛎一两，熬

㕮咀，每服三钱，生姜四片，枣三个，水盏半，煎八分，去滓温服。

大柴胡汤　证具三阴三阳经，脉沉实，可下，发热汗出不解，恶寒跳而虚烦，胸胁心腹痞结胀满，霍乱呕吐下利，大便硬秘，往来寒热，潮热如疟，谵言，口干舌燥，劳复，膈噎门。

柴胡四两　黄芩一两半　芍药一两半　半夏制，一两一分　枳实二枚，去瓤炒，一分。身体疼，表未解，不可服。

㕮咀，每服三钱，生姜四片，枣一枚，水盏半，煎八分，温服，取利。欲下者，加大黄一两。

柴胡桂枝汤　证具发热头疼，谵语各门。属太阳。

柴胡一两三钱　桂枝半两　黄芩半两　人参半两　芍药半两　半夏四钱一字　甘草三钱一字，炙

汤使如上。

柴胡桂枝干姜汤　证具胸胁满结，头汗虚烦，往来寒热，小便不利，渴各门。属太阳。

柴胡四两　桂枝　黄芩各一两半　瓜蒌根二两　干姜　甘草炙　牡蛎熬，各一两

㕮咀，每服三钱，水盏半，煎八分，温服。

柴胡加龙骨牡蛎汤　证具谵语门。属太阳。

柴胡　黄芩各一两　铅丹　人参　桂枝　茯苓各三分　半夏半合，制　大黄半两　龙骨一两　牡蛎一分半，煅

㕮咀，每服三钱，生姜四片，枣一枚，水盏半，煎八分，温服。

柴胡加芒硝汤　证具潮热门。方同小柴胡正方等分，加芒硝三两，汤使亦同。属太阳。

大青龙汤　证具发热恶寒，烦躁身痛，筋惕肉瞤，痰饮，伤寒集要各门。治太阳中风，若汗出恶风，不可服。

麻黄去节，汤泡，三两　桂枝　甘草炙，各一两　杏仁二十个，去皮尖　石膏半个鸡子大，槌碎

㕮咀，每服三钱，生姜四片，枣子一枚，水盏半，煎八分，温服，取汗。若汗多不止，用下温粉扑之。

温粉方：白术　藁本　川芎　白芷各等分

为末，每一两，入米粉三两，和匀，周身扑之。

小青龙汤　证具发热，呕咳喘嗽，痰饮，腹满，小便不利

各门。

麻黄一两半。微利者，去麻黄，加荛花如弹子大，熬令赤色；若呕者，去麻黄，加附子半枚，炮；小便不利，小腹满，去麻黄，加茯苓二两；若喘者，去麻黄，加杏仁一两半，去皮尖　半夏一两一分，汤洗。渴者，去半夏，加瓜蒌根一两半　芍药　细辛　干姜炮　甘草炙　桂枝各一两半　五味子一两

㕮咀，每服三钱，水盏半，煎八分，温服。

小建中汤　证具发热恶寒恶风，热多寒少，腹痛，忪悸虚烦论并方各门。

桂枝一两半　芍药三两　甘草炙，一两　胶饴半升。旧有微溏或呕者，去胶饴

㕮咀，每服三钱，姜三片，枣一枚，煎八分，入饴煎化，温服。尺脉尚迟，加黄芪末一钱煎。

大陷胸汤　证具可下，项强，心下紧满各门。属太阳。

锦纹大黄一两半　连珠甘遂赤者，一字，为末　芒硝五分

水二盏，先煮大黄至一盏，去滓，下硝一沸，下甘遂末，温服。得快利，止后服。胸中无坚物，勿服之。

又，**大陷胸汤**

桂枝　人参各一两　甘遂半两　大枣三个　瓜蒌实去皮，一枚，用四之一

水二盏，煎八分，温服。

大陷胸丸　证具心胸紧满，身肿，虚烦渴各门。属太阳。

大黄二两半　芒硝三分　杏仁三分，去皮尖，熬黑　苦葶苈子三分，熬

上大黄、葶苈为末，入杏仁、芒硝合研烂，丸如弹，抄甘遂末半钱匕，白蜜一合，水二盏，煮一盏，顿服，甘遂性猛，量虚实服之。

小陷胸汤　证具心下紧满门。属太阳。

半夏二两半，汤洗　黄连一两　瓜蒌实一枚，碎用

㕮咀，每服三钱，水二盏，先煮瓜蒌实至盏半，却下前药，煎八分，温服，微利黄涎为度。

大承气汤 证具三阴三阳经可下，耳聋，口干烂，心腹满痛，膈噎，喘急咳逆，自利，大便秘硬，蓄血，发热恶寒，往来寒热，潮热似疟，虚烦懊侬，自汗头汗，恶热谵语，小便数，阴肿囊缩各门。

锦纹大黄酒洗，二两，生用　厚朴去皮，姜制，四两　枳实去瓤炒，半两　芒硝二两

㕮咀，每服三钱，水二盏，先煮厚朴、枳实至一盏，下大黄、芒硝，煮一二沸，温服，以利为度。

小承气汤 证具如大承气汤，但审脉证之微甚，量酌用之，并见痰饮门。

大黄四两　枳实去瓤炒，半两　厚朴姜制，二两

㕮咀，每服三钱，水盏半，煎八分，温服，以利为度。

调胃承气汤 证具少阳经，发热恶寒，谵语，小便数或赤，胸膈满痛，大便秘或溏，恶热潮热，烦而自汗各门。

甘草一两　芒硝一两三分　大黄二两

㕮咀，每服三钱，水一大盏，煎七分，下硝一沸，温服。

桃核承气汤 证具太阳阳明经，发热蓄血各门。

大黄四两　桂枝　甘草炙　芒硝各二两　桃仁五十枚，去皮尖

㕮咀，汤使如上，以微利为度。

栀子豉汤 证具阳明厥阴经，可吐，发热胸满，虚烦懊侬，不得眠各门。又名**栀子甘草豉汤**。

肥栀子十六枚，擘碎　香豉二两　若少气，加甘草半两

水二盏，先煎栀子、甘草，后入豉煎，温服，吐愈。

栀子生姜豉汤 若呕者，用栀子豉汤等分，加生姜五两，先煎栀、姜，加豉煎，温服。得吐，止后服。

栀子厚朴汤 下后心烦腹满不得眠。

栀子七枚，制厚朴二两，枳实二枚，炒

分二服煎，温服，得吐解。

栀子干姜汤 下后身热不去，微烦。

栀子七枚，干姜一两

分作二服煎，温服。

栀子柏皮汤 身黄发热。

栀子八枚，黄柏一两，甘草炙，半两

水煎，温服。

上栀子诸汤，病人旧有微溏者，不可服。

茯苓桂枝甘草大枣汤 发汗后脐下悸，欲作奔豚气者。

茯苓四两 桂枝二两 甘草炙，一两

每服枣二枚，用甘澜水盏半，煎八分，温服。甘澜水，以水至盆中，急搅之，候有珠千百相逐，取用之。又，七味葱白汤，用劳水者，同此义也。

茯苓桂枝白术甘草汤 证具头眩门。属太阳。

茯苓二两 桂枝一两半 白术一两 甘草炙，一两

㕮咀，三钱，水盏半，煎八分，温服。

茯苓甘草汤 自汗不渴。

茯苓二两 甘草炙，一两 桂枝二两

㕮咀，每服三钱，水盏半，生姜五片，煎八分，温服。

甘草汤 少阴证，咽痛者。

甘草炙，三两

㕮咀，四钱，水煎六分，温服。不瘥，与桔梗汤。

甘草干姜汤 证具恶寒，吐逆，自汗虚烦，咽痛，小便数各门。属太阳。

甘草炙，四两 干姜二两

㕮咀，每服三钱，水盏半，煎八分，温服。

炙甘草汤 治脉结代，心动悸。属太阳。

甘草二两，炙 人参一两 生地黄八两 桂枝一两半 麻仁一两一分 麦门冬去心，一两一分

吹咀，每服三钱，生姜五片，枣一枚，水盏半，入酒半盏，煎八分，入阿胶一片，令烊尽，温服。

芍药甘草汤 本前甘草干姜汤证，服汤后厥愈足温者，更作芍药甘草汤。属太阳。

白芍药二两 甘草炙，二两

吹咀，每服三钱，水盏半，煎八分，温服。

厚朴生姜半夏甘草人参汤 治发汗后，腹胀满者。属太阳。

制厚朴四两 制半夏一两一分 甘草一两 人参半两

吹咀，每服三钱，水盏半，生姜五片，煎八分，温服。

大黄黄连泻心汤 证具恶寒，心下满门。属太阳。

大黄二两 黄连一两 黄芩一两

吹咀，每服三钱，以沸汤二盏，热渍之一时久，绞去滓，煖温分二服。

附子泻心汤 证具恶寒自汗，心满门。

用上泻心汤三味等分，绞汁，别煎炮附子一个，加上汁内，温服。

半夏泻心汤 证具心满门。伤寒五六日，发热而呕，柴胡汤证具，反下之，柴胡证仍在，复与柴胡汤。此虽已下，而不为逆，必蒸蒸而振，发热汗出而解。若心下满而硬痛者，结胸也。并属太阳。

制半夏一两一分 黄芩 人参 干姜炮 甘草炙，各一两半 黄连半两

吹咀，每服三钱，枣二枚，水盏半，煎八分，温服。

甘草泻心汤 证具下利，心满各门。伤寒中风。

甘草炙，二两 黄芩 干姜炮，各一两半 半夏泡，一两一分 大枣六枚 黄连 人参各半两

吹咀，每服三钱，水盏半，煎八分，温服。

生姜泻心汤 证具发热下利，心满各门。属太阳。

黄芩 甘草炙 人参各一两半 干姜炮 黄连各半两 半夏

泡，一两一分

㕮咀，每服三钱，水盏半，生姜七片，枣二枚，煎至一盏，温服。

白虎汤 证具三阴三阳经，头痛面垢，手足逆，发热恶寒，虚烦渴，谵语，发黄，大便秘，遗溺，腹满，自汗各门。

知母三两 甘草炙，一两 粳米三合 石膏八两，槌碎

㕮咀，每服三钱，水盏半，煎八分，米熟为度，去滓，温服。

白虎加人参汤 证具发热恶寒，四肢手足逆，身痛腹满，虚烦自汗，渴，谵语，遗尿各门。

石膏四两，槌碎 知母一两半 甘草炙，半两 粳米一合半 人参二分

㕮咀，汤使如上。

白虎加桂汤 治疟疾，但热不寒。

等分同上白虎汤，加桂一两半

㕮咀，汤使如上。

白虎加苍术汤 治湿温多汗。

等分同上白虎汤，加苍术一两半。

㕮咀，汤使如上。

五苓散 证具太阳经，可水，霍乱吐利，自汗烦燥渴，发热头痛，小便不利，不得眠各门。

猪苓去黑皮，三分 泽泻一两一分 白术 茯苓去皮，各三分 桂枝半两，不见火

各自事治见等分，却和匀，㕮咀清入脾，末子浊入胃。中暑，心神恍惚，加辰砂，隔年不可用。

猪苓汤 证具发热渴，呕咳，虚烦不得眠，小便不利各门；及少阴下利。

猪苓去皮 茯苓 阿胶炙过 泽泻 滑石各一两

㕮咀，每服三钱，水盏半，煎七分，温服。

附子汤　证具口噤，恶寒，身痛各门。

附子炮，一枚　茯苓　芍药各一两半　人参一两　白术二两

㕮咀，每服三钱，水盏半，煎七分，温服。

桂枝附子汤　证具伤湿身痛各门。属太阳。

桂枝二两　附子一枚半，炮　甘草一两

㕮咀，每服三钱，水盏半，生姜四片，枣一枚，煎八分，温服。

术附汤　证具厥阴经，风湿身痛，身肿各门，其人大便坚，小便自利者。

白术二两　附子一枚半，炮　甘草炙，一两　此汤能逐水气。

㕮咀，汤使如上。

甘草附子汤　证具身肿，小便不利门。属太阳。

甘草炙　白术各一两　附子一枚，炮　桂枝二两　身肿，加防风二两。悸气，小便不利加茯苓一两半。

㕮咀，每服三钱，水盏半，煎七分，温服，汗出即解。

芍药甘草附子汤　治发汗病不解，反恶寒者，虚也。

芍药三两　甘草炙，三两　附子一枚，炮

㕮咀，汤使如上。

干姜附子汤　证具虚烦不得眠门。属太阳。

干姜炮，一两　附子生用，一枚

㕮咀，汤使如上。

理中丸　证具霍乱，头痛，心满各门。大病瘥后喜唾，胸中有寒；及劳复证。

人参一两，腹痛倍之　干姜炮　甘草炙　白术各一两

蜜丸弹大，汤化服。腹中未热，加服热汤佐之。

理中汤　证具恶寒，霍乱，吐利，胸胁腹痛胀，呕吐泄泻，烦渴，多眠欲寐各门。

人参三两　干姜炮，三两　甘草炙　白术各三两

若腹痛，加人参一两半。寒者，加干姜一两半。渴，加白

术一两半。脐上筑，肾气动也，去术，加桂四两。多吐者，去白术，加生姜三两。下多者，还用白术。悸者，加茯苓二两。四肢拘急，腹满下利，或转筋，去白术，加附子一枚，生用。

吹咀，每服三钱，水盏半，煎八分，温服。

四逆汤 证具三阴三阳经，头痛，四肢逆疼厥，身痛，心腹紧满胀痛，霍乱吐利，咳逆，泄泻，发热恶寒，虚烦，自汗，小便自利各门。强人加附子半枚，干姜一两半。

甘草二两，炙 干姜炮，一两半 附子生用，一枚

吹咀，每服四钱，水盏半，煎七分，温服。

四逆散 证具四肢厥逆并疼，泄泻腹痛，咳悸，小便秘各门。细末米饮调下。

甘草炙 枳实去瓤，炒 柴胡 芍药各一两

若咳者，加五味子、干姜各半两。下利，悸者，加桂半两。小便不利，加茯苓半两。腹痛，加炮附子半枚。泄泻下重，先煎薤白汤，入药煎沸，温服。

四逆加人参汤 恶寒，脉微而利，利止者，亡血也。

甘草炙，二两 附子一枚，生，去皮 人参一两 干姜炮，一两半

吹咀，每服三钱，水盏半，煎八分，温服。

茯苓四逆汤 汗下后不解，烦躁。

茯苓二两 人参半两 甘草炙，一两 干姜七钱半 附子半枚，生，去皮

吹咀，汤使如上。

当归四逆汤 治手足厥寒，脉细欲绝。属厥阴。

当归洗 桂枝 芍药 细辛各一两半 通草 甘草炙，各一两

吹咀，水盏半，枣一枚，煎八分，温服。

当归四逆加茱萸生姜汤 证具恶寒，泄泻，小便自利门，其人内有久寒者。属厥阴。

当归洗　桂枝　芍药　细辛各一两半　甘草炙　木通各一两　茱萸五两

㕮咀，每服三钱，水盏半，生姜四片，枣一枚，煎八分，温服。

通脉四逆汤　证具腹痛，霍乱，呕吐，泄泻，发热，恶寒，小便自利门。属少阴。

甘草炙，二两　干姜炮，三两　附子大者一枚，生用

若面赤者，加连须葱九茎。腹痛，去葱，加芍药二两。呕，加生姜二两。咽痛，去芍药，加桔梗一两。利止，脉不出，去桔梗，加人参二两。

㕮咀，每服三钱，水盏半，煎八分，温服。

通脉四逆加猪胆汤　以上等分三味，加猪胆汁半合，证具霍乱门。

㕮咀，煎八分，入胆汁，温服。

黄连汤　胸中有热，胃中有邪气，腹痛欲呕。属太阳。

甘草炙　黄连　干姜炮　桂枝各三两　人参二两　半夏二两半

㕮咀，水三盏，枣二枚，煎盏半，作二服。

黄连阿胶汤　少阴病二三日，心烦不得眠。

黄连一两　阿胶三分　黄芩一分　芍药半两　鸡子黄半个

水煎，入胶溶，入鸡子黄搅匀，温服。

黄芩汤　证具下利门，用汤彻热。脉迟为寒，腹冷，本不食，反能食，此名除中，必死。属厥阴。

黄芩一两半　芍药　甘草炙，各一两

㕮咀，三钱服，枣一枚，水盏半，煎八分，温服。

黄芩加半夏生姜汤　证具呕吐门。属太阳。

黄芩三分　半夏二分半　芍药　甘草各二分

㕮咀，每服三钱，生姜四片，枣一枚，水二盏，煎八分，温服。

十枣汤 证具头痛，心满胁痛，呕吐，痰饮各门。

芫花炒赤，熬 甘遂 大戟各等分

为末，杵治百下，水一升半，煎肥枣十枚，取八合，入末，强人一钱匕，弱人可半，枣汤送下，未下再服。合下不下，令人胀满身肿不治。

抵当丸 证具胸胁小腹胀满，发黄，蓄血门。

水蛭熬，去子五个，杵碎锉断，用石灰炒，再熬 桃仁四枚，去皮尖 大黄三分 虻虫五个，去足翅，熬

为末，作一丸，以水一大盏，煎至七分，顿服，晬时下血，不下再作。

抵当汤 证具腹满，蓄血，吐血，谵语，大便秘门。

水蛭十枚，制法如上。不制，入腹再生 大黄一两，酒洗 虻虫十枚，去足翅，熬 桃仁七枚，去皮尖

㕮咀，作二服，水二盏，煎七分，温服。

麻仁丸 证具大便秘门，趺阳脉浮而涩，浮则胃气强，涩则小便数，浮涩相搏，大便必硬，其脾为约。脾约丸用枳壳等分，不同为老人津少便秘。属阳明。

麻仁五两 白芍药 枳实炙，各四两 杏仁二两半，去皮尖 大黄八两 厚朴五寸半，姜制炙

炼蜜为丸梧子大，饮下十丸。

茵陈蒿汤 证具发黄，小便不利门。

嫩茵陈蒿一两 大黄三钱半 大栀子三枚

㕮咀，水二大盏，先煎茵陈，减半盏，入后二味，煎八分，温服。利小便如皂荚汁，黄自小便中出。

牡蛎泽泻散 证具腰痛，小便不利，阴阳易，劳复门。

牡蛎熬 泽泻 蜀漆洗去腥 商陆熬 葶苈熬 海藻洗去咸 瓜蒌根各等分

上为散，饮服方寸匕。小便利，止后服。

竹叶石膏汤 伤寒解后，虚羸少气，气逆欲吐，并阴阳

易，劳复等证。

淡竹叶半把　半夏六钱一字，汤泡　石膏四两，杵碎　人参半两　甘草炙，半两　麦门冬去心，一两一分

㕮咀，每服三钱，水盏半，生姜四片，粳米百余粒，煎八分，米熟去滓，温服。呕，方加生姜一两半。

枳实栀子汤　大病瘥后劳复。

枳实一枚，去瓤，炒　栀子三枚半，肥者　豉一两半，绵包

清浆水二盏半，煎八分，方入枳实、栀子，煎取九分，入豉再煎五六沸，去滓温服，令汗出。若有宿食，内大黄如棋子五六枚同煎。

白通汤　少阴病，下利脉微。

附子一枚，生用　干姜一两，炮

㕮咀，三钱，水盏半，葱白四寸，煎七分，温服。

白通加猪胆汁汤　少阴病，利不止，厥逆无脉，干呕而烦。

猪胆半合　干姜半两　葱白四茎　溺二合半　附子半枚，生用

上水一盏，煎五分，去滓，内尿、胆汁，和相得，分温再服。脉暴出者死，微续者生。

桃花汤　少阴病，二三日至四五日，腹痛，小便不利，下利便脓血。

赤石脂四两，一半碎，一半作末　干姜一分，炮

㕮咀，每服四钱，入糯米一撮，水盏半，煎一盏，入石脂末一方寸匕服。愈，勿再服。

吴茱萸汤　证具头痛，呕吐，虚烦，手足逆门。

人参一两　吴茱萸一两六钱半，汤泡三次

㕮咀，每服四钱，生姜四片，枣一枚，水二盏半，煎八分，作二服。

猪肤汤　少阴病，下利，咽痛，胸满心烦。属少阴。

猪肤二两六钱半

上水二大盏，煮一盏，去滓，加蜜一合半，白粉一合，相和温服。

桔梗汤 少阴病二三日，咽痛，与甘草汤不瘥者。

桔梗一两 甘草炙，二两

㕮咀，每服三钱，水盏半，煎八分，温服。

半夏散 少阴病，咽痛。

半夏汤洗 桂枝 甘草炙，等分

每服三钱，水一盏，煎八分，令冷，少少咽之。

苦酒汤 少阴病，咽中生疮，不能言，声不出。

半夏泡，如枣核者十四枚 鸡子去黄一个

内苦酒壳中，又内半夏酒中，置鸡壳刀环中，安火上炙，令二三沸，去滓，少少含咽之。

真武汤 证具眩晕，筋惕肉瞤，身痛腹痛，呕吐，咳嗽，泄泻，发热恶风，渴，振，忪悸，小便不利。

茯苓三分。小便利者，去茯苓 芍药三分。下利者，去芍药，加干姜二分 附子一枚，炮，分作八片，用两片。呕者，去附子，加生姜三两 白术二分 若咳者，加五味子三分 细辛一分 干姜一分

㕮咀，每服三钱，生姜四片，水盏半，煎八分，温服。

乌梅丸 证具发热门。属厥阴。

乌梅七十五枚 干姜二两半 黄连四两 蜀椒出汗 当归各一两 细辛 附子炮 人参 桂枝 黄柏各一两半

上用苦酒渍乌梅一宿，去核，饭下蒸熟，杵成泥，和九味药末杵丸桐子大，空心服十丸，稍加至二十丸。禁生冷、滑物。

干姜黄连黄芩人参汤 证具呕吐门。属厥阴。

干姜炮 黄芩 黄连 人参各三分

㕮咀，每服三钱，水盏半，煎八分，温服。

白头翁汤 治热利下重，或下利欲饮水者，以有热也。属厥阴。

白头翁　黄柏　秦皮　黄连各一两半

㕮咀，分五服，水二盏，煎八分，温服。

赤石脂禹余粮汤　下利，服泻心、理中等汤益甚，此病在下焦。属太阳。

赤石脂　禹余粮各四两

㕮咀，每服三钱，水盏半，煎八分，温服。复不止者，当利小便。

旋覆代赭汤　发热，吐、下解后，心下痞硬，噫气不除。属太阳。

旋覆花　甘草炙　半夏汤洗，各三分　人参半两　代赭一分

㕮咀，每服三钱，生姜四片，枣一枚，煎八分，温服。

瓜蒂散　证具胸痞门。病如桂枝证，头不痛，项不强，寸脉浮，胸痞，气冲咽喉不得息，胸有寒也。

瓜蒂熬黄　赤小豆各半两

㕮咀，取一钱匕，豉一合，汤七合，渍作稀糜，取汁顿服，快吐乃止。虚人勿服。

蜜煎导方　阳明病，自汗出，若发汗，小便自利者，此津液内竭，虽硬不可攻，当须自欲大便，宜蜜煎导而通之。若土瓜根，及大猪胆汁，皆可为导。

蜜四两

上内铜器中，微火煎之，稍凝如饴，搅之勿令焦著，可丸捻作挺，如指许长二寸，乘热捻之，令头锐，内谷道中，以手急抱，欲大便时乃去之。

猪胆汁

上大猪胆一个，胆汁和法醋少许，灌谷道中，一食顷，当大便。

文蛤散　病在阳，应汗解，反以冷水潠灌之，其热更益烦，欲饮水，反不渴。

文蛤一两

为散，沸汤和服方寸匕。若不瘥，与五苓散。寒实结胸，无热证，与三物白散。

三物白散 寒实结胸，无热证者。

贝母三分 桔梗三分 巴豆去心皮，熬黑，研如脂，一分

上为散，研匀，以白饮和服，强人半钱匕，羸人减之。病在上必吐，在下必利；不利进热粥，利不止进冷粥。身热，皮粟起不解，不可噀水。若汗出腹痛，加芍药三两，如上法。

烧裩散 证具伤寒集要并大便秘门。

妇人裩裆烧灰

上水调服方寸匕，小便利，阴头肿即愈。

以上载仲景正方百十三道，以下载杂方百二十六道。

升麻汤 治伤寒中风，头痛发热，恶寒，四肢疼，鼻干不得眠，大人小儿疮疹疾疫。

升麻 白芍药 甘草炙 干葛各等分

㕮咀，水煎，寒多热服，热即温服。

防风白术牡蛎汤 治发汗多，头眩汗出，筋惕肉瞤。

防风独茎者，去芦 牡蛎粉炒黄 白术各等分

为末，酒或米饮调。汗止，服小建中汤。

李根汤 治气上冲心端。

半夏汤洗，半两 当归 芍药 茯苓 黄芩 甘草炙，各一分 桂枝一两 甘李根白皮二合

㕮咀，每服三钱，生姜四片，水盏半，煎八分，温服。

大橘皮汤 证具恶寒，虚烦门。

橘皮一两半，去白 甘草炙，半两 人参一分 竹茹半升

㕮咀，每服三钱，生姜四片，枣一八，水二盏，煎半服。

橘皮竹茹汤 治哕逆。

橘皮 甘草炙，各二两 竹茹一升 人参半两 半夏一两，汤洗

㕮咀，汤使如上。生姜用六片。

生姜橘皮汤 治干呕哕，若手足厥冷者。

橘皮四两 生姜半斤

㕮咀，水七盏，煎至三盏，温服一盏。

阴旦汤 见前桂枝汤下。**阳旦汤**同见。

阴毒甘草汤 证具身痛，背强，腹痛，咽痛，四肢厥，渴各门。

甘草炙 升麻 当归 桂枝各二分 雄黄一分 鳖甲一两半，醋炙 蜀椒一分，出汗，去闭口者

㕮咀，每服三钱，水盏半，煎八分服，温覆取汗。

白术散 治阴毒，头痛背强，虚烦，心腹满痛各门。

白术 细辛 附子炮 桔梗 川乌炮，各一两 干姜炮，半两

上为末，每服二钱，水一盏，煎六分，稍热和滓顿服。

附子散 治阴毒，证具头痛背强，心腹满痛，虚烦渴，四肢疼各门。

附子三分，炮 桂心 当归微炒 白术各半两 干姜炮 半夏各一分，泡

㕮咀，每服三钱，水一盏，生姜半分，煎六分，热服，覆取汗。

正阳散 证具头痛，心满，虚烦，渴各门。治阴毒。

甘草炙 干姜炮，各一分 麝香研一钱入 附子炮，一两 皂荚一挺，去子，酥炙黄

上末，每服二钱，水一盏，煎五分，热服。

肉桂散 证具心满，虚烦，四肢逆各门。治阴毒。

肉桂 白术 良姜 木香 制厚朴各三分 赤芍 陈皮 前胡 附子炮 当归 人参各一两 吴茱萸半两，炒

㕮咀，每服四钱，水一盏，枣三枚，煎六分，热服。

回阳丹 治阴毒，面青，手足逆，心腹胀，渴，脉沉细。

硫黄研 木香 荜澄茄 附子炮 干蝎 吴茱萸泡，微炒，

各半两　干姜一分，炮

作末，酒糊丸如梧子大，不拘时，生姜汤下三十丸，频服，复以热酒一盏，投之取汗。

返阴丹　治阴毒，头痛烦躁，四肢逆冷。

硫黄五两　玄精石　硝石各二两，别研　附子炮　干姜炮　桂心各半两

上用铁铫，先铺玄精末，次硝石末一半，中间下硫末，以余硝末盖硫黄，以余玄精末一半盖上讫，用小盏合著，以炭三斤，烧令得所，令烟出多，急取瓦盆合地上，四回以灰盖，勿令烟出，候冷取出，细研后三味为末，同研细，软饭和丸梧子大，每服三十丸，艾汤下，汗出为度。喘促吐逆，入口便住。服此，前证未退，灸脐下一寸，不限壮数。其人手足冷，小腹硬，更灸脐下两边各一寸，仍与当归四逆汤加吴茱萸生姜汤。或阴囊缩入小腹，绞痛欲死者，更于脐下二寸石门穴急灸，以大艾壮。盖阴毒证，慎勿利其小便也。

天雄散　正元散　治阴毒伤寒。见《活人书》下卷。

退阴散　证具咳逆，手足厥，头痛腰重，渴各门。

川乌　干姜各等分

粗末，炒令转色，放冷为末，每服一钱，水一盏，盐一捻，煎半盏，温服。

葱熨法　治阴厥证，见头痛，渴门。

青葱，用索缠如绳许大，切去根叶，存白长二寸，如大饼啖，以火燔，一面令通热，搭病人脐下，以熨斗盛火熨之，令葱气透入腹中，仍多作之，良久，病人渐醒，手足温而有汗即瘥，更服四逆等汤。有伤寒证，不知人，四肢坚冷如石，药不入，用此瘥。

葶苈苦酒　治伤寒七八日，内热不解。

苦酒米醋是也，一升半　生艾汁半升，无则煮熟艾或艾根用　葶苈熬，杵膏，一合

上煎取七合，作三服。

阳毒升麻汤 证具发狂，下利门。

升麻二分 犀角屑 射干 黄芩 人参 甘草各一分

㕮咀，水三升，煎一半，去滓，服一盏，温覆。手足出汗解，未汗再服。

大黄散 治阳毒发狂门。

大黄一两半 桂心三分 芒硝二两 甘草炙 木通 大腹皮各一两 桃仁二十一个，泡去皮尖，炒

㕮咀，每服四钱，水一盏，煎六分，温服，通利为度。

栀子仁汤 证具发狂门。

栀子仁 赤芍 大青 知母各一两 升麻 黄芩 石膏各二两 柴胡一两半 甘草炙，半两 杏仁二两，泡去皮尖炒，去双仁者

㕮咀，四钱，水一盏，生姜半分，豉百粒，煎六分，温服。

黑奴丸 治阳毒发斑，见发狂门。渴躁盛者，可与。不渴，不可与。

大黄二两 黄芩 芒硝 梁上尘 釜底煤 灶突墨末，研入 小麦奴各一两 麻黄去节，三两

为末，蜜丸弹大，新汲水研一丸。渴者，与冷水浸，足与之，须臾当寒，寒已，汗出瘥。不汗，再服一丸，瘥即止，须微利。小麦奴，乃小麦未熟不成，捻之成黑勃是也。

五积散 治阴经伤冷，脾胃不和，及感邪气。等分与《局方》同，加人参，同肉桂等分。

霹雳散 治阴盛格阳，烦躁不饮水。

附子一枚，炮 真腊茶一大钱

细研，分作二服，水一盏，煎六分，入蜜半匙，放冷服，得睡汗出愈。

火焰散 治伤寒恶候，见虚烦门。

舶上硫黄 附子生用 新腊茶各一两

为末，酒调分摊，涂新碗口中，于火上荡干，合在瓦上，分作五碗，每一碗下烧熟艾一拳大，烧烟薰尽，冷即刮取，细研，每服二钱，酒一盏，煎七分。有火焰起，勿讶。

丹砂丸 治伤寒阴阳二毒相伏，危恶形证。

舶上硫黄 水银 太阴石 太阳石 玄精石各一两，研 硝石半两

为末，用无油铫子文武火炒，下诸末令匀，如灰色，研如粉，生姜汁浸蒸饼，为丸绿豆大，每服五丸，龙脑、牛黄、生姜蜜水下，压躁也；阳毒，枣汤下；阴毒，茌汤下。不得于屋底炒。

五味子汤 证具喘急，寒多热少门。

五味子半两 人参 麦门冬去心 杏仁去皮尖 橘皮去白，各一分

㕮咀，水三盏，生姜十片，枣三枚，煎盏半，分二服。

豭鼠粪汤 疗伤寒病后，男子阴易。鼠屎两头尖者。

韭根一大把 豭鼠粪十四枚

水二升，煎半升，去滓，又煎三沸，温服，有汗解。

竹皮汤 疗交接劳复，卵肿，腹痛欲绝。

刮青竹皮一升

水三升，煮一半，去滓分服，立愈。

干姜汤 治妇人交合，为阴易，手足拘挛。

干姜一分，炮

水二盏，煎六分，温服，汗出解。

青竹茹汤 妇人病未复，有所动，致热气冲胸，手足拘急搐搦，如中风状。

瓜蒌根无黄根者，二两 青竹茹半斤，淡竹者

水二升，煎半去滓，温作二服。

当归白术散 证附见大便秘门。

白术 当归 桂枝 甘草炙 芍药 人参 黄芪蜜炙，各一

分　生姜半两　附子一枚，分八片

㕮咀，水三升，煮半去滓，通口服一盏。未得微汗，再服。

知母麻黄汤　伤寒瘥后，言乱，无寒证，或潮热如疟，此汗未尽，余毒在心包络间。

知母一两半　麻黄去节　甘草炙　芍药　黄芩各半两　桂枝半两，暑中减作一分

㕮咀，每服三钱，水盏半，煎八分，温服，微汗。心烦不眠，欲饮，少与之，胃和即愈。

鳖甲散　伤寒八九日不瘥，名坏伤寒，不能治者。

鳖甲去裙，米醋炙黄赤　升麻　前胡　乌梅去核　枳实去白，炒　犀角镑　黄芩各半两

㕮咀，每服三钱，水盏半，煎八分，温服。

人参顺气散　证具发热恶寒门。《局方》有陈皮、厚朴、川芎。

麻黄去节　干葛　甘草炙　白术　人参　桔梗　白芷各一两　白姜半两，炮

细末，每服三钱，水一盏，生姜三片，葱白二寸，煎八分，通口服，得汗愈。

苍术散　证具发热恶寒门。

麻黄泡，焙　石膏煅，各一两　苍术泔制　桔梗　甘草炙　山茵陈去根，各半两

细末，每服二钱，水一盏，煎八分，连服取汗。

麻黄葛根汤　证具发热恶寒门。

麻黄泡，焙　芍药各三两　干葛四分　葱白七茎　豉一合

㕮咀，水一盏，温服，取汗。

败毒散　证具恶风门。方见《局方》平等分，《活人》甘草减半。

独活散　证具恶风门。

羌活　独活　人参　细辛　白茯苓　制枳壳　防风　黄芩　甘草炙　麻黄泡，焙　蔓荆子　菊花各一两　石膏水飞，二两

为末，每服三钱，水一盏，生姜三片，薄荷四五叶煎，热服。

桂枝石膏汤　证具头痛门。

桂枝　黄芩　甘草各半两　石膏二两，打碎　白药子　升麻　干葛各三分　大栀子四枚

㕮咀，每服三钱，生姜四片，水盏半，煎八分，取汗。

橘皮汤　治伤暑，痰逆，恶寒。若不恶寒，宜竹叶汤。

甘草半两　人参一分　橘皮去白，二两

㕮咀，每服三钱，加竹茹一块，生姜四片，枣一枚，水煎热服。

葛根解肌汤　治伤寒温病天行，头痛壮热。见《局方》同。

柴胡加桂汤　治疟疾，先寒后热，兼治支结。

柴胡八两　人参　甘草炙　半夏泡　黄芩　肉桂各三两

㕮咀，每服三钱，水盏半，生姜四片，枣二枚，煎八分，温服。渴，去半夏，加人参、瓜蒌根煎。

白虎加桂汤　治疟疾，但热不寒者。

知母六两　甘草炙，二两　石膏一斤　粳米二合　桂三两

㕮咀，每服三钱，水煎八分服。

柴胡桂姜汤　治寒多微热，或但寒不热；亦治劳疟。

柴胡四两　桂枝　黄芩各一两半　瓜蒌根二两　牡蛎碎，炒　甘草炙　干姜各一两

㕮咀，每服三钱，水盏半，煎八分，温服，使微烦，取汗解。

疟母煎　治久疟寒热，结为癥瘕。

鳖甲炙　朴硝各十二分　黄芩　乌扇烧存性　鼠妇炒　干姜炮　大黄　肉桂　紫葳　厚朴炙，各三分　柴胡六两　芍药　牡

丹皮　虻虫炒，各五分　人参　半夏泡，各一分　阿胶炒　蜂窠炒，各四分　蜣螂炙，六分　葶苈炒　石苇去毛　瞿麦　桃仁去皮尖，各二两

上为末，煅灶下灰一斗，清酒一斗五升，浸灰，候酒尽一半，用鳖甲煮如胶漆，绞汁，内药末，为丸如梧子大，空心七丸。一方，无鼠妇、朴硝，加海藻三分，大戟一分。

祛邪丸　证具往来寒热门。

恒山　甘草炙　大黄　知母各二两　麻黄去节，四两，泡焙

为末，蜜丸梧子大，每服十五丸，面东浮水吞下。

猪胆鸡子汤　治伤寒五六日，斑出。

鸡子一枚　猪胆　苦酒各三合

合和煎三沸，强人尽服，羸人六七沸服，汗出愈。

葳蕤汤　证具头痛门；兼治冬温，及春月中风伤寒。

葳蕤三分　石膏一两，杵碎　白薇　麻黄泡，焙　羌活　甘草炙　川芎　生葛根尤佳，用二两　杏仁去皮尖，五味各半两　青木香一分，炒。冬一两，春初用半两

㕮咀，每服三钱，水盏半，煎八分。

知母干葛汤　治风温，身体灼热甚者。见头痛门。

知母三钱　干葛八钱　石膏六钱　葳蕤五钱　甘草炙　黄芩　木香　升麻　生南星　人参　防风　杏仁炒　川芎　羌活各三钱　麻黄去节，四钱，泡，焙

㕮咀，每服五钱，水盏半，煎一盏服。

瓜蒌根汤　治风温加渴者。见头痛门。

瓜蒌根三分　石膏二两　生葛根一两半，干者三钱　人参　防风　甘草炙，各半两

㕮咀，每服五钱，水盏半，煎一盏服。

汉防己汤　治风温，脉浮身重，汗出。见头痛门。

防己四两　甘草炙　黄芪蜜炙，各二两　白术三两

㕮咀，姜四片，枣一枚，水盏半，煎一盏，出汗。

老君神明散

白术　附子炮，各二两　乌头炮，四两　桔梗　细辛各一两

粗切，用绢囊盛带之，居间里皆无病。有疫者，温酒服方寸匕，取汗得吐瘥。

务成子萤火丸　**射干丸**　见《局方》。

栀子升麻汤　治脱发，伤寒三月至夏为脱发。见《活人书》。

圣散子　方见《局方》。多茅术、吴茱萸二味。

调中汤　证具伤寒集要。

大黄三分　桔梗　藁本　茯苓　甘草炙　葛根炙　黄芩　芍药　白术各半两

㕮咀，每服五钱，水盏半，煎一盏，得快利，壮热便止。

半夏桂枝甘草汤　治非时暴寒，伏气在少阴经，旬月乃发，脉便微弱，法先咽痛似伤寒，次必下利，此汤主之，次则四逆汤主之，二日即瘥。古方谓之肾伤寒也。

半夏炮　甘草炙　桂心等分

每服四钱，水盏半，煎七分，放冷，少少含咽之，仍入生姜四片煎。

麻黄杏子薏苡甘草汤　证具身肿门。

麻黄去节，泡，二分　甘草炙，一分　苡仁半两　杏仁十枚，去皮尖，炒

㕮咀，每服三钱，水盏半，煎八分，温服，避风取微汗。

防己黄芪汤　治风湿。见身肿伤湿门。

防己一两　甘草炙，半两　白术三分　黄芪一两一分

㕮咀，每服三钱，生姜四片，枣一枚，水盏半，煎八分，温服。喘者，加麻黄半两。胃中不和，加芍药三分。气上冲，加桂枝三分。下有陈寒者，加细辛三分，服后覆腰下令温，取汗瘥。

小续命汤　见《局方》。无白术，有杏仁等分，一同附子

用炮者。

杏仁汤 治风湿，见《活人方》。

附术散 证具身肿门。

附子炮 白术各一两 川芎三钱 独活半两 桂心二钱

为末，三钱 水一盏，枣二枚，煎五分，温服。

桂心白术汤 治伤寒阴痉，手足厥冷，筋脉拘急，汗出不止，阴气内伤。

白术 桂心 附子炮 防风 川芎 甘草炙，各一两半

㕮咀，每服五钱，水二盏，姜四片，枣三枚，煎八分服。

附子防风汤 证同前。

白术 五味子各一两 白茯苓 干姜炮 甘草炙 防风 附子炮，各三分 柴胡一两半 桂心半两

㕮咀，每服三钱，水一盏，生姜四片，煎六分，温服。

八物白术汤 证同前。

白术 五味子 羌活 白茯苓 麻黄去节，泡焙，各半两 高良姜一分 桂心 附子炮，各三分

㕮咀，每服四钱，水一盏，生姜四片，煎五分，温服。

柴胡半夏汤 治痰热头疼，利膈除烦，身体疼倦少力，兼治五饮痰癖。

柴胡八两 半夏泡，二两半 白术二两 人参 甘草炙 黄芩 麦门冬去心，各三两

㕮咀，每服三钱，水盏半，生姜五片，枣一枚，煎八分，温服。

金沸草散 见《局方》，有麻黄、赤芍药。此方无此二味，有赤茯苓一两，细辛一两，汤使同。

大半夏汤 治痰饮及脾胃不和。即《局方》二陈汤。

脾约丸 治老人津液少，大便涩；及脚气有风，大便结燥。

大黄二两，酒焙 麻仁一两半，炒，别研 厚朴制 枳壳去瓤

白芍药半两，上同　杏仁去皮尖炒，三分，别研

为末，蜜杵丸梧子大，每服二十丸，温水下，得利。

黑神丸　治瘟疫时气，有积食者。

巴豆一两，打去壳，碗盛，急流水浸一宿，煮三五十沸，去心膜，研如膏，厚纸包去油　豆豉二两，新软者，与巴豆同研　大戟生用，去皮，内如粉白者佳　三棱生用　杏仁烧过，和研，各半两　五灵脂黑色者，二分

上为末，方入巴豆、豉，研匀后，入杏仁更研，别入飞罗面半匙，井花水调，次拌药搜杵，丸如绿豆大，晒干。凡伤寒有食积，脉沉结，身不热，即可煎姜枣汤吞下，取微利。

神功丸　证具大便秘门。

大黄三两　人参半两　麻仁五两，令研　诃子皮炮，二两

炼蜜丸梧子大，每二十丸，温水下，取利。

五柔丸　老人虚人脚气，亡津液虚秘，大便结，调补三焦。

大黄四两　前胡一两　半夏洗　苁蓉酒浸　茯苓　芍药　细辛　当归　葶苈子各半两

为末，蜜丸如梧子大，温水下二十丸，以通为度。

大三脘散　治三焦气逆，胸胁痞痛，面手浮肿，大便秘涩，兼治脚气。

木瓜　大腹皮炙黄　独活　紫苏　沉香各一两　甘草炙　槟榔煨　白术　陈皮　木香　川芎各二两

㕮咀，每服三钱，水二盏，煎一盏，温服，取利。风气人宜常服。

槟榔散　治脚气肿。

橘叶一大握　沙木一握　小便半盏　酒半盏

同药煎沸，调槟榔末二钱。

薏苡仁酒法　治脚痹。

薏苡仁　牛膝各二两　海桐皮　五加皮　独活　防风　杜

仲姜制，各一两　白术半两　枳壳一两，炒　生地黄二两半

酒浸，每日空心温服。

木瓜散　治脚气。

大腹一枚　紫苏　干木瓜　甘草炙　木香　羌活各一分

㕮咀，作服水煎，通口服。

葱豉汤　治伤寒一二日，头项腰背痛，恶寒，脉紧，无汗。

豉二大合　葱白十五茎　干葛八分　麻黄去节，四分

水二升，先煎麻黄，去白沫，下余药，煎取八合，分二服，热服出汗。

连须葱白汤　证具头痛门。

生姜二两　连根葱寸切，半升

水二升，煮一升，作二三服。不瘥，服下药。

葛根葱白汤　证具头痛门。

葛根　芍药　知母各半两　葱白一把　川芎　生姜各一两

水三升，煎半服。

雄鼠屎汤　治劳复。

栀子十四枚　枳壳三枚，炒　雄鼠屎二七枚

粗末，每服四钱，葱白二寸，豉三十粒煎，分作二服。

黄芩芍药汤　治鼻衄。

黄芩三分　芍药　甘草炙，各半两

粗末，每服三钱，水一盏，煎六分，温服。

茅花汤　治鼻衄不止。

茅花一把

水三盏，煎一盏，分二服。无花，以根代。

枳实理中丸　证具胸胁心满，腹痛门。

枳实十六片，炒　茯苓　人参　白术　干姜炮　甘草炙，各二两

细末，蜜丸如鸡子黄大，每服一丸，热汤化下。渴，加瓜

蒌根二两。下利，加牡蛎二两，煅。

小半夏汤 证具心满呕吐门。

半夏五两，泡 白茯苓三两，去皮

㕮咀，每服半两，水三盏，煎一盏，入生姜自然汁，煎一二沸，热服。

桔梗枳壳汤 证具心满门。

桔梗 枳壳麸炒，各一两

㕮咀，水二盏，煎一盏，分二服。

赤茯苓汤 证具心满呕吐门。

赤茯苓 人参 陈皮去白，各一两 川芎 白术 半夏泡，各半两

粗末，每服四钱，水盏半，生姜五片，煎七分，温服。

香薷散 治霍乱。见《局方》。

犀角地黄汤 证具鼻衄，斑疹门。

犀角屑，如无，以升麻代 牡丹去心，各一两 生地黄半斤 芍药三分

㕮咀，每服三钱，水盏半，煎一盏。有热如狂者，加黄芩。腹不满，为无热，不可加。

黄连解毒汤 证具呕吐，不得眠门。

黄连三分 黄柏半两 栀子四个，擘 黄芩一两

㕮咀，每服五钱，煎一大盏服。

酸枣汤 证具虚烦，不得眠门。

酸枣仁四升 甘草炙，一两 知母二两 茯苓 川芎 干姜各三两 麦门冬去心，一升

粗散，每服四钱，水一盏，煎七分，温服。

栀子乌梅汤 证具不得眠门。

栀子 黄芩 甘草炙，各半两 柴胡一两 乌梅肉十四个，微炒

粗散，每服四钱，水盏半，生姜三片，竹叶二七片，豉五

十粒，煎七分，温服。

陈皮干姜汤 治哕。

陈皮 通草 干姜炮 桂心 甘草炙，各二两 人参一两

㕮咀，每服四钱，水一盏，煎六分，温服。

羌活附子汤 治咳逆。

羌活 附子炮 茴香微炒，各半两 木香 干姜炮，各大枣许大

细末，每服二钱，水一盏，盐一捻，同煎一二十沸，热服止。

半夏生姜汤 治哕欲死。

生姜切，二两 半夏泡，一两一分

水二盏，煎八分，分二服。

黑膏 疗温毒发斑。

好豉一升 生地黄半斤，切

以猪膏二斤，合露之，煎令三分减一，绞去滓，入雄黄、麝香如大豆者，内中搅和，尽服之，毒从皮中出则愈。忌芜荑。

葛根陈皮汤 证具呕吐，发热门。

葛根 陈皮 知母 杏仁去皮尖，炒 黄芩 甘草炙 麻黄去节，泡焙，各半两

㕮咀，每服五钱，水二大盏，煎一盏，温服。

玄参升麻汤 证具出斑门。

玄参 升麻 甘草炙，各半两

㕮咀，每服三钱，水盏半，煎七分，温服。

大青四物汤 证具斑疹门。

大青四两 豉八合 阿胶炙 甘草炙，各一两

㕮咀，每服三钱，水盏半，煎一盏，入胶再煎服。

知母桂心汤 证具似疟门。

知母二两 麻黄去节 甘草炙 芍药 黄芩 桂心各一两

吹咀，每服四钱，水盏半，生姜四片，煎八分，温服，取微汗。

三黄丸　治发黄吐血。见《局方》。

桔梗半夏汤　证具腹满痛门。

桔梗炒　陈皮洗，焙　半夏生姜制，各一两　枳实半两

吹咀，四钱，生姜三片，煎七分，热服。

三黄熟艾汤　证具大便秘门。

黄连　黄芩　黄柏各三分　熟艾鸡子半大

吹咀，水二盏，煎七分，温服。

薤白汤　证具下利腹痛门。

豉半斤，绵包　薤白一把　大栀子七枚

水二升，先煎栀子十沸，入薤、豉，取一升二合服。

赤石脂丸　治伤寒热利，下脓血。

赤石脂　干姜炮，各一两　黄连　当归各二两

为末，蜜丸梧子大，米饭下二十丸。

地榆散　伤寒便利脓血。

地榆　犀角屑　黄连微炒　茜根　黄芩各一两　栀子仁半两

粗末，水煎，入薤白五寸，温服。

黄连阿胶汤　伤寒热毒入胃，下利脓血。

黄连二两，微炒　阿胶炒黄　黄柏一两，微炒　栀子仁半两

粗末，水煎，温服。

桃仁汤　治䘌。

桃仁去皮尖　槐子碎　艾叶各一两　枣十五枚，去核

水二盏，煎盏半，分三服。

黄连犀角汤　治伤寒及诸病之后，内有疮，出下部者。

黄连半两　乌梅十枚　木香一分　犀角一两。无，以升麻代

水二盏，煎盏半，分二服。

雄黄锐散　证具多眠门，治下部䘌疮。

雄黄研　青葙子　苦参　黄连各二分　桃仁去皮尖研，一分

生艾或扁竹研汁，和如枣核，纳下部。

百合知母汤 治百合病发汗后。见霍乱门。

百合七枚，擘 知母三两，切

水渍百合一宿，出白沫，去水，更水煎一升，再煎知母取一升，合和煎服。

滑石代赭汤 治百合病下之后者。见霍乱门。

百合七枚 滑石三两，打碎 代赭弹大一丸，打碎

水渍百合如前法，又水煎滑、代取一升，合和煎服。

鸡子汤 治百合病吐后。见霍乱门。

百合七枚 鸡子黄十枚

水渍煎百合如前法，加鸡子黄搅匀，煎五分，温服。

百合洗方 病一月不解，变成渴者。

百合一升

水一斗，渍一宿，以洗身，洗已，食煮饼。勿以盐豉也。

百合地黄汤 治百合病，不经汗、吐、下，病形如初者。

百合七枚 生地黄汁一升

水渍煮百合如前法，加地黄汁煎，取一升五合，分温服下，大便如漆。

瓜蒌牡蛎散 治百合病，渴不瘥。

瓜蒌根 牡蛎熬，等分

为散，饮服方寸匕。

滑石散 治百合病，变发寒热。

百合一两，炙 滑石三两

为散，饮服方寸匕。当微利，止。

治中汤 治脾胃伤冷，胸膈不快，腹疼，气不和。见《局方》。

白虎加苍术汤 治湿温多汗。

知母六两 甘草炙，二两 石膏一斤 苍术三两 粳米三两

㕮咀，每服五钱，水盏半，煎八分，温服。

七味葱白汤 治劳复证。

干葛切，三合 新豉半合 连须葱白切，半斤 生姜切，一合 麦门冬去心 干地黄三两 劳水四升，以杓扬之千过

以劳水煎减，分二服，覆取汗。

增损四顺汤 治少阴下利，手足逆，无热候者。

甘草 人参 龙骨各二两 黄连 干姜各一两 附子一枚，炮

作散，每服三钱，水一盏，煎七分。若下利腹痛，加当归二两。呕，加陈皮一两。

化斑汤

人参 石膏各半两 葳蕤 知母 甘草各一分

㕮咀，五钱，水盏半，糯米一合，煎八分，温服。

官局桔梗汤 治干呕。

桔梗 半夏 陈皮各一两 枳实半两

粗末，三钱服，水一盏，生姜五片，煎七分服。

麻黄加术汤 治中湿。

麻黄去节，一两半 苍术 甘草炙，各半两 桂枝一两 杏仁三十五枚，去皮尖

㕮咀，每服三钱，水盏半，煎八分，温服。

竹皮大丸 治虚烦。

竹茹二分 桂 白薇各一分 石膏研 甘草炙，各三分

枣肉丸弹大，米饮服。

《古今录验》**橘皮汤** 证具咳嗽门。

陈皮 紫菀 麻黄去节 当归 杏仁 桂 甘草 黄芩各半两

水煎服。

黄连橘皮汤 证具发斑，呕吐门。

黄连四两 陈皮 杏仁去皮尖 枳实炙 麻黄去节，泡，焙 葛根各二两 制厚朴 甘草炙，各一两

㕮咀，三钱，水一盏，煎八分服。下利当先止。

麦门冬汤 治劳气欲绝。

麦门冬去心，一两 甘草炙，二两

水二盏，加粳米半合，枣二枚，竹叶十五片，煎服。

永类钤方卷第九

和剂局集要方上

诸　风

乌药顺气散　治一切风气，攻注四肢，骨节疼痛，遍身顽麻。凡卒中，手足瘫痪，语言蹇涩者，先宜服此，以疏气道，然后随证投以风药。

麻黄去节　净陈皮　乌药各二两　僵蚕炒去丝　川芎　制枳壳　白芷　桔梗　甘草炙，各一两　干姜炮，半两

细末，三钱服，水一盏，姜三片　枣一个，煎七分，温服。如憎寒壮热，头痛肢体倦怠，加葱白三寸煎，并服出汗。闪挫不能屈伸，温酒调。遍身瘙痒，抓之成疮，薄荷煎服。

人参顺气散　治感风头痛，鼻塞声重，及一切中风，宜服此疏风气。

干姜　人参各一两　川芎　甘草炙　桔梗　制厚朴　白术　净陈皮　白芷　麻黄去节，各四两　干葛三两半　一方加僵蚕一两，干姜半两，去白术、人参。

㕮咀，三钱服，水一盏，姜三片，枣一个，薄荷五七叶煎，热服无时。如感风头疼，咳嗽鼻塞，加葱白煎。《简易》加乌药枳壳，去厚朴、干葛，等分不同，专通滞气。

小续命汤　治中风，半身不遂，口眼㖞斜，手足战掉，语

言蹇涩，并脚气缓弱。

防风去芦，一两半　麻黄去节，汤泡　防己　人参　黄芩　桂心　杏仁去皮尖，炒黄　白芍　甘草炙　川芎各一两　附子炮，半两　一方去附子，加木香、南星，以通气。

㕮咀，每半两，水盏半，姜五片，枣一个，煎七分，热服无时。

《简易集》加减：恍惚加茯神、远志。骨节烦疼，本有热，去附子，倍芍药。干燥大便涩，本有热，去附子倍白芍，加竹沥。脏寒大便利，本有寒，去黄芩，倍附子，加白术。骨间冷痛，加桂、附。烦多惊，加犀角。呕逆腹胀，倍人参，加半夏。大便秘，膈不快，加枳实、大黄。气不通，加沉香。有痰，加南星。失音加杏仁。烦渴，麦门冬，干葛。身疼加秦艽。浮肿喘急加防风，春加麻黄一两，夏加黄芩三分，秋加当归四两，冬加附子半两。《延年方》无防风，自汗，去麻黄。

此方出仲景古方桂枝麻黄各半汤。加防风，是防风为君；去麻黄，似失立方本意矣。此方古今治风良方，喜发汗，亡血偏枯者，又宜养血，更兼通气药煎服，如前顺气散，必成功矣。又此方以防风为君，《延年》去防风，恐无义理。

三生饮　治卒中，半身不遂，口眼㖞斜，昏不知人，并痰厥气厥，或六脉沉伏，或指下浮盛。

南星生用，一两　木香二钱半　川乌　附子各半两，去皮生用。弱者半生半熟

㕮咀，半两，水二盏，姜十片，煎八分，温服。不省人事，以生姜自然汁调灌苏合香丸。

排风汤　治中风，邪气入五脏，令人妄语狂言，精神错乱，手足不仁，痰涎壅盛。

白鲜皮二两　当归二两　肉桂　白芍　白术　川芎　防风　甘草炒　杏仁去皮炒，各二两　白茯苓　独活　麻黄去节，各三两

㕮咀，半两服，水盏半，生姜四片，煎八分，温服无时。

大醒风汤 治中风，痰涎壅盛，半身不遂，历节痛风，筋脉拘急，手足搐搦。

南星生用，八两 防风生用，四两 独活生用 附子生，去皮脐 全蝎微炒 甘草生，各二两

㕮咀，每四钱，水一盏，姜十片，煎八分，温服。

大防风汤 祛风顺气，活血壮筋。又治痢后脚痛痪弱，不能行步，名曰痢风；或两膝肿痛，髀胫枯腊，名鹤膝风。

熟地黄洗 白术 防风 当归酒浸 黄芪 白芍 制杜仲各二两 羌活 人参 牛膝酒浸 甘草炙，各一两 川芎 附子炮，各一两半

㕮咀，每四钱，水盏半，姜七片，枣一个，煎八分，空心温服。

五痹汤 治风寒湿气客留肌体，手足缓弱，顽麻不仁，又名舒经汤。

片子姜黄洗，一两 羌活 白术 防己各一两 甘草炙，半两

㕮咀，每四钱，水盏半，姜十片，煎八分，看病上下，空心或食后服。

牛黄清心丸 治诸风人，缓纵不随，语言謇涩，痰涎壅盛，心怔健忘，或发颠狂。

牛黄一两二钱 柴胡 桔梗 杏仁去皮尖、双仁，麸炒黄，别研 白茯苓 川芎各一两一分 麦门冬去心 黄芩 当归 防风 白术各一两半 甘草炙，五两 山药七两 大枣一百个，蒸去皮核，研成膏 神曲研，二两半 白蔹三分 大豆黄卷炒香 肉桂 阿胶炒，各一两三分 蒲黄炒 人参各二两半 羚羊角末，一两 麝香别研 龙脑别研，各一两 干姜炮，三分 犀角末，二两 雄黄研飞，八钱 金箔一千二百箔，内四百箔为衣 白芍药一两半

上除枣、杏仁、金箔、二角、牛黄、麝香、龙脑、雄黄别研，入余药末和匀，炼蜜枣膏丸，每两作十丸，金箔为衣。每

一丸，食后温水化下。小儿惊痫，竹叶汤化下。

青州白丸子 治手足瘫痪，风痰壅盛，呕吐涎沫，及小儿惊风，妇人血风。

圆白半夏水浸洗，七两，生用 川乌去皮脐，半两，生用 白附子二两，生用 大南星三两，生用

上细末，用绢袋盛，于井花水内摆出，未出者，更以手揉令出，水滓更研，再摆，尽为度，放瓷盆内，日晒夜露，每日一换新水，搅而又澄，春五夏三秋七冬十日，去水晒干如玉片，细研，糯米粉煎粥清丸绿豆大。姜汤下二十丸，无时。如瘫痪风，温酒下；小儿惊风，薄荷汤下三、五丸。

乌荆丸 治诸风纵缓，言语蹇涩，遍身麻痛，皮肤瘙痒；又治妇人血风头疼眼晕。如肠风脏毒，下血不止，服之尤效。有病风挛搐，头颔宽亸不收，六七服瘥。

川乌炮，去皮脐一两 荆芥穗二两

细末，醋煮面糊丸梧子大。温酒熟水下二十丸。

解毒雄黄丸 治中风，卒然倒仆，牙关紧急，不省人事；并解上焦壅热痰涎，咽喉肿闭。

郁金二钱半 巴豆去皮、油，十四个 雄黄研飞，二钱半

细末，醋煮面糊，丸绿豆大，每七丸，热茶清下，吐顽涎立苏，未吐再服。如牙关紧闭，即以刀尺斡开口，灌下。缠喉风及急喉闭最治。

加减三五七散 治八风五痹，肢体不仁；大治风寒入脑，阳虚头痛，未闻人声，目旋运转，耳内蝉鸣，应湿痹脚气缓弱，并治。

山茱萸肉三斤 净细辛一斤半 干姜炮，三斤 防风四斤 附子三十五个，炮去皮、脐 茯苓三斤

细末，每二钱，温酒空心调下。

虎骨散 治风毒邪气，乘虚攻注经络，痛无常处，昼静夜甚，筋脉拘挛，不得屈伸。

苍耳子微炒　骨碎补　当归　自然铜醋淬，细研　肉桂　白芷　麒麟竭细研　没药　白附子　防风　赤芍　牛膝各三两　五加皮　天麻　槟榔　羌活各一两　虎胫酥炙　败龟酥炙，各二两

细末，入研药令匀，每一钱，温酒调下，无时。

七圣散　治风湿流注经络，肢节缓纵不随，或脚膝疼痛。

续断　独活　防风　杜仲　萆薢　牛膝　甘草

修事焙干，各等分，细末，每二钱，温酒调下。

寿星丸　治因事惊心，神不守舍，以致事多健忘，或痰迷心窍，妄言如有所见。

大南星一斤，先用炭火三十斤，烧一地坑通红，去炭，以酒五升倾坑内，候渗酒尽，下南星在坑内，以盆覆坑，周回用炭拥定，不令走气，次日取出为末　朱砂别研，二两　琥珀别研，一两。或去琥珀亦效，《济生方》心气狂甚，加铁艳粉一两

上各研，用生姜汁煮面糊丸梧子大，每三十丸，加至五十丸，石菖蒲人参汤、姜汤任下。

惊气丸　治心受风邪，涎潮昏塞，牙关紧急，醒则精神若痴，及惊忧积气。

紫苏子炒　南木香　净陈皮各一两　附子去皮脐　麻黄去节　僵蚕炒　天麻　花蛇酒炙，去皮骨　南星洗切片，姜汁浸一宿，各半两　全蝎去尾毒微炒，一钱　朱砂研一分，留半为衣　一方去附子加铁粉愈，金克肝木也，治狂厥之证。

细末，入脑、麝少许，研令匀，蜜杵丸龙眼大。每一丸，金银薄荷汤下，或温酒。

消风散　治诸风上攻，头目昏眩，项背拘急，鼻嚏声重，耳作蝉鸣，及皮肤顽麻，瘙痒瘾疹。妇人血风，头皮肿痒。

荆芥穗　甘草炙　川芎　羌活　人参　茯苓　僵蚕炒　防风　藿香　蝉蜕去土，炒，各二两　厚朴姜制，半两　净陈皮半两

细末，每二钱，感风头鼻流清涕，荆芥汤下，或茶清下；

遍身疮癣，温酒下。

八风散 治风气攻头目昏疼，肢体拘急，皮肤瘙痒，瘾疹成疮，及寒壅鼻塞声重。

藿香半斤 白芷 前胡各一斤 黄芪 甘草炙 人参各二斤 羌活 防风各三斤

细末，每二钱，水一盏，入薄荷煎，或茶清调，食后温服。

追风散 治诸风上攻，头疼目眩，鼻塞声重，皮肤瘙痒，眉角牵引。妇人血风，一切头风。

僵蚕炒 甘草炙 全蝎炒 荆芥穗各二两 川乌炮 防风去叉 石膏细研，各四两 川芎三两 麝香一两，别研

细末，每半钱，食后临卧茶调下。

清神散 消风化痰，头昏目眩，耳鸣鼻塞，咽嗌不利。

檀香 人参 羌活 防风各十两 薄荷叶 荆芥穗 甘草炙，各二十两 石膏研 净细辛各五两

细末，每二钱，食后茶清，或沸汤点服。

四生散 治肝肾风毒上攻，眼赤痒痛，羞明多泪；下疰脚膝生疮，遍身风癣，耳内痒。

黄芪 羌活 沙苑蒺藜 白附子并生用，各一两

细末，每二钱，薄荷酒调下。如肾脏风下疰生疮，以猪腰子批开，入药末二钱在内合定，纸裹煨熟，空心细嚼，盐酒下。

川芎茶调散 治诸风上攻，头目昏重，偏正头疼，鼻塞声重，常服清头目。

薄荷叶八两 川芎 荆芥穗各四两 羌活 甘草 白芷各二两 防风一两半 细辛净取一两

细末，每二钱，食后茶清调下。

诸　寒

姜附汤　治体虚中寒，昏不知人，及脐腹冷痛，霍乱转筋，一切虚寒并治。

干姜一两　附子生，去皮脐，半两

㕮咀，每三钱，水盏半，煎七分，空心温服。

五积散　治感冒寒邪，头疼身痛，项背拘急，恶寒呕吐，或有腹痛；又治伤寒发热，头疼恶风无问，内伤生冷，外感风寒；及寒湿客于经络，腰脚酸疼；及妇人经血不调，或难产并治。

苍术米泔浸制，炒，二十四两　桔梗十二两　净陈皮　制枳壳　麻黄去节，各六两　制厚朴　干姜各四两　白芷　川芎　甘草炙　茯苓　白芍药　肉桂　制半夏　当归各三两

㕮咀，每四钱，水一盏，姜三片，葱白三个，煎七分热服。冒寒用煨姜；挟气，加茱萸煎；妇人调经、催生，入少艾醋。

理中汤　治五脏中寒，口噤失音，四肢强直，兼治胃脘停痰，冷气刺痛。

人参　干姜　甘草　白术

㕮咀，各等分，每四钱，水一盏，煎服。《三因》加附子，名**附子理中汤**。

诸　暑

五苓散　治中暑烦渴，身乱头痛，霍乱吐泻，小便赤少。如心神恍惚，加辰砂，名**辰砂五苓散**。

泽泻二十五两　白术　猪苓　赤茯苓各十五两　肉桂十两

细末，每二钱，热汤调下，无时。一方作末子浊入胃，㕮咀清入脾。

香薷散　治伏暑引饮，口燥咽干，或吐或泻，并治。一方

加黄连四两，用姜汁同炒令金黄色，名**黄连香薷散**。如搐搦，加羌活煎。

白扁豆微炒　厚朴姜制，各半斤　香薷净，一斤

㕮咀，每三钱，水一盏，入酒少许，煎七分，沉冷，无时。

大顺散　治冒暑伏热，引饮过多，脾胃受湿，水谷不分，霍乱呕吐，脏腑不调。

甘草三十斤　干姜　杏仁去皮尖，炒　肉桂各四斤

上先以甘草用白砂炒黄熟，次入干姜炒，却入杏仁，候杏仁不作声为度，用筛筛净，入桂，一处为末。每三钱，水一盏，煎七分，温服。烦躁，井水调，无时。

枇杷叶散　治中暑伏热，烦渴引饮，呕哕恶心，头目昏眩。

枇杷叶去毛，炙　净陈皮　丁香　制厚朴各半两　香薷三分　白茅根　甘草炙　麦门冬去心　干木瓜各一两

细末，每二钱，水一盏，姜二片，煎服。烦躁，冷水调下。

消暑丸　治伏暑引饮，脾胃不利。

半夏醋煮，一斤　甘草生用　茯苓各半斤

细末，姜汁煮糊，丸如梧桐子大，热汤下五十丸。

来复丹　治上盛下虚，里寒外热，伏暑泄泻如水。

硝石一两，同下硫黄为末，入煤内微火炒，用柳篦搅，不可火大过，恐伤药力。再硫极细，名二气末　太阴玄精石研飞，一两　五灵脂水研，澄去沙石，晒干，二两　舶上硫磺透明者，一两　青皮去白　净陈皮去白，各二两

上用五灵脂、二橘皮为末，次入玄精石末及前二气末，拌匀，好醋打糊，丸豌豆大。每三十丸，空心粥饮下。

解暑三白散　治冒暑伏热，霍乱呕吐，小便不利，头目昏眩。

泽泻　白术　白茯苓各等分

㕮咀，每四钱，水一盏，姜五片，灯心十茎，煎八分，无时服。

黄龙丸　治伏暑发热，呕吐恶心。

净黄连三十二两　好酒五升

黄连以酒煮干为末，面糊丸如梧子大，热水下三十丸。

缩脾饮　消暑气，除烦渴。

砂仁　乌梅肉　草果仁煨　甘草炙，各四两　干葛　扁豆各二两

㕮咀，每四钱，水一大碗，煎八分，水沉冷服。一方加生姜，去甘草。

诸　湿

渗湿汤　治寒湿所伤，身体重着，如坐水中，小便赤涩，大便溏泄。

苍术　白术　甘草炙，各一两　茯苓　干姜炮，各二两　净陈皮　丁香各一分

㕮咀，每四钱，水一盏，姜三片，枣一个，煎七分，空心温服。

术附汤　治风湿相搏，身体疼烦，四肢重着，不呕不渴，大便坚硬，小便自利。

甘草炙，二两　白术四两　附子炮，一两半

㕮咀，每三钱，水一盏，姜五片，枣一个，煎七分，空心温服。

五苓散　治伤湿有热，小便赤少。方见诸暑门。本方风湿，加葱白煎。

防己黄芪汤　治风湿相搏，客于皮肤，四肢少力，关节烦疼。方见活人要方。

伤风伤寒

十神汤 治时令不正，瘟疫妄行，感冒发热，或欲出疹，不问阴阳两感，风寒宜服。

川芎 甘草炙 麻黄去根 干葛 升麻 赤芍药 白芷 陈皮 香附子 紫苏各四两 一本麻黄二两 赤芍六两。一本，夹食去麻黄，加青皮。

㕮咀，每三钱，水盏半，姜五片，煎七分，热服无时。发热头痛，加连须葱白。中满气实，加制枳壳煎。

香苏散 治四时伤寒，头痛，发热，恶寒。

紫苏 香附子各二两 陈皮一两 甘草炙，半两

㕮咀，每四钱，姜葱煎七分，空心热服。如头疼，加川芎、白芷，名芎芷香苏散。

升麻葛根汤 治大人小儿时气温疫，头痛发热，及疮疹已发未发疑似之间。

川升麻十两 白芍药 甘草炙，各十两 葛根十五两

㕮咀，每三钱，水一盏，煎七分，热服无时。

人参败毒散 治伤寒头痛，壮热恶寒，及风痰咳嗽，鼻塞声重。

柴胡 甘草 桔梗 人参 川芎 茯苓 枳壳 前胡 羌活 独活各等分

㕮咀，三钱，水一盏，姜三片，薄荷少许，煎七分，无时。心经蕴热，口舌干燥，加黄芩。

柴胡升麻汤 治时行瘟疫，壮热恶风，头痛体疼，鼻塞咽干，痰盛咳嗽，涕唾稠粘。

柴胡 前胡 干葛 石膏 赤芍药各十两 升麻五两 桑白皮 黄芩各六两半 荆芥穗七两半

㕮咀，每三钱，水一盏，姜三片，豉十余粒同煎，热服。

和解散 治四时伤寒，头痛烦躁，自汗，咳嗽吐利，憎寒

壮热。

净陈皮　制厚朴各四两　藁本　桔梗　甘草各半斤　苍术一斤

粗末，每三钱，水盏半，姜枣煎七分，热服无时。

消风百解散　治四时伤寒，头疼发热，及寒壅咳嗽，鼻塞声重。

荆芥穗　白芷　净陈皮　苍术　麻黄去节，各四两　甘草炙，二两

㕮咀，三钱，水一盏，姜三片，葱白三个，煎七分，无时服。咳嗽，加少乌梅。

葛根解肌汤　治伤寒头痛，发热恶寒，肢体拘急，胸膈烦闷。

葛根四两　麻黄去节，三两　肉桂一两　甘草炙　黄芩　芍药各二两

㕮咀，每三钱，水一盏，姜枣煎八分，热服。

八解散　治四时伤寒，头疼体热，恶风多汗，呕逆恶心。

人参　茯苓　甘草　净陈皮　白术　藿香　制厚朴　制半夏各一两

㕮咀，每半两，水一盏，姜三片，葱枣煎，无时服。

人参养胃汤　治外感风寒，内伤生冷，憎寒壮热，头目昏疼，不问风寒二证，夹食停痰，俱可治之，但感风邪，以微汗为佳。

制半夏　制厚朴　制苍术各一两　藿香　草果仁　茯苓　人参各半两　甘草一分　净陈皮三分

㕮咀，每四钱，水盏半，姜七片，乌梅一个，煎六分，热服。兼治饮食伤脾，发为痎疟，寒多者，加附子，通十味，名不换金散。

神术散　治四时瘟疫，头痛发热，及伤风鼻塞声重。

制苍术五两　藁本　白芷　细辛　羌活　川芎　甘草炙，各

一两

细末，每三钱，水一盏，姜三片，葱三寸，煎七分，温服无时。伤风鼻塞，只葱茶调。

参苏饮 治感冒风邪，发热头疼，咳嗽声重，涕唾粘稠。此药大解肌热，宽中快膈，或欲成劳瘵，潮热往来，并皆治之。

木香 净陈皮 桔梗 制枳壳 甘草炙，各半两 紫苏叶 干葛 制半夏 前胡 人参 茯苓各三分

㕮咀，每四钱，水盏半，姜七片，枣一个，热服无时。气盛者，除木香。

金沸草散 治肺经受风邪，头目昏痛，咳嗽声重，涕唾稠粘。又时行寒疫，壮热恶风。

旋覆花去梗 麻黄去节 北前胡各三两 荆芥穗四两 甘草炙 制半夏 赤芍药各一两

㕮咀，每三钱，水一盏，姜三片，枣一个，煎八分，温服。

藿香正气散 治伤寒头疼，憎寒壮热，或感湿，霍乱泄泻，常服除山岚瘴气。

大腹皮 白芷 茯苓 紫苏各一两 藿香三两 制厚朴 白术 净陈皮 桔梗 甘草炙 半夏曲各二两

㕮咀，每二钱，水一盏，姜三片，枣一个煎，热服。

僧伽应梦人参散 治伤寒体热头痛；及风壅嗽，咳血等疾。

甘草炙，六两 人参 桔梗 青皮 白芷 干葛 白术各三两 干姜炮，五钱半

㕮咀，每三钱，水一盏，姜二片，枣二个煎，热服无时。如伤寒，入豆豉煎。

不换金正气散 治四时伤寒，瘟疫时气，及山岚瘴气，寒热往来，霍乱吐泻，下利赤白。

制苍术　制厚朴　净陈皮　制半夏　藿香　甘草各等分

㕮咀，每三钱，水盏半，姜三片，枣二枚煎，空心热服。出远方不服水土，尤宜常服。

葱白散　治四时伤寒，头痛壮热，肢体烦疼，小便赤涩，及伤风鼻塞，咳嗽痰涎，山岚瘴气。

川芎　白术　苍术制，各二两　甘草　干葛　石膏各一两　麻黄去节，三两

㕮咀，二钱，水一盏，姜三片，连须葱白二寸煎，热服，微汗佳。即《活人》连须葱白汤。

小青龙汤　治伤寒表不解，心下有水气，干呕发热，咳嗽微喘，又肺经受寒咳喘。

大青龙汤　治伤寒头痛发热，恶寒无汗，烦躁，六脉浮紧。

四逆汤　治伤寒自利，脉微欲绝，手足厥冷者。

姜附汤　治伤寒自利，六脉沉伏，手足厥冷。

五苓散　治伤寒汗后发渴，小便不利。

小柴胡汤　治伤寒发热如疟，胸胁满痛，小便不利，大便秘涩。

大柴胡汤　治伤寒十余日不解，邪气结在里，身热烦躁，谵言，大便不通，绕脐刺痛。

白虎汤　治伤寒大汗后，表证已解，或吐下后邪毒未除，热结在里，心胸烦渴，但饮水。

竹叶石膏汤　治伤寒已经汗、下，表里俱虚，津液枯竭，心烦发热，气逆欲吐，及诸虚烦热。

上九方，并见前《活人》集要方中。

白术散　治伤寒病后，气脉不和，食后劳复，病证如初。

山药　桔梗　茯苓　甘草　白芷　净陈皮　净青皮　净香附各三两　白术四两　干姜炮，二两

㕮咀，每三钱，水一盏，姜三片，枣一个，干木瓜一片，

紫苏三叶，煎七分，食前服。若吐泻，入白梅。喘，加桑白皮、杏仁。伤寒劳复，加薄荷。中暑呕逆，入香薷。产前、产后血气不和，入荆芥。霍乱，入藿香同煎。

五积散 治伤寒头痛发热，恶寒。方见中寒门。

脾　胃

参苓白术散 治脾胃虚弱，饮食不进，或致呕吐泄泻，即大病调助脾胃。

扁豆一斤半，去皮，姜汁浸炒　白茯苓　山药　人参　甘草炒　白术各二斤　石莲肉去皮　砂仁　薏苡仁　桔梗炒黄，各一斤

细末，每三钱，枣汤调下。

嘉禾散 治脾胃不和，胸膈痞闷，气逆生痰，不进饮食，或五噎五膈。

枇杷叶去毛，姜汁炙　白茯苓　薏苡仁　人参各一两　白术炒，二两　槟榔炒　桑白皮炒　白豆蔻仁炒　净青皮　谷蘖炒　五味子炒，各半两　沉香　藿香　丁香　杜仲姜汁酒制，炒　随风子　石斛酒和炒　大腹子炒　木香各三分　净陈皮　神曲炒，各一分　甘草炙，半两　半夏三分，姜汁捣，和作饼子，炙黄色　砂仁一两

㕮咀，每三钱，姜三片，枣二个煎。五噎，入干柿一个；膈气，入薤白三寸，枣五个煎。

四君子汤 治脾胃不调，不思饮食。

人参　甘草炙　茯苓　白术各等分

㕮咀，水煎。一方加橘红，名异功散。又方，加陈皮、半夏，名六君子汤。

理中汤 治脾胃虚寒，呕吐恶心，见诸寒门。大病新瘥，新产内虚，可作蜜丸，大有功。

治中汤 治脾胃不和，呕逆霍乱，中满虚痞，或致泄泻。

人参　甘草炒　干姜炮　白术　净青皮各一两

㕮咀，每三钱，水煎，空心温服。呕吐不已，加半夏等分，丁香减半，名**丁香温中汤**。

人参丁香散 治脾胃虚弱，停痰留饮，腹胁胀满，短气噎闷，吐痰，噫酸阻食。

白芍药半斤 当归 丁香 丁皮 肉桂 莪术 人参各二两 干姜炮 茯苓 香附炒 白术 山药 甘草炙，各四两

㕮咀，每半两，姜三片，水煎，空心温服。

人参煮散 治脾胃不和，中脘气滞，停积痰饮，或饮食过度，内伤脾气，吐痰水。

人参四两 净青皮 三棱煨，各十二两 干姜炮 丁皮各六两 芍药一斤 茯苓 苍术去皮，各半斤 甘草炙，十两

为末，每二钱，姜五片，枣三个，水煎温服。

红丸子 壮脾胃，消宿食，并治冷疟。方见七气门。

进食散 治脾胃宿冷，不思饮食。

净青皮 净陈皮 良姜炒 肉桂 甘草炙，各一两 草果仁 川乌炮，各三个 诃子肉煨，五个

为末，每三钱，姜五片，水煎，空心服。

丁香煮散 治脾胃虚冷，胸满腹痛，痰逆恶心，翻胃吐食。方见后痰气门。

小七香丸 治呕逆，化积气，消宿食，止泻痢。

甘松炒，八十两 甘草炒 净香附炒 丁皮各一百二十两 莪术煨 砂仁各二十两 益智仁炒，六十两

为末，水化蒸饼丸绿豆大，每二十丸，温酒、姜汤下。

平胃散 治脾胃不和，不进饮食，常服暖胃，消痰，除山岚瘴气。

苍术米泔浸，去皮，五斤 厚朴姜制，炒香 净陈皮各三斤二两 甘草炒，三十两

为末，每三钱，姜三片，枣一个煎，或盐汤点服。一方加草果。

养脾丸 治脾胃虚冷，心腹胀满，呕逆恶心，脏寒泄泻。

麦糵炒 白茯苓 人参各一斤 白术半斤 干姜炮 砂仁各二斤 甘草炒，一斤半

为末，炼蜜丸，每两作八丸，每服一丸，细嚼，生姜汤下。

夺命抽刀散 治脾胃积冷，中焦不和，心痞腹痛，呕吐痰水。

糯米炒，二十五两 干姜二十两，剉，入巴豆半两，同炒至黑色，去巴豆 良姜二十五两，入斑蝥一百个同炒，去蝥 石菖蒲二十二两，不见火

细末，每二钱，用盐汤温酒任下。

姜合丸 男子、妇人气血虚弱，久积阴冷，停饮不化，结聚成块，心腹胀痛，或脏腑伤冷泄泻。

丁香 人参 木香各一两 附子炮 净青皮 净陈皮 白术焙 制厚朴 干姜炮 肉豆蔻炒，各一分

为末，入硇砂一钱，姜汁面糊为丸，每一斤作二十丸。每服一丸，老姜一块拇指大，切开作合子，安药于内，用纸裹，慢火煨一顿饭久，去纸，和姜细嚼，白汤送下。孕妇勿服。小儿一丸分四服。凡有积滞，服之神验。

又，**二姜丸** 见后心痛门。暖胃消痰。

二陈汤 理脾胃，消痰饮。方见痰气门。

千金大养脾丸 治脾胃虚弱，停寒留饮，膈气噎塞，翻胃吐食，常服养脾进食。

制枳壳 神曲 净陈皮 麦糵炒 茴香 白姜炮 肉豆蔻 砂仁 三棱炮 莪术炮 茯苓 良姜 益智仁 胡椒 木香 丁香 白术 红豆 藿香 薏苡仁 山药 扁豆炒 苦梗炒 人参 甘草炙，各等分

为末，蜜丸如弹大，每一丸，细嚼，白汤、温酒任下。

丁沉透膈汤 治脾胃不和，痰逆恶心，或时呕吐，饮食不

进，十膈五噎，痞塞不通。

白术二两　香附子炒　人参　砂仁各一两　丁香　木香　麦蘖　青皮　肉豆蔻　白豆蔻仁各半两　沉香　藿香　陈皮　制厚朴各三分　神曲炒　制半夏　草果仁各一分　甘草炙，两半

㕮咀，每四钱，姜三片，枣一个，水煎热服。

建中散　治脾胃不和，中脘气滞，宿寒停饮，胀呕痰逆，噫酸泄利，腹痛阻食。

青州枣一斤　制厚朴一斤　制半夏　干姜炮　甘草各五两　净陈皮八两，六味以水三斗，煮令水尽，焙干　草豆蔻仁　人参　藿香　诃子　白术　白茯苓各一两

粗末，每二钱，生姜三片，水煎，空心温服。

消食丸　治脾胃俱虚，不能消化，以致痞胀，反胃呕吐；及病后新虚，不胜谷食。

乌梅肉　干姜炮，各四两　麦蘖炒黄，三两　神曲捣末，炒，六两二钱

细末，蜜丸梧子大，每二十丸，米饮下，无时。

烧脾散　脾胃虚寒，心脾痛，冷痰翻胃呕吐；及疗妇人血气攻刺，腹胁撮痛，大效。

赤芍　干姜炮，各六钱半　良姜十两，油炒　甘草炙，四两

为末，每二大钱，白汤点下，无时。

新法半夏汤　治脾胃不和，证治同上。

净陈皮　神曲炒　干姜炮，各四两　半夏曲炒，二两三钱　白茯苓　丁皮　木香各三分　甘草四钱半　草果煨仁，二两三钱

细末，每一钱，盐汤点服。

枳实理中丸　即理中汤等分，加枳实麸炒减半，为末，蜜丸。理中焦，除痞止痛，逐痰，及伤寒结胸。

痼　冷

姜附汤　治一切陈寒痼冷诸证。方见诸寒门。

三建汤 除痼冷，扶元气。凡寒邪外攻，六脉沉微，手足厥逆，大小便滑数，及中风涎潮，不省人事，伤寒阴证并治。

天雄炮，去皮、脐 附子 大川乌并炮，各等分

㕮咀，四钱，水二盏，姜十五片，煎八分，温服无时。一法加肉桂、小麦。

沉香荜澄茄散 治内挟积冷，脐腹弦急，痛引腰背，面色萎黄，脏腑自利，小便滑数。小肠一切气痛。

附子炮 荜澄茄 沉香 葫芦巴炒 肉桂 补骨脂炒 茴香炒 巴戟肉 木香 川楝子肉各四两 川乌炮，半两 桃仁去皮尖、双仁者，炒，二两

㕮咀，三钱，水一盏，入盐少许，煎八分，空心热服。

椒附丸 治内挟积冷，脐腹弦急，痛引腰背，时有盗汗，小便滑数，心腹胀满。

附子炮，半两 槟榔 牵牛炒 五味子各一两 川椒去子，炒出汗，半两 净陈皮 干姜炮 石菖蒲各一两

剉碎，好醋煮令干，焙令为末，醋煮面糊，丸梧子大，每三十丸，盐汤、酒空心下。妇人血海冷，当归酒下。泄泻，饭饮下。冷痢，姜汤。赤痢，甘草汤下。

积 热

三黄汤 治积热结滞脏腑，大便秘结，心膈烦躁。

黄连 黄芩 大黄煨，各等分

㕮咀，每四钱，水一盏，煎七分，空心服。

荆黄汤 治风热结滞，或生疮疖。

荆芥四两 大黄一两

㕮咀，每三钱，水一盏，煎六分，空心。

凉膈散 治大人小儿脏腑积热，口舌生疮，痰食不利，烦躁多渴，肠胃秘涩，便溺不利，一切风热。

连翘四两 甘草炙 大黄 朴硝各三两 薄荷叶 黄芩 山

栀仁各一两

㕮咀，每三钱，水一盏，竹叶七片，蜜少许煎，食后服。

洗心散 治风壅涎滞，心经积热，口苦唇燥，眼涩多泪，大便秘结，小便赤涩。

白术一两半 麻黄和节 当归 荆芥穗 芍药 甘草炙 大黄面裹煨，各六两

为末，每二钱，水一盏，生姜、薄荷各少许煎，温服。

八正散 治大人小儿心经蕴热，咽干口燥，目赤睛疼，脏腑秘结，小便赤涩，热淋，血淋。

车前子 瞿麦 扁蓄 滑石 甘草 山栀仁 木通 大黄面裹煨，各等分

㕮咀，每三钱，水一盏，灯心煎一分，食后温服。

三黄丸 治三焦积热，咽喉肿闭，心膈烦躁，小便赤涩，大便秘结。

黄连 黄芩 大黄煨，各等分

细末，蜜丸梧子大，每四十丸，熟水下。一方以脑、麝为衣，如豆大，卧后噙化佳。

龙脑饮子 治积热咽喉肿痛，心烦鼻衄，及痰热咳嗽，中暑烦躁，伤寒余毒发热。

砂仁 瓜蒌根各三两 藿香二两四钱 石膏四两 甘草蜜炙，一斤 山栀仁炒，十二两

细末，二钱，新水入蜜调下。伤寒余毒，潮热虚汗，除蜜入竹青煎。

龙脑鸡苏丸 消烦渴，凉膈热，解酒毒，除邪热。并治咳嗽唾血，鼻衄吐血，诸淋下血，胃热口臭，肺热喉腥，脾疸口甜，胆疸口苦，妇人血崩并治。

柴胡二两，和木通以汤浸一二宿，取汁，后入膏 生干地黄六两，末 黄芪一两 麦门冬去心，四两 阿胶炒 蒲黄炒，各二两 甘草炙，一两半 人参 木通各二两，同柴胡浸 鸡苏叶即薄荷，

一斤

细末，以蜜三斤，先炼三沸，却下生地黄末，不住搅，令匀，取前木通、柴胡汁慢火熬成膏，勿令焦，却入余药末为丸，豌豆大。每二十丸，嚼破，热水下。虚劳烦热，消渴，怔悸，人参汤下。咳嗽唾血，鼻衄吐血，麦门冬汤。惟诸淋，车前子汤下。

甘露汤 治胃热，牙宣龈肿，咽鬲干燥，吐气腥臭，或胃经受湿，伏热在里，身黄如疸。

枇杷叶去毛 干熟地黄 天门冬去心，焙 茵陈 制枳壳 石斛 甘草炙 生干地黄 黄芩 麦门冬去心，各等分

㕮咀，每三钱，水一盏煎，食后温服。

犀角消毒饮 治大人小儿内热痰壅，或腮项结核，遍身疮疖，已出未出并治之。

防风八两 鼠粘子即牛蒡子，炒，六十四两 荆芥穗 甘草炙，各一斤

㕮咀，每三钱，水一盏煎，食后温服。

碧雪 治积热，口舌生疮，心烦，喉闭。

芒硝 青黛 寒水石 石膏煅，各飞研 朴硝 硝石 马牙硝各等分

甘草煎汤二升，入诸药再煎，用柳枝不住搅，令溶，方入青黛和匀，倾入砂盆内，冷即成霜，研末。每用少许以津含化。如喉闭，以竹管吹入喉中。

头痛

加减三五七散 治风寒入脑，太阳头痛。

川芎茶调散 治诸风上攻头目，偏正头疼。

二方他证并见诸风门。

如圣饼子 治风寒伏留阳经，气厥痰饮，一切头疼。

防风 天麻 生半夏各半两 南星 干姜 川乌各一两 川

芎　甘草炙，各二两

细末，滴水丸作饼子，每服五饼，同荆芥嚼，茶、酒任下。《澹寮》加细辛。

眩　晕

姜附汤　治一时寒气所中，口不能言，眩晕欲倒。方见诸寒门。

顺元散　治体虚痰气不顺，头目眩晕。

南星一两，炮　川乌　附子各半两　木香二钱半

㕮咀，每三钱，水二盏，姜十片，热服。

眼　目

明目流气饮　治肝经不足，内受风热，上攻眼目，视物不明，常见黑花，当风多泪，隐涩难开，或生翳障，妇人血风时行暴赤，一切眼疾。

大黄炮　牛蒡子炒　川芎　菊花　白蒺藜炒去刺　净细辛　防风　玄参　山栀仁　黄芩　甘草炙　蔓荆子去白　荆芥穗　木贼去节，各一两　草决明一两半　制苍术二两

细末，每三钱，临卧冷酒调下。

七宝洗心散　治风痰积热，邪气上冲，眼涩睛痛，肿赤多泪羞明。方见前积热门。

洗肝散　治风毒上攻，暴作赤目，肿痛难开，隐涩眵泪。

薄荷叶　当归　羌活　防风　山栀仁　甘草炙　大黄　川芎各二两

细末，每二钱，食后熟水调。

密蒙花散　治风气攻疰，两眼昏暗，眵泪羞明，并暴赤肿痛。

密蒙花拣净　石决明用盐同东流水煮一伏时出，研粉　蒺藜炒去刺　木贼　羌活　菊花各等分

细末，每一钱，腊茶清食后调下。

菊睛丸 治肝肾不足，眼目昏暗，常见黑花，多有冷泪。

枸杞子三两 苁蓉酒浸焙，二两 巴戟肉一两 甘菊花四两 一方加五味子三两

细末，蜜丸梧子大，每五十丸，温酒盐汤下，食后。

拨云散 治男子妇人风毒攻目，昏暗，翳膜遮睛，怕日羞明，一切风毒眼疾。

防风 羌活 柴胡 甘草各一斤

细末，每二钱，薄荷茶调，临卧服。忌炙煿、鲊、面等。

蝉花散 治肝经积热，风毒攻目，赤肿多泪羞明，一切风毒伤肝者。

蝉蜕净洗 谷精草 菊花 羌活 防风 蒺藜炒，去刺 草决明炒 山栀仁 黄芩 甘草炙 密蒙花 木贼 荆芥穗 川芎 蔓荆子等分

细末，每二钱，食后茶清调服，或荆芥煎汤。

菊花散 治肝受风毒，眼目赤肿，昏暗羞明，多泪涩痛。

菊花六两 羌活 蒺藜炒去刺 木贼 蝉蜕净洗，去翅足，各三两

为末，茶调。

蝉花无比散 治风毒伤肝，或为气攻眼目，昏暗生翳，及又患头风牵搐，两眼渐渐细小，连眶赤烂；小儿豆疹入眼，白膜遮眼，赤涩隐痛。

茯苓 甘草炙 防风各四两 石决明盐水煮，研如粉 川芎 羌活 当归洗焙，各三两 赤芍十三两 蒺藜炒去刺，半斤 蝉蜕去足翅，二两 制苍术十二两 蛇蜕炙，一两

细末，每三钱，食后米泔或茶清调。忌毒食。

明目地黄丸 治肝虚积热，眼目翳膜，羞涩多泪，多主肝肾俱虚，风邪所干并暴赤热眼。

牛膝酒浸，三两 石斛 制枳壳 杏仁去皮尖炒，别研 防风

各四两　生地黄　熟地黄洗焙，各半斤

细末，蜜丸梧子大，每三十丸，空心盐酒汤任下。

汤泡散　治肝经不足，风热上壅，眼目赤涩，睛疼多泪。

赤芍　当归　黄连各净洗，等分

细末，百沸汤泡，乘热熏洗，日三五次。

四生散　治肝肾风毒上攻眼目，赤痒涩痛，羞明多泪。方见前诸风门。

永类钤方卷第十

和剂局集要方下

咽喉 通见积热门

甘桔汤 治风痰上壅，咽喉肿痛，吞吐有碍。

苦桔梗一两 甘草炒，二两

㕮咀，每三钱，水煎，食后温服。

如圣胜金铤 治咽喉急闭，腮颔肿痛，并单蛾、双蛾、结喉、重舌、木舌并治。

硫黄细研 川芎 腊茶 薄荷叶 川乌炮 硝石研 生地黄各二两

细末，烈生葱汁搜丸作铤，每服先用新水灌漱，次嚼生薄荷五七叶，同药一铤嚼烂，井水咽下，甚者连进三服，并以一铤安患处，随药便消。

荆黄汤 治脏腑积热，咽喉肿痛，大便秘结，此风毒实热上壅所致。方见前积热门。

五香散 治咽喉肿痛，毒气结塞不通。

木香 沉香 鸡舌香 薰陆香各一两 麝香三分，别研

细末，入麝香研匀，每二钱，水一盏，煎服，无时。

吐血　咳血　衄血

鸡苏丸　治膈热咳嗽或吐血衄血。

三黄丸　治积热吐血，咽膈不利。二方并见前积热门。

枇杷叶散　治暑毒攻心呕吐鲜血。方见前诸暑门。

大阿胶丸　治肺虚客热，咳嗽咽干，多唾涎沫，或有鲜血，并劳伤肺胃，吐血衄血。

麦门冬去心　丹参　贝母炒　防风各半两　山药　五味子　熟地黄　阿胶炒　茯苓各一两　茯神　柏子仁　百部根　制杜仲各半两　远志肉　人参各一分

细末，蜜丸弹子大，每一丸，水一盏，煎六分，和滓服。

必胜散　治男子妇人血妄流溢，或吐，或咳，或衄并治。

小蓟并根用　人参　蒲黄炒　当归　熟地黄　川芎　乌梅肉各一两

㕮咀，每四钱，水一盏，煎七分，温服无时。

硼砂散　治小儿大人喉闭生疮，风痰热毒，鼻衄出血。

山药六斤，生　脑子七两，别研　甘草二十两　牙硝二十四两　硼砂二十四两，生研　麝香四两，研

细末，每半钱，如茶点服。

清心莲子饮　治上盛下虚，心火炎上，口苦咽干，烦渴微热，小便赤涩欲淋，上盛之证。

黄芩　麦门冬去心　甘草炙　地骨皮　车前子各半两　黄芪蜜炙　莲肉去心　白茯苓　人参各三分

㕮咀，每三钱，水一盏，麦门冬十个煎。发热，加柴胡、薄荷。

水　肿

五苓散　治水肿，小便不通者，加木通、茵陈。方见诸暑门。

五皮散 治风湿客于脾经，气血凝滞，以致面目虚浮，四肢肿满，心腹膨胀，上气促急，兼治皮水，妊娠胎水。

五加皮 地骨皮 生姜皮 大腹皮 茯苓皮各等分 一方加白术，磨沉、木香入。

㕮咀，每三钱，水一盏，煎八分，热服无时。《澹寮》去五加皮、地骨皮，用陈皮、桑白皮。忌生冷、油腻、坚硬等物。

神助葶苈散 治十种水气，面目四肢浮肿，以手按之随起，咳嗽喘急，不得安卧，小便赤涩，大便不利。

泽泻 猪苓各二两 椒目一两半 黑牵牛炒，取末，二两半 葶苈炒，三两，别研

㕮咀，每三钱，葱白三茎，浆水一盏，煎一半，入酒半盏调药，清早向东立服，如人行十里久，又以浆水葱白煮稀粥，候葱烂，入酒五合，量人所饮，须双一升许。自早至午，当利小便三四升，或大便微利，喘定肿消，隔日再服。忌盐、麦、房室。

木香分气丸 治一切气逆，心胸满闷，腹胁胀急，咳嗽冷痰，气不升降。方见七气门。

七气 附胀满 积聚 宿食 心痛 诸疝 阴㿗

养气丹 治诸虚百损，真阳不固，上实下虚，气不升降，或喘或促，一切体弱气虚之人，妇人血海冷惫诸证。

禹余粮火煅，醋淬七次，半斤，为末 代赭石如上法，一斤 紫石英火煅一次 赤石脂煅一次 磁石火煅，醋淬十次，各半斤

以上五石，各以水再研，挹其清者，置之纸上，用竹筛盛，滴尽水，候干，用瓦瓶盛贮，以盐水纸筋和泥固济阴干，以硬炭五十斤，分作五处，煅此五石末，以纸灰盖之，火尽再煅，如此三次，埋地坑内两日出火毒，再研细，入后药。

附子炮，二两　茯蓉酒浸一宿，焙，一两半　茴香炒　破故纸酒炒　木香　肉桂　肉豆蔻面裹煨　巴戟肉盐汤浸　丁香　沉香　山药　当归酒浸一宿，焙　白茯苓　鹿茸酥炙　远志肉　阳起石煅，别研　钟乳粉　乳香　没药并别研　朱砂或煅或蒸　黄芪　当归煮熟　五灵脂主补虚，虚者须保胃气，此品要精制，净去沙土。若过用令人膨饱伤胃。以上并各一两，净作末

上入前药，同研极匀，用糯米煮丸，每两作五十丸，阴干，入布袋内擦光。每二十丸，空心温酒、姜盐汤任下，妇人艾醋汤下。

养正丹　治上盛下虚，气不升降，元阳亏损，气短身羸；及中风涎潮，不省人事，伤寒阴盛，自汗唇青，妇人血海久冷。

水银　黑锡去滓，净称，与水银结砂子　硫黄研　朱砂研细，各一两

上用黑盏一只，火上熔黑铅成汁，次下水银，以柳条搅，次下朱砂，搅令不见星子，放下少时，方入硫黄末，急搅成汁和匀。如有焰，以醋洒之，候冷取出，研极细，煮糯米糊丸绿豆大。每三十丸，盐汤、枣汤任下。

苏合香丸　专能顺气化痰，并治传尸骨蒸，诸项劳瘵，卒暴心痛，鬼魅瘴疟，赤白下痢，小儿惊搐，妇人月闭，瘀血痃癖，疔肿等证。以蜡纸绯袋盛贮，当心佩之，可辟邪。

白术　青木香　朱砂飞研　乌犀角　沉香　麝香研　诃黎勒煨，用皮　丁香　荜茇　安息香别为末，用无灰酒一升煮成膏　香附子炒　白檀香各二两　薰陆香别研　龙脑研　苏合香油各一两，入安息香膏内

为末，入研药极匀，用安息香膏并炼蜜丸梧子大，空心温酒水化任下。

分心气饮　治一切气，留滞胸膈，不能流畅，以致痞闷，噎塞不通，大便虚秘。

木香　丁皮　人参　白术　大腹皮炙　大腹子炮　桑白皮炒　草果仁　桔梗　麦门冬去心　制厚朴　藿香各半两　香附子炒　净陈皮　紫苏叶各一两半　甘草炙，一两

吹咀，每三钱，水一盏，姜三片，枣去核一个，灯心十茎，煎服。

《直指》真方

紫苏叶三两　制半夏　制枳壳各一两半　青皮　净陈皮　大腹皮　桑白皮炒　木通　赤茯苓　木香　槟榔　莪术　麦门冬　桔梗　肉桂　香附子　藿香各一两　甘草一两一分

吹咀，姜、枣、灯心煎。

苏子降气汤　治虚阳上攻，气不升降，上盛下虚，痰涎壅盛，治久年肺气至效。

当归二两　肉桂三两　紫苏子五两　半夏曲五两，一本作二两　甘草炙　前胡　制厚朴各二两　净陈皮三两

吹咀，每三钱，水一盏，姜三片，枣一个，煎服，无时。《千金翼》名**紫苏汤**，虚冷人加桂一两，黄芪二两，此古方也。一方，壮实人去肉桂，加沉香。

秘传降气汤　治上盛下虚，气不升降，上盛则头目昏眩，痰实呕逆，胸膈不快，咽干喉燥；下虚则腰脚无力，小便频数，又或大便秘涩。

五加皮酒浸半日，炒黄　骨碎补去毛，炒　诃子炮，去核　草果仁煨　半夏曲　桔梗各半两　桑白皮炒，二两　地骨皮炒黄　制枳壳　净陈皮　甘草炒　柴胡各一两

粗散和匀，再就蒸一伏时，晒干。每二钱，紫苏三叶，姜三片，水一盏煎，食后热服，调顺三焦，通利荣卫。痰嗽，加制半夏；心肺虚满，加人参、茯苓；上膈热，加黄芩；下虚，加熟附子；妇人血虚，加当归。

沉香降气汤　治阴阳壅滞，气不升降，胸膈痞塞，喘促短气。又治脾胃留饮，噫醋吞酸，胁下支结，常觉妨闷。

香附子去毛，四百两　沉香十八两半　砂仁四十八两　甘草炙，一百二十两

细末，每二钱，入盐少许，沸汤点服。

三和散　治五脏不调，风气壅滞，面目虚浮，肠胃燥涩。

羌活　紫苏叶　木瓜　沉香各一两　木香　白术　槟榔各七钱　川芎三两　甘草　净陈皮三分　大腹皮炙，一两

㕮咀，每二钱，水一盏，煎六分，无时。

七气汤　治七情之气郁结于中，心腹绞痛不可忍者。

制半夏五两　人参　甘草炙　肉桂各一两

㕮咀，每三钱，水一盏，姜三片煎，空心热服。

木香调气散　治气滞胸膈，虚痞恶心，宿冷不调，心腹刺痛。

丁香　檀香　木香各三两　甘草炙，八两　砂仁四两　白豆蔻仁二两　藿香叶八两

细末，每二钱，盐少许，沸汤点服。一方名**匀气散**。

盐煎散　治一切冷气，攻冲胸胁刺痛，及脾胃虚冷，呕吐泄泻，膀胱小肠气，及妇人血气，并皆治之。

草果仁煨　甘草炙　砂仁　茯苓　肉豆蔻煨　川芎　荜澄茄　茴香炒　槟榔炮　良姜油炒　麦芽　制枳壳　厚朴　净陈皮　羌活　制苍术各二两

㕮咀，每三钱，水一盏，入盐少许，煎七分，空心服。

鸡舌香散　治脏腑虚弱，阴阳不和，中脘气滞，停积痰饮，胸膈胀满，心脾引痛。

香附子炒去毛　良姜油炒　赤芍药　肉桂　天台乌药去木，各四两　甘草炙，二两

细末，每二钱，入盐少许，沸汤点服。

顺气木香散　治气不升降，胸膈痞闷，时或隐痛，及酒食过伤，噫气吞酸，心脾刺痛，女人一切血气刺痛。

丁皮　砂仁　良姜　肉桂　干姜炮　甘草炙　净陈皮　制

厚朴　制苍术　桔梗　茴香炒，各三两

细末，每三钱，水一盏，姜三片，枣二个煎，热服无时，或沸汤盐点。

和气散　治脾胃不和，中脘气滞，心腹胀满，呕吐酸水。

制香附子　净陈皮　肉桂　良姜　净青皮　甘草炙　茴香炒　制苍术各一两　桔梗三两

细末，每二钱，盐少许，沸汤或盐酒调。

异香散　治肾气不和，腹胁膨胀，饮食难化，噫气吞酸，一切冷气结聚，腹中刺痛。

莲肉去皮，一两　莪术煨　益智仁炒　三棱炮　甘草炙，各六两　净青皮　净陈皮各三两　制厚朴二两

细末，每三钱，水一盏，姜三片，枣一个，盐一捻，同煎热服。

化气汤　治一切气逆，胸膈噎塞，心脾卒痛，呕吐酸水，丈夫小肠气，妇人脾血气。

沉香　胡椒各一两　木香　砂仁　桂心各二两　丁皮　干姜炮　莪术炮　茴香炒　净青皮炒　甘草炙　净陈皮炒，各四两

细末，每二钱，姜苏盐汤调下，妇人淡醋汤下。

蟠葱散　治脾胃虚冷，气滞不行，攻刺心腹，痛连胸膈，膀胱小肠肾气，及妇人血气刺痛。

制苍术　甘草炙，各半斤　玄胡索三两　肉桂　干姜炮，各二两　砂仁　丁皮　槟榔各四两　莪术　三棱煨　茯苓　净青皮各六两

细末，每二钱，水一盏，退根葱白一茎，煎七分，空心热服。

五香散　升降诸气，宣利三焦，疏导壅滞，发散邪热。

木香　丁香　沉香　乳香　藿香各等分

㕮咀，每三钱，水一盏煎，食后温服。

木香流气饮　治诸气痞塞不通，胸膈膨胀，面目虚浮，四

肢肿满，口苦咽干，大小便秘。

净陈皮二斤　净青皮　紫苏叶　制厚朴　制香附子　甘草炙，各一斤　木通去节，八两　制大腹皮　丁皮　槟榔　肉桂　藿香　莪术煨　草果仁　木香各六两　麦门冬去心　人参　白术煨　木瓜　赤茯苓　石菖蒲　香白芷各四两　制半夏七两

㕮咀，每四钱，水盏半，姜三片，枣二个，煎七分，热服。

复元通气散　治气不宣流，或成疮疖，并闪挫腰胁气滞不散。

舶上茴香炒　穿山甲蛤粉炒，各二两　玄胡索去皮　白牵牛炒，取末　甘草炒　净陈皮各一两　南木香一两半

细末，每一钱，热酒调下。看病在上在下，食后空心服。不饮者，南木香汤调下。

《大全方》

木香　大黄　甘草　皂角刺各剉炒，三钱　瓜蒌子炒　青木香　天花粉　黄荆子　穿山甲地灰炒　白芷各半两　或加青皮　黑牵牛　当归各二钱

细末，酒调。

川楝散　治膀胱小肠气痛，脐下撮痛，上冲心腹，下引足膝，夜多旋溺，外肾瘙痒。

川楝子肉　破故纸炒　茴香炒，各四两　葫芦巴酒浸炒，三两　附子炮，一两半　干姜炮，一两

细末，每二钱，空心热酒调。

三白散　治膀胱蕴热，风湿相乘，阴囊肿胀，大小便不利。

白牵牛二两　桑白皮炒　白术　木通去节　净陈皮各半两

细末，每二钱，姜汤调。

青木香丸　治胸膈噎塞，气滞不行，肠中水声，呕哕痰逆，不思饮食。常服宽中利膈。

黑牵牛二百四十两，炒香，捣末，一百二十两　补骨脂炒香　荜澄茄各四十两　木香二十两　槟榔酸粟米饭裹湿纸包，火中煨令纸焦，去饭，四十两

细末，以清水拌合为丸，绿豆大，每三十丸，茶、汤、熟水任下。

神保丸　治诸积气为痛，宣通脏腑。

干蝎七枚，全者　木香　胡椒各二钱半　巴豆十个，去心皮油，别研

细末，入巴豆霜令匀，汤化蒸饼丸麻子大，朱砂为衣，每五七粒，心膈痛，灯心柿蒂汤下；腹痛，柿蒂煨姜汤；血痛，炒姜醋汤；肺气甚，白矾、蛤粉各二钱，黄丹一钱同煎，桑白皮糯米饮调下；气小喘，止用桑白皮糯米饮下；胁下痛，炒茴香酒下；大便不通，蜜汤调槟榔末一钱；气噎，木香汤下；宿食不消，茶、酒、浆任下。

撞气阿魏丸　治五种噎疾，九般心痛，痃癖气块，冷气攻刺，腹痛肠鸣，呕吐酸水，丈夫小肠气，妇人血气。

茴香炒　净青皮　甘草炒　净陈皮　莪术炮　川芎各一两　白芷　肉桂　砂仁　丁皮炒，各半两　生姜四两，切片，盐半两淹一宿，炒令黑色　胡椒　阿魏醋浸一宿，别研，各二钱半

细末，用阿魏和面糊丸鸡头大，每药丸一斤，用朱砂七钱为衣，每三五粒，丈夫气痛，炒姜盐汤下；妇人血气，醋汤下。

木香分气丸　治一切气逆，心胸满闷，腹胁虚胀，常服宽中进食。

木香　丁皮　香附子　莪术　砂仁　甘草各四两　檀香　藿香　甘松洗　姜黄各一两，晒干不见火

为末，稀糊丸梧子大，每三十丸，生姜橘皮汤下，无时。

丁香脾积丸　治诸般食积气滞，胸膈胀满，心腹刺痛。

丁香　木香　巴豆去壳　良姜米醋煮，各半两　莪术三两

三棱二两　青皮一两　皂角三大挺，烧存性

细末，入百草霜末三匙，面糊丸麻仁大，每十丸至二十丸止，脾积气，陈皮汤下；口吐酸水，淡姜汤；呕吐，藿香甘草汤；小肠气，茴香汤；妇人血气刺痛，淡醋汤；小儿疳气，使君子汤。每更初服，利三五行，却用白粥补之。

茱萸内消丸　治肾经虚弱，膀胱为邪气所搏，结成寒疝，阴囊偏坠，痛引脐腹，小肠气刺，奔豚，痃癖，或生疮痒，时出黄水。有二方不及此。

山茱萸肉炒　桔梗浸一时，炒　川乌炮　舶茴炒　蒺藜炒去刺，各二两　五味子　大腹皮酒洗焙　海藻洗焙，各二两半　枳实制炒　净陈皮各一两　净青皮　吴茱萸汤泡，焙　食茱萸　肉桂各二两　川楝肉炒，三两　玄胡索二两半　木香一两半　桃仁去皮尖双仁者，麸炒，一两，别研

细末，酒糊丸梧子大，每三十丸，温酒空心下。一本有马兰花、山药。

夺命丹　治远年日近小肠疝气，脐下撮痛，外肾偏坠肿硬，阴间湿痒，抓成疮癣。

吴茱萸去枝梗，一斤，四两用酒浸，四两醋浸，四两汤浸，四两童便浸，各浸一宿，焙干　泽泻去灰土，二两

细末，酒煮面糊丸，梧子大，每五十丸，温酒、盐汤任下。

胡芦巴丸　治小肠气，盘肠气，奔豚气，疝气偏坠，阴肿，小腹有形如卵，上下走痛。

胡芦巴炒，一斤　茴香炒，十二两　吴茱萸汤泡炒，十两　川楝子肉炒，一斤二两　巴戟去心，炒　川乌炮，各六两

细末，酒煮面糊丸梧子大，每十五丸，空心，温酒下。一方加黑牵牛。

温白丸　治心腹积聚，久癥癖块，大如杯碗，心胁胀满，如有所碍，十种水肿，八种痞塞，翻胃吐逆。

吴茱萸汤洗，炒 桔梗 柴胡 菖蒲 紫菀 黄连 干姜炮 肉桂 茯苓 蜀椒去目及闭口，炒出汗 人参 厚朴制 巴豆去皮心油，炒，各半两 皂角去皮，半两 川乌炮，二两半

细末，入巴豆令匀，蜜丸梧子大，每五丸，姜汤下。

感应丸 治男女小儿停积宿食冷物，不能转化，有伤脾胃，或泄泻臭如抱坏鸡子，或下痢脓血，并宜服此通利。

百草霜用村中烧茅草锅底上者，研细，二两 杏仁去皮尖，肥者，一百四十枚 丁香一两半 南木香二两半 肉豆蔻去皮，二十个 干姜炮，一两 巴豆七十个，去皮心膜、油，研细取霜

上巴豆霜、百草霜、杏仁外，余四味细末，与前三味拌，研细，用蜡匮，先将蜡六两溶化作汁，重绵滤滓，以好酒一升，于银石器内煮蜡溶，数沸倾出，候酒冷，其蜡自浮于上，取蜡秤。凡春夏修合，用清油一两，秋冬用清油一两半，减蜡半两，于铫内熬香熟，次下酒，煮蜡四两，同化作汁，就锅内乘热拌和前项药末成剂，分作小铤子，旋丸如麻子大，每三十丸，空心姜汤下。

《本事》高家真方，丁香、木香止用半两。宫方加青木香、荜澄茄、枳壳、三棱、姜黄、槟榔、白豆蔻。

红丸子 壮脾胃，消宿食，去膨胀。

三棱水浸软 净青皮 莪术 净陈皮各五斤 干姜炮 胡椒各三斤

细末，醋糊丸梧子大，矾红为衣，每二十丸，食后姜汤下。

小乌沉汤 调中快气，治心腹刺痛。

香附子沙盆内淅去皮毛，焙，二十两 乌药十两 甘草炒，一两

细末，每二钱，盐汤点，服无时。

痰气 附诸饮 膈噎

黑锡丹 治痰气壅塞，上盛下虚，心火炎盛，肾水枯竭，

一应下虚之证，及妇人血海久冷无子，赤白带下。

沉香　葫芦巴酒浸炒　附子炮　阳起石研细水飞，各一两　肉桂半两　破故纸　舶茴炒　肉豆蔻面裹煨　木香　金铃子蒸，去皮核，各一两　硫黄　黑锡去滓称，各二两

上用黑盏或新铁铫内，如常法结黑锡、硫黄砂子，地上出火毒，研令极细，余药并细末和匀，自朝至暮，以研至黑光色为度，酒糊丸梧子大，阴干，入布袋内，擦令光莹。每四十丸，空心姜盐汤或枣汤下，女子艾枣汤下。

灵砂丹　治上盛下虚，痰涎壅盛，此药最能镇坠，升降阴阳，和五脏，助元气。

水银一斤　硫磺四两

上用新铁铫炒成砂，有烟即以醋洒，候研细，入水火鼎，醋调赤石脂封口，铁线托缚，晒干，盐泥固济，用炭二十斤煅，如鼎裂，笔蘸赤石脂频抹，火尽为度。经宿取出，研为末，糯米糊丸麻子大，每二十丸，枣汤、米饮、人参汤下。

辰砂化痰丸　治风化痰，安神定志，利膈咽，清头目。

辰砂飞研　白矾枯过，别研，各半两　姜制半夏三两　南星炮，一两

上以白矾、半夏、南星为末和匀，姜汁煮糊丸梧子大，辰砂为衣，每二十丸，姜汤下。

丁香半夏丸　治脾胃宿冷，胸膈停痰，呕吐恶心，吞酸噫醋，心腹痞满，不思饮食。

肉豆蔻　木香　丁香　人参　净陈皮各一分　藿香叶半两　姜制半夏三两

细末，姜汁煮面糊丸小豆大，每二十丸，姜汤下。

温中化痰丸　治停痰留饮，胸膈满闷，眩晕咳涎，或饮酒过多，呕吐恶心。

净青皮　良姜炒　干姜炮　净陈皮各五两

细末，醋煮面糊丸梧子大，每五十丸，米饮下，无时。

倍术丸 治五饮酒癖，一曰留饮，停水在心；二曰癖饮，水癖在两胁；三曰痰饮，水在胃中；四曰溢饮，水溢在膈；五曰流饮，水在肠间，漉漉有声。

干姜炮 肉桂各半斤 白术一斤

细末，蜜丸梧子大，每三十丸，空心米饮下。

丁香五套丸 治胃气虚弱，三焦痞塞，不能宣行水谷，故为痰饮，结聚胸膈，呕吐恶心，胀满不食，常服温脾顺气。

南星 半夏各二两，同浸三日 干姜炮 白术 良姜 茯苓各一两 丁香 木香 净青皮 净陈皮各半两

细末，神曲一两，麦蘖二两，研取末，打糊和药丸梧子大，每七十丸，温熟水下。

枳实理中丸 理中焦，除痞满，逐痰饮，止腹痛。方见活人卷中。

茯苓半夏汤 治停痰留饮，膈胸满闷，呕逆恶心，或吐痰水。

茯苓三两 制半夏五两

㕮咀，四钱，水一盏，姜七片煎，空心。一方除茯苓，用陈皮、半夏各七两，名**橘皮半夏汤**。

苏子降气汤 治上盛下虚，痰涎壅盛。方见前七气门。

俞山人降气汤 治上盛下虚，痰气壅盛，或喘或满，咽干不利，并脚气上攻，烦渴引饮。

前胡 五加皮姜炙 黄芪 厚朴姜制 当归 肉桂各一两 干姜炮 人参 附子炮 羌活 桔梗各半两 甘草 净陈皮 半夏曲 紫苏子各一两

㕮咀，每三钱，水盏半，姜三片，枣一个，紫苏三叶，用子渴叶上下皆紫者为真。

桔梗汤 治胸胁胀满，痰逆短气，或吐痰沫。

桔梗炒 净陈皮 制半夏各十两 枳实麸炒赤，五两

㕮咀，每三钱，水一盏，姜五片煎，温服无时。

二陈汤 治痰饮为患，或呕逆恶心，或头眩心悸，或中脘不快，或食生冷饮酒过度，脾胃不和，并宜服之。

制半夏 净陈皮各五两 白茯苓三两 甘草炙，一两半

㕮咀，每四钱，水一盏，姜七片，乌梅一个煎，热服无时。一方加丁香、砂仁。

新法半夏汤 治脾胃虚弱，痰饮停滞，呕逆酸水，腹肋胀满，头旋恶心，不思饮食。

砂仁 神曲炒 草果仁 净陈皮各一两 白豆蔻仁 丁香各半两 制半夏四两 甘草二两，半生半炙

细末，每服二钱，先以生姜自然汁调成膏，入炒盐汤点服。

四七汤 治七情气郁，结聚痰涎，状如破絮，或如梅核，在咽喉之间，咯不出，咽不下，并治中脘痞满，痰涎壅盛，上气喘急。

制半夏五两 茯苓四两 紫苏叶二两 制厚朴三两

㕮咀，每四钱，水一盏，姜七片，枣一个煎，无时服。若因思虑过度，心气不足，小便白浊，用此药下青州白丸子，最效。一方用半夏五两，人参、肉桂、甘草各一两，生姜煎服，亦名**七气汤**，大治七气，并心腹绞痛。

五膈宽中散 治七情、四气伤于脾胃，以致阴阳不和，胸膈痞满，停痰气逆，遂成五膈之病。一切冷气并治。

白豆蔻仁二两 砂仁 丁香 净青皮 净陈皮各四两 木香三两 甘草炙，五两 厚朴姜制 香附子炒去毛，各一斤

细末，每三钱，姜盐汤点服，无时。

膈气散 治五种膈气，三焦痞塞，呕吐痰逆，饮食不下。

木香 肉豆蔻 干姜炮 净青皮 甘草炙 厚朴姜制，各五两 三棱炮 肉桂 益智仁 槟榔 莪术炮 制枳壳 净陈皮各十两

细末，每二钱，水一盏，姜枣煎服，或盐汤点服。

丁香煮散 治脾胃虚寒，胸膈痞闷，翻胃呕逆。

丁香 红豆 净青皮 甘草炙 川乌炮 净陈皮 干姜炮 良姜炮，各四两 益智仁五两半 胡椒二两

㕮咀，每三钱，姜三片，盐一捻煎，空心热服。

撞气阿魏丸 治五种噎气。方见前七气门。

呕吐 附霍乱 泄泻

理中汤 安治胃虚感寒，呕吐霍乱。方见中寒门。

丁香煮散 治脾胃虚冷，呕吐不食。方见痰气门。

丁附治中汤 治胃冷停痰，呕吐不已。

丁香 甘草炙 青皮炒 陈皮炒 人参各半两 附子炮 白术煨 干姜煨，各一两

㕮咀，每四钱，水一盏，姜五片煎，空心热服。

藿香半夏散 治胃虚中寒，停痰留饮，哕逆呕吐。

半夏汤泡，炒令黄色，二两 丁皮半两 藿香叶一两

㕮咀，每三钱，水一盏，姜七片煎，食前温服。

香薷散 治伏暑呕吐。

六和汤 治心脾不调，气不升降，霍乱吐泻，寒热交作，小便赤涩。

来复丹 治伏暑泄泻。

胃苓汤 治感暑夹食，泄泻烦渴。

枇杷叶散 治中暑烦渴，呕哕转筋。

以上六方，并见诸暑门。

姜附汤 治中寒，霍乱转筋，手足厥冷。方见诸寒门。

藿香正气散 **不换金正气散** 治霍乱转筋，呕吐，感湿暑泄泻，头痛不止。

二香散 治暑湿相搏，霍乱转筋。即藿香正气散、黄连香薷散打和，姜葱煎。

方见诸暑湿伤寒门。

大已寒丸 治沉寒痼冷，脏腑虚惫，心腹疞痛，胁肋胀满，泄泻肠鸣，自利自汗。

荜茇 肉桂各四两 干姜炮 高良姜各六两

细末，面糊丸梧子大，每三十丸，空心米饮下。

戊己丸 治脾胃不足，湿热乘之，泄泻不止，米谷不化。

黄连 吴茱萸炒 白芍药各五两

细末，糊丸梧子大，每三十丸，米饮空心下。

豆附丸 治肠胃虚弱，内受风冷，水谷不化，泄泻注下。

肉豆蔻面煨，四两 木香 干姜 肉桂各二两 丁香一两 附子炮 白茯苓各四两

细末，姜汁面糊为丸梧子大，每五十丸至百丸，姜汤米饮任下。

肉豆蔻散 治脾胃虚弱，腹胁胀满，水谷不消，脏腑滑泄。

制苍术八两 干姜炮 肉豆蔻面裹煨 制厚朴 甘草 净陈皮各四两 茴香炒 肉桂 川乌炮 诃子肉各二两

为末，每二钱，水一盏，姜三片，枣一个煎，温服。

金锁正元丹 治肾虚泄泻，小便频数，盗汗遗精，一切虚冷。

五倍子 茯苓各八两 龙骨煅，别研 朱砂别研，各三两 巴戟肉十六两 补骨脂炒，酒浸，十两 肉苁蓉洗焙 葫芦巴炒，各一斤

细末和匀，酒糊丸梧子大，每三十丸，空心温酒盐汤下。

四柱散 治元脏气虚，真阳耗散，脐腹冷痛，泄泻不止。方见钤诸方泄泻门。

秘　结

三和散 治七情之气结于五脏，不能流通，使脾胃不和，心腹痞闷，大便秘涩。方见前七气门。

半硫丸 治年高冷秘、虚秘，及痃癖冷气。

生硫黄研细 制半夏为末，各等分

和匀，姜自然汁煮面糊丸梧子大，每五十丸，空心温酒姜汤下。

脾约麻仁丸 治肠胃热燥，大便秘结。

姜制厚朴炒，半斤 赤芍药 枳实麸炒，各半斤 杏仁去皮尖，炒，五两半 大黄蒸焙，一斤 麻仁炒，去壳别研，五两

细末，蜜丸梧子大，每二十丸，临卧温水下，大便通即止。

痢

黄连香薷散 治感暑，下痢鲜血。

生料五苓散 治伏热下痢，分利阴阳。

上二方见诸暑门。

败毒散 加莲肉，治下痢，热毒冲心，不进饮食。噤口，加陈糯米百五十粒最效。下痢时当风中手足疼，名痢风，本方加槟榔、木瓜煎。方见诸风寒门。

苏感丸 去脏腑有积下痢。

以苏合香丸、感应丸二药和丸粟米大，姜汤下五十丸。方见前七气门。

香连丸 治冷热不调，下痢赤白，脓血相杂，里急后重。

黄连二十两，净。用吴茱萸十两同炒令赤，去茱萸 木香四两八钱八分，不见火

细末，醋糊丸梧子大，每二十丸，空心饭饮下。

胃风汤 治大人小儿风冷乘虚客于肠胃，水谷不化，泄泻注下，腹胁虚满，肠鸣㽲痛，及肠胃湿毒，下如豆汁，或下瘀血。

白术 白芍药 川芎 人参 当归 肉桂 茯苓各等分

㕮咀，每四钱，水一盏，入粟米百余粒，煎服。

水煮木香丸 治一切下痢赤白，脓血相杂，里急后重。

罂粟壳去瓤，二两八钱 净青皮 甘草各二两四钱 当归二两 诃子炮，去核 木香各六两

细末，蜜丸弹子大，每一丸，水八分盏，煎化温服。

真人养脏汤 治大人小儿冷热不调，下痢赤白，或如脓血鱼脑髓，里急后重，脐腹疞痛，如脱肛坠下，酒毒便血。

罂粟壳去蒂盖，蜜炙，三两六钱 人参 当归 白术焙，各六钱 肉桂 甘草炙，各八钱 诃子肉一两二钱 木香一两四钱 肉豆蔻面裹煨，半两 白芍药一两六钱

㕮咀，每四钱，水一盏，煎服。脏寒者，加附子。

大断下丸 治脏腑停寒，腹痛绞痛，下利不已。

良姜 干姜炮 赤石脂研 龙骨研，各一两半 牡蛎煅 附子炮 白矾枯 肉豆蔻面煨 诃子煨，取肉，各一两 净细辛七钱半 酸石榴皮去瓤，米醋浸一宿，炙令焦黄，一两

细末，醋煮面糊丸梧子大，每五十丸，空心米饮下。

驻车丸 治一切下痢，无问冷热。

阿胶剉，炒如珠子，为末，十五两，以醋四升熬成膏 净黄连三十两 当归十五两 干姜炮，十两

细末，阿胶膏丸梧子大，每三十丸，食前米饮下。

黄连阿胶丸 治冷热不调，下痢赤白，里急后重，脐腹疼痛，口燥烦渴，小便不利。

阿胶炒，一两 净黄连三两 茯苓去皮，二两

上黄连、茯苓作细末，水熬阿胶膏，丸梧子大，每三十丸，空心温米饮下。

诃黎勒散 治脾胃虚弱，内挟冷气，心胁刺痛，呕吐恶心，肠鸣泄利，水谷不化，渐成痢疾。

净青皮 肉豆蔻面煨 诃子皮各四两 附子炮，一两 肉桂半两

细末，每三钱，水一盏半，姜三片，煎七分，食前温服。

木香散 治证同上，并治积寒久痢，肠滑不禁。

净藿香叶四两 赤石脂 附子去皮脐，醋煮，切焙，各一两 丁香 当归焙 肉豆蔻 木香 甘草各二两 诃子皮一两半

㕮咀，每三钱，水一盏，姜枣煎，空心温服。

戊己丸 治脾经受湿，泄利不止，米谷不化，脐腹刺痛。

净黄连 吴茱萸炒 白芍药各五两

细末，面糊为丸梧子大，每三十丸，空心米饮下。

痢圣散子 治丈夫妇人远年近日，赤白下痢。

黄柏皮 甘草炙 制枳壳 罂粟壳去蒂盖 御米即罂粟子，各四两 当归 干姜炮，各二两

㕮咀，每三钱，水一盏，薤白二条，擘碎同煎，空心服。

地榆散 治脾胃气虚，冷热不调，下痢脓血，赤少白多，或纯下鲜血，里急后重，小便不利。

地榆炒 干葛各半斤 干姜炮，二两 当归三两 茯苓 赤芍各六两 甘草炙，四两 罂粟壳蜜炒，十二两

细末，每三钱，温汤调下，无时。若下痢纯白及紫黑血，并肠滑不禁者，不可服。

神效参香散 治大人小儿脏气虚怯，冷热不调，积而成痢，或下鲜血，或如豆汁，或如鱼脑，或下瘀血，或下紫黑血，或赤白相杂，里急后重，日夜频数，无问新旧并治。

白扁豆炒 人参 木香各二两 茯苓 肉豆蔻煨，各四两 净陈皮 罂粟壳去蒂，各十二两

细末，每三钱，温米饮调下，无时。

下血 附痔漏 脱肛

败毒散 治风热流入大肠经，下血不止。若因酒食毒，加巴豆炒黄连，去巴不用。方见前风寒门。

胃风汤 治风湿乘虚流入肠胃，或下瘀血，或下痢如豆汁。

香连丸 治冷热不调，下血如痢。

二方并见前下痢门。

黄连香薷散 治伏暑纯下鲜血，兼下赤痢。方见中暑门。

三黄丸 治三焦蕴热，下瘀血者。方见前积热门。

黑玉丹 治肠风积热，下血不止。

刺猬皮十六两，剉 猪悬蹄一百只 牛角鰓十二两，剉 雷丸四两 槐角六两 乱发皂角水洗净，焙，八两 败棡剉，八两 苦楝根五两 脂麻四两

剉碎，瓮罐内烧存性，研末，入乳香二两，麝香八钱，研和匀，酒煮面糊丸梧子大，每二十丸，细嚼胡桃一个，空心温酒下，多服得效。

槐角丸 治五种肠风下血，痔瘘脱肛下血，去湿消肿，止痒杀虫。

净槐角炒，一两 地榆 黄芩 当归酒浸，焙 防风 制枳壳各半两

细末，酒糊丸梧子大，每二十丸，空心米饮下。

槐白皮膏 治内外诸痔，久年不愈者。

槐白皮 楝实各五两 赤小豆二合 桃仁六十枚 当归三两 甘草 白芷各二两

㕮咀，以煎成猪膏一斤，微火煎至黄色，药可成膏，以贴疮。

钓肠丸 治内外诸痔，及肛门肿痛，或下脓血，肠风下血，以致肛门脱出。

瓜蒌二枚，烧存性 胡桃仁十五个，不油者 猬皮两个，各于罐内烧存性 白矾煅 绿矾枯 半夏 白附子 南星各生用 鸡冠花炒，五两 制枳壳 附子去皮脐，生 诃子煨肉，各二两

细末，醋煮糊丸梧子大，每三十丸，空心温酒下。

乳香丸 治诸痔，并肠风下血，肛边或生结核肿疼，或已成疮，大便艰难，肛肠脱出。

制枳壳　牡蛎煅　荜澄茄　大黄蒸焙　鹤虱炒　芫青去头足，糯米炒，各半两　乳香研　白丁香各一分

细末，粟米糊丸梧子大，每二十丸。肠风，腊茶清下；诸痔，煎薤白汤；诸漏，煎铁屑汤下，并空心服。

咳嗽 附喘急

败毒散　治伤风发热，咳嗽头疼。

参苏饮　治上膈有热，咳嗽声重。

金沸草散　治肺感寒邪，鼻塞声重，咳嗽不已。

小青龙汤　治感寒咳嗽，喘急不得睡卧。

以上四方并见伤风寒门。

华盖散　治肺感寒邪，咳嗽声重，胸膈烦满，头昏目眩。

紫苏子炒　赤茯苓　净陈皮　桑白皮炙　杏仁制炒　麻黄去根节，各一两　甘草炙，半两

为末，每二钱，水一盏，煎七分，食后温服。

三拗汤　治感冒风邪，鼻塞声重，语音不出，咳嗽喘急。

甘草不炙　麻黄不去节　杏仁不去皮尖，各等分。一本甘草减半

㕮咀，每五钱，水一盏，姜五片，煎服，有汗即愈。

细辛五味子汤　治肺经感冒风邪，咳嗽倚息，坐卧不安。

净北细辛　制半夏各一两　甘草炙　乌梅去核，各一两半　罂粟壳去蒂　五味子各三两　桑白皮炒，二两

㕮咀，每三钱，水盏半，姜十片，煎一盏，温服。

杏参散　治胸膈胀满，上气喘急，咳嗽倚息不得睡卧。

桃仁去皮，炒　人参　桑白皮蜜炙，米泔浸，焙　杏仁去皮炒，各等分

㕮咀，四钱，水一盏，姜枣煎，无时。

杏子汤　治一切咳嗽，不问外感风寒，内伤生冷，痰饮停积。

人参　制半夏　茯苓　芍药　肉桂　干姜炮　净细辛　甘

草炙　五味子各等分

㕮咀，四钱服，水盏半，杏仁去皮尖剉五枚，姜五片煎，食前服。若感冒风寒而嗽，加麻黄等分；如脾胃素实者，用罂粟制净醋淹炒等分加之，更加乌梅煎。

玉液丸　治风壅，化痰涎，利咽膈，清头目，除咳嗽，止烦热。

寒水石烧令赤，出火毒，水飞，三十两　制半夏末，十两　白矾枯，十两，别研

合匀，面糊丸梧子大，每三十丸，食后姜汤下。

玉芝丸　治风壅痰实，头目昏眩，咳嗽声重，咽膈不利。

人参　干薄荷　白茯苓　白矾枯　南星米泔浸，焙，各三十两　制半夏姜汁和作曲，六十两

为末，姜汁煮面糊梧子大，每三十丸，食后姜汤下。如痰盛燥热，薄荷汤下。

胡椒理中丸　治肺虚感寒，气不宣通，咳嗽喘急，胸膈气逆，不进饮食，呕吐痰水。

款冬花　胡椒　甘草炙　荜茇　良姜　细辛　净陈皮　干姜各四两　白术五两

细末，蜜丸梧子大，每五十丸，温汤、酒、米饮任下。

款花散　治证同上，及痰涎壅盛，喉中哮呷，鼻流清涕，咽喉肿痛。

知母　桑叶洗焙　款冬花各十两　麻黄去根节　阿胶炒　贝母去心，炒　杏仁制炒，各四十两　甘草炙　姜制半夏各二十两

㕮咀，三钱服，水一盏，姜三片煎，食后温服。

钟乳补肺汤　治肺气不足，久年咳嗽，以致皮毛焦枯，唾血腥臭，喘乏不已。

钟乳碎如米　桑白皮　麦门冬去心，各三两　肉桂　白石英如米　五味子　人参　款冬花　紫菀洗去土，各二两

上除白石英、钟乳外，同为粗末，后入石英等和匀，每四

钱服，水盏半，姜五片，枣一个，粳米三十粒同煎，用绵滤去滓，食后温服。

温肺汤 治肺虚久蓄寒饮，发则喘嗽，不得坐卧，呕吐痰沫，不思饮食。

白芍药六两 五味子 干姜炮 肉桂 制半夏 净陈皮 杏仁 甘草炙，各三两 净细辛二两

㕮咀，三钱服，水一盏煎，食后连服。一方去芍药、细辛。

人参养肺丸 治肺胃俱伤气上，客热薰肺，咳嗽喘急，胸中烦悸，涕唾稠粘，或有劳伤肺胃，吐血呕血。

人参 黄芪蜜炙，各一两八钱 瓜蒌根 白茯苓各六两 杏仁制炒，二两四钱 皂角子三百个，炒 制半夏末，姜汁作曲，四两，炒

细末，蜜丸弹大，每一丸，食后细嚼，紫苏汤下。喘急，桑白皮汤下。

温中化痰丸 治停痰留饮，胸膈满闷，头目眩晕，咳嗽涎唾，饮酒过多，呕哕恶心。

净青皮 良姜炒 干姜炮 净陈皮各五两

细末，醋煮糊丸梧子大，每五十丸，米饮下，无时。

养中汤 治肺胃受寒，咳嗽多痰，胸满短气，语声不出。

罂粟壳去蒂，蜜炙，二两半 半夏曲炙，八钱 甘草炙 肉桂各半两

细末，每二钱，水一盏，姜四片煎，温服无时。

人参润肺丸 治肺气不足，咳嗽喘急，久年不愈，渐成虚劳；及风壅痰实，头目昏眩，口舌干燥，涕唾稠粘。

人参 款冬花 净细辛 甘草炙 杏仁制炒，各四两 肉桂 桔梗各五两 知母六两

细末，蜜丸鸡头大，每一丸，食后细嚼，姜汤下。

人参清肺汤 治肺胃虚寒，咳嗽喘急，坐卧不安；并治久

年劳嗽，唾血腥臭。

地骨皮　人参　甘草炙　阿胶炒　杏仁制炒　桑白皮　知母　乌梅　罂粟壳去蒂，蜜炙，各等分

㕮咀，三钱服，水盏半，乌梅、枣子各一个煎，食后温服。

人参定喘汤　治肺气上喘，喉中有声，坐卧不安，胸膈紧满；及寒邪声重咳嗽。

人参　麻黄去节　半夏曲　甘草炙　阿胶炒，各一两　罂粟壳蜜炙，二两　五味子一两半

㕮咀，三钱服，水一盏，姜三片煎，食后温服。

紫苏子丸　一切气逆，胸膈胀满，喘急咳嗽，心腹刺痛并治。

紫苏子　净陈皮各二两　肉桂　良姜炒　人参各一两

细末，蜜丸弹子大，每一丸，细嚼，温酒、米饮任下。

团参散　治肺气不利，咳嗽上喘。

罗参　款冬花　紫菀茸各等分

为末，二钱服，水一盏，乌梅一个煎，空心温服。

苏子降气汤　治虚阳上攻，喘促咳嗽。方见七气门。

分气紫苏饮　治脾胃不和，气逆喘促。

五味子　茯苓　桑白皮炙　大腹皮　草果仁　净陈皮　桔梗　甘草各二斤

㕮咀，称二十斤净，入紫苏十五斤，捣碎拌匀，每四钱，水一盏，姜三片，入盐少许煎，空心服。

疟

五苓散　治寒热未分，头疼发热，烦渴引饮，小便赤涩。

黄连香薷散　治伏暑发疟烦渴者。

二方见前诸暑门。

人参养胃汤　治疟，寒多热少者，必先用此药发散，然后

用四磨饮之类截之，若因食倍加草果。

小柴胡汤 治疟，热多寒少，或单热头痛，胸满咽干。

参苏饮 治发疟，热多寒少，兼咳嗽者。

三方见前伤寒门。

胜金丸 治一切寒热疟疾，胸膈停痰，发散不愈。

槟榔四两 常山酒浸，蒸焙，一斤 一方用鸡子清为丸。

细末，面糊丸梧子大，每三十丸，于发前一日，临卧冷酒吞下，睡至四更，再用冷酒下十五丸。至午方可食温粥，忌热物与生冷。

常山饮 治疟疾发散不愈，渐成劳瘵。

知母 常山 草果各二斤 良姜二十两 甘草炙，二斤 乌梅去核，一斤

㕮咀，五钱服，水一大盏，姜五片，枣一个煎，温服。

草果饮 治寒热疟疾初愈，服此进食理脾。

紫苏 草果仁 良姜炒 川芎 净青皮炒 甘草炒 白芷各等分

㕮咀，每四钱，水一盏煎，热服。

对金饮子 治寒热疟疾愈后，调理脾胃。

姜制厚朴 制苍术 甘草炙，各二两 净陈皮炒赤黄色，半斤

㕮咀，每四钱，水一盏，姜三片，枣一个，煎服。一方加草果，倍用苍术，名草果平胃散。

痟渴 附虚烦

五苓散 治伏暑发渴，引饮无度。方见前诸暑门。

清心莲子饮 治心经有热，作渴饮水，小便赤涩。方见前衄血门。

黄芪六一汤 治男子妇人诸虚不足，胸中烦悸，时常消渴，或先渴而欲发疮，或病痈疽而后渴者，并治。

黄芪蜜涂炙，六两 甘草炙，一两

吹咀，每三钱，水一盏，枣一个煎，温服无时。

玄菟丹 治肾水枯竭，心火上炎，消渴引饮。

八味丸 治心肾不交，消渴引饮。

二方见后虚损门。

竹叶石膏汤 治大病后表里俱虚，内无津液，烦渴心躁；及诸虚烦热，与伤寒相似，但不恶寒，身不疼痛，不可汗下，并宜服。方见前活人集要。

自　汗

桂枝汤 治伤风脉浮，自汗恶风。汗不止，名漏风，加炮附子。方见伤寒门。

术附汤 治风湿相搏，不呕不渴，时或自汗。

防己黄芪汤 治风湿相搏，时自汗出。

二方见诸湿门。

三建汤 治真气不足，上盛下虚，面赤自汗，小便频数。

黄芪建中汤 治男子妇人血气不足，体常自汗。

正元散 治下元气虚，心腹胀满，夜常自汗，又或呕吐。方见后虚损门。

牡蛎散 治诸虚不足，及大病后体虚津液不固，体常自汗。

黄芪　麻黄根洗，各一两　牡蛎米泔浸，火煅赤，一两

吹咀，每三钱，水一盏，小麦百余粒，煎八分，无时。

麦煎散 治荣卫不调，夜多盗汗，四肢烦疼，肌肉消瘦。

知母　石膏　甘草炙　滑石　地骨皮　赤芍　葶苈　杏仁制炒　人参　白茯苓各半两　麻黄不去根节，一两半

细末，每一钱，浮麦煎汤调服。

心痛 附怔忡 惊悸 卒痛 健忘

十四友丸 补心肾虚，神志不宁。

熟地黄 白茯苓 白茯神 酸枣仁炒 人参 肉桂 阿胶蛤粉炒 当归 远志肉酒渍焙 黄芪 柏子仁别研 紫石英别研，各一两 辰砂别研，一钱 龙齿别研，二两

细末，蜜丸梧子大，每三十丸，食后枣汤下。

妙香散 治男子妇人心气不足，恍惚，虚烦少睡，夜多盗汗。常服补气血，安心神。

麝香一钱 朱砂三钱，各别研 山药姜汁炙 茯苓不焙 茯神 黄芪各一两 人参 桔梗 甘草炙，各半两 木香煨二钱半 远志肉炒，一两

细末，每二钱，温酒调服，无时。

降心丹 治心肾不交，盗汗遗精；及服热药过多，上盛下虚，小便赤白。常服镇心益血。

熟地黄酒洗，焙 当归洗 天门冬去心，各三两 茯苓 人参 茯神 山药 远志肉甘草煮 麦门冬去心，各二两 肉桂 朱砂研飞，各半两

细末，炼蜜丸梧子大，每三十丸，人参汤下。

平补镇心丹 治心血不足，时或怔忡，夜多异梦，如堕层崖。常服安心肾，益荣卫。

酸枣仁去皮炒，二钱半 车前子 白茯苓 五味子 麦门冬去心 茯神 肉桂各一两二钱半 远志肉甘草煮 熟地黄酒蒸 天门冬去心 山药姜制 龙齿各一两半 人参 朱砂研，为衣，各半两

细末，蜜丸梧子大，每三十丸，空心温酒、米饮任下。

宁志膏 治心气虚耗，神不守舍，恐怖惊惕，恍惚健忘，睡卧不宁，梦涉危险，一切心疾。

人参取末 酸枣仁去皮炒，取末，各一两 辰砂研飞，半两 乳香坐水盆中研，半两

和匀，蜜丸弹子大，每一丸，温酒或枣汤空心化下。

九痛丸 治九种心疼；及冷气攻刺发痛，落马堕车，瘀血

停滞，并宜。

狼毒炙黄，半两　干姜炮　巴豆去皮心膜，炒干取霜　人参　附子炮，各三两　吴茱萸泡炒，一两

细末，蜜丸梧子大，每一丸，空心温酒下。卒然心腹绞痛，口不能言，服二丸立瘥。

二姜丸　治心脾冷痛，暖胃消痰。

干姜炮　良姜各等分

细末，面糊丸梧子大，每三十丸，食后橘皮汤下。

撞气阿魏丸　治九般心痛。方见前七气门。

惊气丸　治心受风邪，涎潮昏塞，醒则精神若痴，及惊忧积气者。有就刑之，卒得免心惊怖不止，用一粒愈。

寿星丸　治因事惊心，神不守舍，事多健忘，或痰迷心窍，妄言如有所见。

二方见前诸风门。

定志丸　治心气不定，恍惚多忘，常服安神定志。

远志肉二两　人参三两　菖蒲二两　白茯苓三两

细末，蜜丸梧子大，朱砂为衣，每二十丸，米饮下。

癫　痫

碧霞丹　治痰涎壅塞，牙关紧急，目睛上视，时作搐搦；并治五种痫疾。

石绿细研九遍，飞过，十两　附子尖七十个　乌头七十个　蝎梢七十个

细末，入石绿令匀，面糊丸鸡头大，每服用薄荷汁半盏化下一丸，更以酒半合温服之，须臾吐出痰涎，然后随证治之。如牙关紧急，斡开灌之。

牛黄清心丸　治心气不足，神志不定，惊恐悸怖，虚烦少睡，常发狂颠，言语错乱。

惊气丸　治心受风邪，涎潮昏塞，醒则精神若痴，及惊忧

积气。

二方见前诸风门。

金露丸 治痰迷心窍，恍惚狂言，妇人痰血上冲，或歌或笑，言语狂乱。

生干地黄焙 贝母去心 巴豆去心膜，醋煮三十沸，焙干，各取一两，过其数无力 黄连洗焙 草乌头炮，各二两

一方，用甘遂 桔梗 柴胡 吴茱萸泡 紫菀 白茯苓 菖蒲米泔浸一夕 干姜炮 桂心 川芎 人参 甘草炙 防风 制厚朴 制枳壳 鳖甲醋炙黄 蜀椒去目，出汗 甘松洗焙，各一两

细末，面糊丸梧子大，每五丸。心中痰患，姜汤下；心痛，酸石榴皮汤下；口疮，蜜汤。头痛，石膏汤葱茶下；一切脾气，橘皮汤；水泻、气泻，陈皮汤；赤白痢，甘草干姜汤；胸膈噎闷，通草汤；妇人血气，当归汤；疝气、岚气、小肠气及下坠，附子汤；伤冷腹痛，酒食所伤，酒疸，黄疸，结气痞塞，鹤膝，并盐酒、盐汤下。

痨　瘵

乐令建中汤 治脏腑虚损，身体消瘦，潮热自汗，将成痨瘵。此药大能退虚热，生血气。

前胡 净细辛 黄芪蜜炙 人参 桂心 净陈皮 当归 白芍药 麦门冬去心 茯苓 甘草炙，各一两 制半夏三分

㕮咀，每四钱，水一盏，姜五片，枣一个，煎服，无时。

钟乳补肺汤 治肺气不足，久年咳嗽，以致皮毛焦枯，唾血腥臭，渐成肺痿。

人参润肺丸 治肺气不足，咳嗽成劳。

二方见前咳嗽门。

黄芪鳖甲散 治虚劳客热，肌肉消瘦，四肢烦热，心悸盗汗，减食多渴，咳嗽有血。

生地黄洗焙，三两　桑白皮　制半夏各二两半　天门冬去心，五两　人参　肉桂　桔梗各一两六钱半　紫菀净，二两半　秦艽三两三钱　知母　赤芍　黄芪　甘草炙，各二两半　鳖甲醋煮，五两　白茯苓　地骨皮　柴胡三两三钱

㕮咀，每服三钱，水一盏，食后温服。

秦艽鳖甲散　治血气劳伤，四肢倦怠，面黄肌瘦，骨节烦疼，潮热盗汗，咳嗽痰唾，山岚瘴气并治。

荆芥　贝母去心　天仙藤　前胡　净青皮　柴胡　甘草炙　净陈皮　秦艽洗　鳖甲去裙，醋炙，各一两　干葛二两　白芷　羌活　肉桂各半两

为末，每二钱，水一盏，姜三片煎，热服。酒调亦可。

苏合香丸　治痨瘵传尸，骨蒸发热，肺痿喘急。方见前七气门。

虚　损

三建汤　治元阳素虚，寒邪外攻，手足厥冷，六脉沉微，大小便滑数；及中风涎潮不省，伤寒阴证并可服。方见前痼冷门。一方加肉桂、小麦。

四桂散　治元脏气虚，真阳耗散，两耳蝉鸣，脐腹冷痛，大小便滑数。方见前泄泻门。

黄芪建中汤　治男子妇人诸虚不足，羸乏少力。此药大生血气，补益荣卫。

黄芪　肉桂各三两　甘草炙，二两　白芍药六两

㕮咀，每三钱，水盏半，姜三片，枣一个，同煎。一法用炒浮小麦煎，入饧少许，再煎令溶，稍热服；虚者，加熟附子。

十全大补汤　治男子妇人诸虚不足，五劳七伤。此药性温平补，生气血，壮脾肾。

人参　肉桂　川芎　地黄洗，酒蒸焙　茯苓　白术　甘草

黄芪　当归　白芍药各等分

粗末，每二钱，水一盏，姜三片，枣二个煎，温服。

双和汤　治男子妇人五劳七伤，血气不足，面黄体乏，渐成虚劳之证。常服养气益血。

白芍药七两半　当归酒洗，焙　熟地黄酒洗　黄芪蜜炙，各三两　甘草炙，二两一分　川芎三两　肉桂二两一分

㕮咀，每三钱，水一盏，姜三片，枣一个煎，空心温服。

十四味建中汤　治荣卫失调，血气不足，积劳虚损，形体羸瘠，短气嗜卧，欲成痨瘵。

当归酒焙　白芍药　白术　麦门冬去心　甘草　肉苁蓉酒浸　人参　川芎　肉桂　附子炮　黄芪炙　制半夏　熟地黄酒浸，焙　茯苓各等分

㕮咀，每三钱，水一盏，姜三片，枣一个煎，空心温服。

人参养荣汤　治积劳虚损，四肢倦怠，肌肉消瘦，面黄短气，饮食无味。

白芍药三两　当归　净陈皮　黄芪蜜炙　肉桂　人参　白术煨　甘草炙，各一两　熟地黄制　五味子　茯苓各三分　远志肉炒，半两

㕮咀，每四钱，水一盏，姜三片，枣二枚煎。遗精，加龙骨一两；咳嗽，加阿胶。

鹿茸大补汤　治男子诸虚不足，妇人亡血，一切虚损。

鹿茸制　黄芪蜜炙　当归酒浸，各二两　白芍药　附子炮，各两半　人参　肉桂　石斛酒浸，蒸焙　制半夏　白术煨，各一两半　肉苁蓉酒浸，焙　杜仲炒去丝　白茯苓各二两　五味子一两半　熟干地黄酒浸焙，三两　甘草半两

㕮咀每四钱，水一盏，姜三片，枣一个，煎服。

正元散　治下元虚惫，脏腑滑泄，时或自汗，阳气渐微，手足厥冷，伤寒阴证，霍乱转筋，久下冷痢，一切虚寒并治。

红豆炒　干姜炮，各三钱　人参　白术　甘草炙　茯苓各二

两　附子炮　川芎　山药姜汁炒　乌药　干葛各一两　肉桂　川乌炮，各半两　黄芪炙，一两半　净陈皮二钱

㕮咀，每三钱，水一盏，姜三片，枣一个，入盐少许，煎服。

菟丝子丸　治肾气虚损，五劳七伤，脚膝酸疼，面色黧黑，目眩耳鸣，心忡气短，时有盗汗，小便滑数。

菟丝子洗，酒制　鹿茸酥炙　泽泻　石龙芮去土　肉桂　附子炮，各一两　石斛　熟地黄　白茯苓　牛膝酒浸　山茱萸肉　续断　防风　制杜仲　肉苁蓉酒焙　补骨脂去毛，酒炒　荜澄茄　巴戟肉　沉香　茴香炒，各三分　五味子　川芎　桑螵蛸酒浸，炒　覆盆子各半两

细末，酒煮糊丸梧子大，每三十丸，温酒、盐汤任下。

八味丸　治下元冷惫，心火上炎，渴欲饮水，或肾水不能摄养，多吐痰唾；及男子消渴，小便反多，妇人转胞，小便不通。又名肾气丸。

熟地黄八两　山药　山茱萸肉各四两　肉桂　附子各二两　泽泻　牡丹皮　白茯苓各三两

细末，蜜丸梧桐子大，每五十丸至七十丸，空心温酒下。

安肾丸　治肾经积冷，下元衰惫，目暗耳鸣，四肢无力，夜梦遗精，小便频数并治。

桃仁去皮尖炒，四十八两　肉桂十六两　白蒺藜炒，去刺　巴戟肉　肉苁蓉酒浸，炙　山药　破故纸　茯苓　石斛　萆薢　白术各四十八两　川乌炮，十六两

细末，蜜丸梧子大，每三十丸，温酒、盐汤空心任下。

无比山药丸　治诸虚百损，五劳七伤，肌体消瘦，耳聋目暗。常服壮筋骨，益肾水。

赤石脂　茯神　巴戟肉　牛膝酒浸　泽泻　熟地黄酒蒸　山茱萸肉各一两　山药二两　杜仲制　菟丝子制，各三两　肉苁蓉酒浸，四两　五味子六两

细末，蜜丸梧子大，每三十丸，空心温酒下。

麝香鹿茸丸 益真气，补虚惫，壮筋骨，生津液。

鹿茸酒浸炙，七两 熟地黄酒浸，蒸焙，十斤 附子炮，一百四十个 五味子二斤 牛膝酒浸一宿，焙，一斤四两 杜仲制，三斤半 肉苁蓉酒浸，三斤 山药四斤

细末，蜜丸梧子大，用麝香为衣，每三十丸，温酒、盐汤任下。

小菟丝子丸 治肾气虚损，目暗耳鸣，四肢倦怠，夜梦遗精。常服补益心肾。

石莲肉二两 菟丝子制末，五两 白茯苓一两 山药二两，内三分打糊

细末，用山药糊搜丸梧子大，每五十丸，盐、酒汤任下。脚膝无力，木瓜汤下。

沉香鹿茸丸 治真气不足，下元虚惫，脚膝酸疼，四肢无力，遗精盗汗，一切虚损。

沉香一两 附子炮，四两 巴戟肉二两 鹿茸酒炙，三两 菟丝子酒焙，五两 熟地黄酒焙，六两

细末，入麝香末一钱半，和蜜丸梧子大，每五十丸，酒、盐汤空心任下。

椒附丸 治下元不足，内挟积冷，脐腹拘急，举动无力，小便滑数，夜多盗汗。

附子炮 槟榔 川椒去目，微炒，各半两 五味子 净陈皮 牵牛 石菖蒲 干姜炮，各一两

剉碎，以米醋瓷器内文武火煮令干，焙为末，醋煮面糊丸梧子大，每三十丸，盐汤、盐酒空心任下。

威喜丸 治丈夫元阳虚惫，精气不固，小便白浊，余沥常流，梦寐多惊，频频遗泄，妇人白淫、白带并治。

黄蜡四两 白茯苓去皮，四两，作櫃，用猪苓一分，于器内同煮二十余沸，取出日干，不用猪苓

上以茯苓为末，溶黄蜡搜为丸，如弹子大。每服一丸，空心细嚼，以津液咽下，以小便清为度。忌米醋，只吃糖醋。

鹿茸四斤丸 治肝肾虚损之极，以致筋骨痿弱，不自胜持，起居无力，足膝酸疼，肌体瘦悴，气血不生。

肉苁蓉酒浸 天麻 菟丝子酒浸，别研 牛膝酒浸 熟地黄 鹿茸酥炙 杜仲酒制 干木瓜各等分

细末，蜜丸梧子大，每五十丸，温酒、盐汤，任下。

玄菟丹 治肾水枯竭，津液不生，消渴诸证。

菟丝子酒蒸，研焙取末，十两 五味子酒浸焙，研末，七两 白茯苓 莲肉各三两

为末，别研山药末六两，将所浸余酒添酒煮面糊丸，杵千下，丸如梧子大。每五十丸，空心米汤下。

苁蓉大补丸 治元脏虚惫，血气不足，白浊遗精，自汗自利，一切虚损。

木香 附子炮 茴香炒 肉苁蓉酒浸 川椒炒出汗，各十两 巴戟肉 白蒺藜炒，去刺 胡芦巴各五两 槟榔 天麻 肉桂 川芎 羌活各二两 五味子 牛膝酒浸 泽泻 桃仁炒，去皮尖 黄芪各五两

细末，蜜丸梧子大，每五十丸，盐酒、盐汤下，空心。

橘皮煎丸 治脾肾俱虚，不进饮食，肌体瘦悴，四肢乏力。常服壮脾胃，益肾。

三棱煨 当归 萆薢 制厚朴 肉苁蓉酒炙 肉桂 阳起石酒浸，研如粉 石斛 附子炮 巴戟肉 牛膝酒浸 鹿茸酒浸，炙 菟丝子酒浸，焙 杜仲姜制 干姜炮 吴茱萸淘去浮者，焙，各三两 陈皮十五两 甘草炙，一两

细末，用酒五升，银石器内将陈皮末煎熬如饧，却入诸药末在内搜匀，杵千百下，丸如梧子大。每三十丸，空心温酒盐汤下。

黑锡丹 治男子妇人上盛下虚，痰涎壅塞，气不升降。

灵砂丹 治诸虚，风痰壅盛。此丹大能镇坠，升降阴阳。

二方见前痰气门。

养气丹 治诸虚百损，真阳不固，气不升降，或发喘促。

养正丹 治男子妇人上盛下虚，痰气喘促，水火不得升降。

二方见前七气门。

金锁正元丹 治真气不足，吸吸短气，四肢倦怠，脚膝酸疼，目暗耳鸣，遗精盗汗，一切虚损。

五倍子 茯苓各八两 巴戟肉一斤 补骨脂酒浸炒，十两 肉苁蓉洗焙 葫芦巴炒，各一斤 龙骨二两 朱砂三两，别研

细末，入研药令匀，酒糊丸梧子大，每二十丸，空心温酒、盐汤任下。

十补丸 治真气虚损，颜色枯槁，腰脚酸痛，遗精白浊，夜多盗汗，大便自利。

附子炮 肉桂 巴戟肉 破故纸炒 干姜炮 菟丝子酒制 远志肉姜制炒 制厚朴 赤石脂煅，各一两 川椒去目及闭口者，炒出汗，二两

细末，酒糊丸梧子大，每五十丸，温酒下。

赤白浊 附遗尿

导赤散 治心虚蕴热，小便赤涩，遂成赤浊。

生干地黄 木通 甘草各等分

㕮咀，每服三钱，水一盏，竹叶少许煎，温服无时。

茯菟丸 治思虑太过，心肾虚损，真阳不固，溺有余沥，小便白浊，梦寐频泄。

菟丝子五两 白茯苓三两 石莲肉二两

细末，酒糊丸梧子大，每三十丸，空心盐汤下。

清心莲子饮 治心虚有热，小便赤浊，或有沙膜。方见前鼻血门。

秘传玉锁丹 治心肾俱虚，小便白浊，淋沥不已，漩面如膏，夜梦遗精，虚烦盗汗。

茯苓四两 龙骨二两 五倍子一斤

细末，糊丸梧子大，每四十丸，空心盐汤下。

二气丹 治内虚里寒，膀胱积冷，阳气渐微，小便不禁。

硫黄细研 肉桂各一分 干姜炮 朱砂别研，各二钱 附子炮，半两

细末，和研药糊丸梧子大，每五十丸，盐汤空心下。

诸 淋

五淋散 治肾气不足，膀胱有热，水道不通，淋沥不出，或尿如豆汁、如沙石，或冷淋如膏，或热沸便血。

赤茯苓六两 赤芍 山栀仁各二十两 当归 甘草生，各五两

㕮咀，每二钱，水一盏，空心服。一方加茵陈、淡竹叶、木通、滑石，去当归。

八正散 治大人小儿心经蕴热，脏腑秘结，小便赤涩，癃闭不通；及热淋，血淋。方见前积热门。

清心莲子饮 治上盛下虚，心火炎上，口苦，咽喉烦渴，微热，小便赤涩，或欲成淋。方见前鼻血门。

五苓散 治伏热小便赤痛如淋。方见前诸暑门。

石韦散 治证与前五淋散同，兼见脐腹急痛，蓄作有时，劳倦即发。

芍药 白术 滑石 葵子 瞿麦各三两 石韦去毛 木通各二两 甘草炙 当归 王不留行各一两

细末，每服二钱，空心小麦汤调服。

立效散 治下焦结热，小便淋闭作痛，有时尿血。

甘草炙，三两 瞿麦穗一两 山栀仁炒，半两

㕮咀，每五钱，水一盏，姜三片，葱三个，灯心三十茎，

煎服。

脚气 附五痹 白虎历节

香苏散加槟榔、木瓜，名**槟苏散** 治风湿脚痛，疏通气道。方见前诸风寒门。

五积散 治风湿流注，两脚酸疼。加羌活、独活、木瓜、槟榔、乌药、木香。方见前诸寒门。

活血应痛丸 治风湿客于肾经，血脉凝滞，腰脚重疼，项背拘挛，不得转仄。

狗脊去毛，四斤 制苍术六斤 香附子去毛炒，七斤半 净陈皮五斤 草乌头一斤半 没药十二两，别研 威灵仙洗，二斤

细末，酒糊丸梧子大，每二十丸，温酒、熟水任下。

四斤丸 治肾经虚寒，下攻腰脚，筋脉拘挛，掣痛不能履地，脚心隐痛。应风寒湿痹，脚气缓弱。

木瓜 天麻 苁蓉 牛膝焙，各一斤。四味用无灰酒五升浸，春秋各五日，夏三日，冬十日，焙干，再入 附子炮 虎骨酥炙，各二两

细末，用浸酒药打糊，丸梧子大，每五十丸，空心木瓜煎酒、盐汤任下。补虚除湿，大壮筋骨。

活络丹 治一切风邪湿毒流注经络，脚筋挛拳，腰腿沉重，或发赤肿，以及脚心吊痛，上冲心腹，一切痛风走注。

川乌炮 草乌炮 地龙去土 南星炮，各六两 乳香 没药各二两二钱，别研

细末，入研药和匀，酒糊丸梧子大，每二十丸，空心冷酒送下，荆芥茶亦可。

换腿丸 治足三阴经为风寒暑湿所乘，发为挛痹缓弱，上攻胸胁肩背，下注脚膝疼痛，足心发热，行步艰辛。

薏苡仁 石南叶 南星炮 石斛 萆薢炙 牛膝酒浸 羌活 防风 天麻 黄芪蜜炙 当归酒浸 续断各一两 木瓜四两

槟榔二两

细末，酒糊丸如梧子大，每五十丸，温酒、盐汤任下。一方加附子、肉桂、苍术各一两。

木瓜丸 治肾经虚弱，下攻腰膝，筋脉拘挛，肿满疼痛，步履艰难，举动喘促，面色黧黑，大小便秘涩。

熟地黄洗，焙 净陈皮 乌药各四两 赤芍一两 黑牵牛炒，三两 石南藤叶 续断 杏仁去皮尖 牛膝酒浸 当归酒浸 苁蓉酒炙 木瓜各二两

细末，酒糊丸梧子大，每五十丸，空心温酒下。

养肾散 治肾气虚损，腰脚疼痛，风寒湿皆可用。如血虚肾枯，又当补益。

草乌头生，去皮、脐 附子炮，各二钱 全蝎半两 天麻三钱 制苍术一两

细末，空心黑豆淋温酒调下，麻痹少时，病亦随去。或胡桃嚼酒，亦可治脚气，甚神。

八味丸 治肾经虚寒，脚气入腹，腹胀疼痛，上气喘息，用之极效。方见前虚损门。

经进地仙丹 治肾气虚惫，风湿流注，脚膝酸疼，行步无力。

川椒去目及开口者，炒出汗 附子炮 苁蓉酒浸，焙各四两 菟丝子制 覆盆子 羌活 白附子 防风 牛膝酒浸 何首乌 南星姜制 萆薢 赤小豆 狗脊去毛 乌药 骨碎补去毛，各二两 人参 黄芪各一两半 茯苓 白术 甘草各一两 地龙去土 木鳖子去壳，各三两 川乌炮，一两

细末，酒糊丸梧子大，每四十丸，空心温酒下。

黄芪丸 治肾脏风虚，上攻头面，下注腰脚，行步艰难，一切风痹，痒痛不定。

黄芪 蒺藜 茴香炒 川楝子肉 川乌炮 赤小豆 地龙去土，炒 防风各一两 乌药二两

细末，酒糊丸梧子大，每五十丸，温酒、盐汤下。

五痹汤 治风寒湿客留肌体，手足缓弱，麻痹不仁。方见前中风门。

痈疽疮疖

黄芪建中汤加附子，治体气虚弱，患背疮颈疽，不知痛痒，疮势不作，急服此以生血溃脓，有热不可服。方见前虚损门。

排脓内补十宣散 治一切痈疽疮疖，未成者日消，已成者令速溃。凡疮疡者，多是心血虚弱，此方大能消风生血。一方加白芍药、瓜蒌、金银花等分，或乳香，服之得汗解。

黄芪盐水润，焙 人参 当归洗焙，各二两 制厚朴 桔梗 桂心 川芎 防风 白芷 甘草生，各一两 一方加木香、槟榔、枳壳、紫苏、天台乌，名**流气饮**，甚效。

细末，每三钱，热酒调下。不饮者，木香汤调。

五香连翘散 治一切积热，结核，瘰疬，痈疽，疮疖。

沉香 乳香别研 舶上青木香 丁香 甘草生，各一分 连翘 桑寄生无则升麻代 独活用羌活亦可 射干即萹蓄根，或云当门子 木通 升麻 大黄大便秘则加，各三分 麝香钱半，研

㕮咀，每四钱，银石器煎，水一盏，煎七分，空心热服，以利下恶毒为度。本方有竹沥、芒硝。又随热□□□□加穿山甲、黄芪、苍耳，皆奇品也。《本事》无丁香、甘草。

何首乌散 治脾肺风毒，遍身疮癣瘙痒，或致肌肉顽麻，上攻头皮，紫、白癜等风。

荆芥穗 蔓荆子 蚵皮草去土 威灵仙 何首乌 防风 甘草炙，各等分

细末，每三钱，食后温酒调下。

如圣散 治肺脏风毒攻于皮肤，及生疮癣，瘙痒不常。

蛇床子半两 黄连三分 胡粉一两，结砂子 水银一分，同胡

粉点水研黑尽

为末，用清油调稀，每用药时，先以盐浆水洗疮，后搽药，干即换之，不过三五度。

升麻和气饮 治疮疥发于四肢，痛痒不常，甚至憎寒发热，阴下湿痒。

干姜半钱 干葛一两 制苍术 桔梗 升麻各一两 陈皮一两半 制半夏 当归 白芷 茯苓各二钱 甘草 芍药各七钱半 制枳壳半钱 大黄蒸，半两

㕮咀，每四钱，水一盏，生姜、灯心煎，空心服。

排脓托里散 治一切疮疖痈毒，已破未破并治。

地蜈蚣 赤芍 当归 甘草各等分

细末，每二钱，温酒调下，无时。

折 伤

花蕊石散 治一切金刃打扑伤损，身体血出者，急于伤处掺药，其血自化为黄水。如有内损，血入脏腑，热煎童子小便，入酒少许，调一钱，服之立效。若牛觗肠出不损者，急送入，细丝桑白皮尖茸为线，缝合肚皮，缝上掺药，血止立活。如无桑白皮，用生麻缕，并不可封裹疮口，恐作脓血。如疮干，以津液润之，然后掺药。妇人产后败血不尽，恶血奔心，胎死腹中，胎衣不下，并用童子小便调下。

明净硫黄四两，捣粗末 花蕊石一两，捣粗末

二味和匀，先用纸筋和盐泥固济瓦罐子一个，候泥干，入药在内，再用泥封口，候干。安在四方阵石上，画八卦五行字，用炭火一秤，笼叠周匝，自巳午时，从下著火，渐渐上彻，至经宿，火冷炭消，又放经宿，罐冷，取出细研，以密绢重罗至细，瓷盒内盛，依前法服。

没药降圣丹 治打扑闪肭，筋断骨折，挛急疼痛，不能屈伸。

自然铜火煅，醋淬十次，为末水飞，焙　川乌去皮脐，生　骨碎补炙，去毛　没药　乳香　当归　白芍药各一两　川芎　生干地黄各一两半

细末令匀，以生姜汁与炼蜜等分和丸，每一两作四丸。每一丸，水、酒各半盏，苏木少许，同煎八分，去苏木，空心热服。

接骨散　治从高坠下，及马上折伤，筋骨碎，痛不可忍者。此药接骨续筋，止痛活血。

定粉　当归各一钱　硼砂一钱半

细末，每二钱，煎苏木汤调下，服后时时进苏木汤。

补损当归散　疗坠马落车，打伤身体，呼吸疼痛。服之其痛即止，筋骨接续。

泽兰炒　附子炮，各一分　当归炒　蜀椒炒出汗　甘草炙　肉桂各三分　川芎炒，六分

细末，每二钱，温酒调下。忌生葱、猪肉、冷水、菘菜。

永类钤方卷第十一

诸名医杂病集要方

诸　风

《和剂局方》**三生饮　小续命汤加减　排风汤　大醒风汤　大防风汤　五痹汤　人参顺气散　乌药顺气散　人参消风散　川芎茶调散　三五七散　虎骨散　七圣散　八风散　四生散　追风散　清神散　青州白丸子　乌荆丸　雄黄丸　寿星丸　惊气丸　牛黄清心丸**

《易简》**星香汤**　治中风痰盛，服热药不得者。

南星八钱　木香一钱

㕮咀，每服四钱，姜三片，水一盏，前七分，温服。

《济生》**星附汤**　治中风痰壅，六脉沉伏，昏不知人。

附子生用，去皮　南星生用，各一两。兼寒炮用　木香半两

㕮咀，四钱，水一盏，生姜九片，煎七分，去滓温服。虚寒甚者，加天雄、川乌，名三建汤。痰壅，药不下，灸关元、丹田二穴，宜多灸之。

二香三建汤　治中风虚极，言语蹇涩，手足偏废，六脉俱微，不可攻风，止且扶虚。

天雄　附子　川乌并去皮，生用，各一两　木香半两，生　沉香旋磨水入

㕮咀，每服四钱，水二盏，姜十片，煎七分，温服。虚极气乏，宜炮熟用。

八味顺气散 凡中风人，先服此药顺气，次进治风药。

白术 白茯苓 青皮 陈皮各去白 白芷 天台乌药 人参各一两 甘草炙，半两

细末，三钱服，水一盏，煎七分，不拘时温服。可加生南星、木香各三钱，加姜煎，仍以酒化苏合香丸间服。

醒风汤 治中风痰涎壅盛，口眼㖞斜，半身不遂。

半夏生 防风各一两 全蝎去毒，三个 白附子生 川乌生 南星生 木香 甘草炙，各半两

㕮咀，每服半两，水一盏，姜十片煎，温服。

豨莶丸 治中风，㖞斜吐涎，言涩缓弱。

豨莶草俗名火枕草

五月五日、六月六日采，洗取叶，随多少，九蒸九曝，每蒸以酒蜜水洒，蒸一饭久，曝干作末，蜜丸梧子大，空心百丸，酒或米饮下。

虎胫骨酒 治中风偏枯不随，一切诸风挛拳。

石斛去根 石楠叶 防风 虎胫骨酥炙 当归 茵芋叶 杜仲炒 川牛膝 芎䓖 狗脊燎去毛 川续断 巴戟去心，各一两

上剉如豆，囊药，以酒一斗，渍十日，每一盏，热服无时。

蠲痛丸 治中风历节，疼痛肿满。

川乌生，一个 黑豆七七粒，生，去皮 全蝎二七个，去毒 麝香半钱，研 地龙去土，半两

细末，酒糊为丸绿豆大，每服十五丸至二十丸，临卧冷酒吞下，微汗不妨。

《杨氏家藏》**夺命散** 治卒中风涎气闭，牙关紧急，眼目上视，破损伤风，搐搦潮作；及小儿惊风证。

甜葶苈　白芷　南星　制半夏　巴豆去壳不去油，各等分，并生用

上细末，每服半钱，生姜自然汁一呷调下。吞不下者，加汤药灌之，利痰或吐为愈。

牵正散　治中风，口眼㖞斜，半身不遂。

白附子　白僵蚕　全蝎去毒，并生用，等分

为末，每服二钱，热酒调下，不拘时。

太白散　治诸风，痰涎壅盛，手足不仁；及产后血虚中风。

天南星二钱半，炒　乌蛇肉三钱　全蝎梢二钱，去毒　白附子三钱，生　川乌尖二钱，生

细末，每服二钱，水一盏，入腊茶半盏，葱白一寸煎，温服。

独活散　消风化痰，头目眩晕。

川芎　独活　防风　藁本　旋覆花　蔓荆子　细辛各一两　石膏研　甘草炙，各半两

细末，每服三钱，水一盏，姜三片，煎七分，食后热服。

防风散　治头目不清，常服去风明目。

防风　川芎　白芷　菊花　甘草炙，等分

为末，服二钱，荆芥汤调下，食后。

荆芥丸　治风邪攻头目，咽膈不利，或伤风发热，头疼鼻塞声重。

荆芥穗十二两　天麻　附子炮　白附子炮　乌药　当归　川芎各一两

细末，蜜丸，每两作十丸，朱砂为衣，每一丸，食后细嚼，茶酒任下。

甘菊丸　治风痰壅盛，头目昏痛，鼻塞耳鸣，头皮痛痒。

鸡苏叶四两　荆芥穗二两　细辛二两　川芎　防风　甘草炙，各两半　僵蚕炒　菊花各一两

上先以南星四两洗焙为末，酒一升煮成膏，以前药为末，炼蜜入南星膏，同和丸梧子大，每服二十丸，食后姜汤下。

黄石散 治心风发狂。

狗肝一具 硝石 黄丹二味各一钱半

上以硝、黄二味研匀，将狗肝批开掺药在内，以麻缚定，用水一升煮熟，以肝细嚼，就以煮药汁送下，不拘时。

《澹寮方》**大九宝饮** 治挟气中风，痰虽微去，当先服此药顺气开关，不致枯废，后进风药。

天雄以大附子代亦可 沉香 防风 南星炮 薄荷 地龙去土 木香 全蝎去毒，各等分

㕮咀，每服二钱，水一盏，姜五片，煎熟入麝香少许，不拘时。

皂角六一丸 疏风活血，肌肉不紧，实者尤宜服。

川乌 草乌各一两 天台乌药 何首乌各二两 牙皂五条，汤泡，去皮弦 乌豆一升 乌梅鳖裙者，五十个，去核

剉指面大，好酒、醋各二升，浸一宿，瓦铫熬干，晒焦，拣出何首乌，别作末煮膏，以六味焙为末，以前余煮药酒醋及首乌膏和为丸，每三十丸，酒下。

乌附丸 去风疏气。

川乌二十个 香附子半斤

姜汁淹一宿，炒焙并作末，酒糊丸，每十数丸，温酒下。肌体肥壮及有风疾者，宜常服。

趁痛丸 治走注历节，诸风软痛，卒中倒地，跌扑伤损。

草乌头三两，不去皮 熟地黄或用生者 南星 半夏曲 僵蚕 乌药各半两

并日干为末，酒糊丸梧子大，晒干，每五七丸，空心温酒下。跌损，姜汁和酒研十数粒涂伤处。如卒中倒仆，姜汁茶清研五七粒，灌下立甦。《本事方》谓是六智禅师方。

《简易方》**稀涎散** 治中风四肢不收，涎潮膈塞，气闭

不通。

光明晋矾一两　牙皂四条，肥实不蛀者，去皮弦

细末研匀，每服一钱至二钱，温水调灌下。得微微冷涎，流出一二升便甦。不可大吐，能虚人。

胜金丸　治证如上。

朱砂半两，别研　生薄荷半斤　牙皂二两，槌碎，水一升，仍擂入薄荷汁，一处熬作膏　瓜蒂末，一两　藜芦末，一两

上以朱末同瓜、藜末研匀，入膏子内和，为丸如龙眼大，朱砂为衣，温酒化一丸或二丸，得吐即省。不省不可治。

雄附醒风汤　中风涎潮，牙关紧急，不省人事。

附子一个，七钱重　天雄一个　南星一个，各一两重，并生用，去皮脐　蝎梢半两，去毒

㕮咀，每服半两，水盏半，姜七片，煎七分，不拘时。

羌活散　治中风偏废。

附子一个　羌活　乌药各一两

㕮咀，半两，水四盏，煎二盏，分二服。

《是斋》**回阳汤**　治风中气中，手足瘫痪，口眼㖞斜，言语蹇涩。

川乌炮　益智　干姜各一两　青皮半两　附子八钱重，生

㕮咀，半两，水二盏，姜十片，枣一个，盐少许。

左经丸　中风瘫痪，手足颤掉，言语謇涩；及跌扑伤损。

草乌炮，四两　川乌炮，二两　乳香　没药别研，各一两　生黑豆一升，以斑蝥二十一个，去头足同煮，候豆胀为度，去蝥用豆，炒干，入前药

醋糊丸梧子大，每三十丸，温酒不拘时下。

虎骨散　半身不遂，肌肉干瘦，为偏枯，忌用麻黄发汗枯津液，惟此方润筋去风。

当归二两　赤芍　续断　白术　藁本　虎骨各一两　乌蛇肉半两

细末，每二钱，温酒食后调下。骨中烦疼，加生地黄一两；脏寒自利，加天雄半两。

解语汤 治心脾中风，舌强不语，半身不遂。

附子炮 防风 天麻 酸枣仁各一两 羚羊角屑 肉桂各七钱半 甘草 羌活各半两

㕮咀，每四钱，水一盏，煎八分，入竹沥两匙，再煎数沸，温服无时。

取竹沥法 截筀竹长一尺余，去节，破作片，用砖二口，对立八寸许，置竹片在上，其下着火焙之，砖外两竹头下置盏盛沥，以绢滤澄清，夏秋须沉冷井中，防沥酸。大热有风，人亦可单服，勿过可也。烧荆柴沥法同。

解语丹 同前治证。

白附子炮 石菖蒲 远志肉 天麻 全蝎去毒，酒炒 羌活 僵蚕各一两 木香半两 牛胆南星一两

细末，丸梧子大，朱砂为衣，每三十丸，薄荷汤下。

定风饼子 治风客阳经，邪伤腠理，背膂强直，言语蹇涩，体热恶寒，痰厥头疼，肉瞤筋惕，頞辛鼻渊；及饮酒过度，呕吐痰沫，头目眩晕。常服消风去邪。

川乌 南星 川芎 干姜 甘草 半夏 天麻 白茯苓等分，生用

为末，姜汁丸如龙眼大，作饼子，朱砂为衣，每一饼，细嚼，热姜汤下，无时。预服最防风疾。

十味剉散 中风血弱，臂痛连及筋骨，举动艰难。

附子三两，炮 当归洗 黄芪炙 白芍药各二两 川芎 防风 白术各一两半 肉桂一两 茯苓 熟地黄各七钱半

㕮咀，四钱，水一盏，姜八片，枣三个煎，食后临卧服。

《是斋方》治十指疼痛，麻木不仁。

附子 木香各等分

㕮咀，姜煎。木香，随气虚实加减；足弱，去附子用

乌头。

三圣散 中风拘挛脚弱，行步不正，口眼㖞斜。

当归洗焙 肉桂 玄胡索微炒，等分

作末，每二钱，空心温酒调下。

蠲痹汤 风湿相搏，身体烦疼，手足冷痹，四肢沉重。

羌活 赤芍 姜黄 当归酒洗 黄芪蜜炙 防风各二两半 甘草炙，半两

㕮咀，每三钱，水一盏，姜五片，煎七分，温服。

四生丸 中风瘫痪，口眼㖞斜，服此药不可服灵宝丹。

川乌去皮 五灵脂 当归 骨碎补等分

作末，酒糊丸梧子大，每十丸至十五丸，温酒下。

羚羊角散 风邪攻头目入于脑，胸膈停痰，头目旋痛。

羚羊角 茯神各一分 防风 白芷 半夏炮 甘草各半两 枳壳 附子各一分

㕮咀，每四钱，水一盏，姜四片，煎七分，温服。

《本事方》**星附散** 中风虽能言，口不㖞斜，而手足亸曳者，脉虚浮而数，风中腑也，宜汗。

南星 半夏并姜制 附子 白附子 川乌 僵蚕 没药 人参 茯苓各等分

㕮咀，每三钱，水酒各一盏，煎八分，热服，并进得汗为愈。

珍珠丸 肝虚为风邪所干，卧则魂散不守，状如惊悸。

珍珠母三分，研细同碾 当归 熟地黄各两半 人参 酸枣仁 柏子仁各一两 犀角 茯神 沉香 龙齿各半钱

为末，炼蜜丸梧子大，朱砂为衣，每四五十丸，食后薄荷汤下。

乌头汤 风寒冷湿留痹，筋脉拘挛，不得转侧。

大乌头 细辛 川椒 甘草 秦艽 附子 肉桂 白芍药各七分 干姜 白茯苓 防风 当归各一两 川独活一两三钱半

㕮咀，每三钱，水一盏，枣二个煎，空心。

木瓜煎 肝肾二脏受风，筋急项强，不可转仄。

宣州木瓜二个，取盖去瓤 没药二两，研 乳香一分，研

上二味入木瓜内，用盖合定，以竹签之，饭上蒸三四次，研成膏，每服三五匙，用生地黄汁半盏，酒二盏，和暖化膏吞下。

《百一选方》**加减青州白丸子** 卒中风邪，半身不遂，口眼㖞斜，痰涎闭塞，及小儿诸风。

白附子 南星 半夏 川姜各二两 天麻 僵蚕 全蝎各一两 川乌去皮尖，半两，并生用

为末，糊丸梧子大，每三五十丸，姜汤下，无时。瘫风，温酒下；小儿惊风，薄荷汤下。

《御药院》**生朱丹** 诸风痰盛，头疼目眩，气郁积滞，胸膈不利。

白附子半斤，泡去皮脐 石膏煅红，取半斤 龙脑一字 朱砂一两二钱半

细末，烧粟米饭丸如小豆大，朱砂为衣，每三十丸，食后茶酒任下。

大辰砂丸 清头目，化痰涎；及感冒风寒，鼻塞声重，头目昏眩，项背拘急，皮肤搔痒。

天麻 川芎 甘草炙，各一两 防风二两 细辛半两 薄荷叶半两 白芷 朱砂为衣，各一两

七味为末，炼蜜丸弹子大，别研朱砂为衣，每丸细嚼，食后姜汤或茶清下。

乳香消风散 诸风眩晕，偏正头疼，项背拘急，耳鸣目涩，鼻塞声重，清涕不止。

乳香研 细辛一钱 川芎半两 白芷二两 大白南星一两，作末 生姜去皮，一两，和南星捣如泥，焙干，凡三次捣制，炒令微黄为度

细末，每二钱，擦姜点热茶服。感风，则并服出汗。

防风通圣散 一切风热，头目昏痛，肢体烦疼，咳嗽喘满，涕唾稠粘，口苦咽干，肠胃结燥。

防风 甘草炙 荆芥各二钱半 川芎 赤芍 大黄 麻黄 白术 连翘 黄芩 桔梗 牛膝 人参 半夏制，各半两 石膏一两 滑石三两 当归 薄荷各一两 山栀子三钱

㕮咀，每四钱，水一盏，生姜三片，煎六分，温服无时。

上清散 因风头痛，眉骨眼眶俱痛不可忍。

川芎 郁金 芍药 荆芥 薄荷 芒硝各半两 乳香 没药各一钱 脑子半钱

细末，每一字，搐鼻中。

《三因方》**白散子** 肝肾中风，涎潮壅塞不语，吐呕痰沫，头目眩晕；兼治阴证伤寒，六脉沉伏，及霍乱吐泻，小便淋沥不通。

大附子去皮脐，生 桂府滑石各半两 制半夏一钱半

为末，每二钱，水二盏，姜七片，蜜半匙，煎七分，空心冷服。霍乱，加藿香；小便不利，加木通、灯心、茅根煎。

防风汤 中风挟暑，卒然晕倒，口眼㖞斜。

防风 泽泻 肉桂 杏仁去皮尖，炒 干姜炮 甘草炙，各等分

㕮咀，每四钱，水盏半，煎七分，空心服。

附子汤 中风挟寒，手足不仁，口眼㖞斜，牙关紧急。

附子炮 肉桂各半两 细辛 防风 人参 干姜炮，各六钱

㕮咀，每四钱，水盏半，姜五片，枣一个，煎七分，空心。

独活散 治风懿不能言，四肢不收，手足亸曳。

白芍药 瓜蒌根 独活 桂心各二两 甘草三两

㕮咀，每四钱，水一盏，姜五片煎，入生葛汁一合和服。

小竹沥汤 中风涎潮不语，四肢缓纵不收。

秦艽　防风　附子炮　独活各一分

水四盏，煎二盏，入生地黄汁、竹沥各半盏煎，分四服。

《总录》**侧子散**　中风手足不随，言语蹇涩，累效。

侧子炮　附子炮　罗参　白术炮　白茯苓　防风　麻黄去节　肉桂　赤芍　川芎　当归　秦艽各一两　防己七钱　菊花二两　细辛　白茯神各二两　甘草炙，七钱

㕮咀，每半两，水盏半，姜三片，枣一个煎，无时。

《经验方》治鸡爪风，手口摇动，不能举动。

五加皮　海桐皮　川乌炮　牡丹皮　川芎　赤芍各半两　干姜　肉桂各一钱

为末，每三钱，水一盏，常用古铜钱一个，用清油浸，每煎药入钱同煎，无时服。

川芎石膏汤　风热攻头目眩痛，咽干烦渴。

川芎　芍药　当归　山栀仁　黄芩　大黄　菊花　荆芥　人参　白术各半两　滑石四两　寒水石二两　甘草三两　桔梗二两　砂仁三钱　石膏　防风　连翘　薄荷各一两

为末，每二钱，水一盏，食后煎服。热甚者，冷水调之。

诸寒 伤寒科并见前《活人》集要

五积散　理中汤　姜附汤　香苏散　升麻葛根汤　十神汤　人参养胃汤　神术散　藿香正气散　不换金正气散　参苏饮　人参败毒散　柴胡升麻汤　消风百解散　和解散　葛根解肌汤　八解散　金沸草散　应梦人参散　葱白散　五苓散　白术散　以上并见《和剂局方》集要。

《澹寮方》**五积交加散**　治内感风寒，上膈蕴热。

五积散、人参败毒散二件等分和匀，每四钱，水一盏，姜五片，枣一个，煎八分，温服。

十味芎苏散　治四时伤寒，发热头疼。

川芎七钱　紫苏叶半两　干葛半两　甘草三钱　柴胡半两

茯苓半两　制半夏六钱　制枳壳三钱　桔梗二钱半　陈皮三钱半

吹咀，每三钱，姜枣煎服。

《简易方》**冲和散**　感冒风湿之气，头目不清，鼻塞声重，肢体倦怠，伸欠泪出。

苍术六两　荆芥穗二两　甘草一两一钱半

吹咀，水煎，热服无时。

《易简方》**温胆汤**　伤寒一切病后，虚烦不得睡卧，兼治心胆虚怯。

制半夏　枳实各一两　净陈皮一两半　甘草四钱　茯苓三分

吹咀，四钱，水盏半，姜七片，枣一个，竹茹一块，煎七分，食前热服。

《杨氏家藏》**十味和解散**　治头疼发热，散寒邪。

白术二两　桔梗一两　人参　当归洗焙　净陈皮　制枳壳　赤芍　防风　甘草炙，各一两　制厚朴半两

吹咀，四钱，水一盏，姜三片，葱三个煎，热服无时。

《御药院》**增损白术散**　病后最宜服之，生津止渴，顺气化痰。

白术　葛根　茯苓　藿香　人参　木香各一两　净陈皮二两　干生姜一钱

吹咀，四钱，水一大盏，煎七分，温服无时。

《济生》**竹叶汤**　治伤寒大霍乱吐泻后，心虚烦闷，内热不解。

竹叶　麦门冬去心　人参　茯苓　小麦炒　制半夏各一两　甘草炙，半两

吹咀，四钱，水盏半，姜五片，煎八分，温服。

《本事》**鹊石散**　治伤寒发狂，踰垣上屋。

黄连　寒水石各等分

细末，每二钱，煎甘草汤，俟冷调下。

柴胡散　治伤寒病后，邪入经络，体瘦肌热，或又咳嗽。

柴胡四两　甘草一两

为末，每二钱，水一盏，煎八分，食后热服。

诸　暑

五苓散　香薷散　大顺散　枇杷叶散　消暑丸　来复丹　三白散　黄龙丸　缩脾丸　竹叶石膏汤

方见前《和剂》集要。

《济生方》**二气丹**　治伏暑伤冷，二气交错，中脘痞结，或泄或呕。

硝石　硫磺各等分

上为末，与银石器内炒令黄色，再研，用糯米糊为丸梧子大，每四十丸，新井水下，无时。

冷香饮子　治虚中伏暑，烦躁引饮，服凉药不得者。

草果仁三两　附子炮　净陈皮各一两　甘草炙，半两

㕮咀，每一两，水二碗，姜十片，煎一半，沉冷，无时。

《百一选方》**冷香汤**　治夏秋伤暑，引饮食过度，生冷无度，脾胃不调，或成霍乱。

良姜二两　檀香二两　附子炮　甘草炙，各二两　丁香二钱　干姜炮，三分　草豆蔻五个，去壳

为末，每半两，水二升，煎数十沸，以瓶贮之井底，代熟水服，消暑止渴。

大黄龙丸　治中暑，身热头疼，状如脾寒，或烦渴呕吐，昏闷不食。

舶上硫磺　硝石各一两　白矾　雄黄　滑石各半两　白面四两

上五味研末，入面和匀，滴水丸梧子大，每三十丸，新井水下。管见云：有中暍昏死，灌之立甦。

十味香薷散　消暑气，和脾胃。

香薷叶一两　人参　陈皮　白术　白茯苓　黄芪　制厚朴

木瓜　扁豆炒　甘草炙，各半两

为末，每二钱，热汤、冷水任下。

《御药院》**益元散**　治中暑身热，小便不利。此药性凉，除胃脘积热。

滑石六两　甘草炙，一两

为末，每三钱，入蜜少许，热汤、冷水任下。欲发汗，葱白豆豉汤调下。

桂苓甘露饮　伏暑引饮，腹胀，霍乱泄利。

白茯苓　白术　猪苓　滑石　寒水石各二两　甘草炙　泽泻各一两　肉桂半两

细末，二石别研入，每三钱，冷热任下，入蜜少许佳。

桂苓丸　治冒暑烦渴，引饮多，心腹胀，小便赤少。

肉桂　赤茯苓各五两

为末，蜜丸，每两做十丸，每一丸，冷热汤水任下。

《澹寮》**六和汤**　治心脾不调，气不升降，霍乱吐泻，寒热交作。伤寒阴阳不分，伏暑烦闷，或成痢疾，中酒烦渴畏食。

人参　砂仁　甘草炙　杏仁去皮尖　制半夏各一两　赤茯苓　扁豆姜汁略炒　藿香　木瓜各二两　香薷　姜制厚朴各四两

㕮咀，四钱，水一盏，生姜三片，枣一个，煎服，无时。

中暑，不省人事。

皂荚一两，烧灰　甘草一两，微炒

为末，二钱，温熟水调下。

诸　湿

渗湿汤　术附汤　五苓散　防己黄芪汤

以上并见前《和剂方》集要。

《济生方》**渗湿汤**　治坐卧湿地，或雨露所袭，身重脚弱，关节疼痛，发热恶寒，或多汗恶风，或小便不利，大腑溏泄。

白术二两　人参　干姜炮　白芍药　附子炮　白茯苓　肉桂　甘草炙，各半两

㕮咀，每四钱，水盏半，姜五片，枣一个，煎八分，无时。

羌附汤　治风湿相搏，手足掣痛不可屈伸，或身微浮肿。

羌活　附子炮　白术　甘草各等分

㕮咀，四钱，水盏半，姜五片，煎七分，温服无时。

《三因》**肾着汤**　肾虚伤湿，身重腰冷如坐水中，不渴，小便自利。

干姜炮　茯苓各四两　甘草炙　白术各二两

㕮咀，四钱，水一盏，姜五片，煎七分，空心温服。

麻黄白术散　感风湿，身体烦疼，无汗，恶寒发热。

白术四两　麻黄去节泡，三两　杏仁三十个，去皮尖　桂心　甘草炙，各二两

㕮咀，每四钱，水盏半，煎七分，空心服。

苓术汤　治暑湿郁发，半身不遂，口眼㖞斜。

附子炮　茯苓　白术　干姜炮　泽泻　肉桂各等分

㕮咀，四钱，水一盏，煎七分，空心服。

茯苓白术汤　治感湿挟暑，汗未干而浴，腰重脚弱，身体烦疼，头眩。

茯苓　白术　干姜炮　甘草炙　桂心各一两

㕮咀，四钱，水一盏，煎七分，空心服。

《澹寮》白术　附子各一两，生熟临卧时消息　甘草　肉桂　茯苓各半两

加姜煎。脉细弱。

白术茯苓干姜汤　感风湿挟暑，烦渴引饮，恶寒微汗。

白术　干姜　茯苓　细辛　肉桂　干葛　甘草炙　陈皮　乌梅　豆豉各等分

细末，每二钱，白汤点下。

《百一选方》**除湿汤** 寒湿所伤，身重脚腰酸疼，大便溏泄，小便或涩或利。

制半夏 制厚朴 制苍术各二两 藿香叶 净陈皮 白茯苓各一两 白术生，一两 甘草炙，七钱

㕮咀，每四钱，水一盏，姜七片，枣一个煎，空心服。《易简方》去白术，用赤茯苓。

《仁斋直指》**生附汤** 治受湿腰痛。

附子生 干姜生 白术 茯苓 牛膝 制厚朴 甘草炙，各二钱半 制苍术 杜仲姜炒，各半两

㕮咀，每三钱，姜三片，枣二个，食前煎服。

芎术除眩汤 感寒湿，头目眩晕。

附子 白术 川芎各半两 肉桂 甘草炙，各二钱半

㕮咀，每三钱，姜七片煎，空心服。

湿泻身痛方 五苓散加苍术。

湿气瘀热发黄方 茵陈汤、五苓散打和煎。

《本事》**薏苡仁散** 治湿伤肾，肾不养肝，肝自生风，遂成风湿，流注四肢筋骨，或入在肩髃，肌肉疾痛，渐入在指中。

薏苡仁一两 当归洗，去芦，薄切，焙干 小川芎 干姜炮 甘草炙 官桂去粗皮，不见火 川乌炮，去皮尖 防风去钗股 茵芋去梗，锉，炒用 人参去芦 羌活去芦 白术 麻黄去根、节 独活黄色，如鬼眼者，洗，去芦，焙，称。各半两

上为细末，每服二钱，空心临卧酒调下，日三服。

脾 胃

《和剂方》**平胃散 四君子汤 参苓白术散 嘉禾散 人参丁香散 人参煮散 理中汤治中汤 进食散 丁香煮散 抽刀散 二陈汤 丁沉透膈散 红丸子 小七香丸 养脾丸 姜合丸 《千金》大养脾丸。**

《济生》**进食散** 治脾胃虚寒，或生冷内伤，七情所挠，胸膈痞塞，不思饮食，痰逆恶心，大便溏泄。

半夏曲 肉豆蔻面煨 草果仁 高良姜炒 麦糵炒 附子炮 丁香 净陈皮 制厚朴各一两 人参 净青皮 甘草炙，各半两

㕮咀，每服四钱，水一盏，姜五片，枣一个煎，温服无时。

附子建中汤 治脾气虚寒，腹胁胀满，身体沉重，面色萎黄，呕吐不食，大腑自利。

肉豆蔻面煨 白豆蔻 附子炮 制厚朴 白术 干姜炮 红豆 神曲炒，各一两 丁香 胡椒 木香 甘草炙，各半两

㕮咀，汤使同上。

生胃丹 治脾胃不足，呕逆不食。此药以南星、粟米、黄土为主，盖南星醒脾，粟米养胃，黄土以土养土也。

南星四两，用真黄土半斤，以生姜汁作黄土成面剂，包裹南星，慢火煨香透，去土，只用南星，切碎焙 粟米一升，生姜二斤，和皮擂取汁浸，蒸焙 木香 丁香 制厚朴 神曲炒 麦糵炒 净陈皮 防风 白术 谷糵炒 砂仁 白豆蔻 净青皮各一两 半夏曲二两 人参 沉香 甘草炙，各半两

细末，法丸绿豆大，每七十丸，无时淡姜汤下。

壮脾丸 治脾胃虚寒，饮食不进，心腹胀满，四肢无力，或手足浮肿，脏腑溏泄。

豮猪肚一枚，用造酒大曲四两，同剉制厚朴二两、茴香一两入肚内，线缝定，用葱、椒、酒煮烂，取大曲、厚朴、茴香焙干，和后药 肉豆蔻面煨 禹余粮煅，研细 砂仁 麦糵炒 神曲炒 净陈皮 附子炮 白术各一两 木香 丁香各半两

细末，用猪肚和，杵千百下，丸梧子大，每五十丸，米饮下，无时。

补真丸 大抵不进饮食，以脾胃药治之，多不效者，何也？人之有生，不善摄养，房劳过度，真阳衰败，坎火不温，

不能上蒸脾土，冲和失布，中州不运，是致饮食不进，胸膈痞塞，或不食而胀满，或已食而不消，大腑溏泄，是皆真火衰弱，不能蒸蕴脾土而然。古人云：补肾不如补脾。余谓补脾不若补肾，肾气若壮，丹田之火上蒸脾土，脾土温和，中焦自治，则进食矣。

葫芦巴炒　附子炮　阳起石煅　川乌炮　菟丝淘净，酒蒸　沉香别研　肉豆蔻面煨　肉苁蓉酒浸，焙　五味子各半两　鹿茸酒蒸，焙　巴戟肉　钟乳粉各一两

细末，用羊腰子两对，治如食法，葱、椒、酒煮烂，入酒糊杵丸梧子大，每七十丸，空心盐米汤下。

橘皮竹茹汤　治胃热多渴，呕哕不食。

赤茯苓　净陈皮　枇杷叶去毛　麦门冬去心　青竹茹　制半夏各一两　甘草炙　人参各半两

㕮咀，每四钱，水一盏，姜五片，煎八分，温服无时。

胃丹　朱砂禀大阴之精，不经火煅，以丁、附等脾药阴炼成丹，平补不潜，治真阳衰虚，心火怯弱，不养脾土，中州虚寒，饮食不进，胸膈痞塞，或不食而胀满，或已食而不消，痰逆恶心，翻胃吐食，脏气虚寒，米谷不化，心腹绞痛，泄利不止，一切脾胃诸疾。

大块辰砂不夹石者，五十两　罗参　砂仁　肉豆蔻煨　荜澄茄　附子炮　红豆　白豆蔻　高良姜炒　白术　制厚朴　丁香　藿香　五味子　干姜炮　益智仁　胡椒　麦门冬去心　草果仁　净陈皮各四两

上各修制，剉如豆大，以银锅一口，用白沙蜜五斤，将药一半同蜜拌匀，入锅内以夹生绢袋盛贮，朱砂悬胎入锅内，以桑柴火重汤煮四日四夜，换蜜五斤入前药一半，和匀，再煮三日三夜，取砂淘净焙干，入乳钵，用玉槌研十分细，米粽为丸绿豆大，阴干。每十粒，加至十五粒，空心人参汤或枣汤下。如或呕吐，淡姜汤下。忌食猪、羊血。

六君子汤 治脾脏不和，不进饮食，上燥下寒，服热药不得者。

人参 白术各一两 净陈皮 制半夏 制枳壳 炙甘草各半两

㕮咀，每四钱，水盏半，姜七片，枣一枚，煎七分，温服无时。

荜澄茄丸 治脾胃虚弱，胸胁不快，不进饮食。

荜澄茄随多少

细末，姜汁打神曲末煮糊，丸梧子大，七十丸，食后姜汤下。

泻黄散 治脾胃壅实，口内生疮，烦闷多渴，颊痛心烦，唇口干燥，壅滞不食。

藿香叶七钱 石膏煅 砂仁 山栀仁 甘草炙，各半两 防风四两

剉碎，同蜜、酒炒香，焙为末，每三钱，水一盏煎，温服无时。

枳壳丸 治脾实，心腹壅滞，四肢疼闷，两胁胀满，大小便不利。方见后秘结门。

玄参升麻汤 治心脾壅热，舌上生疮，腮颊肿痛。

玄参 赤芍 升麻 犀角 桔梗 贯众 黄芩 甘草炙，各半两

㕮咀，每四钱，水一盏，姜五片煎，温服。

烧脾散 治饮啖生冷果菜，停留中焦，心脾冷痛。

干姜炮 制厚朴 草果仁 砂仁 神曲炒 麦蘖炒 净陈皮 良姜炙 甘草炙，各等分

细末，每三钱，热盐汤点服，无时。

枣肉丸 治脾肾虚寒，肠鸣泄泻，胸膈不快，饮食不化。即《本事》二神丸加木香。

破故纸炒，四两 木香一两 肉豆蔻面煨，二两

细末，灯心煮枣肉丸梧子大，每七十丸，姜盐汤下，空心。

《御院》**思食调中丸** 治脾胃久弱，三焦不调，气滞胸膈，痞闷不食，呕逆恶心，或吐痰水。

陈曲 麦蘖各炒 半夏曲 陈皮 乌药各一两 槟榔 人参各三分 白术一两半 木香 沉香各半两

细末，蜜调面煮糊丸梧子大，每三十丸，米饮吞下。

木香调中丸 治饮食不调，致伤肠胃，心腹胀痛，脏腑泄泻，米谷不化。

木香 净青皮 净陈皮 槟榔 肉豆蔻面煨 三棱炮 诃子肉 草豆蔻仁各一两半

细末，面糊丸梧子大，每六十丸，食前热米饮下。

八珍汤 和血气，理脾胃。

当归 川芎 赤芍药 熟地黄 人参 茯苓 砂仁 甘草炙，各等分

㕮咀，每三钱，水一盏，姜七片，枣三个煎，空心温服。

《三因》**补脾汤** 治脾胃虚寒，泄泻腹满，气逆呕吐，饮食不消。

人参 茯苓 草果仁 干姜炮，各一两 麦蘖炒 甘草炙，各一两半 制厚朴 净陈皮 白术各三分

㕮咀，每四钱，水一盏煎，空心服。

清脾汤 治脾实伏热，口苦咽干，或有头痛，寒热如疟。

茯苓 净陈皮 草果仁 白术各二两 人参 肉桂 白芷 甘草炙 川芎各一两 制半夏三两

㕮咀，四钱服，水一盏，姜七片，紫苏三叶煎，温服。欲通利，加大黄略煎。

平胃散 治胃经实热，口干舌裂，大小便秘涩；及热病后余热不除，蓄于胃中，四肢发热，口干无汗。

制厚朴 射干米泔浸 升麻 茯苓各一两半 芍药二两 制

枳壳　大黄蒸　甘草炙，各一两

吹咀，每四钱，水一盏煎，空心热服。

《杨氏家藏》**豆蔻橘红散**　温脾养胃，升降阴阳，和三焦，化宿食。

丁香　木香各一两　白豆蔻仁　人参　白术　制厚朴　神曲炒　干姜炮　净陈皮　半夏曲炒　甘草炙　藿香叶各半两

吹咀，三钱服，水一盏，姜三片，枣一个煎，温服。

沉香磨脾散　治脾胃虚寒，心腹膨胀，呕逆恶心，不思饮食，或吐痰水。

沉香　人参各一分　丁香三分　藿香一两　檀香　甘草炙　白豆蔻仁　木香　砂仁　白术　肉桂　乌药各半两

吹咀，每三钱，水一盏，姜三片，盐一捻煎，温服。

八味汤　治脾胃虚寒，气不升降，心腹刺痛，脏腑虚滑。

吴茱萸汤泡　干姜炮，各二两　木香　净陈皮　肉桂　丁香　人参　当归焙，各一两

吹咀，每四钱，水一盏煎，温服无时。

《本事》**七珍散**　开胃养气，温脾进食。《续易简》十珍散，即此加扁豆、砂仁、桔梗、五味子。

人参　白术　黄芩蜜炙　山芋即山药　白茯苓　粟米炒　甘草各一两

细末，每三钱，水一盏，姜枣煎服。一方加白扁豆一两蒸用，名**八珍散**。皆加减参苓白术散。

曲术丸　治脾胃停饮，腹胁胀满，不进饮食。

神曲炒，十两　白术五两　干姜　肉桂各三两　吴茱萸　川椒各二两

细末，薄糊丸梧子大，每五十丸，姜汤下。有饮，加炙半夏曲二两，煎服。

白术汤　理脾和胃，顺气进食。

白术　制厚朴　桂心　桔梗　干姜　人参　当归　茯苓

甘草各等分

㕮咀，每四钱，水一盏，枣二个煎，温服无时。

温脾散

舶上茴香炒　青皮　陈皮　砂仁　桔梗　白芷　厚朴各一两　木香　白术　香附各半两　甘草一两半　红豆　良姜　麦蘖　干葛各三分

㕮咀，每三钱，水一盏，枣一个煎，空心服。

《百一选》**桂曲丸**　健脾胃，进饮食，克化生冷，温中下气。

人参　荜茇　肉豆蔻面裹煨　白术　干姜炮　良姜炒　砂仁　桂枝　净陈皮各一两　甘草炒　丁香各半两　神曲三两块，炒

细末，热汤泡，蒸饼丸梧子大，每七十丸，米饮下。

厚朴煎丸　温中下气，理脾进食。常云补肾不如补脾，胃壮则饮食进，而精血自盛矣。

紫油厚朴一斤，剉。生姜一斤，不去皮切片。二味用水五升，同煮干，去姜，以厚朴焙干　舶上茴香　干姜各四两　附子炮，二两　甘草二两，剉半寸长，同干姜二味，再用水五升，同前厚朴煮水尽，去甘草，只用姜、朴二味，焙干

细末，生姜煮枣肉丸梧子大，每五十丸，米饮下。

八味理中丸　治脾胃虚寒，饮食不化，胸膈痞闷，或呕吐痰水，或肠鸣泄泻。

川姜　砂仁　麦蘖各二两　人参　白茯苓　神曲炒，各一两　白术四两　甘草炙，一两半

细末，蜜丸，每两作十丸，空心，用一丸，姜汤嚼下。或加半夏曲一两，入盐点服。

大藿香散　治脾胃虚寒，呕吐霍乱，心腹撮痛，或泄泻不止。方见后泄泻门。

椒附建脾散　理脾进食，和胃顺气。

川椒去目，炒出汗　制厚朴　砂仁　肉豆蔻煨　诃子煨，去

核　丁香　附子炮　良姜炒　木香　干姜炮　甘草炙，各一两　荜澄茄　赤石脂　制半夏　净陈皮　麦蘖炒　神曲炒，各三分

吹咀，四钱，水盏半，姜五片，枣三个煎，空心服。

大建脾散　治脾胃虚寒，不进饮食。

荜澄茄　干姜　白豆蔻　丁香各半两　白茯苓　甘草　肉豆蔻　青皮　檀香　制半夏　茴香　砂仁　制厚朴　神曲　净陈皮各一两　川乌炮　附子炮　草果仁各二两　白术四两

吹咀，每三钱，水盏半，姜七片，枣一个煎，空心服。

大建脾丸　调中养气，和胃健脾。治中焦积寒，胸膈气痞，呕吐恶心，脏腑虚滑。

肉桂　制厚朴　干姜炮　甘草炙，各一两　肉豆蔻煨　丁香　胡椒　附子炮　荜拨　木香　神曲炒　白茯苓　白术　麦蘖炒　人参　白豆蔻仁各半两　诃子肉煨，一分

细末，蜜丸如弹大，每一丸，细嚼，温米饮下。

《澹寮》**木香顿散**　治脾胃虚弱，停食不化，心腹绞痛，肠滑自利。

木香　丁香　砂仁　良姜炒　干姜炮，各半两　胡椒　净陈皮　净青皮　红豆仁　草果仁　甘草各三钱　白豆蔻仁二钱

吹咀，每三钱，水盏半，姜三片，枣一个，煎取一盏，再以银器盛，于重汤内煎八分，空心热服。

通膈丸　快气进食，利胸膈，消膨胀。

荜澄茄　丁皮　白豆蔻仁　檀香　粉草各半两　砂仁　姜黄　净香附子各一两　甘松　丁香各三钱　木香二钱

细末，用荜澄茄为母法，丸梧子大，每三十丸，白汤下。

天下受拜平胃散　治脾胃不和，呕吐痰水，胸膈痞滞，不美饮食。

制厚朴　净陈皮　生姜和皮　甘草剉，各三两　茅山苍术制剉，五两　南京小枣二百枚，去核

上水五升，煮干，捣作饼子，晒干再焙研末，每二钱，盐

汤点服。泄泻，姜五片，乌梅二个，水盏半，煎服。

小橘皮煎丸 消食化气，宜常服。

三棱 莪术并煨 净青皮 净陈皮 神曲 麦蘖并炒，各等分

细末，陈米粉煮糊，丸梧子大，每五十丸，米饮下。

《三因》**茯苓分气饮** 治脾胃不和，胸膈噎塞，气促喘急，心下胀满。

五味子 桔梗 茯苓 甘草 陈皮 桑白皮 草果 大腹皮 紫苏叶各一分

㕮咀，每四钱，水一盏，姜三片，盐少许煎，空心服。

养胃汤 治脾胃虚寒，呕逆恶心，胀胁胀痛，肠鸣泄泻，或有外感，寒热如疟，骨节烦疼。

制厚朴 藿香 制半夏 茯苓各一分 人参 甘草炙 净陈皮 附子炮，各三分 草果仁 白术各半两

㕮咀，每四钱，水盏半，姜五片，枣一个，乌梅半个，煎服。

《简易》**扶老强中丸** 暖五脏，健脾胃，通和血脉，除痰散积。

神曲 麦蘖并炒，各十两 拣吴茱萸炒 干姜炮，各四两

细末，蜜丸梧子大，每五十丸，米饮下，无时。

秘方思食丸

神曲炒，九钱 麦蘖炒，六钱 人参 干姜炮 甘草炙，各二钱 乌梅去核，半两

细末，蜜丸鸡头大，每十丸，白汤下。

凝神散 收敛胃气，清凉肌表。

人参 白术 茯苓 山药各一两 白扁豆 粳米 知母 生地黄 甘草各半两 淡竹叶 地骨皮 麦门冬各一分

㕮咀，每三钱，水一盏，姜三片，枣一个，煎服，无时。

安中汤 治脾胃一切不利。

三棱 莪术炮 干姜炮 良姜炒 净陈皮 草果仁 益智 甘草炙，各一两一分 神曲 麦蘖并炒，各三分

细末，每二钱，盐汤食后下。

温中丸 治脾咳恶寒，口中如霜雪，中脘冷痛。

白术二两 干姜 半夏各一两 细辛 胡椒各半两

细末，蜜丸梧子大，每五十丸，空心姜汤下。

《仁斋直指》**丁香半夏丸** 治脾胃宿冷，呕吐痰水，噫闷吞酸。

人参 丁香 木香 肉豆蔻 净陈皮各一分 藿香半两 制半夏三两，姜淹炒黄

细末，姜汁糊丸小豆大，每四十丸，姜汤下。

和中散 和胃气，止吐泻。

茯苓 莲肉各一分 藿香 人参 天麻 白扁豆炒 木香 白术 甘草炒，各半两

㕮咀，每四钱，水一盏，姜三片，煎服。

《济生》**小甘露饮** 治脾劳实热，身体眼目悉黄，舌干咽喉痛。

黄芩 升麻 茵陈 栀子仁 桔梗炒 生干地黄 石斛 甘草炙，各等分

㕮咀，每四钱，水盏半，姜五片煎，温服无时。

白术饮 治脾劳虚寒，呕吐不食，腹痛肠鸣，体倦。

白术 人参 草果仁 干姜炮 制厚朴 肉豆蔻煨 净陈皮 木香 麦蘖炒，各一两 甘草炙，半两

㕮咀，每四钱，水一盏，姜五片，枣一个煎，空心温服。

肺

《济生》**泻白散 人参荆芥散 桔梗汤 葶苈散 紫菀茸汤 团参饮子** 并见咳嗽肺痈门。

白石英汤 治肺气虚弱，恶寒咳嗽，鼻流清涕，喘息

气微。

白石英　净细辛　净陈皮　五味子　钟乳粉　阿胶蛤粉炒　肉桂　人参　甘草炙，各半两　紫菀茸洗，一两

㕮咀，每四钱，水盏半，姜五片煎，温服无时。

二母汤　治肺劳实热，面目苦肿，咳嗽喘急，烦热颊赤，骨节多痛，乍寒乍热。

知母　贝母去心　杏仁去皮尖，炒　甜葶苈略炒　制半夏　秦艽　净陈皮各一两　甘草炙，半两

㕮咀，四钱，水盏半，姜五片煎，温服无时。

温肺汤　治肺劳虚寒，心腹冷痛，胸胁逆满，气穿背痛，饮食即吐，虚乏不足。

人参　钟乳粉　制半夏　肉桂　净陈皮　干姜炮，各一两　木香　甘草炙，各半两

㕮咀，每四钱，水盏半，姜五片煎，温服无时。

诃黎勒丸　治大肠虚冷，肠鸣泄泻，腹胁气痛，饮食不化。

诃黎勒面裹煨　附子炮　肉豆蔻面煨　木香　吴茱萸炒　龙骨　白茯苓　荜茇各半两

细末，姜汁煮糊丸梧子大，每七十丸，空心米饮下。

槟榔丸　治大肠实热，气壅不通，心腹胀满，大便秘实。

槟榔　大黄蒸　麻子仁炒去壳，别研　枳实麸炒　羌活　牵牛炒　杏仁去皮尖，炒　白芷　黄芩各一两　人参半两

细末，蜜丸梧子大，每四十丸，空心熟水下，以大腑流利为度。

《本事》**枣膏丸**　治肺积在右胁下如杯，发为痈疽。

扁豆散　**升麻汤**　治久嗽咯血成痈。三方并见后肺痈门。

肾

《济生》**玄参汤**　治肾脏实热，心下烦闷，耳听无声，腰

背强痛。

生地黄　玄参　五加皮　黄芩　赤茯苓　通草　石菖蒲　甘草炙　羚羊角　麦门冬去心，各等分

㕮咀，每四钱，水一盏，姜五片煎，无时服。

葵子汤　治膀胱实热，腹胀，小便不通，口舌干燥，咽肿不利。

赤茯苓　猪苓　葵子　枳实炒　瞿麦　木通　黄芩　车前子炒　滑石　甘草炙，各等分

㕮咀，每四钱，水一盏，姜五片煎，温服无时。

《本事》**椒附丸**　治肾气上攻，头项不能转移。

以大附子一枚，炮为末，每用二钱，以椒二十粒，用白面填满椒口，水盏半，姜七片，煎七分，去椒入盐，空心点服。

肝

《三因》**枳壳煮散**　治悲哀伤肝气，痛引两胁。

防风　川芎　细辛　枳壳炒　桔梗炒，各四两　甘草炙，二两　干葛一两半

㕮咀，每四钱，水一盏，姜三片煎，空心服。

枳实散　治肝气不足，两胁疼痛。

枳实一两　白芍炒　川芎　人参各半两

细末，每二钱，姜盐汤酒任下。

《本事》治肝积气滞在右胁下，遇病作则右边手足头面昏痛。

干葛一两　麻黄三分　侧子一个　川芎　防风　枳实　芍药　桂枝　羌活　甘草　当归各四两

㕮咀，每四钱，水一盏，姜三片煎，热服。有汗避风。

桂枝散　治因惊伤肝，两胁疼痛。

枳壳一两，小者　桂枝半两

细末，每二钱，姜枣汤下。

《济生》**柴胡散**　治肝气实热，头疼目眩，眼赤心烦。

柴胡　地骨皮　玄参　羚羊角　菊花　赤芍　黄芩各一两　甘草炙，半两

㕮咀，每四钱，水一盏，姜五片煎，温服无时。

柏子仁汤　治肝气虚寒，两胁胀满。

柏子仁炒　白芍　防风　茯神　当归酒浸　川芎　附子炮　净细辛　桂心　甘草炙，各半两

㕮咀，每四钱，水一盏，姜五片煎，温服无时。

酸枣仁丸　治胆气实热，烦闷不睡。

茯神　酸枣仁炒　远志肉炒　柏子仁炒，别研　防风各一两　生地黄　净枳壳各半两　青竹茹一分

细末，蜜丸梧子大，每七十丸，熟水下，无时。

茯神汤　治胆气虚冷，头痛目眩，心神恐畏，遇事多惊。

茯神　黄芪　桂心　人参　酸枣仁炒　白芍　五味子　柏子仁炒，各一两　熟地黄　甘草炙，各半两

㕮咀，每四钱，水盏半，姜五片，煎服，无时。

《三因》**泻胆汤**　治胆实热，恶寒腹满，胁下坚硬，口苦咽干。

制半夏三两　酸枣仁二两半，炒　生地黄五两　黄芩一两　远志肉姜汁炒　茯苓各二两　甘草炙，一两

㕮咀，每四钱，水一盏，炒糯米一捻，姜七片，煎服。

心

《三因》**泻心汤**　治心经实热，痞满发渴，烦闷喘急。

黄连二两　制半夏三两　黄芩　甘草炙　人参　干姜炮，各一两

㕮咀，每四钱，水一盏，枣三个，煎服。

叶氏清心丸　治心受邪热，精神恍惚，狂言叫呼，睡卧不安。

人参　蝎梢　郁金　生地黄　天麻　南星腊月黄牛胆制者，各等分

细末，浸蒸饼丸梧子大，每三十丸，人参汤下。

《济生》**升麻饮**　治心脾蕴热，口舌生疮肿痛。方见后口舌门。

玄参升麻汤　治证同上。方见前脾胃门。

导赤散　治心脏实热，口干烦渴，或口舌生疮，惊怖不安。

黄连　麦门冬去心　制半夏　地骨皮　茯神　赤芍　木通　生地黄　黄芩各一两　甘草炙，半两

㕮咀，每四钱，水盏半，姜五片煎，温服无时。

赤茯苓汤　治小肠实热，面赤多汗，小便不利。

木通　赤茯苓　槟榔　生地黄　黄芩　赤芍　甘草炙　麦门冬去心，各等分

㕮咀，每四钱，水盏半，姜五片煎，温服无时。

三　焦

《三因》**清膻汤**　证具三焦钤中。

榆白皮　冬葵子各五两　石韦四两，去毛　黄芩　通草　瞿麦各三两

㕮咀，每四钱，水二盏，入车前叶数片煎，热服。

润焦汤　治证具三焦钤中。

地骨皮　制半夏　柴胡　泽泻各五两　茯苓　麦门冬去心　甘草炙　人参各一两

㕮咀，每四钱，水一盏，姜五片，竹茹加如指大，空心服。

益智汤　证具三焦钤中。

鹿茸酥制　巴戟肉　熟地黄酒浸　枸杞子　附子炮　肉桂　苁蓉　牛膝并酒浸　山茱萸肉　白芍　防风　甘草炙，各等分

㕮咀，每四钱，水盏半，姜五片，盐少许煎，空心服。

安中散 证具三焦钤中。

熟地黄 巴戟肉 龙骨各二两半 远志肉炒 茯苓各三两半 天雄炮 五味子 山药各三两半 苁蓉酒浸 续断各四两 蛇床子炒 菟丝子酒浸，各四两半

细末，每二钱匕，温酒调下。夫三焦属精腑，藏精以养身，系累于心、脾、肾三经，人以醇饱心虚而合阴阳，因以致疾。

积 热

《和剂方》积热并见前本方中。

《御院》**薄荷煎** 治口舌生疮，痰涎壅塞，咽喉肿痛。

薄荷一斤，取头末二两半 脑子半钱，别研 川芎半两，取末二钱 甘草半两，取末二钱半 砂仁半两，取末二钱

细末，入脑子和匀，蜜炼成剂，任意咽嚼。《和剂》无脑子，有桔梗。

神芎丸 治心经蕴热，风痰壅滞，头目赤重，或有疮疖，咽喉不利，大小便秘涩，及一切风热。

大黄生 黄芩各二两 牵牛生 滑石各四两 黄连 薄荷叶 川芎各半两

细末，滴水丸梧子大，每五十丸，温水食后下。

酒蒸黄连丸 治膈热，解酒毒，厚肠胃。

黄连半斤

以酒二升浸，用瓦器盛，蒸至烂，取出晒干，为末，滴水丸梧子大，每五十丸，食前温水吞下。

玄明粉

以朴硝煎过，澄滤五七遍，至夜于星月下露至天明，自然结作青白块子，用瓷罐按实，于炭火内从慢至紧，自然成汁，煎沸直候不响，再加顶火一煅，便取出，于净地上倒下，用盐

合盖，以去火毒，却研作细末，每二斤入甘草生熟二两，为末，一处搅匀。临睡斟酌用之，或一钱二分，以桃花煎汤，或葱白汤下。大治邪热所干，膈上气滞，五脏秘涩。朴硝性寒，烧过性温无毒。

《本事》**清气散** 治风壅痰涎，上膈烦热。

前胡 柴胡 川芎 枳壳 白术 青皮 羌活 独活 甘草 茯苓 人参各等分

细末，每二钱，水二盏，荆芥一穗，煎服。

《经验》**天竺散** 治脏腑积热，烦躁多渴，口舌生疮，咽喉肿痛。

山栀仁 连翘各三钱 甘草三两二钱 瓜蒌根一两六钱 明雄黄半钱 郁金用皂角水煮，切片焙，三钱

细末，每一钱，食后临卧新汲水调下。

痼冷

《和剂方》痼冷，并见前本方中。

《澹寮》**附子茴香散** 治脏虚积冷，心腹绞痛。

茴香炒 附子炮 白术炒 白茯苓 丁香 干姜炮，各一两 木香 人参 肉豆蔻煨 甘草炙，各半两

㕮咀，每三钱，水一盏，盐少许煎，空心服。

紫沉煎丸 治虚寒积冷，阴气伏滞，心腹膨胀，两胁疼痛。

沉香一两 炼蜜半斤，别贮 阿魏酒半升，研化尽 没药研酒半升化尽，入上酒 硇砂各一两，酒半升煮，去石，入巴豆酒内熬如稀糊，入沉香前项药作一处，熬成膏 巴豆霜一分，酒半升，先入银石器内煮之 硫磺滴水研极细 槟榔 木香 胡椒 青皮 丁香 人参 肉桂各一两 干姜三分 朱砂半两，别研 良姜水煮一两六七沸，日干

细末，次入硫磺、朱砂研匀，入前膏，臼内杵三千下，丸

梧子大，每三十丸，陈皮汤下。

《百一选》**雄朱丹** 治宿寒痼冷，饮食呕逆，久则羸弱，变成劳瘵。

朱砂 雄黄各二两

以上用沙合一个，先以牡丹皮二两，内外熏黄，入药于内，以酽醋和腊茶作饼，盖定合口，以赤石脂固济合缝，又用赤石脂泥裹合子一重，再用黄泥纸筋又裹一重，先以草火烧令干，次以炭火五斤，渐渐添至一秤，候火力稍消取出，掘地坑一尺，埋一宿去火毒，取出，研入后药。

附子炮，别为末 胡椒 肉桂 赤石脂 木香 沉香 荜茇 丁香 白术各一两 乳香一两，同赤石脂共研细

为末，入前药研匀，以清酒二升三分，熬去二分，入附子末，煮糊丸梧子，每十丸，空心温酒、盐汤任下。

头痛

川芎茶调散 **如圣饼子** **加减三五七散** **通关散** 并见《和剂方》。

《济生方》**小芎辛汤** 治风寒入脑，头痛眩晕，呕吐不定。

川芎一两 细辛 白术 甘草炙，各半两

㕮咀，四钱，水一盏，姜五片，茶芽少许煎，无时服。

菊花散 风热上攻，头痛不止。

石膏 菊花 防风 旋覆花 制枳壳 蔓荆子 甘草炙 羌活各等分

㕮咀，四钱，水一盏，姜五片煎，温服。

葱附丸 治气虚头疼。

炮附子一只

细末，葱涎为丸梧子大，每五十丸，空心茶清下。

三生丸 治痰厥头疼。

半夏 白附子 南星各等分

为末，姜自然汁浸蒸饼，丸绿豆大，每四十丸，食后姜汤下。

玉真丸 治肾厥头痛不可忍，其脉举之则弦，按之则坚。《澹寮》云：服下药，更灸关元百壮。

生硫磺二两，别研 石膏生 制半夏 硝石别研，各一两

上细末研匀，用姜汁糊丸，阴干梧子大，每四十丸，食前姜汤、米饮任下。虚寒甚者，去石膏，加钟乳粉一两。一方，硫磺二两，硝石一两，为末，水丸指头大，细嚼一丸，腊茶下。《简易》论甚详。

一字散 治头风。

雄黄别研 细辛各半两 川乌尖去皮，三个，生

为末，一字，姜汁茶芽煎汤，食后服。

二芎饼子 治气厥痰饮，偏正头痛。

抚芎 川芎 干姜炮 藁本 苍耳炒 南星炮 防风 甘草等分

细末，姜汁浸蒸饼丸鸡头大，捏饼晒干，每五饼，细嚼，茶酒任下，无时。

胡芦巴散 治气攻头痛。

胡芦巴炒 三棱醋浸焙，各半两 干姜炮，二钱半

细末，姜汤或酒调下。

《三因》**藿香散** 体虚伤风，痰饮上厥，偏正头疼，并夹脑诸风。

川乌一两，汤洗，去皮尖 草乌炮，去皮尖 藿香各半两 乳香三皂角子大

为末，每二钱，薄荷汤食后服。又方，加蜈蚣头、全蝎梢，葱涎为丸，炉中烧熏鼻中，效。

芎辛汤 治气虚头痛。

生附子 生川乌各去皮脐 南星 干姜 细辛 川芎各一两 甘草炙，七钱半

㕮咀，每四钱，水一盏，姜七片，茶芽少许，煎服。

芎术汤 治着湿头重，眩晕痛极。

川芎 白术 附子生，去皮脐，各半两 甘草 桂心各一分

㕮咀，每四钱，水一盏，姜七片，枣一个煎，食前服。

《百一选方》**都梁丸** 治风吹项背，头目昏眩，脑痛；及妇人产前、后伤风头痛。

大块白芷沸汤泡洗四五次

剉为末，炼蜜丸，弹子大，每丸细嚼，荆芥汤点茶下。

《活人》**人参顺气散** 治头疼，壮热憎寒，四肢疼痛。

葛根葱白汤 治感风热，头痛不止。并见活人要方。

《杨氏家藏》**必胜散** 治风寒流注阳经，偏正头疼，久年不愈，神效。

大附子一个，去皮脐，作四片。生姜自然汁一大盏，浸一宿，慢火蘸炙，以姜汁渗尽为度 高良姜同附子等分

为末，每二钱，腊茶清调，食后，连进二服。忌热物少时。

《简易》**天香散** 专治久年头风不得愈者。

南星 半夏泡 川乌去皮 白芷各等分

㕮咀，四钱，水一盏，煎半，入姜汁半盏，煎八分，温服。忌房事。

定风饼子 **羚羊角散** 方并见诸风。

《本事方》治伤寒感风一切头痛。

川芎 香附子 羌活 制苍术 菊花各一两 细辛半两 甘草三分 白芷 薄荷 荆芥各二两 茵陈半两

为末，每二钱，茶清调。妇人产后，当归石膏末调下。

治男子妇人风虚气虚一切头痛。

茵陈五两 麻黄 石膏煅存性，各二两

细末，每一钱，食后腊茶调下，少卧片时。

治偏正头疼。

牙皂去皮弦　白芷　白附子各等分

细末，腊茶调，食后，随所痛向倒卧。

钩藤散　清头目，治肝厥头晕。

钩藤　人参　茯苓　茯神　防风　陈皮　麦门冬去心　菊花　半夏各半两　甘草一分　石膏煅，一两

粗末，四钱，水盏半，姜七片，煎八分，温服。

《澹寮方》**天南星丸**　治肾厥头痛不可忍。

硫磺研　石膏煅　南星炮　朴硝各等分

为末，面糊丸梧子大，每三十丸，空心温酒下。

急风散　治偏正头痛，夹脑风，太阳穴痛，坐卧不安。

辰砂研　生川乌去皮脐，各三钱　生南星四钱

细末，酒调，涂痛处。小儿鼻塞清涕伤风，涂囟门上。不可服之。

偏正头疼，用

川芎二两　香附子炒，四两

为末，腊茶调下，茶清亦可。

秘方　治头痛不可忍者。

玄胡索七枚　青黛二钱　肥牙皂去皮子，二斤

为末，水调丸成饼子，如杏仁大，令病者仰卧，以水化开，灌入男左女右鼻中，觉药味到喉少酸，令病者坐，却咬定铜钱一个，于当门齿上当见涎出成盆而愈。

眩　晕

羚羊角散　**姜附汤**　**顺元散**　见前《和剂方》。

《澹寮方》**顺元散**　治体虚痰气不顺，头目眩晕。

南星炮，一两　川乌　附子各半两　木香二钱半

㕮咀，每三钱，水一盏，姜十片煎，热服。

《本事》**川芎散**　治风眩头晕。

山茱萸一两　山药　菊花　人参　茯神　小川芎各半两

细末，每二钱，酒调下，无时，日三服。不可误用野菊花。

羚羊角散 治风邪入脑，或痰水结聚，头目眩晕。方见诸风门。

《济生》**三五七散** 治阳虚风寒入脑，头痛目眩耳鸣；应风寒湿痹缓弱。

天雄炮 细辛各三两 干姜炮 山茱萸各五两 防风 山药各七两

细末，每二钱，温酒调下。

芎术汤 治冒雨中湿，眩晕吐逆，头重不食。

川芎 制半夏 白术各一两 甘草炙，半两

㕮咀，每四钱，水一盏，姜七片煎，无时服。

芎䓖汤 治一切失血过多，眩晕不甦。

大川芎 当归酒洗，各等分

㕮咀，四钱，水一盏，煎七分，温服。虚甚，加附子。

沉香磁石丸 治上盛下虚，头目眩晕。

沉香半两，别研 磁石火煅醋淬七次，细研水飞 胡芦巴炒 巴戟去心 阳起石煅，研 附子炮 椒红炒 山茱萸肉 山药炒，各一两 青盐别研 菊花 蔓荆子各半两

细末，酒煮米糊丸梧子大，每七十丸，空心盐汤下，吞养正丹亦可。

眼 目

《和剂方》**洗心散 洗肝散 菊睛丸 拨云散 蝉花散 菊花散 汤泡散 四生散 流气散 蝉花无比散 明目地黄丸 密蒙花散**

《御药院》**芎䓖丸**

川芎 菊花 荆芥 薄荷 甘草各一两 制苍术二两

为末，蜜丸梧子大，食后茶清下。

荆芥散 治眼赤肿。

荆芥穗 当归 赤芍 黄连等分

煎洗。

《三因》《千金》**神曲丸** 明目，常服百岁可读细书。

神曲四两 磁石煅，醋重淬，二两 明朱砂一两

细末，炼蜜丸梧子大，每二十丸，食后米饮下。

《杨氏家藏》**黄连散** 治风热眼弦赤烂。

乳香一钱半，别研 净黄连半两 荆芥穗一百穗 灯芯百茎

水煎，热洗。

《简易》**驻景丸** 治肝肾气虚，眼昏视物不见。

车前子炒 五味子 枸杞子各二两 熟地黄 当归各五两 菟丝子酒制，半斤 楮实子无翳膜则不用 川椒炒，出火毒，各一两

细末，蜜丸梧子大，每三十丸，空心温酒盐汤下。

《本事》**地黄丸** 治风热上攻，眼目涩痛，不可服补药者。

熟地黄一两半 黄连 决明子各一两 没药 菊花 防风 羌活 肉桂 朱砂各半两

细末，蜜丸梧子大，每三十丸，食后熟水下。

《济生方》**决明散** 治风攻目，或生翳，或赤涩胬肉，或痒或痛，羞明多泪。

黄芩 菊花 木贼 决明子 石膏 赤芍 川芎 羌活 甘草 蔓荆子 石决明各一两

上为末，每三钱，水一盏，姜五片，煎六分，食后服。

桑白皮散 治肺壅毒攻眼，白睛肿胀，日夜疼痛。

玄参 桑白皮 制枳壳 升麻 杏仁去皮尖，炒 旋覆花 防风 赤芍 黄芩 菊花 甘草炙 甜葶苈炒，各一两

㕮咀，四钱，水一盏，姜三片，煎八分，食后。

补肾丸 肾气不足，眼昏，瞳仁不明，渐成内障。

磁石煅，醋淬七次，水飞过 菟丝子酒蒸，各二两 五味子 熟地黄 枸杞子 楮实子 覆盆子酒浸 肉苁蓉酒浸，焙 石斛

去根，各一两　沉香别研　青盐别研，各半两

为末，蜜丸梧子大，每七十丸，空心盐汤下。

羊肝丸　治肝经有热，目赤睛疼，视物昏涩。

羊肝一具，生用　黄连别研为末

先用肝去筋膜，如砂钵内捣烂，和黄连末杵匀，丸梧子大，每五十丸，熟水下。《局方》用白羊肝。

《本事方》治肾虚水候不升，不能上生肝木，眼昏赤涩，痛痒无时。

川芎　荆芥　天麻　茯苓　川乌　乌药　牵牛　当归　石斛各等分

细末，炼蜜丸如豆大，朱砂为衣，每一丸，薄荷茶嚼下。

《经验方》治烂弦风。

黄连　淡竹叶各一两　柏树皮二两，半干半生

水煎，候冷滴洗。

治暴赤初发。

升麻汤三帖，加蝉蜕七个，作三服。未退，以**败毒散**加大黄服。又未退，用**五膈宽中散**下气，气顺自愈。

石人屏曾氏家藏**川芎散**　治眼睛疼头痛，沙涩流泪，弦烂风痒，障膜遮睛；及治积年头风。

川芎　羌活　防风　菊花　荆芥穗　僵蚕洗炒　抚芎　制苍术　白芷　石膏煅　净细辛　芎须水洗　香附炒，各一两　川乌炮　淮乌黑豆煮，各半两，去皮尖

细末，食后茶清调一大钱服。头痛，葱白汤调。常服，薄荷茶调。羞明，加朴硝。

白附子散　发散初起黑花，昏蒙内障。

荆芥穗四两　菊花　防风　木贼去节，各三两　白蒺藜炒去刺，一两　粉草炙，一两　制苍术　人参　羌活各半两

㕮咀，每三钱煎，食后。

决明散　治障膜。

石决明煅　枸杞子酒浸一宿　木贼去节　荆芥穗　晚桑叶　羌活　谷精草去根　粉草炙　旋覆花　蛇蜕蜜炙　制苍术　菊花各等分

细末，每二钱，茶清调，食后。

羚羊角汤　治眼赤肿沙涩，羞明流泪，翳膜侵睛，雀目等证。

大黄二两　黄芩　山栀仁炒　石决明煅　草决明炒　木贼去节　桔梗　密蒙花　蝉蜕洗沙土，去嘴足　蒺藜炒，去刺　赤芍　青葙子炒　龙胆草　粉草炙　羚角炒，各一两

制焙为末，每二钱，食后服。心热，灯芯汤下；后生昏花，米饮下；常服，麦门冬汤；雀目，猪羊肝蘸吃；肺热，桑白皮汤；酒泪，夏枯草汤；小便不通，车前子汤下。

决明散　治热泪如汤，肿痛羞明，五脏积热，肿塞不开。睛疼加没药、当归、川芎。

大黄　黄芩　木贼去节　赤芍　山栀仁　菊花　粉草炙，等分

二钱服，生地黄水煎，食后。

四顺饮　治积热赤肿，大便不通。

大黄一两半　川芎　山栀仁炒　赤芍　朴硝各一两　当归　制枳壳　甘草炙，各半两

㕮咀，每二钱，加生地黄三寸煎。兼气，加香附子；痛，加没药煎。

清肺汤　治肺气壅盛，白云赤肿，胬肉侵睛，多泪。

大黄　当归　木通去节　赤芍　桑白皮炙　地骨皮　茵陈　干葛　麻黄去根　粉草炙　杏仁去皮尖，炒　知母炒，等分

㕮咀，每三钱，水煎，食后。

透明丸　治外障热肿，脏腑实热不过。

苦参四两　黄柏二两，去粗皮　寒水石二两　芎须一两，洗　升麻一两　山栀仁一两

为末，面糊丸，青黛为衣，麦门冬汤下，食后。

黄芩散 治疹痘入眼，口干舌燥，忽生翳障。

黄芩 黄连 山栀仁炒 升麻 葳蕤 蕤仁去壳 甘草炙，等分

㕮咀，水煎，食后。

柴胡散 治小儿疹痘眼疼，壮热口干心烦。

北柴胡 黄芩 山栀仁炒 升麻 玄参 麦门冬去心 赤芍 粉草炙，各等分

㕮咀，每二钱，淡竹叶煎，食后服。睛疼，加乳香、没药。

地黄散 治小儿心肝壅热，目赤肿痛，赤脉白膜遮睛，散在四边易治，若剧遮黑睛，多致失明；及治疹痘入目；大人亦可服。

生地黄洗 当归 熟地黄 大黄各一分 谷精草 木通 白蒺藜炒，去刺 宣连 防风 生犀角末 木贼 玄参 羌活 蝉蜕 沙苑蒺藜 粉草炙，各一钱

细末，每半钱，长幼加减，煎猪羊肝汁，食后调。

枸苓丸 肾脏虚，水不上升，眼目昏暗，远视不明，渐成内障。

白茯苓八两 真枸杞子四两，酒浸蒸 当归二两，酒洗 青盐一两，别研 菟丝子二两，酒蒸

细末，炼蜜丸梧子大，空心汤下七十丸。

天麻丸 治肝肾俱虚，眼昏，或生黑花，乱飞入蝇虫翅羽，长流冷泪。

天麻酒浸 枸杞子酒浸，蒸 巴戟泡，去心 苁蓉酒浸 白术煨 黑牵牛炒 破故纸炒 白蒺藜炒 当归酒洗，各一两 菟丝子酒蒸 白茯苓各二两，虚加附子 枸杞子 菊花各一两 青盐半两，别研 川乌 草乌各一两 雄黑小乌豆半升

以前十四味，为末，以三乌用水先煮一日，烂为度，焙干

为末，同前末酒糊丸梧子大，空心盐汤下。

磁石丸 治肝肾不足，体弱眼昏，内障生花，不计远近。

磁石三两，醋淬，水飞 牛膝酒浸 巴戟去心，酒浸 肉桂 远志肉 干姜炮 附子炮 黄芪蜜炙 防风 覆盆子炒 柏子仁炒，别研 地骨皮各制净，取一两 鹿茸酒炙 白茯苓 菟丝酒蒸 生干地黄 当归各二两

为末，炼蜜丸梧子大，空心盐酒汤下。

三仁五子丸 治同前。《澹寮方》加川芎、白芍，除五味子，用地肤子，名**四物五子丸**。

菟丝子制 五味子 枸杞子酒蒸 覆盆子酒浸 车前子酒浸 酸枣仁去壳 薏苡仁炒 柏子仁炒 鹿茸 苁蓉 当归 熟地黄 沉香 茯苓各等分

为末，蜜丸，空心盐酒下。

椒红丸 治肝肾俱虚，眼昏渐成内障，而兼气者。

花椒取目 制苍术 白术煨 白茯苓 黑牵牛炒 川乌 枸杞子酒浸 巴戟泡，去心 防风 羌活各等分

细末，蜜丸梧子大，人参汤下。

乳香丸 治男子妇人血不舒活，内外翳障。

乳香 没药别研 五灵脂 麻黄去节 附子炮 当归 川乌炮 草乌炮 牛膝酒浸 川芎 肉桂 羌活 全蝎去梢，盐水炙 防风 僵蚕洗，炒

等分为末，酒糊丸梧子大，每二十丸，身热痛，薄荷汤下；冷痛，炒姜酒下；损，松节酒下；头痛，葱茶下；妇人血风，当归酒下；常服，盐汤下。

五乌丸 治老人妇人眼昏。

细辛 何首乌 乌药各一两 川乌炮 淮乌炮 五月雄小乌豆 防风 粉草炙，各半两

上以乌豆煮熟焙干，入众末，同为末，米糊丸弹大，茶清食后嚼一丸。

秦皮散 治暴赤肿胀，疼痛洒泪。

当归 黄芩 川芎 荆穗 宣连 山栀仁 羌活 赤芍 秦皮 黄柏 蔓荆子各等分

细剉，用新水滤去沙灰，用二大钱煎，温热泡洗。

青金散 治烂弦风，赤肿热痒。

铜青 滑石 蚌粉等分 轻粉少许

为末，桑叶煎汤泡洗，加少青盐更好。去胬肉翳膜，加少真白矾。

至宝金丝膏 治暴赤客热，一切外障。

当归 羌活 生地黄 黄柏 秦皮 蔓荆子 川芎 黄芩 赤芍 山栀仁 宣连 大黄 细辛

逐味修制，洗择秤，各等分，入净铜锅内，用净水浸过药寸许，煮令透，去滓，取见在浓汁，以上等结沙好蜜，与浓药汁相停，和入铜锅内，再煮令沸，以两重绵绢滤过，铜器内熬成膏如线，四季加减火色，续入没药、国丹飞过如面，更加脑、麝随多少，尤佳。系点眼膏，或用汤泡溶，洗亦可。

朱砂煎 治外障顽翳赤脉。

明朱砂研细，水飞 硼砂 蕤仁去内外心、壳、膜、油 海螵蛸去壳 脑子

研令极细，如粉无瑕，入少麝香同研，干点。障白厚重，加马牙硝少许同研。

郁金散 治赤肿疼痛。

大黄 荆芥穗 薄荷叶 郁金 朴硝等分

为末，用鸡子清或嫩苎根白者打烂，调贴眉眶上及肿处，加生地黄尤好。痛，加乳、没调。

乳香散 治睛疼。

乳香 没药 青皮 陈皮 草乌

为末，茶清或鸡子清调，贴眼眶上。

《澹寮方》载：台州僧中年病目，梦观音授以洗眼偈，每

旦呪水七遍或四十九遍，用以洗眼，久近赤目翳障皆愈。僧寤而行之，而眼复明，寿八十八。偈曰：救苦观世音，施我大安乐，赐我大方便，灭我愚痴暗，贤劫诸障碍，无明诸罪恶，出我眼室中，使我视物光，我今说是偈，洗忏眼识罪，普放净光明，愿观微妙相。

又，明州徐道亨，奉母至孝，因赤眼食蟹成内障，长念般若经五年，忽梦长眉罗汉，授以**羊肝丸**，服之百日愈。方用：

夜明沙净洗，一两　当归一两　蝉蜕一两　木贼去节，一两

为末，羊肝四两，水煮捣如泥，入药丸梧子大，食后温熟水下五十丸。

《同益公阴德禄》有贵宵患气障，眼不见光明，梦观音授方，取官局密蒙花散、拨云散、菊花散和匀，茶清调，日三服，光明复初。

《御院》**白龙散**

《杨氏》**卷廉散**

耳

《济生方》**苁蓉丸**　治肾虚耳聋，或风邪入于经络，耳内虚鸣。

苁蓉酒浸，焙　山茱萸肉　石龙芮　石菖蒲　羌活　石斛去根　菟丝　鹿茸并酒蒸，焙　磁石醋淬，水飞　附子炮，各一两　全蝎去梢，二七个　麝香一字，别研

为末，炼蜜丸梧子大，每服百丸，空心盐酒汤任下。

犀角饮子　风热上壅，两耳聋闭，内外肿痛，脓水流出。

犀角　菖蒲　木通　玄参　赤芍　赤小豆　菊花各一两　甘草炙，半两

㕮咀，四钱，水一盏，姜五片，煎八分，温服无时。

通耳方　治耳聋久不闻者。

紧磁石一豆大　穿山甲烧存性，为末，一字

上用新绵子包塞见患耳内，口中衔少生铁，觉耳中如风雨声即愈。

《三因方》**补肾丸** 治肾虚耳聋。

山茱萸 干姜炮 巴戟 芍药 泽泻 菟丝子酒蒸 远志肉 肉桂 黄芪 石斛 干地黄 细辛 附子炮 当归 牡丹皮 蛇床子 甘草 苁蓉酒浸 人参各二两 菖蒲一两 防风一两半 茯苓半两 羊肾二枚

为末，以羊肾研细，酒糊丸梧子大，盐酒下五十丸。

菖蒲丸 治耳中卒痛，聋塞不闻。

菖蒲 附子炮，等分

为末，醋糊丸如杏仁大，绵包置耳中，日二易之。

《简易方》耳聋久不闻。

全蝎黄色小者，四十九个 生姜切如蝎大四十九片，铜铁器炒姜干

同为末，作一服，临卧温酒调下。

《本事方》**红绵散** 治聤耳出脓及黄水。

白矾煅，一钱 胭脂一字 麝香少许 或国丹 龙骨

上入胭脂研匀，先以绵杖子缠尽耳内脓，又别作棉杖送药入耳到底，掺之即干。

黄芪丸 治肾虚耳鸣，睡中如闻战鼓。

黄芪独茎者，一两 白蒺藜炒去刺 羌活各半两 大附子一个 羯羊肾一双，焙干

为末，酒糊丸梧子大，每四十丸，食后煨葱汤下。

《澹寮》**蜡弹丸** 治两耳虚聋。

白茯苓二两 山药炒，三两 杏仁去皮尖，炒，一两半 黄蜡二两

上前三味为末，研匀，溶蜡为丸，如弹子大，盐汤嚼下。

《直指方》治耳热出汗。

消石 石膏 天花粉 防风各一钱

上用脑子少许，同研为末，掺耳中。

口　舌

《三因》**龙石散**　治上膈蕴热，口舌生疮，咽喉肿痛。

寒水石煅，三两　朱砂二钱半，别研　脑子半字

为末，少许掺患处。小儿疹毒攻口，用五福化毒，后用此。

菊花丸　治脾肺气虚，上盛痰壅，唇口拆裂，舌上生疮。

菊花　枸杞子　肉苁蓉制　巴戟去心，等分

为末，蜜丸梧子大，每五十丸，米饮下。

兼金散　蕴毒口舌生疮。

细辛　黄连等分

作末，布蘸水拭净患处，掺药其上，涎出愈。

绿云膏　治口疮臭烂不瘥。

黄柏半钱　螺青无，以铜绿代，二钱

研细，掺舌下，不妨咽津。

《济生》**方升麻散**　热毒，口舌生疮，咽喉肿痛。

升麻　赤芍　人参　桔梗　干葛　甘草

㕮咀，姜煎温服。一方有黄连、大黄、黄芩、玄参、麦门冬。

泻黄饮子　风热蕴脾经，唇口裂，舌生疮。

白芷　升麻　制枳壳　黄芩　防风　半夏制　石斛各一两　甘草生，半两

㕮咀，每四钱，姜五片煎，温服无时。

丁香丸　治口臭。

丁香三钱　甘草炙，一钱　川芎二钱　白芷半钱

为末，蜜丸，噙化。

《本事方》虚壅上攻，口舌生疮。

草乌一个　南星一个　生姜一块

为末，临卧醋调作掩子，贴手脚心。

《澹寮》治口疮。

五味子一两　滑石半两　黄柏半两，蜜炙

为末，掺疮，便可饮食。

又，硼砂、黄柏、薄荷叶为末，蜜丸噙化。

咽　喉

《局方》见前。

《澹寮》**牛蒡子汤**　风热上壅，咽喉肿痛，或生痈疮。

牛蒡子　玄参　升麻　桔梗　黄芩　羌活　木通　甘草等分

㕮咀，四服，水一盏，姜三片煎，温服无时。

《御药院》**碧玉丸**　心肺积热，上攻咽喉，肿痛闭塞，水浆不下，或生疮疖，重舌，木舌。

青黛　盆硝　蒲黄　甘草末，等分

研匀，沙糖丸，每两作五十丸，每丸噙化。干末掺咽内亦可。

麝香朱砂丸　证同上。

烧寒水石一斤　马牙硝生用，七钱　鈆白霜三钱　硼砂三两　龙脑三钱　麝香二钱　朱砂一两半　甘草二十两，熬膏

上研细，草膏为丸，朱砂为衣，梧子大，噙化。

《三因》**玉钥匙**　治风热喉痹，及缠喉风。

焰硝一两半　硼砂半两　脑子一字　僵蚕一分

研匀，以竹管吹半钱许入喉中，立愈。

蜜附子　治腑寒咽闭，吞吐不利。

大附子一个，去皮脐

切作大片，蜜涂炙令黄，含咽津，甘味尽，更以附子片涂蜜炙用。

解毒雄黄丸　治缠喉风，及痰涎壅热，咽喉肿痛。

雄黄飞　郁金各一分　巴豆去皮油，二七个

细末，醋糊丸绿豆大，茶清下七丸，吐出顽涎愈。

《济生》**二圣散**　治缠喉风，急喉痹。

胆矾二钱半　僵蚕炒去丝，半两

为末，少许，竹管吹入喉中。

白矾散　治证同上。

白矾三钱　巴豆三个，去壳，分作六片

上用矾于铫内熬化为水，入巴在内，候干去巴，去矾研末，以竹管吹入喉中，立愈。《本事》去巴，用乌鸡子清调矾，灌入喉中。

绛雪散　治咽喉肿痛，口舌生疮。

龙脑半字　硼砂一钱　朱砂二钱　马牙硝半钱　寒水石二钱

研末，一字掺舌上，津咽之。

《杨氏家藏》**一字散**　治喉痹，气塞不通，饮食不下。

雄黄一分，别研　蝎梢去刺，七枚　白矾生研　黎芦各半两　猪牙皂角七条，去皮弦

细末，每一字，男左女右吹入鼻中，即时吐顽涎愈。一加朴硝、细辛。一单用牙皂末。

《简易》**乌犀膏**　治咽喉肿痛，及结喉，烂喉，遁虫，缠喉，闭喉，急喉，飞丝入喉，重舌，木舌等证。

皂荚两条，槌碎，水三升浸一时久，挼汁去滓，入瓦器内熬成膏　好酒一合　人参一钱，为末　百草霜研，一钱，同皂角膏搅匀令稠　硇砂　焰硝　白梅霜各少许，并研入膏中

上拌和前末，以鹅毛点少许喉中，以出尽顽涎为度。若木舌，先以粗布蘸水揩舌令软，次用姜片擦之，然后用药。

《本事》**利膈汤**　治脾肺有热虚烦，上壅咽喉生疮。

鸡苏叶　荆芥穗　防风　桔梗　人参　牛蒡子隔纸炒　甘草各一两

细末，每二钱，沸汤点服。如咽痛口疮甚者，加僵蚕制

一两。

射干丸 治腑寒咽门不能咽。

射干即扁竹根 杏仁炒 人参 附子炮 桂心各等分

细末，炼蜜丸鸡头大，每丸以新绵包，噙咽津。

《澹寮》治咽喉，牙关紧闭。

巴豆去壳，以纸包，用竹管压出油在纸上，留巴豆肉，用此纸作捻子，点灯吹灭，以烟熏鼻中，即时涎出病甦。一方，用热烟刺入口内，即出涎或瘀血。

针灸喉痹及缠喉风。

随肿一边于大指外边指甲下与根齐针之，不问男左女右，只以人家常使针，血出愈。如危急，两大指皆针，或单灸足三里穴二七壮即安。

飞丝入口，令喉舌生泡，最急。只用紫苏叶细嚼，白汤咽下。

鼻

《御药院》**荜澄茄丸** 治肺气上攻，鼻塞不通。

荜澄茄半两 薄荷叶三钱 荆芥穗一钱半

为末，蜜丸樱桃大，逐丸噙津咽。

人参汤 治证同上。

人参 茯苓 黄芩 陈皮 麻黄去节 羌活 川椒去目及开口者，炒，各半两

㕮咀，每三钱，水煎服。

菖蒲散 治鼻塞不得喘息。

菖蒲 皂角等分

为末，用一钱，绵包入鼻中，仰卧少时。

《简易》**细辛膏** 治鼻塞脑冷，清涕常出。

附子 川椒 川芎 细辛 吴茱萸 干姜各三分 桂心一两 皂角半两

用猪油六两煎油，先以苦酒浸前药一宿，入猪脂同煎，以附子黄色为度，以绵蘸药塞鼻孔。

黄白散 治鼻齆，息肉，鼻痔等证。

雄黄 白矾 细辛 瓜丁各等分

为末，搐鼻中。

《三因》**羊肺散** 治肺虚壅鼻生息肉，不闻香臭。

羊肺一具 白术四两 苁蓉 木通 干姜 川芎各一两

除肺为末，水调药稀稠得宜，灌入肺中煮熟，焙为末，每二钱，食后米饮下。

又，治脑冷鼻塞流涕。

通草 辛夷各半两 细辛 甘遂 桂心 川芎 附子各一两

细末，蜜丸杏子大，绵裹入鼻中，密塞勿令气出。或生姜自然汁为丸亦可。

苍耳散 治鼻流浊涕不止，名曰鼻渊。

辛夷半两 苍耳子炒，三钱半 白芷一两 薄荷叶半钱

日干为末，二钱，茶清食后服。

又，久患鼻疮，脓极臭者。

用百草霜研末，冷水调服三钱。

《济生》**辛夷散** 肺虚鼻塞涕出，或气息不通，不闻香臭。

辛夷仁 细辛 藁本 升麻 川芎 木通 防风 甘草 白芷等分

为末，每二钱，食后茶清。

鼻衄 吐血 咳血 附肺痈

《局方》**鸡苏丸 必胜丸 三黄丸 硼砂丸 大阿胶丸 枇杷叶散**

《济生》**犀角地黄汤** 治伤寒汗不解，郁于经络，涌泄为衄；或清道闭塞，流入胃脘，吐出清血如鼻衄，吐血不尽，余血停留，致面色萎黄，大便黑者，更宜服之。

犀角屑　生地黄　白芍药　牡丹皮等分

㕮咀，四钱，水一盏，煎八分，温服。

茜根散　治鼻衄不止。

茜根　阿胶蚌粉炒　黄芩　柏叶　生地黄各一两　甘草炙，半两

㕮咀，四钱，水一盏，姜三片，煎八分，温服无时。

天门冬汤　治思虑伤心，吐血衄血。

远志肉甘草水煮之　白芍　天门冬　麦门冬各去心　黄芪　藕节　阿胶蚌粉炒　没药　当归　生地黄各一两　人参　甘草炙，各半两

㕮咀，四钱，水一盏，姜五片，煎八分，温服无时。

大蓟散　饮啖辛热，伤于肺经，呕吐出血，名曰肺疽。

大蓟根　犀角屑　升麻　桑白皮炙　蒲黄炒　杏仁去皮尖，各一两　甘草炙，半两　桔梗炒，一两

㕮咀，四钱，水一盏，姜五片，煎八分，温服无时。

加味理中汤　饮酒伤胃，遂成吐血。《简易》云：只煮干姜甘草汤饮之，亦妙。

人参　干姜炮　白术各一两　干葛　甘草炙，各半两

㕮咀，三钱，水一盏，煎七分，温服无时。

鸡苏散

鸡苏叶　黄芪　生地黄　阿胶炒　白茅根各一两　桔梗　麦门冬去心　蒲黄炒　贝母去心　甘草炙，各半两

㕮咀，四钱，水一盏，姜三片，煎七分，温服无时。治劳嗽唾内出血者。

藕汁饮　治吐血衄血不止。

生藕汁　生地黄汁　大蓟汁各三合　生蜜半匙

上调和药汁，每服一小盏，无时。

归脾汤　思虑伤脾，心多健忘，为脾不能统摄心血，以致妄行，或吐血下血。

白术　茯神去木　黄芪　龙眼肉　酸枣仁炒，各一两　人参　木香各半两　甘草炙，二钱半

㕮咀，四钱，水一盏，姜五片，枣一个同煎，温服无时。

赤芍药汤　治瘀血蓄胃，心下胀满，食入即呕，名曰血呕。

赤芍二两　半夏一两半　陈皮一两

㕮咀，四钱，水一盏，姜七片，温服无时。

《三因》**茯苓补心汤**　治心虚为邪所伤，吐血咳血，或五心烦热。

白茯苓　人参　前胡　制半夏　川芎各三分　陈皮　制枳壳　紫苏　桔梗　甘草炙　干葛各半两　当归一两三钱　白芍药二两　熟地黄一两半

㕮咀，每四钱，水一盏，姜五片，枣一个煎，空心服。

龙骨散　治鼻衄过多。

用龙骨不拘多，为末，吹入鼻中。凡九窍出血皆可用。

又方，加白矾枯过，与龙骨等分，入麝香少许，先洗血涕，却吹入，或以湿纸蘸入尤妙。

《本事》**茜梅丸**　治鼻衄无时。

茜草根　艾叶各一两　乌梅肉焙干，半两

为末，蜜丸梧子大，梅汤下。

天门冬丸

天门冬一两　甘草　杏仁炒　贝母　白茯苓　阿胶各半两

细末，炼蜜丸弹大，每丸噙化津咽，日夜可十丸，大能润肺止咳。

《简易》**白术散**　治积热吐血咯血，或饮食过度，负重伤胃吐血尤佳。忌热面、煎煿、动风物。

白术二两　人参　白茯苓　黄芪蜜浸，各一两　山药　百合去心，各三分　甘草炙，半两　前胡　柴胡各一分

㕮咀，三钱，姜三片，枣一个煎，温服。

固荣散　治吐血便血。气壮人加石膏半两。

白芷半两　真蒲黄炒，一两　甘草炙，三分　地榆一两

为末，每二钱，温酒服。

《大全良方》**四生丸**　阳乘于阴，血热妄行，吐血衄血。

生荷叶　生艾叶　生柏叶　生地黄各等分

烂研，丸鸡子大，每一丸，水三盏，煎一盏，去滓温服。

《活人方》**黄芩芍药汤**　治鼻衄。见前。

《选奇方》**黄芪散**　治咯血成劳，眼睛疼，四肢倦，脚无力。

黄芪蜜炙　麦门冬去心　熟地黄　桔梗炒　白芍各半两　甘草炙，一分

粗末，每四钱，水盏半，姜三片，煎七分，温服。此药稍凉，有热者可服。

《本事》**扁豆散**　久嗽咯血成肺萎，吐白涎，膈满不食。

扁豆　生姜各半两　枇杷叶去毛　制半夏　人参　白术各一分

细锉，水三升，煎一升，去滓，入槟榔一钱，和匀，分四服，无时。

升麻汤　治肺痈吐脓血，作臭气。

升麻　桔梗　薏苡仁　地榆　黄芩　牡丹皮　芍药各五钱　甘草七钱半

㕮咀，每半两，水一盏煎，日三服。

枣膏丸　肺积在右胁下，大如杯，发为痈疽。

陈皮　桔梗　葶苈别研，各等分

前二味为末，入葶苈煮枣肉，和丸梧子大，每五丸，米饮下。

《济生》**葶苈散**　治肺痈咳脓血，喘急。一方止用黄芪二两生用，为末，水煎温服，吐脓血后用此。

甜葶苈二两半，隔纸炒令紫色

为末，每二钱，煎六分，温服。

桔梗汤 治肺痈咳嗽脓血，咽干多渴，大小便赤涩。

桔梗 贝母去心 当归酒洗 瓜蒌子 制枳壳 薏米炒 桑白皮蜜炙 防己各一两 甘草节生用 杏仁去皮尖，炒 百合蒸，各半两 黄芪一两半

㕮咀，每四钱，水盏半，姜五片煎，无时。大便秘，加大黄；小便赤少，加木通。

治肺痈咯血。

以薏苡仁为末，熟煮猪胰切片，蘸药食，候空时食之。盖苡仁补肺，猪胰引入经络中。又，薏苡仁三合，捣烂，水二大盏，煮一盏，去滓，分二服佳。

眉发鬓髭

《本事》治髭鬓黄赤，一染即黑。

生姜半斤 生地黄半斤，各净洗，研自然汁，留滓

上用不蛀皂角十条，去皮筋，用前药汁蘸皂角，慢火炙黄，以汁尽为度，前药滓同入罐内，用火煅存性为末，用铁器盛药末三钱，汤调停二日，临卧将药蘸髭鬓，即黑。

《御药院》**巫云散** 治发鬓黄白不黑。

胆矾 五倍子 百药煎 诃子 青胡桃皮 木瓜皮 酸石榴皮 牙皂 何首乌 细辛各等分

为末，炼蜜丸小钱大，常于木炭灰内培养，不令离灰。如用时，以热酒化开，涂髭鬓上，好热醋亦可。

三圣膏 治髭鬓脱落，能令再生。

附子 蔓荆子 柏子仁各半两

为末，乌鸡脂捣和焙干，安瓦合内封固百日，取出涂在所脱处，三五日便生，更不脱矣。

菊花散 洗发。

菊花二两 蔓荆子 干柏叶 川芎 桑白皮生 白芷 细

辛　旱莲根、茎、花、叶各一两

㕮咀，每用药二两，浆水三碗，煎至二碗，去滓洗发。

犀皮汤　治髭鬓干燥，能令润泽。

小麦麸半升　制半夏　沉香半两　生姜和皮一两

上水二碗，再生姜和皮一两切煎，去滓，取清汁入脑，麝少许，和匀洗。

齿　牙

《局方》**赴筵散　细辛散　金沸草散　败毒散　冷痛八味丸　安肾丸下黑锡丹**

《济生》**香盐散**

大香附子炒令黑，三两　青盐半两，别研

上为细末，和匀，用如常法。去风冷，牢牙。即铁瓮先生良方。

双枝散　牢牙去风，蛀龋宣露。

槐枝　柳枝各截四寸，一握切碎　皂角七条　盐四十九文重

入瓷瓶内，糠火烧一宿，候冷取研，揩牙。入瓶内，虽固济。

《本事》治一切牙痛。

升麻　当归　郁金　荜茇　白芷　荆芥各等分

为末，瓦合子紧盖，勿令泄气，每少许，揩痛处，以温荆芥汤灌漱。

又，取牙落不犯手。

草乌　荜茇各半两　川椒　细辛各三两

为末，稍许揩患处内外，其牙自落。

《御药院》**丁香散**　治牙齿疼痛。

丁香　荜拨　蝎梢　大椒

为末，揩痛处，有津即吐。

定痛散

细辛　白芷　川乌各半两，生　乳香二钱

为末揩之，引涎吐之，以盐水灌漱。

独活散　治风毒攻蛀，牙根肿痛。

川芎　独活　羌活　防风各半两　细辛　荆芥　薄荷　生地黄各二钱

㕮咀，三钱，水一盏煎，温服。

陈希夷**刷牙药**

牙皂　生姜　升麻　熟地黄　木律　旱莲　槐角子　细辛　荷带并剉　青盐各等分

入新瓦罐扎定，盐泥固济日干，穿一地坑，先放新砖，后放药，以罐口向下，用炭火烧令青烟上，稍存性去火，经宿，取为末，每刷牙，温水漱去。

荜藓散　治牙痛。

荜藓　良姜　胡椒　细辛等分

为末，少许，噙温水，随痛处搐鼻内。

牙痛诸药不效。

芫花为末，擦痛处令热，痛定，温水漱之。

又，露蜂房、瓜蒌皮，烧存性，去火毒，擦之。

又，乌桕根皮、韭菜根、荆芥根、葱根随多少，四味煎汤，温漱。

又，皂角浓浆，用朴硝煎令溶，泼在石上成膏，点擦痛处。

又，红豆末擦，出涎安。

牙虫痛。韭叶头连根净洗，烂擂和人家械板上泥和匀，擦痛处，腮上用纸贴之，一时取下，细虫在泥上，可绝根。

风牙等牙。象斗子五个，以青盐在内火煅，盐袋内皂角一条，火烧存性，为末，先以汤漱，涂上末。

牙动牙宣血出。净香附子，姜汁浸一宿，晒干为末，漱口。又，皂角、白盐烧赤，细研，常擦。

因食蟹齿间肉涌出。生地黄一碗，牙皂数条，火炙蘸尽地黄汁，为末，或只朴硝末敷之效。

治疳䘌，断烂口臭。

白矾　青黛　胡黄连　芦荟各一分　虾蟆炙焦，半分　麝香一字

为末，半钱，敷患处。

又，大蜘蛛一个，以湿纸裹，再用荷叶包，煨焦，为末，入少麝香，研敷。

腰　痛

《和剂方》**五积散　乌药顺气散　安肾丸　八味丸　七香丸　青娥丸**

《三因》**独活寄生汤**　治肾气虚弱，风湿乘之，流注腰膝，或挛拳掣痛，不可屈伸，或缓弱冷痹，行步无力。

川独活三两　桑寄生或以续断代　细辛　牛膝酒浸　秦艽　白茯苓　白芍药　肉桂　川芎　防风　甘草炙　人参　熟地黄　当归　杜仲炒，各二两

㕮咀，每四钱，水一盏，煎七分，空心。

牛膝酒　治肾伤风毒，攻刺腰痛不可忍。

牛膝　川芎　羌活　地骨皮　薏苡仁　五加皮各一两　生地黄　甘草各十两　海桐皮二两

㕮咀，绢裹药，无灰酒浸，冬七日夏三五日，每服一杯，日三四服，令酒气不绝。一法加杜仲炒一两。

杜仲酒　治风冷伤肾，腰痛不可屈伸。

杜仲一斤切，姜汁制，炒去丝

用无灰酒三升，浸十日，每服二三合，日四五服。一方为末，温酒调一钱，空心。

青娥丸　治肾经虚冷，腰腿重痛，常服壮筋补虚。

杜仲一斤，炒　生姜十两，炒　破故纸一斤，炒

为末，用胡桃肉一百二十个，去皮研膏，入少熟蜜丸梧子大，每五十丸，盐酒、盐汤下。

立安丸 治五种腰痛。常服补暖肾经，壮健腰脚。

破故纸 续断 木瓜 牛膝酒浸 杜仲姜炒，各一两 萆薢二两

为末，蜜丸梧子大，每五十丸，盐酒、盐汤空心任下。

《济生》**术附汤** 治湿伤肾经，腰重冷痛，小便自利。

附子炮 白术各一两 杜仲炒，半两

㕮咀，四钱，水一盏，姜七片，煎七分，空心服。

二至丸 治老人虚弱，肾气伤损，腰痛不可屈伸。

鹿角 麋角镑，各二两 附子炮，一两 肉桂 破故纸炒 杜仲炒 鹿茸酒蒸焙，各一两 青盐别研，半两

为末，酒糊丸梧子大，每七十丸，嚼胡桃肉，盐酒、盐汤下。恶热药者，去附子加苁蓉一两。

《百一选》**补髓丹** 升降水火，补益心肾，强筋壮骨。

杜仲炒 故纸各十两，用芝麻五两同炒，以芝麻黑色无声为度，去芝麻 鹿茸二两，酒炙 没药一两，别研

以上为末，却入没药，以胡桃三十个，汤浸去皮研膏，入面少许，酒煮糊丸，每百丸，温酒、盐汤任下。

二香五子三茱丸 治腰痛。

八角茴香半两，炒去子 青木香半两 大腹子一两 川楝子肉三两 香附子炒，一两 萝卜子炒，二两 黑牵牛三两，半生半熟 吴茱萸 食茱萸 山茱萸去核，各三两

为末，酒糊丸，空心温酒、盐汤任下。

又方，破故纸十两，洗净为末，用胡桃去皮，研二十两如泥，入前末，更加好蜜，和如饴，瓷器盛，每日以酒化药一匙服。延年益气，悦心明目，补筋骨。

杨氏**牵牛丸** 治冷气流注，腰痛不可俯仰。《大全方》延胡索、当归、桂心等分为末，酒调，名**如神汤**。

延胡索　故纸炒，各一两　黑牵牛炒，二两

为末，研煨蒜丸梧子大，每三十丸，葱酒盐汤下。

胁　痛

《和剂方》**五积散　复元通气散　流气饮　木香调气散　神宝丸　红丸子**

《本事》**芎葛汤**　治胁下疼痛不可忍。

川芎　干葛　桂枝　细辛　枳壳　人参　芍药　麻黄　防风各半两　甘草一分

㕮咀，五钱，水一盏，姜三片煎，温服。

枳实散　治两胁疼痛。

枳实一两　白芍药炒　川芎　人参各半两

为末，空心姜枣汤调服二钱，酒亦可。

薏苡仁丸　治腰胁疼痛，手足枯悴。

苡仁一两　石斛七钱半　附子半两　牛膝　生地黄各二分　细辛　人参　枳壳　柏子仁　川芎　当归各半两　甘草　椒仁各一分

为末，蜜丸梧子大，每四十丸，酒吞下，空心，日三服。

《济生》**推气散**　治右胁疼痛，胀满不食。

枳壳炒　桂心各半两　甘草炙，三钱　姜黄洗，半两

为末，每二钱，姜枣汤调服，酒亦可。

枳芎散　治左胁疼痛不可忍。

枳实炒　川芎各半两　粉草炙二钱半

为末，调同前。

《直指》**分气紫苏汤**　治腹胁疼痛，气促喘急。

紫苏　五味子　桔梗　茯苓　大腹皮　净陈皮　草果仁　桑巴皮炙　甘草炙，等分

㕮咀，每四钱，水一盏，姜三片，入盐少许煎，空心。

异香散　治腹胁胀痞噎塞，腰胁刺痛。

莪术　三棱并煨　益智　甘草各六两　青皮　陈皮各三两　莲肉一两　制厚朴二两

㕮咀，三钱，水一盏，姜三片，枣一个，盐少许，煎服。

《大全良方》**木通散**　治胁痛偏效并心下，胁肋并小腹引痛。

木通去节　制青皮　川楝子肉各一两，三味共用巴豆半两炒黄，去巴　萝卜子炒　舶上茴香各一两，炒　莪术　木香　滑石各半两

为末，煎葱白酒调三钱，不过再服愈。

三脘散　治虚痞连两胁气痛，面目手足浮肿，大便秘，兼治脚气。

大腹皮　紫苏　沉香　木瓜　独活各一两　白术　川芎　木香　甘草　陈皮　槟榔各三分

㕮咀，三钱，水一盏，煎七分，空心日中热服。

气针丸　治风壅气滞，胸胁刺痛，大腑秘。

木香　青皮去白　大黄炮　槟榔各一两　黑牵牛二两，半生半熟

为末，炼蜜丸梧子大，温水下三十丸。

臂　痛

《简易》云：痰则伏于包络，随气上浮于肺经，因嗽而发。涎则伏于脾元，随气上溢口角流出。饮则生于胃腑，为呕为吐，宜详别之。

《和剂方》**四七汤　桂苓丸　白丸子**　治痰气臂痛。

防己黄芪汤　治湿着臂痛。

桂苓丸、控涎丸　见痰饮门。

十味剉散　见诸风门。

《大全良方》**舒经汤**　治臂痛，并腰下疾。

姜黄四两　甘草　羌活各一两　白术　当归　海桐皮　赤芍

各二两

上粗末，每三钱，水煎温服，随所病空心食后。

流气饮子

紫苏　青皮　桔梗　大黄煨　当归　芍药　乌药　茯苓　川芎　黄芪　枳壳炒　防风各半两　甘草　陈皮各三分　木香连皮大腹姜炒，各二两

㕮咀，每五钱，水二盏，姜三片，枣一个，煎服。

斑　疹

斑疹痘疮多由冬温非节之气所变，及四时时行，大小传染所致。冬春之交，宜以良药时时疏利，先预防之，自可轻减。其证面色燥，唇脸赤，眼睛黄，目胞赤，四肢亦赤，手足冷，耳尖骫鼻俱冷，身热，或乍凉乍热，头痛腰脊痛，咳嗽喷嚏，呵欠烦闷，搐跳惊悸，眼涩，昏倦多睡，腹痛，小便赤少，大便不通，不恶寒，但恶热。方其身热，未即发疮，迨其身凉，然后发出，三部脉洪数，往来大小不应指而沉疾。小儿更视其耳后有红脉缕，或眼胞赤脉，为的矣。其证略见，首尾俱不可轻易汗、下、攻、发，止用温凉之药安表和中，调气活血，清轻解毒而已。其传五脏，各有病证，邪秽之气入心，与血相感，为斑子血疱，色赤而小。入脾与涎相感，为疹子，色黄微赤。入肝与泪相感，为水疱，泪出如水，小而青色。入肺与涕相感，为脓疱，色白而肥。惟入肾，即变紫黑矣。肾在下，不受邪秽，疮疹属阳，本无肾证，耳与尻、足皆属肾，故独冷。阳火也，肾水胜也，若救黑斑，先泻膀胱之腑，而后温脾胃之土。如小儿，则肾主虚，不可泻，尤当泻其腑，则肾邪去矣。且小儿亦无补肾之方，但清心肺耳。疮发在肌肉间，阳明胃主肌肉，脾土一温，胃气和，疹自安矣。古人制方，言疮疹曰：未发初觉，已发已出已定。谆复谨审，其处用先后加减，重轻可见。朱氏曰：已发未发，不可疏转，此为大戒。又曰：首尾

皆不可下，下则毒入里，杀人。又有曰：初觉即疏利以宣毒。又曰：已出不可疏利。又曰：出已定，却用利之。今人殊未详疏与利者，畅达流行之谓，非勇决峻下，以巴、粉为先者也。《活人》云：此药乃攻食积耳。又有曰：首尾证平，下之者误；有实热证，不下者误；首尾有虚寒证，不补助者误。是则疑似之间，此证略露，切当详审。医家察脉问证，不可须臾离处用加减，药剂不可毫发差。凡如发热，不可骤遏，但轻解之，热或退，则斑疹不能发；若其不退，发散太过，表虚而里实，愈郁冒而攻里矣。至于汗下，尤不可以轻也。其证状与伤寒相似，特治法不同者。伤寒所传，从表入里。斑疹所发，从里出表。凡疮皮厚而色顽浊者，发于脏，其候重。皮薄而色精明者，发于腑，其候轻。脏热则为痘疮，腑热则为细疹。热重者，疮亦重；热轻者，疮亦轻。平复以还，却可消解余毒，各有先后次第也。详著小儿方论。

《三因》**三豆饮**　治天行痘疮，但觉有此证，预服则不发。

赤小豆　黑豆　绿豆各一升　甘草半两

上净淘豆，入甘草，水煮熟，每日空心任性食豆饮汁七日，疮自不发。

加减升麻汤　治大人小儿伤风寒温疫，头痛寒热，斑疹未发，疑似之间。

升麻　粉葛　白芍　桔梗　羌活　甘草等分

姜煎服，可加四君汤料同等分。

永类钤方卷第十二

五　疸

《和剂方》**五苓散**　**小柴胡汤**。酒疸，**酒蒸黄连丸**。色疸，**小菟丝子丸**。

《济生》**加减五苓散**　治饮酒伏暑，郁发为疸，烦渴引饮，小便不利。

赤茯苓　猪苓　泽泻　白术　茵陈等分

㕮咀，每四钱，水一盏，煎七分，不拘时，温服。

黄芪散　治黄汗。

黄芪蜜炙　赤芍　茵陈各二两　石膏四两　麦门冬去心　豆豉各一两　甘草炙，半两

㕮咀，四钱，水一盏，姜五片，煎八分，温服，不拘时。

茵陈散　治黄疸。

茵陈　木通　山栀仁各一两　大黄炒　瓜蒌一个　石膏一两　甘草炙，半两

㕮咀，四钱，水一盏，姜五片，葱白一茎，煎服，不拘时。

谷疸丸　专治谷疸。

苦参三两　龙胆草一两　牛胆一个

为末，以牛胆汁入少炼蜜为丸梧子大，每五十丸，空心热水或生姜甘草煎汤下，兼红丸子服亦可。

葛根汤 治酒疸。

葛根二两 枳实麸炒 栀子仁 豆豉各一两 甘草炙，半两

㕮咀，每四钱，水一盏，煎八分，温服，不拘时。

滑石散 治女劳疸。

滑石二两半 白矾一两，枯

为末，每二钱，用大麦粥饮调下，以小便出黄水为度。

秦艽饮子 治五疸，口淡咽干，发热微寒。

秦艽 当归酒洗 芍药 白术 肉桂 茯苓 熟地黄酒蒸 陈皮 小草 川芎各一两 制半夏 甘草炙，各半两

㕮咀，每服四钱，水一盏，姜五片，煎服。

茵陈汤 治时行瘀热在里，郁蒸不散，通身发黄。

茵陈二两 大黄一两 栀子仁三钱

㕮咀，每四钱，水一盏，煎八分，温服，不拘时。

《三因》**白术汤** 治酒疸因下后变成黑疸，目青面黑，心中如啖韭齑状，大便黑，皮肤不仁，其脉微而数。

桂心 白术各一两 枳实麸炒 豆豉 干葛 杏仁 甘草各半两

㕮咀，每四钱，水一盏，煎七分，食前服。

当归白术散 治酒疸发黄，结聚饮癖，心胸坚满，不进饮食，小便黄赤，其脉弦涩。

白术 茯苓各三两 当归 黄芩 茵陈各一两 甘草炙 枳实麸炒 前胡 杏仁去皮尖，炒 制半夏各二两半

㕮咀，每四钱，水一盏，煎七分，食后温服。

《直指》治诸疸，或小便出血，或如血。蜜半盏，生姜十片，汲新水煎，日二服，小便白，而疸瘥。

土瓜方 治酒疸，热疸，黑疸。土瓜捣取汁，任服。

解热方 生车前子，最治黄疸，解诸淋。为末，井水调。

又，车前子炒为末，米饮调。

治酒疸及诸疸，取小土螺獅，养去泥土，常煮肉吃并汁，常服效。

水肿 忌食羊头蹄肉，其性极补水，食之百不一愈

《和剂方》**五苓散** 治水肿，小便不通者，加木通、茵陈。

二十四味流气饮 **五皮散**（《澹寮》去五加皮、地骨皮，用陈皮、桑白皮） **三和散** **嘉禾散** **木香分气饮** **黑锡丹** **沉香降气汤** **渗湿汤** **脾积丸** **三棱煎丸** **神保丸** **青木香丸** **温白丸** **茴香丸** **钓肠丸** **安肾八味丸**

《御药院》**煨肾散** 治肾经积水，流注经络，腿膝挛急，四肢肿痛。

甘遂半两，生 木香一两

为末，每二钱，以猿猪腰子一只，批开掺药在内淹匀，以薄荷裹定，外以纸包数重，水打湿煨熟，临卧温酒细嚼，当下黄水，是其效也。

葶苈木香散 治暑湿伤脾，水肿腹胀，小便赤，大便滑。

葶苈一分，炒香 木香半钱 茯苓 猪苓各一分 肉桂一钱 泽泻 木通 甘草各半两 白术一两 滑石三两

为末，每服二钱，白汤调下，不拘时。

葶苈丸 治脾经受湿，流注四肢，足胫浮肿，小便涩少。

苦葶苈半两，炒研 郁李仁研 赤茯苓 桑白皮炙，各三分 黑牵牛生，取头、末 白术各半两 防己 羌活 陈皮 泽泻各二分

为末，蜜丸梧子大，每五十丸，温水送下，无时。

《三因》**当归散** 肾水心火不升降，无以滋养脾土，故不制水，水气泛滥，闭塞经络，发为浮肿，心腹坚胀，喘满不安。

当归　木香煨　赤茯苓　肉桂　槟榔　赤芍　牡丹皮　陈皮　木通　白术各等分

㕮咀，每三钱，水一盏，紫苏五叶，木瓜一片，煎八分，温服。

复原丹　治脾肾俱虚，发为水肿，四肢虚浮，心腹坚胀，小便不通，两目下肿。

附子炮，二两　木香煨　茴香炒　川椒炒出汗　独活　制厚朴　白术炒　净陈皮　吴茱萸炒　桂心各一两　泽泻一两半　肉豆蔻煨　槟榔各半两

为末，糊丸梧子大，每五十丸，紫苏汤下，不拘时。

十枣丸　治水气，四肢水肿，上气喘急，小便不通。

甘遂　大戟　芫花各等分

以枣子煮熟去皮、核，取肉研膏，丸梧子大，清晨热汤送下四十丸，以利去黄水为度，否则次早再服。

消肿丸　治水肿喘满，小便不利。

滑石　木通　白术　黑牵牛炒　通脱木　茯苓　茯神肉　制半夏　陈皮各一分　木香半分　瞿麦穗　丁香各半两

为末，酒糊丸梧子大，每五十丸，灯芯麦门冬汤下。

禹余粮丸　治十种水气，凡脚膝肿痛，上气喘急，小便不利，一切水气并治。

蛇含石大者，三两，铁铫盛，入炭火中煅，令药与铫通红，钳出药淬醋中，候冷，研极细　真针砂五两，水淘净干，以铫子炒干，入余粮石，共用水醋二升煮，醋干为度，却就用铁铫同二药入一秤，炭火煅红，钳出，倾药于净砖地上，候冷，研令极细　禹余粮三两，同入针砂内制

以上三药为主，其次量人虚实入下项药。治水多是取转，惟此方三物，既非甘遂、大戟、芫花之比，又有下药扶助，故虚老人可服。

羌活　木香　茯苓　川芎　牛膝酒浸　白豆蔻仁　土茴香

炒　莪术炮　桂心　干姜炮　青皮　三棱炮　白蒺藜　附子炮　当归酒浸，实壮人减之，各半两

为末，拌匀，汤浸蒸饼，捩去水，捣丸梧子大，每五十丸，空心温酒下。最忌食盐，最发肿。

《杨氏家藏》**消肿丸**　治水气腹胀，头面、四肢、阴囊皆肿，喘嗽，睡卧不安，小便赤涩。

淡豉新软者，二两，研　巴豆一两，水半升，煮干去心，并出油　三棱　新大戟　杏仁烧存性，研，各半两　五灵脂去砂石，一分

为末，生面水搜杵千百下，丸如绿豆大，每五丸，煎桑白皮汤下。大便秘者，加至十丸。喘急，加杏仁去皮尖煎汤下。忌甘草、盐、酱。

《济生》**实脾散**　治阴水发肿，用此先实脾土。

制厚朴　白术　木瓜　木香生　草果仁　大腹子　附子炮　白茯苓　干姜炮，各一两　甘草炙，半两

㕮咀，四钱服，水一盏，姜五片，枣一个，煎服，不拘时。

疏凿饮子　治水气，通身浮肿，喘呼气急，烦躁多渴，大小便不利，服热药不得者。

泽泻　赤小豆炒　商陆　羌活　大腹皮　椒目　木通　秦艽　茯苓皮各等分

㕮咀，四钱服，水一盏，姜五片，煎七分，温服，不拘时。

鸭头丸　治水肿，面赤烦渴，四肢俱肿，喘急不安，小便涩少。

甜葶苈炒　猪苓　防己各等分

为末，绿鸭头血为丸梧子大，每七十丸，木通汤下。

赤小豆汤　治血气俱热，遂成疮疥，变为肿满，或烦或渴。

赤小豆炒　当归炒　商陆　泽泻　连翘仁　赤芍　防己

猪苓　桑白皮炙　泽漆各半两

㕮咀，四钱，水一盏，姜三片，煎八分，温服。热甚，加犀角。

三仁丸　治水肿喘急，大小便不通。

郁李仁　杏仁泡，去皮尖　薏苡仁各等分

为末，米糊丸梧子大，每四十丸，米饮无时下。

加味肾气丸　治脾肾虚损，腰重脚肿，小便不利。即《局方》八味丸，等分不同。

附子炮，二两　白茯苓　泽泻　山茱萸肉　山药炒　车前子酒蒸　牡丹皮各一两　官桂　牛膝酒浸　熟地黄各半两

为末，蜜丸梧子大，每七十丸，空心米饮下。

《百一选方》**葶苈丸**　治肺气咳嗽，面目浮肿，喘促不安，小便赤涩。

防己二两　木通　甜葶苈隔纸炒令紫色，各一两　杏仁去皮尖，炒黄，二两　贝母煨令黄，一两

为末，枣肉丸梧子大，每五十丸，桑白皮汤下。

分气补心汤　治心气郁结，发为四肢浮肿，上气喘急。

制大腹皮　香附子炒　白茯苓　桔梗各一两　木通　甘草炙　川芎　前胡　制青皮　枳壳炒　白术各三分　细辛　木香各半两

㕮咀，四钱服，水一盏，姜三片，枣一个煎，食前服。

《济生》**麻黄甘草汤**　治水肿，从腰以上俱肿，以此汤发汗。

麻黄去根节，四两　甘草二两

㕮咀，三钱服，水一盏，煮麻黄再沸，后入甘草，煎七分，取汗慎风。老人、虚人勿服。

《直指》**萝卜子饮**　治水病浮肿。

萝卜子半两，生　赤茯苓半两　炒牵牛末　葶苈炒　甘草炙，各四两　制半夏　川芎　槟榔　肉桂　青皮　陈皮　青木香　白色商陆各三钱

吹咀，三钱服，水一盏，姜四片，煎服。

杏苏饮 治上气喘嗽，面目浮肿。

紫苏叶二两 五味子 大腹皮 乌梅肉 杏仁去皮尖，各一两半 陈皮 桔梗 麻黄去节 桑白皮炒 阿胶炒，各七分半 紫菀 甘草炒，各一两

吹咀，三钱服，水一盏，姜五片，煎服。

郁李仁丸 治水气乘肺，动痰作喘，身体微肿。

葶苈隔纸炒 杏仁去皮尖 防己 郁李仁炒 真苏子 陈皮 赤茯苓各半两

为末，炼蜜丸梧子大，每四十丸，食后紫苏汤下。

神助散 治十种水气，面目四肢浮肿，喘咳不安，小便赤涩，大便不利。又名**葶苈散**。

泽泻二两 椒目一两半 黑牵牛炒，取末，二两半 猪苓二两 葶苈炒，别研，三两 或加木香一两

吹咀，三钱服，葱白三茎，浆水一盏，煎至半，入酒半盏，早起向东立服。人行十里久，又以浆水葱白煮稀粥，俟葱烂，入酒五合，量所饮，须啜一升许，自早至午，当利小便三四升，或大便微利，喘定肿减，隔日再服。忌盐、面、房事。

《经验方》**大橘皮汤** 治湿热内攻，心腹胀满；并水肿，小便不利，大便滑泄。

净陈皮两半 木香二钱半 滑石六两 槟榔三钱 茯苓一两 猪苓 白术 泽泻 肉桂各半两 甘草二钱

吹咀，四钱服，水一盏，姜五片，煎六分，温服。

茯苓散 治诸般气肿。

芫花醋拌炒 泽泻 郁李仁 甜葶苈 防己 藁本各三钱半 净陈皮 白茯苓 槟榔 瞿麦各半两 滑石 大戟各七钱半

为末，二钱服，桑白皮汤空心调下，取下碧绿水如烂羊脂为度。忌盐百日。

胀满 附腹痛

实胀者，腹中常胀，外坚内痛，按之不陷，当疏利之。虚胀者，时胀时减，虚气留滞，按之则濡，当温药和之。阳气外虚，阴气内积，故胀满。

《和剂方》**谷神嘉禾散　木香调气散　沉香降气汤　木香流气饮　分心气饮　渗湿汤　脾积丸　感应丸**

《济生》**大正气散**　脾胃怯弱，风寒湿气，伤动冲和，心腹胀满，有妨饮食。

姜制厚朴　藿香　制半夏　净陈皮　白术各一两　甘草炙　槟榔　桂枝　制枳壳　干姜炮，各半两

㕮咀，四钱服，水盏半，姜五片，枣一个煎，温服，不拘时。

平肝饮子　治善怒不节，肝气不平，邪乘脾胃，心腹胀满，头晕呕吐，脉来浮弦。

防风　桂枝　制枳壳　赤芍　桔梗各一两　木香　人参　槟榔　当归酒洗　川芎　净陈皮　甘草炙，各半两

㕮咀，四钱服，水一盏，姜五片，煎服，不拘时。

紫苏子汤　治忧思过度，致伤脾胃，心腹膨胀，烦喘，肠鸣气走，漉漉有声，大小便不利，脉虚紧而涩。

紫苏子一两　大腹皮　草果仁　制半夏　制厚朴　木香　净陈皮　木通　白术　枳实麸炒　人参　甘草炙，各半两

㕮咀，四钱服，水一盏，姜五片，枣一个，煎服，无时。

枳实汤　治腹胀发热，大便秘结，脉洪数，此名热胀。

枳实去瓤麸炒，半两　姜炒厚朴一两　大黄酒蒸　甘草炙，各三钱　桂心二钱半

㕮咀，四钱服，水一盏，姜枣煎服。呕，加制半夏一分。

朴附汤　治老人中寒下虚，心腹膨胀，不喜饮食。

附子炮　制厚朴各等分

吹咀，四钱服，水一盏，姜七片，枣二个，煎八分，温服无时。加少木香尤佳。

强中汤 治食啖生冷寒浆，伤脾胃，腹胀心痞，有妨饮食，甚则腹痛。

干姜炮 白术各一两 青皮 净陈皮 人参 附子炮 制厚朴 甘草炙，各半两 草果仁 丁香各三两

吹咀，四钱服，姜五片，枣二个，水煎，温服无时。呕，加制半夏；食面胀满，加萝卜子半两。

桂香丸 治大人小儿过食杂果伤脾，令人腹胀气急。

肉桂一两 麝香别研，一钱

为末，饭丸绿豆大，大人十五丸，小儿七丸，热水送下。

《三因》**大半夏汤** 治肝气大盛克脾，脾不运化，结聚涎沫，闭塞脏气，胃冷中虚，遂成胀满，脉多弦迟。

制半夏 肉桂各五两 附子炮 人参 甘草炙 制厚朴 当归 茯苓 枳实炒，各三两 川椒炒出汗，去合口者，八百粒

吹咀，四钱服，姜五片，枣二个，水煎，空心。

《简易》**四炒丸** 治气血凝滞，腹内蛊胀。

枳壳厚而绿背者，四两，去瓤剉，分四处。一两，用苍术一两同炒黄，去苍术；一两，用萝卜子一两炒黄，去萝卜子；一两，用干漆一两炒黄，去干漆；一两，用茴香一两炒黄，去茴香。止用枳壳，为细末

上用原炒苍卜、漆、茴，入水二碗，煎一碗，去滓，煮面糊丸梧子大，每五十丸，食后米饮下。

桃溪气宝丸 治腰胁俱病，如抱一瓮，肌肤坚硬，按之如鼓，两脚肿满，曲膝仰卧，不能屈伸，自头至膻中，瘠瘦露骨，一切气积、食积；并脚气走注，大便秘结，寒热往来，状如伤寒，并宜服之。

黑牵牛二两 大黄一两半 槟榔 制青皮各一两 羌活 川芎 茴香炒 木香 当归各半两

为末，熬皂角膏，丸梧子大，每百丸，生姜灯芯汤下。

《是斋》**推气丸** 治三焦痞塞，气不升降，胸膈胀满，大便秘涩，小便赤少。

大黄 陈皮 槟榔 枳实 黄芩 黑牵牛生，各等分

为末，炼蜜丸梧子大，每五七十丸，临卧温熟水下，更量虚实加减。

《澹寮》**三棱煎丸** 治心腹坚胀，胁下紧硬，胸中痞塞，喘满短气。常服宽中顺气，消积滞，除膨胀。

三棱生，剉，半斤，为末以酒三升，石器内熬成膏 青皮去白 萝卜子炒 干漆炒 杏仁去皮尖，炒黄 神曲炒，各二两 麦蘖炒，三两 硇砂研飞，一两

为末，以三棱膏丸梧子大，每二十丸，食后温米饮下。

厚朴橘皮煎 治伤冷溏泄，腹肚䐜胀，其状如覆栲栳，喘急气不得舒。

厚朴姜炒，三两 枳壳麸炒 干姜炮 良姜各一两二钱 青皮 净陈皮各去白 肉桂 全蝎去尾足，量分两

为末，醋糊丸梧子大，每三十丸，生姜橘皮汤、紫苏汤下。

气针丸 治气滞膨胀。

全蝎去尾足 木香 丁香 胡椒 肉豆蔻煨，各一两 姜黄 青皮去白，各二两

为末，萝卜子炒去壳取净四两，烂研和药，用酒同姜汁各少许煮糊，丸梧子大，每五十丸，煎紫苏陈皮汤下。

治气鼓，胁下痛引及背。

青皮去白 川楝子巴豆炒，去巴 三棱 莪术并煨 木通巴豆炒，去巴 陈皮 甘草 槟榔

㕮咀 四钱服，橘皮、橘叶同煎，温服。

导气丸 治诸气痞塞不通，腹胀如鼓，大便虚秘；又治小肠及肾气尤速。

青皮以水蛭炒赤，去蛭 莪术以虻虫炒，去虻 三棱以干漆炒，

去漆　槟榔斑蝥炒，去蝥　赤芍药椒炒，去椒　茱萸以牵牛炒，去牛　石菖蒲桃仁炒，去仁　干姜以硇砂炒，去砂　附子以盐炒，去盐　胡椒茴香炒，去茴

上剉，各以药炒熟去水蛭等不用，只以青皮等十件为末，酒糊丸梧子大，每五丸至七丸，空心紫苏汤下。

附子粳米汤　治善怒忧思，扰乱脏气，胸腹胀满，肠鸣走气，呕吐不食。

大附子一个，虚人略炮　制半夏　粳米各二钱　甘草　干姜炮，各二钱半

㕮咀，四钱服，枣二个，水煎，食前服。

煮附丸　治男子妇人气虚膨胀，或胸胁停痰，或滞积气，小便赤白浊。

净香附子一斤　老姜不去皮，六两　盐三两。以上三件，安砂铫内煮三昼夜，焙干　茯神肉　白茯苓各四两　大椒去目及合口者，炒出汗　净北茴香炒，各二两

为末，陈米糊为丸梧子大，每五十丸，空心紫苏汤下。小便多，研茴香浓煎汤下。

《直指》**人参芎归汤**　治血胀。

当归　制半夏各三分　川芎一两　莪术　木香　砂仁　乌药　甘草炙，各半两　人参　辣桂　五灵脂炒，各一分

㕮咀，三钱，姜五片，枣二个，紫苏四叶煎，空心服。

积聚 附宿食

《和剂方》**丁香脾积丸　感应丸　温白丸　红丸子**

《三因》**肥气丸**　治肝积在左胁下，如覆杯，有头足，如龟状，久不愈，发咳逆呕，脉弦而细。

当归头　苍术各一两半　蛇含石醋淬煅，三分　青皮炒，一两　莪术　三棱　铁孕粉各三两，与莪、棱同醋煮一伏时

为末，醋煮糊丸，绿豆大，每四十丸，当归浸酒下。

伏梁丸 治心积，自脐至心，大如臂，久则病烦，身体髀股皆肿，环脐而痛，脉沉而孔。

茯苓 厚朴 人参 制枳壳 白术 制半夏 三棱煨，各半两

为末，醋煮面糊丸，梧子大，米饮下二十丸。作散，酒调亦可。

痞气丸 治脾积在胃脘，覆如盘，久则病四肢不收，黄疸少食，痛彻心背，脉浮大而长。

大乌头炮，一个 附子炮，半两 赤石脂煅，醋淬 川椒炒出汗 干姜炮，各一两 肉桂半两

为末，蜜丸梧子大，朱砂为衣，米汤下十丸。

息贲汤 治肺积在右胁，大如杯，久则病洒洒寒热，逆喘，发为肺痈，脉浮而毛。

制半夏 吴茱萸泡 桂心 人参 甘草炙 桑白皮炙 葶苈各二两半

㕮咀，每服四钱，水盏半，姜七片，枣二个煎，空心。

奔豚汤 治肾积发于小腹，上心如豚奔上下，无时，久则喘逆，骨痿少气，脉沉而滑。

甘李根白皮焙干 干葛各一两一分 当归 川芎 白芍 甘草炙 黄芩各二两 制半夏四两

㕮咀，四钱服，水盏半，煎七分服。

散聚汤 治久气积聚，状如癥瘕，随气上下发作，心腹绞痛，攻刺腰胁，小腹䐜胀，大小便不利。

制半夏 槟榔 当归各三分 陈皮净 杏仁去皮尖，麸炒 桂心各二两 茯苓 甘草炙 附子炮 川芎 制枳壳 制厚朴 吴茱萸泡，各一两

㕮咀，四钱服，水煎。大便不利，加大黄。

五百丸 治宿食留饮，积聚中脘，噫臭吞酸，心腹刺痛。

丁香 巴豆去皮心膜，别研 砂仁 胡椒 乌梅肉

上件各一百个，细末，炊饼糊丸绿豆大，每五七丸，临卧熟水下。

《简易》**胜红丸**　治脾积气滞，胸膈满闷，气促不安，呕吐清水，丈夫酒积，女人脾血积气，小儿食积。

陈皮　青皮　三棱　莪术二味同醋煮　干姜炮　良姜炒，各一两　香附子净炒，二两

为末，醋糊丸梧子大，每三十丸，姜汤下。一方加神曲、麦芽。

顺气丸　治三十六种风，七十二般气，去上热下冷，腰脚疼痛，四肢困倦，减食羸瘦，颜色赤黄，恶疮下疰，口苦无味，憎寒毛耸，癥癖气块，男子世事断绝，女子久无子息，久患痃痢，发成劳疾，百节酸疼。自婴孩至百岁老人皆可服，疏风顺气，补精驻颜。

锦纹大黄五两，半生用，半以湿纸煨　车前二两半　白槟榔二两　火麻子仁微炒赤退壳，取二两净，别研入　川牛膝酒浸三夕　郁李仁泡去皮，别研　菟丝子酒蒸，研焙　山药各二两　山茱萸肉　防风　枳壳麸炒　独活各一两

细末，炼蜜丸梧子大，茶清粥饮下二十丸，百无所忌，空心临卧服。一月消食，二月去肠内宿滞，三月无倦少睡，四月精神强盛，五月耳目聪明，六月腰脚轻捷，一年消百病。如服药脏腑微动，以羊肚肺羹补之，详见《简易方》。

《杨氏家藏》**木香槟榔煎**　治脾积气块，腹胁走痛，口吐清水。

木香一两　槟榔七个　干漆半两，炒令烟尽　硇砂半两，别研　肉豆蔻五个　胡椒四十九粒，炒　肉桂一两

细末，入硇砂和匀，蜜丸梧子大，每七丸，橘皮汤下。

姜合丸　治中脘积聚痰气，胸膈结痞，欲成翻胃。

木香　附子炮　肉桂　硇砂纸上飞过，各一两　丁香　沉香　荜澄茄　制青皮　净陈皮各半两　茴香二钱半，炒

细末，入硇砂和匀，酒煮面糊丸，每两作二十丸，每一丸，生姜一块，剜如合子，安药在内，湿纸裹，煨令香，去纸放温，细嚼盐汤下，无时。

《济生》**香棱丸** 治一切积聚，破痃癖，消癥块。

木香 丁香各半两 三棱酒浸一夕 枳壳麸炒 莪术细剉，一两。用巴豆三十粒去壳，同炒巴豆令黄色，去巴不用 制青皮 川楝子肉炒 茴香炒，各等分

为末，醋煮面糊丸梧子大，朱砂为衣，每三十丸，姜盐汤或温酒下，无时。

妙应丸 治老人一切虚寒，痃癖积块，攻胀疼痛。

附子一个七钱重，去皮脐，剜作罐子 硇砂三钱，用水一盏，化在瓦碗中，火上熬干秤 木香七钱半 破故纸炒 荜茇各一两

上以飞过硇砂末分在附子瓮内，却用所剜附子末盖口，以水和白面裹约半指厚，慢火煨令黄熟，去面，同木香等为末，将煨过熟黄面为末，醋调煮糊，丸绿豆大，每二十丸，食后姜汤下。

磨积丸 治肠胃虚寒，气癖于肓膜之外，流于两胁，气逆喘急，久则荣卫凝滞，溃为痈脓，多致不救。

胡椒一百五十粒 木香二钱半 全蝎去毒，十个

细末，粟米饮丸绿豆大，每二十丸，橘皮汤下。《百一选》名**塌气丸**。

大七气汤 治积聚癥瘕，随气上下，心腹疞痛，上气窒塞，小腹胀满，大小便不利。

三棱 莪术 青皮 陈皮各去白 藿香 桔梗 肉桂 益智仁各一两半 甘草炙，三分 净香附子炒，一两半

㕮咀，五钱服，水二盏，煎半，空心温服。

黑丸子 治中脘宿食不消，吞酸恶心，口吐清水，心腹刺痛，飧泄如痢。

乌梅肉七个 百草霜三分 杏仁去皮尖，三七个，别研 巴豆

去壳并油，二个　制半夏九个　砂仁三七个

细末，糊丸黍米大，每二十丸，姜汤下。

如意丸　治气虚积冷停食，心下坚痞，噫气，霍乱吐泻，米谷不化，一切食癥之疾。

制枳壳　槟榔　陈皮　制半夏　莪术　三棱　干姜　黄连各一两　巴豆三七粒，连壳同前药醋煮令干，去巴豆，余药并焙

为末，糊丸绿豆大，每十丸至十五丸，茶清姜汤食后临卧服。孕妇勿服。

阿魏丸　治脾胃怯弱，过食肉面生果，停滞中焦不化，以致腹胀刺痛，呕恶不食，或利或秘。

阿魏酒浸化　肉桂　莪术煨　麦蘖炒　神曲炒　制青皮　萝卜炒　白术　干姜炮，各半两　百草霜三分　巴豆去壳、油，三七个

为末，薄糊丸绿豆大，每二十丸，姜汤下，无时。面伤，面汤下；果伤，麝香汤下。

《本事》**硇砂丸**　治积聚痰饮，心胁引痛。

硇砂　三棱别末　干姜　白芷　巴豆去油，各半两　大黄别末　干漆各一两　木香　青皮　胡椒各一分　槟榔　肉豆蔻各一个

为末，醋二升，煮巴豆五七沸后，下三棱、大黄末，同煎三五沸，入硇砂同煎成膏，却入诸药和匀杵，丸如绿豆大，每五丸，姜汤下。

枳壳散　治五种积气，三焦痞塞，胸膈满闷，呕吐痰逆，口苦吞酸。常服顺气宽中，除痃癖，消积聚。

枳壳　三棱　陈皮　益智仁　莪术　槟榔　肉桂各一两　干姜　厚朴　甘草　青皮　肉豆蔻　木香各半两

㕮咀，三钱服，水一盏，姜枣同煎七分，热服无时。

浙方混元邓山房**神效感应丸**　常服消宿食，除积滞，不动脏腑。又名**化铁丹**。

黑角沉　木香　檀香　公丁香　陈皮　青皮　黄连　砂仁　净香附子　制半夏　三棱　莪术并煨，各一两，净为末　肥乌梅肉一百文重　巴豆三百粒，肥白者，去衣膜、心

上瓷器盛巴豆，上以乌梅肉盖之，以陈米醋浸与梅肉平，于甑上蒸极烂，以巴豆红色为度，却擂二味极烂，次用糯米粽和前药捣千百杵，以黑色为度，众手丸如萝卜子大。每十丸，宿食，陈皮汤下；气滞，茴香汤；酒后呕吐，淡姜汤下。

心痛 附心脾疼并虫痛

《和剂方》**二陈汤　温胆汤　七气汤　沉香降气汤　理中汤　治中汤　抽刀散　苏子降气汤　苏合香丸　大沉香丸　撞气阿魏丸　神仙沉麝丸　大痛丸　鸡香散　顺气木香散　小乌陈汤　四磨汤　化气汤　蟠葱散　红丸子　二姜丸**

《直指》**桂枝四七汤**　治风冷寒邪相搏，心腹作痛。

桂枝　白芍药　制半夏各一两　白茯苓　制厚朴　制枳壳　甘草炙，各半两　人参　紫苏各一分

㕮咀，四钱服，姜七片，枣二个，空心。

生地黄膏　治热气乘心作痛。

石菖蒲一两半　北前胡　赤茯苓各三分

为末，蜜一盏，生地黄汁一盏，夹研为膏，弹子大服，紫苏汤食后下。

灵砂丹　治冷气乘心作痛。

好灵砂三分　五灵脂二分，精制过用。此能膨饱伤胃

上研极细，稀糕糊丸，麻子大，每二十丸，食前石菖蒲生姜汤下。

姜桂饮　治心腹刺痛。

良姜　辣桂等分

为末，每三钱，新水煎服。

《济生》**加味七气汤**　治七气为病，心腹刺痛不可忍，时

发时止，发则欲死，及外感风寒湿气作痛并治。

制半夏三两　桂心　玄胡索炒去皮，各一两　人参　甘草炙，各半两　乳香三钱

㕮咀，四钱服，水盏半，姜七片，枣一个煎，空心温服。妇人血痛，加当归煎，并可咽下《局方》九痛丸。

愈痛散　治急心痛，胃痛。

五灵脂去砂石　玄胡索炒，去皮　莪术煨　良姜炒　当归洗，等分

为末，二分服，热醋汤调，无时服。

芜荑散　治大人小儿蛔咬心痛，吐青黄绿水涎沫，或虫出。方见钤方心痛门化虫丸是。

《直指》用灵砂丹、金液丹治心脾疼，以硫黄、水银能杀虫也。又用槟榔、贯众各二分，石菖蒲、木香各一分，甘草炙一钱，剉三钱服，水煎，空心咽上二丹。

补脾散　治饮啖生冷果菜，寒留中焦，心脾冷痛，及霍乱吐利。

干姜炮　制厚朴　草果仁　砂仁　神曲炒　麦蘖炒　净陈皮　良姜炒　甘草炒，各等分

细末，三钱服，热盐汤调下，无时。

《杨氏家藏》**却痛散**　治心气冷痛不可忍。

五灵脂去砂　蒲黄炒，各一两半　当归　肉桂　石菖蒲　木香　胡椒各一两　川乌炮，七分半

㕮咀，四钱服，水一盏，入盐、醋少许，煎服。

七气 通见诸疝门

《和剂》**养气丹　养正丹　苏合香丸　青木香丸　神保丸　撞气阿魏丸　木香分气丸　茱萸内消丸　葫芦巴丸　七气汤　三和散　木香调气散　分心气饮　沉香降气汤　苏子降气汤　秘传降气汤　盐煎散　鸡舌香散　木香顺气散　和气散　异香**

散　蟠葱散　五香散　木香流气饮　复元通气散　五膈宽中散　小乌沉汤

顺气沉附汤　升降诸气，暖则宣流。

大附子一只，炮

作二服，水一盏煎，别磨沉香，临熟时入药内，热服。

《御药院》**助气丸**　治三焦痞塞，胸膈满闷，气不流通，蕴结成积，痃癖气块，遂成五膈。

三棱　莪术各二斤，炮　白术　净青皮　净陈皮各十五两　槟榔　制枳壳　木香各十两

为末，面糊丸梧子大，每五十丸，熟水下。

木香顺气丸　治停饮积滞，调诸气不和。

京三棱炮　石三棱　鸡爪三棱　槟榔　木香　净陈皮　半夏姜制　人参　白茯苓　萝卜子微炒，各二两　白豆蔻仁　砂仁各半两　黑牵牛微炒，头末，五两

细末，姜汁面糊丸梧子大，每五十丸，食后姜汤下。

顺气宽中丸　治阴阳不和，三焦痞膈，气逆涩滞，中满不快，恚气奔急，肢体烦倦。

枳实麸炒　槟榔　三棱煨　莪术煨　麦蘖炒　人参　桑白皮各一两　甘草炙，七钱

为末，二钱服，入盐少许，沸汤点服，无时。

分气丸　治胸膈气痞，痰实不化。

木香　净青皮　净陈皮　白豆蔻仁　砂仁　三棱　莪术并炮　荜澄茄　萝卜子炒，别研　枳实麸炒，各一两　黑牵牛炒，取头末，二两

为末，面糊丸梧子大，每五十丸，姜汤下。

导滞丸　治心腹痞满，停气刺痛，呕吐痰水，可思饮食。

黑牵牛炒，取头末，四两　槟榔半两　净青皮二两　木香二钱半　胡椒半两　三棱两半　丁皮一两

同牵牛末面糊丸，小豆大，每五十丸，空心姜汤下。

三和丸 治三焦不和，气不升降，胸膈痞闷，或伤生冷。

枳实麸炒 槟榔 制半夏各二两 木香 净青皮 净陈皮 赤茯苓 丁皮 萝卜子炒 白术各一两半 三棱四两 莪术三两 白豆蔻仁 沉香 肉桂 藿香各一两 黑牵牛一斤，微炒，取头末半斤

细末，酒糊丸梧子大，每五十丸，食后姜汤下。

木香槟榔丸 疏导三焦，宽利胸膈，破痰逐饮，快气消食。

木香 槟榔 枳壳麸炒 杏仁去皮尖，炒 净青皮各一两 半夏曲 皂角去白，酥炙 郁李仁去皮，各二两

细末，别以皂角四两，用浆水一碗，搓揉熬膏，更入熟蜜少许，和丸梧子大，每五十丸，食后姜汤下。

紫沉通气汤 治三焦气涩，不能宣通，腹胁胀，大便秘。

紫苏叶 枳壳麸炒 净陈皮 槟榔 赤茯苓 甘草炙，各一两 沉香 木香 麦门冬去心 五味子 桑白皮 黄芪 干生姜 薄荷叶 荆芥穗 枳实麸炒，各半两

㕮咀，每半两，水盏半煎，空心温服。

沉香升气散 治一切气不升降，胁肋刺痛，胸膈痞塞。

沉香 槟榔各二钱半 人参半两 白术一两 乌药 麦蘖炒 神曲炒 香附子炒 紫苏叶各一两 诃子煨，去核 大腹皮制炒，各半两 净陈皮 姜黄 甘草炒，各四两 三棱煨 莪术煨 益智炒去壳，各二两 厚朴姜制，二两

细末，二钱服，空心沸汤点下。

沉香降气汤 治三焦痞滞，气不宣畅，心腹痛满，呕吐痰沫，及五噎五膈。

沉香 木香 丁香 藿香 人参 甘草炙 白术各一两 肉豆蔻 砂仁 桂花 槟榔 净陈皮 净青皮 白豆蔻仁 白茯苓各半两 白檀 干姜炮 枳实炒，各二两

㕮咀，三钱服，水一盏，入盐少许煎，无时温服。

《杨氏家藏》**阿魏理中丸** 治一切冷气攻刺，心痛胀满，呕逆。

阿魏二钱半，用面二匙，醋和作饼子，炙黄 三棱煨 莪术煨 净青皮 净陈皮 甘草炙 干姜炮 木瓜 肉桂 白术各一两半

细末，面糊丸，每一两作十五丸，朱砂为衣，每服一丸，细嚼，生姜木瓜盐汤任下。如妇人血气攻刺，煎干姜当归汤下。

通气丸 治气滞胸胁，噎塞满闷，并治小肠气痛。

丁皮 黑牵牛各五两 三棱炮 莪术炮 青皮 陈皮 白术 益智仁各二两 茴香炒 萝卜子炒 砂仁 枳壳麸炒，各一两

细末，面糊丸梧子大，每三十丸，萝卜汤食后下。

导气丸 宣壅导气，除胀满，利大肠。

大黄四两，湿纸裹煨 黑牵牛取头末，二两 胡椒四十九粒 净青皮 净陈皮 蝎梢去毒，炒 茴香炒 干姜炮 甘草炙，各一两 阿魏半钱，用稀面少许，和作饼子干，油煎黄色

细末，蒸木瓜搜匀，丸绿豆大，每服二十丸，温盐汤下，无时。更量虚实加减服。

消胀丸 快气宽中，除腹胀，消宿食。

木香 槟榔 黑牵牛炒 萝卜子微炒，各等分

细末，滴水丸梧子大，每三十丸，生姜萝卜汤下。

三香正气散 治阴多阳少，手足厥冷，气刺胸膈壅塞，心下坚痞，呕哕酸水。

木香 丁香各半两 制炒香附子二两 净陈皮 益智仁 甘草 砂仁 姜制厚朴各一两半 乌药 干姜炮 丁皮 莪术炮，各一两

细末，三钱服，水一盏，姜三片，枣一个，煎服，无时。

《简易》**分心气饮** 治一切气留滞胸膈，不能流畅，以致痞闷噎塞不通，大小便秘，虚药品疏快。

紫苏嫩茎叶四两 羌活 制半夏 肉桂 净青皮 净陈皮

大腹皮　桑白皮炒　木通去节　芍药　甘草炙　赤茯苓各一两

吹咀，三钱服，水一盏，生姜三片，枣一个，灯心十茎煎，温服。《直指》真方有制枳壳、木香、槟榔、莪术、麦门冬、桔梗、香附子、藿香各等分，无羌活、芍药。

消气散　治血气凝滞，心脾不和，腹急中满，四肢浮肿，饮食无味，小便不清。

沉香　木香　人参　制半夏　净青皮　桔梗炒，各半两　净陈皮一两　木通　白茯苓　草果仁炒　大腹皮洗焙　紫苏茎叶各三两

吹咀，三钱，水一盏，姜四片，枣一个煎，空心热服。

附子养气汤　大治久病方愈，上气急满，痰唾稠粘，服此壮脾养气，止呕进食。

附子三两，炮　人参切片　白术煨　白茯苓各一两　木香半两，纸裹炮裂

各切片，四钱服，姜七片，水一盏，枣二个，煎七分，空心服。

归气汤　治气不升降，胸膈痞满，心腹刺痛，不进饮食。

沉香　木香　丁香　白姜炮　川楝子肉炒　肉桂　净陈皮　当归　甘草炙　附子二个六钱者，炮　砂仁　益智仁炒　葫芦巴炒　白术　舶上茴香炒　肉豆蔻煨，各一两

吹咀，三钱服，水一盏，紫苏三叶，木瓜四片，盐少许，煎服。

养气丸　治一切气疾，调脾进食，止脾泄。

木香　丁香各半两　厚朴姜制　麦蘖炒　白豆蔻仁　神曲炒　茴香炒，各一两　甘草炒　诃子炮，去核　干姜炮，各半两　净陈皮一两

细末，面糊丸绿豆大，每五十丸，空心人参汤下。

《百一选》**五香蠲痛丸**　治冷物所伤，脾胃遂成癖气，胸膈痞塞，心腹疼痛。

丁香　藿香　木香　乳香　沉香　桂心　吴茱萸　净青皮　莪术　三棱　枳实麸炒，各一两　硇砂四钱　黑牵牛末三两　净陈皮一两，同巴豆五粒去皮炒黄色，去巴，取一两

细末，面糊丸绿豆大，每三十丸，熟水下。

《直指》**香橘汤**　治七情所伤，中脘不快，胸胁胀满。

净香附炒　制半夏　橘红各二两　甘草炙，三分

㕮咀，三钱，姜五片，枣二个，煎服。

桔梗枳壳汤　治诸气痞结满闷。

制枳壳　桔梗各二两　甘草炒，半两

㕮咀，每四钱，水盏半，姜五片，煎中盏，温服。

痰气 附诸饮

《和剂》**黑锡丹　灵砂丹　青州白丸子　衣砂化痰丸　丁香半夏丸　丁香五套丸　倍术丸　温中化痰丸　枳实理中丸　苏子降气汤　俞山人降气汤　桔梗汤　二陈汤　新法半夏汤　四七汤　茯苓半夏汤**

《澹寮》**顺元散**　治气虚痰盛，不得睡卧，气中痰厥尤宜服。

南星一两，炮　川乌半两　附子半两　木香二钱半

㕮咀，三钱服，水一盏，姜十片煎，热服。

灵砂白丸子　治元气虚弱，痰气上攻，风痰壅盛，呕吐不已。

灵砂　青州白丸子各一两

各研为末，和匀，生姜自然汁打秫米糊，丸梧子大，每三十丸，空心参汤或枣汤下。

暖胃丸　去虚痰，利冷饮。

硫黄研　白矾各一两，同炒　半夏二两，姜汁炒　丁香　茴香炒　木香各一两

细末，姜汁煮面糊丸梧子，每二十丸，空心米饮下。

《济生》**导痰汤** 治痰涎壅盛，或胸膈留饮，痞塞不通。

制半夏四两 南星炮 净陈皮 枳实麸炒 赤茯苓各一两 甘草炙，半两

㕮咀，四钱服，水一盏，姜十片煎，食后温服。一方加青皮。

槟榔散 治胸膈停滞痰饮，腹中虚鸣，食不消化，或呕逆。

槟榔 制半夏 杏仁去皮，炒 桔梗炒 净陈皮 旋覆花 干姜炮 白术各一两 人参 甘草炙，各半两

㕮咀，四钱服，水一盏，姜五片煎，无时服。

枳术汤 治癖气分，心下坚硬如杯，水饮不下者。

肉桂七钱半 附子炮 净细辛 白术各一两 桔梗炒 槟榔 甘草炙，各七钱半 枳实麸炒，半两

㕮咀，四钱服，水一盏，姜七片煎，无时服。

二生汤 专治胃冷停痰。

附子生 半夏生，各等分

㕮咀，每四钱，水一盏，姜十片煎，温服。入木香尤佳。

《御药院》**半夏利膈丸** 治风痰壅甚，头疼目眩，咽膈不利，涕唾稠粘；并酒过停饮，呕逆恶心，胸胁引痛，腹内有声。

白术 人参 白茯苓 白矾生 滑石 贝母各一两 南星两半，生 白附子二两，生 制半夏三两

细末，面糊丸梧子大，每三十丸，食后姜汤下。

法制半夏 消饮化痰，壮脾顺气。

上用大个半夏，汤洗泡七遍，以浓米泔浸一日夜。每半夏一两，用白矾一两半，研细，温水化浸，半夏上留水两指许，频频搅，冬月于暖处顿放，浸五日夜。取出焙干，用铅白霜一钱，温水化，又浸一日夜，通七日尽，取出。再用浆水慢火内煮，勿令滚，候浆水极熟，取出焙干，于瓷石器内收贮。每服

一二粒，食后细嚼，温姜汤下。又一法，依前制成半夏，每一两，用白矾少许，渍半夏，细飞朱砂末淹一宿，敛干焙用，依前法。亦可用生姜自然汁渍，焙用。

《三因》**十枣汤** 治支饮、悬饮，咳嗽痛引胸胁，脉弦者。方见《和剂》及《活人》卷中。

大青龙汤 治溢饮，身体疼重，汗不出，拘急痛。方见《和剂》及《活人》卷中。

小青龙汤 治溢饮、支饮，倚息不得卧，及喘满者。方见《和剂》及《活人》卷中。

五苓散 治脐下有悸者，停饮癫眩，抉吐涎沫。方见《和剂》及《活人》卷中。

参苏饮 治痰饮停积胸膈，咳嗽气促，言语不相续。方见《和剂》卷中。

八味丸 治脾虚不能制肾水，多吐痰唾，而不咳者。

泽泻 茯苓 牡丹皮各三两 桂心 附子炮，各一两 山茱萸肉 山药各四两 熟地黄八两

细末，蜜丸梧子大，每五十丸，空心盐汤下。

破饮丸 治五饮停蓄胸膈，呼吸痛引两胁，胀满气促，九种心痛，腹中诸疾。

荜茇 丁香 胡椒 砂仁 乌梅肉 净青皮 巴豆去皮 木香 蝎梢各等分

上以青皮同巴豆、浆水浸一宿，次日漉出同炒，青皮焦去巴，将所浸水淹乌梅肉炊一饭久，研为膏，丸绿豆大，每十五丸，津液下或姜汤下。

控涎丹 治痰饮停积胸腹，或结为块，喘满不安，痛连胸胁，走注不定，决不可误作风痛瘫缓等证治之。

甘遂去心 紫大戟去皮 真白芥子各等分

为末，面糊丸梧子大，晒干，临卧姜汤或熟水下三十丸，以下利痰饮为愈。

强中丸 治胃脘虚寒，痰饮留滞，痞塞不通，气不升降。

高良姜 干姜炮 净陈皮 青皮各一两 制半夏二两

细末，姜自然汁煮面糊，丸梧子大，每三十丸，姜汤下。一法，前药并不炮制。

枳术汤 治心下坚，大如盘，边如旋盘，水饮所作，名曰气分。

枳实麸炒，一两半 白术三两

㕮咀，四钱服，水一盏煎，温服，其坚即散。

《杨氏家藏》**丁香茯苓汤** 治脾胃虚寒，宿饮留滞，呕吐涎沫，或有酸水，不思饮食。

丁香 木香各一两 干姜炮，两半 附子炮 制半夏 净陈皮 肉桂各一两 砂仁半两

㕮咀，四钱服，水二盏，姜七片，枣一个煎，无时。

《简易》**分涎汤** 治风痰留滞胸膈，喘满恶心，涎唾不利。

净陈皮 罗参 半夏切片，姜制 枳实 苦梗 南星湿纸包煨香熟，各等分

㕮咀，三钱服，水一盏，姜十片煎，食后服。

渫白丸 治胸膈胀满，痰涎不利，头目昏眩。

南星生 半夏生 生硫磺别研，各一两 盆硝 玄精石各半两 附子六钱重，生

细末，入面三两令匀，水调作饼，沸汤内煮令浮，漉出为丸梧子大，每三十丸，姜汤食后下。

茯苓丸 治中脘留伏痰饮，臂痛难举，手足不得转移。

半夏二两 茯苓一两 枳壳麸炒，半两 风化朴硝二钱半

细末，姜汁面糊丸梧子大，每三十丸，姜汤下。风化朴硝一时未易成，但以朴硝撒在竹盘中，少时成水，置当风处即干如芒硝，刮取用即可。

《本事》**化痰丸** 治停痰宿饮。

半夏 人参 白茯苓 白术 桔梗切，姜汁制，各一两 枳

实　香附子　前胡　甘草炙，各半两

细末，半夏姜汁煮糊，丸梧子大，每四十丸，姜汤下。

《百一选》**吴仙丹**　治痰饮上气，不思饮食，小便不利，头目昏眩。

白茯苓　吴茱萸泡去沫，各等分

细末，蜜丸梧子大，每三十丸，熟水、温酒任下。

三仙丸　治中脘气滞，胸膈烦满，痰涎不利，头目不清。

生南星去皮　半夏泡七次，各五两，为末，姜自然汁和搜得所，捏作饼，摊在竹筛内，以楮叶盖之，如酱黄法，令发黄色，晒干收　香附炒毛尽，五两

上用南星半夏曲二两，净香附子一两，为末，煮面糊丸梧子大，每四十丸，食后姜汤下。

破痰消饮丸　治一切停痰留饮。

净青皮　净陈皮　三棱炮　川姜炮　草果面裹煨　莪术炮　良姜湿纸煨，各一两　制半夏三两

为末，面糊丸如梧子大，阴干，每五十丸，姜汤下。

又，治痰热客上焦，多令人昏眩。

前胡　人参　紫苏子　赤茯苓各七钱半　净陈皮　甘草炙　枳壳麸炒　制半夏　木香各半两

㕮咀，三钱，水一盏，姜十片煎，热服。

星砂丸　温中消痰，暖化宿滞生冷果食。夏月可配消暑丸。

南星洗，焙　良姜炒，各四两　砂仁一两

细末，姜自然汁煮面糊，丸梧子大，姜汤下。又方，只用南星、砂仁二味者。

五噎五膈 附翻胃

噎膈者，七情伤于脾胃，郁而生痰，痰与气搏，升而不降，气留咽膈，久则气体虚弱，脾胃冷绝，致成翻胃，危矣。

非硇砂坠痰磨积，刚剂暖胃不可也。详见钤论。

《和剂》**苏合香丸　五膈丸　阿魏丸　五膈宽中散　四七汤　二陈汤　温胆汤　七气汤　四磨汤　分心气饮　膈气散　丁沉透膈汤　谷神嘉禾散　丁香煮散**

《御药院》**十膈气散**　治冷膈，风膈，气膈，痰膈，热膈，忧膈，悲膈，水膈，食膈，喜膈。

人参　白茯苓　肉桂　枳壳麸炒　甘草炙　神曲炒　麦蘖炒　诃子煨，去核　白术　净陈皮　干生姜炮　三棱煨　莪术煨，各一两　制厚朴　槟榔煨　木香各半两

细末，二钱服，入盐一字，汤调。如脾胃不和，腹胁胀满，水一盏，姜七片，枣一个，盐少许，煎服。

通膈散　治五种膈气。

枳实麸炒　肉桂　甘草炙　陈曲炒　诃子肉　白术　赤茯苓　净陈皮　干姜炮　人参　三棱煨　草豆蔻仁　槟榔半生半熟　五味子炒　制厚朴　木香　半夏汤泡洗，和生姜捣如泥，却堆在新瓦上，文武火煅令黄色　郁李仁汤泡去皮，麸炒黄，取净一两

㕮咀，三钱服，水一盏，姜枣煎，盐汤点亦可。

《三因》**沉香散**　治五噎五膈，常服宽中进食。

白术　茯苓各半两　木通　当归　净陈皮　净青皮　大腹皮　大腹子　木香　芍药各二两　甘草炙，一两　白芷　紫苏叶　枳壳麸炒，各三两

为末，二钱服，水一盏，姜三片，枣一个煎，空心温服。

《济生》**五噎散**　治五噎，食不下，呕啘痰多，咽喉噎塞，胸背满痛。

人参　半夏汤泡　桔梗炒　白豆蔻仁　木香　杵头糠　白术　荜澄茄　沉香　枇杷叶去毛　干生姜各一两　甘草炙，半两

㕮咀，三钱服，水一盏，姜七片，同煎，食后温服。

五膈散　治五膈气结，胸膈痞闷，痰逆恶心，不进饮食。

枳壳麸炒　木香　净青皮　大腹子　白术　半夏曲炒　丁

香　南星汤泡　干姜炮　麦蘖炒　草果仁各一两　甘草炙，半两

吹咀，三钱服，水一盏，姜五片煎，温服。

瓜蒌实丸　治胸痞，痛彻背胁，喘急妨闷。

瓜蒌实别研　枳壳麸炒　制半夏　桔梗炒，各一两

细末，姜汁糊丸梧子大，每五十丸，食后淡姜汤下。

入药灵砂　治翻胃呕吐，饮食不下。

灵砂末一两　丁香末　木香末　胡椒末，各半钱

上和匀，枣圈肉杵为丸，绿豆大，每六十粒，姜汤米饮下。

太仓丸　治脾胃虚弱，不进饮食，翻胃不食。

陈仓米一升，用黄土炒，米熟，去土不用　白豆蔻仁二两　丁香一两　砂仁二两

细末，生姜汁丸梧子大，每百丸，食后姜汤下。

《百一选》**安脾散**　治翻胃吐食，及饮食咽酸，日吐黄水。

高良姜一两，以百年陈壁土和水煮干，切片　木香　草果面煨　胡椒　白茯苓　白术　丁香　人参　净陈皮各半两　甘草炙，一两半

细末，二大钱服，空心米饮入盐点服，盐酒亦可。

附子黄芪草果饮　治翻胃，不进饮食。

白术　肉桂　附子炮　良姜　白芍药　草果煨，去皮　制厚朴　白茯苓　黄芪炙，各一两　檀香半两　白豆蔻半两　制半夏三分　甘草炙，三钱

吹咀，四钱服，水一盏，姜五片，枣一个煎，无时服。

《方便集》**香附子散**　治翻胃，不纳饮食。

大附子一枚，切上小截作盖子，勿令碎，以下截剜一窍，安丁香四十九粒在内，以小盖盖之，线绊之，置砂铫内，用生姜汁浸过附子为则，慢火熬至干，取附子为末，和匀，每挑少许，掌心舌舔吃，日十数次。忌毒物、生冷。

《杨氏家藏》**姜合丸**　治中脘停痰，胸膈痞结，欲成翻胃。

木香　附子炮　肉桂　硇砂纸上飞过，各一两　丁香　沉香　荜澄茄　净青皮　净陈皮各半两　茴香二钱半，炒

细末，次入硇砂研匀，酒煮面糊丸，每两作二十丸，每一丸，生姜一块，剜如合子，安药在内，湿纸裹煨令香，去纸放温，细嚼，盐汤下，无时。

《本事》**附子散**　治翻胃。

大附子一个，置砖上，四面着火，渐渐逼热，以附子淬入姜汁中，再逼再淬，约姜汁尽半碗为止，却焙干附子作末，每二钱，水一盏，粟米同煎七分，不过三服即愈。

《直指》**丁香煮散**　治翻胃呕逆。

丁香　石莲肉各十四个　北枣七个，切碎　生姜七片　黄秫米半合，洗

上用水碗半，煮稀粥，去药食粥。

《经验》**夺命回生散**　治五噎五膈，翻胃呕吐不食，服此药多有神效，不可轻视。

拣丁香　川芎　白姜洗泡　神曲　木香　肉桂　罗参各半两　大草果二个，炮，取仁　诃子七枚，取肉　砂仁二十一粒　莪术炮，七钱半　粉草炙，七钱半　巴豆十四粒，去壳心膜，不去油，冷水浸一宿，别研为膏，留钵中

以前十二味，日晒为末，入上钵内，和匀巴豆膏，再筛过，入瓦盒内，以油纸盖盒口，却用黄蜡和松脂溶，如法封固，每以十二月上辰日，或初八黄道生炁天月二德日，至诚修合于高爽地上，埋土中三尺，至次年六月中伏节，择吉日清明时取出，向当风处摊去湿气，以不漏瓦瓶收贮密封。壮实人每服用半钱，临卧睡沸汤调半盏，顿服，仰卧片时，徐以温白粥压下；虚羸弱，只服一字，二三服即能进食，止呕吐。徐以宽中散、丁沉透膈汤、橘皮煎丸、厚朴煎丸等兼进，佐助胃气。忌生冷、鱼腥、粘腻并硬物。一两月，则全可安。妇人不可服。

《经验》**附子丁香散** 治翻胃吐逆，脏腑泄泻等疾。

附子一两，炮 丁香 白术 干姜炮 肉豆蔻煨，各半两 甘草三钱

粗末，三钱服，水一盏，姜五片煎，空心服。

永类钤方卷第十三

呕吐

《和剂》理中汤　丁附治中汤　丁香煮散　藿香半夏散　香薷散　六和汤　四君子汤　参苓白术散　丁沉养脾丸　丁香五套丸　丁沉透膈汤　嘉禾散　藿香正气散

《济生》丁香半夏丸　治胃寒呕吐，吞咽酸水。

丁香一两　干姜炮　净陈皮　制半夏各二两　白术一两半

细末，姜自然汁打糊，丸梧子大，每五十丸，姜汤下。

大藿香散　治七情伤感气郁，变成呕吐，或作寒热，眩晕，痞满不进饮食

藿香　半夏曲　白术　木香各一两　白茯苓　桔梗炒　人参　枇杷叶去毛　肉桂　甘草炙，各半两

为末，三钱服，水一盏，姜五片，枣一个煎，温服。

旋覆花汤　治中脘伏痰逆眩晕。

旋覆花去梗　制半夏　净陈皮　干姜炮，各一两　槟榔　人参　甘草炙　白术各半两

㕮咀，四钱服，水一盏，姜七片，煎服，无时。

竹茹汤　治胃受邪热，心烦善冷，呕吐不止。

葛根三两　制半夏二两　甘草炙，一两

㕮咀，四钱服，水一盏，入竹茹一小块，姜五片，煎取清汁，冷服无时。

玉浮丸　治男子妇人脾胃虚弱，一切呕吐。

人参　姜蚕炒去丝　白术　干姜炮　丁香　肉豆蔻面裹煨　净陈皮　白豆蔻仁　麦蘖　附子　木香　南星　槟榔　制半夏　甘草各等分

细末，入生面一分拌匀，用生姜自然汁搜和，沸汤内煮令浮，亟和丸如梧子大，每五十丸，姜汤下，无时。病甚者，不过三服。恶热药者，去附子；大便秘者，除肉豆蔻。

胃丹　真阳虚惫，心火怯弱，不养脾土，冲和失布，胃气虚寒，胸膈痞塞，不食而胀满，或已食不消，痰逆呕吐不已。凡脾胃虚弱呕吐，将成翻胃并治。

大块好朱砂五十两　罗参　砂仁　肉豆蔻　荜澄茄　白豆蔻仁　红豆　高良姜炒　附子炮　白术　制厚朴　丁香　藿香　五味子　干姜炮　胡椒　益智仁　草果仁　麦门冬去心　净陈皮各四两

上件如法修制，锉如豆，入石锅内，用白蜜五斤，以药一半，同蜜拌匀入锅内，以夹生绢袋盛，朱砂悬于其内，以桑柴火重汤煮四日四夜，换蜜五斤，入前药一半和匀，再煮三日三夜，取砂淘净焙干，入乳钵内，以玉槌研十分细，米粽为丸绿豆大，阴干。每十粒，加至十五粒，空心人参汤下，或枣汤下。如呕吐，淡姜汤下。忌食猪羊等血。

《活人》生姜橘皮汤　治干呕哕，或致手足厥冷。又方，见《活人》卷中。

枣合丸　治脾胃虚冷呕哕。

丁香半两　制半夏一两　胡椒二钱　干姜二钱，炮　木香二钱

细末，姜汁浸蒸饼为丸，每两分作十五丸，每一丸，用大枣一个去核，入药在内，湿纸裹煨香熟，细嚼，生姜汤下。

咳嗽 附见齁齁咳血

《和剂》**败毒散　金沸散　华盖散　参苏饮　三拗汤　小青龙汤　杏子汤　杏参散　细辛五味汤　玉液丸　玉芝丸　款冬花散　胡椒理中丸　钟乳补肺汤　温肺汤　人参养肺丸　温中化痰丸　养中汤　人参润肺丸　人参清肺汤**

《简易》**九宝汤**　治老人小儿素有喘急，遇寒暄不常，发则连绵不已，咳嗽哮吼不得睡。

麻黄　净陈皮　脑荷各一两　肉桂　紫苏　杏仁去皮　桑白皮　大腹子连皮　甘草各半两

㕮咀，三钱服，姜三片，乌梅半个煎，温服。《直指》入童便半盏同煎，尤妙。

秘方**平肺汤**　治肺气上壅，喘嗽痰实，寒热往来，咽干口燥。

紫苏　陈皮各一两　制半夏　桔梗炒　杏仁炒　乌梅肉　紫菀　桑白皮蜜炙　知母　五味子　罂粟壳去蒂，蜜炒，各七钱半　甘草炙，半两　薄荷七钱半

㕮咀，三钱服，水一盏，姜三片煎，食后温服。

《济生》**橘苏散**　治伤风咳嗽，身热有汗，恶风，脉浮数，有热服杏子汤不得者。

橘红　紫苏叶　杏仁去皮　五味子　制半夏　桑白皮炙　贝母去心　白术各一两　甘草炙，半两

㕮咀，四钱服，水一盏，姜五片，煎服，无时。

白术汤　治五脏受湿，咳嗽痰多，气喘，身体重着，脉濡细。

白术二两　五味子　制半夏　白茯苓　净陈皮各一两　甘草炙，半两

㕮咀，四钱服，水一盏，姜五片煎，温服无时。

团参饮子　治忧思喜怒，饥饱失宜，致伤脾肺，咳嗽脓

血，憎寒壮热，渐成劳瘵。

人参　紫菀洗　阿胶蛤粉炒　百合蒸　细辛　款冬花　杏仁去皮尖，炒　天门冬汤浸，去心　制半夏　经霜桑叶　五味子各一两　甘草炙，半两

㕮咀，四钱服，水一盏半，姜五片煎，食后温服。气嗽者，加木香；唾血而热，加生地黄；唾血而寒，加钟乳粉；疲极咳嗽，加黄芪；损肺唾血，加没药、藕节；呕逆腹满不食，加白术；咳而小便多，加益智仁；咳而面浮气逆，加沉香、陈皮。

葶苈散　治咳唾脓血，喘息不得睡。方见肺痈门。

桔梗汤　治咳唾脓血。咽干多渴。大小便赤涩。方见肺痈门。

人参荆芥散　肺感风邪，上壅咳嗽，头目不清，语音不出，咽干项强，鼻流清涕。

荆芥穗　麻黄去根节　细辛　桔梗炒　净陈皮　制半夏　杏仁去皮尖　人参　通草　甘草炙，各半两

㕮咀，四钱服，水一盏半，姜五片煎，食后无时。

紫菀茸汤　治饮食过度，或食煎煿，邪热伤肺，咳嗽咽痒，痰多唾血，喘急胁痛不得睡卧。

紫菀茸　经霜桑叶　款冬花　百合蒸焙　杏仁去皮尖　阿胶蛤粉炒　贝母去心　蒲黄炒　制半夏各一两，犀角镑　甘草炙　人参各半两

㕮咀，四钱服，水盏半，姜五片煎，食后温服。

泻白散　治肺脏气实，心胸壅闷，咳嗽烦喘，大便不利。

桑白皮炙　桔梗炒　地骨皮　瓜蒌子　升麻　制半夏　杏仁去皮尖　甘草炙，各半两

㕮咀，四钱服，水盏半，姜五片煎，食后温服。

《御药院》**蜡煎散**　顺肺气，利咽膈，止咳嗽，化痰涎。

款冬花　紫菀洗焙　甘草炙，各七钱半　五味子炒，半两　桑

白皮炒　桔梗　杏仁去皮，炒　紫苏叶各一两

吹咀，四钱服，水一盏，入黄蜡少许同煎，食后临卧温服。

八味款花散　治肺经寒热不调，涎嗽不已。

款冬花洗焙　紫菀　五味子　甘草炙，各七钱半　桑白皮炒　麻黄去节　杏仁泡去皮，炒　紫苏叶各一两

粗末，五钱服，水盏半，入黄蜡皂子大，煎一盏，热服。《直指》去麻黄、杏仁、紫苏、甘草，加人参等分，蜜丸。

紫参丸　治远年日近咳嗽，诸药不效者。

紫参　甘草炙　桔梗各一两　五味子　阿胶炒，各半两　肉桂　乌梅肉　杏仁泡去皮炒，各二钱半

细末，蜜丸，每两分作十五丸，每丸用新绡裹，噙津咽。

《杨氏家藏》**泻白散**　治肺气上奔胸胁，喘满咳嗽，甚则头面浮肿，小便不利。

桑白皮炙　紫苏叶　人参　防己　甜葶苈炒　制半夏　麻黄去根节，各一两　甘草炙，半两　净陈皮　吴茱萸泡焙，各七钱半

吹咀，四钱服，水一盏，姜三片煎，食后温服。

大降炁汤　治上盛下虚，膈壅痰实，喘嗽，咽干不利。

紫苏子微炒　川芎　细辛　前胡　当归洗焙　制厚朴　桔梗　白茯苓　半夏曲　净陈皮　甘草炙，各等分

吹咀，三钱服，水一盏，姜五片，紫苏五叶，同煎温服。

《百一选》**人参饮子**　治感冒咳嗽，寒热壅盛。

人参　桔梗　制半夏　五味子　赤茯苓　白术各一两　制枳壳　甘草炙，各半两

吹咀，三钱服，水一盏，姜五片煎，空心服。治寒壅者，加杏仁不去皮、紫苏各半两。大抵嗽未易汗，唯寒可汗，恐伤津液也。

人参紫菀汤　治肺气不调，咳嗽喘急，久不愈者。

人参一分　紫菀　款冬花　杏仁各半两　五味子　甘草　桂枝各一分　砂仁　罂粟壳去瓤，姜炒，各一两

㕮咀，四钱服，水一盏，姜五片，乌梅二个，煎服。

《澹寮》**五拗汤**　治感寒咳嗽，肺气喘急。

麻黄不去节　杏仁不去皮尖　甘草生　桔梗　荆芥穗各等分

㕮咀，姜三片煎，温服。咽喉痛甚者，煎熟后加朴消少许。一方去桔梗、荆芥，用半夏、枳实等分。

《直指》**温肺汤**　治肺虚感冷，咳嗽吐痰。

干姜　肉桂　甘草炙　制半夏　净陈皮　五味子　杏仁去皮尖，各一两　细辛　阿胶炒，各半两

㕮咀，三钱服，姜枣煎服。

加味理中汤　治肺胃俱寒，咳嗽不已。

人参　白术　干姜不炒　甘草炙　制半夏　茯苓　净陈皮　细辛　五味子各等分

㕮咀，三钱服，姜枣煎，食前服。

《本事》**天门冬丸**　止嗽，润肺，安血。治吐血，咯血。

天门冬一两　甘草　杏仁炒　贝母　白茯苓　阿胶炒，各半两

细末，蜜丸弹子大，每丸咽津含化，日夜可十丸，无时。

治久嗽方。

款花蕊　人参　北五味炒　紫菀　桑白皮　或加胡桃肉　杏仁　松子仁别研

成末，炼蜜作膏，入少姜自然汁，时时含化以润之，长幼用之，有奇效。

《简易》**黄丸子**　消痰定喘，及齁船。

雄黄研　雌黄研，各一钱　山栀仁七个　绿豆四十九粒　明信一字，研，并生用

为末，糊丸绿豆大，每二丸，生薄荷茶清冷下，临卧服。

紫金丹　治同上。

明信一钱半，研飞如粉　软豆豉一两，研成膏

二味同杵匀，丸如麻子大，每五七粒至十粒，量长幼服，并茶清冷下，临卧。

《直指》**桑白皮散**　治上焦有热，壅血腥闷，嗽声连并，气不得透。

薄荷　桔梗　川芎　防风　桑白皮炒　北前胡　紫胡　紫苏　赤茯苓　制枳壳各一分　甘草炙，一分半

锉散，三钱服，姜枣煎服。

《澹寮》**贝母散**　治热嗽。

知母新瓦上焙　贝母巴豆七粒同炒，略熟去巴豆，各一两

锉散，饧糖一块，同煎服。一方以二母为末，入巴霜少许，生姜二片夹药，临卧嚼津下。

喘　急

《澹寮》云：喘有三，热喘发于夏，不发于冬；冷喘则遇寒而发；水喘停饮，胸膈满闷，脚先肿也。

《和剂》**三拗汤**　**华盖散**　**人参定喘汤**　**苏子降气汤**　**分气紫苏饮**　**紫苏子丸**　**四磨汤**　**金沸草散**

《济生》**杏参饮**　治因堕坠惊恐，或渡水跌仆，疲极筋力喘急。

人参　桑白皮　净陈皮　大腹皮　槟榔　白术　诃子面煨取肉　制半夏　桂心　杏仁去皮，炒　紫菀洗　甘草炙，各等分

㕮咀，四钱服，水一盏，姜五片，紫苏七叶煎，温服。

紫苏子汤　治忧思过度，邪伤脾肺，心腹膨胀，喘促烦闷，肠鸣气走，漉漉有声，大小便不利，脉虚紧而涩。

紫苏子一两　大腹皮　草果仁　制半夏　制厚朴　木香　净陈皮　木通　白术　枳实炒　人参　甘草炙，各半两

㕮咀，四钱服，水一盏，姜五片，枣二个，煎服，无时。

四磨汤　治七情伤感，上气喘息，妨闷不食。

人参　槟榔　沉香　天台乌药

上四味，浓磨水取七分盏，煎三五沸，放温服，或下养正丹尤佳。

葶苈散　治饮酒过度，过食煎煿，致肺壅喘不得卧；及肺痈，咽燥不渴，浊唾腥臭。

甜葶苈炒　桔梗　瓜蒌子　升麻　薏苡仁　桑白皮炙　葛根各一两　甘草炙，半两

㕮咀，四钱服，水一盏半，姜五片煎，食后温服。

《御药院》**团参散**　治肺气不利，咳嗽上喘。

紫团参　款冬花　紫菀茸各等分

细末，二钱服，水一盏，乌梅一个煎，空心温服。

《三因》**神秘汤**　治上气喘急不得卧者。

净陈皮　桔梗　紫苏　人参　五味子各等分

㕮咀，四钱服，水煎服。《直指》加槟榔、桑白皮、制半夏、甘草，姜五片煎。

葶苈大枣泻肺汤　治肺痈，胸膈胀满，上气喘急，身面目俱浮肿，鼻塞声重，不知香臭。

葶苈炒令黄

研细，丸如弹子大，水三盏，枣十个，煎一盏，去枣入药，煎七分，食后服。法令先投小青龙汤三服，乃进此药，即《济生》葶苈散，汤使不同。

《活人》**五味子汤**　治喘促，脉伏而厥者。方见《活人》卷中。

《澹寮》**观音梦感参桃汤**　治肺虚痰喘气乏。

拣罗参一寸　胡桃肉二个，去壳不剥皮

切碎，姜五片，枣二个，食后临卧服。盖人参定喘，带皮胡桃敛肺。出《夷坚志》。

咳　逆

《活人》**竹茹汤**　治哕逆。

半夏生姜汤　治哕欲死。

橘皮干姜汤　治哕。以上三方并见《活人》卷中。

《三因》**丁香散**　治哕逆噎汗。

丁香　柿蒂各一钱　甘草炙　良姜各半钱

细末，二钱服，热汤点服，无时。

《济生》**羌活附子散**　治吐利后，胃寒咳逆。

羌活　附子炮　茴香炒，各半两　干姜炮　丁香各一两

为末，二钱服，水一盏，盐少许，煎七分，空心热服。《活人》去丁香，用木香。《三因》二香并用。

橘皮汤　治吐利后，胃虚膈热而咳逆者。

净陈皮二两　人参　甘草炙，各半两

㕮咀，四钱服，竹茹一块，姜五片，枣二个煎，温服。

柿蒂汤　治胃膈痞满，咳逆不止。

柿蒂　丁香各一两

㕮咀，四钱服，水一盏，姜五片，煎服，无时。

霍　乱

《和剂》**理中汤**　**姜附汤**　**治中汤**　**藿香正气散**。中暑，**枇杷叶散**　**五苓散加生姜**。暑湿，**藿香正气散**打和**黄连香薷散**，亦名**二香散**。

《济生》**通脉四逆汤**　治霍乱多寒，肉冷脉绝。

吴茱萸炒，二两　附子炮，一两　桂心　木通　净细辛　白芍药　甘草炙，各半两　当归三钱

㕮咀，四钱服，水一盏，姜七片，枣一个煎，温服。

加减理中汤　治过食生冷寒浆，遂成吐下，胀满，食不消，心腹痛。

人参　甘草炙　干姜炮　白术各等分

锉散，四钱服，水煎，温服无时。脐上筑者，肾气动也，加桂一两，去术。吐多者，去术，加生姜、半夏各半两。利多者，仍用术。心悸者，加茯苓一两。渴水者，倍术一两。腹痛者，倍干姜一两。腹满者，去术，加附子炮、厚朴制各半两。病退而不食者，加白豆蔻仁、净陈皮、麦蘖炒各半两。

麦门冬汤　治霍乱已愈，烦热多渴，小便不利。

麦门冬去心　净陈皮　制半夏　白茯苓　白术各一两　人参　甘草炙，各半两　小麦半合

㕮咀，四钱服，水盏半，姜五片，乌梅少许煎，温服。

《三因》**七气汤**　治七气郁结，五脏互相刑克，阴阳不和，挥霍变乱，吐利交作。

制厚朴　制半夏　桂心各三两　茯苓　白芍药各四两　紫苏叶　净陈皮各二两　人参一两

㕮咀，四钱，水一盏，姜七片，枣一个，空心热服。

《直指》**木瓜汤**　治霍乱吐利，转筋扰闷。

酸木瓜一两　茴香一分，微炒　甘草炙，二钱　吴茱萸泡焙，二两

上锉，四钱服，姜五片，紫苏十叶，水煎，空心服。

姜盐饮　治霍乱欲吐不吐，欲泻不泻，痰壅腹胀绞痛。柳宗元名**三死丸**。

盐一两　生姜各半两

同炒色变，水煎温服。甚者，加童便一盏同煎，温服。

盐汤法　治同上。

先以盐汤一盏顿服，令吐尽，以理中汤倍加净陈枳壳，咽苏合香丸。若喘胀甚者，古方用来复丹，取其疏利。多则大温，莫若姜汤下苏感丸为愈。又，炒热盐二碗，纸帛包，放胸前及腹肚上，以熨斗熨之，更炒盐熨其背，甚效。

既济汤　治霍乱后，虚烦不得眠。

人参　甘草　淡竹叶炙，各四钱　麦门冬去心，一两　附子炮，半两　制半夏三钱

㕮咀，四钱服，水一盏，姜五片，粳米百粒煎，空心温服。

青金丹　治霍乱呕逆。

水银八钱　硫黄一两，同入无油铫内炒，交结成砂

为末，以粽杵元梧子大，每三十丸，生姜陈皮煎汤下。

泄　泻

《和剂》**理中汤　藿香正气散　参苓白术散　戊己丸　大已寒丸　豆附丸　肉豆蔻散　金锁正元丹　来复丹　胃风汤　理中丸　震灵丹**

六和汤　治心脾不调，气不升降，霍乱呕吐，或致泄泻，寒热交作，小便赤涩。方见诸暑门。

胃苓汤　治感暑夹食，泄泻烦渴。

《局方》平胃散、五苓二药相半，入盐少许，水煎服。细末，沸汤调亦可。

《济生》**加减五苓散**　治伏暑发热，冒湿泄泻，或烦渴，小便不利。

赤茯苓　泽泻　猪苓　肉桂各去皮　白术各一两　车前子半两

㕮咀，四钱，水一盏，姜五片煎，温服无时。或咽下来复丹，亦好。

《百一选》**大藿香散**　治一切脾胃虚寒，呕吐，霍乱，心腹撮痛，如泄泻不已，最能取效。

藿香　木香　制青皮麸炒　神曲炒　人参　肉豆蔻面裹煨　良姜炒　麦蘖炒　诃子煨，去核　白茯苓　甘草炒　制厚朴　净陈皮各一两　干姜炮半两

细末，四钱服。吐逆，泄泻不下食，或呕酸苦水，煨生姜

半块，盐一捻，水煎服；水泻，滑泄，肠风脏毒，陈米饮入盐，热调下；赤白痢，煎甘草黑豆汤下。脾胃虚冷，宿滞酒食，痰气作晕，入盐少许，嚼姜枣汤热服；胃气吃噫，生姜自然汁入盐点服此药，大能顺气消食，利膈开胃。

厚肠丸 治泄泻不止。

白龙骨 干姜炮 附子炮 制厚朴 诃子炮，去核 肉豆蔻面煨 净陈皮各等分

细末，酒糊丸梧子大，每五十丸，米饮下。

补脾丸 治滑泄不禁。

白术 赤石脂 肉豆蔻面煨 制厚朴 干姜炮，各一两 荜茇 神曲炒 麦蘖炒 附子炮，各半两

细末，醋糊丸梧子大，早晚空心，每五十丸，米饮下。

《济生》**火轮丸** 治肠胃虚寒，心腹冷痛，泄泻不止。

干姜炮 附子炮，各等分 肉豆蔻面裹煨

细末，米糊丸梧子大，每五十丸，空心米饮下。

禹余粮丸 治胃肠虚寒，滑泄不禁。

禹余粮石煅 赤石脂煅 龙骨 荜茇 诃子面裹煨 干姜炮 附子炮 肉豆蔻面煨

细末，醋糊丸梧子大，每七十丸，空心米饮下。

豆附丸 治脏腑虚寒，泄泻不止，气体困乏，不食。

肉豆蔻面煨 附子炮 良姜炒 诃子面煨 干姜炮 赤石脂煅 阳起石煅 龙骨生 白矾枯，各二两 白茯苓 肉桂 细辛各一两

细末，酒煮面糊丸梧桐子大，每七十丸，空心米饮下。

诃黎勒丸 治大肠虚冷，泄泻不止，胁腹引痛，饮食不化。

诃子面煨 附子炮 肉豆蔻面煨 木香 吴萸炒 龙骨生 白茯苓 荜茇各半两

细末，姜煮糊丸梧子大，每七十丸，空心米饮下。

戊己丸 脾胃不足，湿热乘之，泄泻不止，米谷不化，腹鸣腹痛。

黄连 吴茱萸 白芍药等分

细末，米糊丸梧子大，每五十丸，空心米饮下。

白术附子汤 治肠胃虚湿，肠鸣泄泻，或多自汗。

白术二两 附子炮 茯苓等分

㕮咀，四钱服，水盏半，姜七片，枣一个煎，温服无时。

四柱散 治元脏气虚，真阳耗散，腹脐冷痛，泄泻不止。

白茯苓 附子炮 人参 木香各一两

㕮咀，三钱，每服水一盏半，姜五片，盐少许煎，空心服。滑泄不止，加豆蔻、诃子煎，名曰六柱散。

加味治中汤 治脾胃不足，饮食不节，过食生冷，肠鸣腹痛，泄泻注下。

干姜炮 白术 净青皮 净陈皮 砂仁各一两 人参 甘草炙，各半两

㕮咀，四钱服，姜五片，枣一个煎，温服无时。或兼进感应丸。

《澹寮》**四神丸** 治肾泄，脾泄。

肉豆蔻生，二两 破故纸炒，四两 木香半两 茴香炒，一两

细末，生姜煮枣肉，丸梧子大，盐汤下。一方去木香、茴香，入神曲、麦蘖，如前作丸。

《本事》**二神丸** 治脾肾虚泄，全不进食。

破故纸炒，四两 肉豆蔻二两，生

细末，肥枣四十九个，生姜四两切，同煮，枣烂去姜，取枣肉研膏，入药和丸梧子大，每五十丸，盐汤下。

五味子散 治肾泄。

五味子二两 吴茱萸半两，细粒色绿者

上炒香为末，二钱服，陈米饮下《局方》震灵丹。

曲蘖丸 脏腑受风湿，泄泻不止。

芎䓖　神曲　白术　附子各等分

细末，糊丸梧子大，每五十丸，米饮下。

《简易》**九宝饮子**　分利水谷，止泄泻。

罂粟壳蜜炙　青皮　陈皮　木通各一两二钱　车前子略炒　黄芪微炒　制厚朴　粉草各二钱半

㕮咀，三钱服，水一盏煎，温服。

《直指》**实肠散**　治泄泻不止。

制厚朴一两半　肉豆蔻　诃子炮　砂仁　净陈皮　制苍术　茯苓各一两　木香半两　甘草四钱

㕮咀，三钱服，姜枣煎。手足冷，加干姜炮。

姜附汤　治冷证泄泻。

附子炮　干姜炮，各等分

㕮咀，三钱服，水煎，空心温服。

术附汤　湿证泄泻。

白术二两　甘草炙，一两　附子炮，七钱半

㕮咀，三钱服，姜七片，水煎，空心温服。

《御药院》**椒艾丸**　治脏腑虚寒，泄利不止。

制净艾一两半　川椒炒，去目　干姜　赤石脂　炮附子各一两

为末，外用乌梅肉二两半，醋浸蒸研，更入枣肉、蜜少许，和前末丸梧子大，每服二十丸，米饮下。

秘　结

《和剂》**脾约麻仁丸　半硫丸　三和散**

《济生》**枳壳丸**　治肠胃风气壅盛，大便秘实。

皂角一挺，去黑皮、弦，炒　枳壳制炒　大黄炒　羌活　木香　净陈皮　白芷　桑白皮蜜炙

细末，蜜丸梧子大，每七十丸，空心米饮或姜汤下。

橘杏丸　治老人气秘，大便不通。

净陈皮取末　杏仁泡去皮尖，各等分

细末，蜜丸，每七十丸，空心米饮下。

紫苏麻仁粥　能顺气滑大便。

紫苏子　麻子仁

二味随多少，研烂，水滤取汁，煮粥食之。

槟榔散　治肠胃受湿，大便秘涩。

槟榔不拘多少

为末，每服二钱，蜜汤点服，无时。

润肠丸　治发汗过多，耗散津液，大腑秘结。

肉苁蓉酒浸焙，二两　沉香别研，一两

为末，用麻仁汁作糊，丸梧子大，每七十丸，米饮下。

槟榔丸　治大肠实热，气壅不通，心腹胀满，大便秘结。

槟榔　大黄蒸　麻子仁炒去壳，别研　制枳实　羌活　牵牛炒　杏仁去皮尖，炒　白芷　黄芩各一两　人参半两

为末，蜜丸梧子大，每四十丸，空心熟水下。

《杨氏》**滋肠五仁丸**　治津液枯竭，大肠秘涩，传导艰难。

桃仁　杏仁去皮尖炒，各一两　柏子仁半两　松子仁一钱二分半　郁李仁一钱，炒　陈皮四两，别为末

上以五仁别研成膏，入陈皮末研匀，蜜丸梧子大，每五十丸，空心米饮下。

一方，杏仁去皮尖　郁李仁　酸枣仁炒　柏子仁炒　麻仁炒，各一两，净

为末，糊丸梧子大，空心米饮五十丸。

润肠汤　治大便秘涩，连日不通。

麻仁一盏半，研，水浸滤去皮，取浓汁　脂麻半盏，微炒研，水浸取浓汁　桃仁汤浸去皮，麸炒黄，研如泥　荆芥穗细末，各一两

上前药入盐少许同煎，可代茶饮之，以利为度。

《直指》润肠丸　治大便秘涩不通。

杏仁去皮尖，炒　制枳壳　麻仁　净陈皮各半两　阿胶炒

防风各二钱半

细末，蜜丸梧子大，每五十丸，苏子汤、荆芥汤任下。

《活人》**蜜导法**　方见《活人》集要。

《简易》**顺气丸**　治三十六种风，七十二般气，上热下冷。

痢

《和剂》**生料五苓散**　**黄连香薷散**　**败毒散**　**苏苓散**　**二香散**　**苏感丸**　**水煮木香丸**　**香连丸**　**黄连阿胶丸**　**驻车丸**　**大断下丸**　**戊己丸**　**胃风汤**　**养脏汤**　**诃黎勒散**　**木香散**　**痢圣散子**　**地榆散**　**神效参香散**　**六和汤**。

《济生》**乌梅丸**　治热留肠胃，腹脐疞痛，下痢纯血，或过服热药，蕴毒于内，渗成血痢。

乌梅肉二两　黄连三两　当归　制枳壳各一两

细末，醋糊丸梧子大，每七十丸，空心米饮下。

当归丸　治冷留肠胃，下痢纯白，腹痛不止。

当归酒浸　芍药　附子炮　白术　干姜炮　厚朴制　阿胶蛤粉炒，各一两　乌梅肉二两

细末，醋糊丸梧子大，每五十丸，空心米饮下。

香茸丸　治血衰弱，下痢危困。

麝香半钱，研入　鹿茸燎去毛，酥炙，一两

以茸为末，方入麝香，用灯心煮枣肉为丸梧子大，每五十丸，空心米饮下。每料添滴乳香半两，尤好。

茜根丸　治一切毒痢，及蛊注下血如鸡肝，心烦腹痛。

茜根洗　升麻　犀角镑　地榆洗　当归洗　黄连　制枳壳　白芍药各等分

细末，醋煮米糊丸如梧子大，每七十丸，空心米饮下。

《御药院》**豆蔻丸**　治脾胃虚弱，脏腑频滑，下痢赤白。

木香　赤石脂　干姜　砂仁　制厚朴　肉豆蔻面裹煨，各一两

细末，醋糊丸梧子大，每六十丸，空心米饮下。

椒艾丸 治脏腑虚寒，泄利不止。方见泄泻门。

杨氏**圣枣子** 治一切下痢，脐腹疼痛。一方乳香一两研，肉豆蔻二两煨，作末，陈仓米糊丸，效。

木香二钱半 乳香别研 没药别研，各一钱 肉豆蔻二个，面煨

细末，每一钱，干枣一个去核，先入一半药末在内，次入水浸巴豆半枚，再入药末半钱，合定，用油饼面裹一指厚，煨熟为度，去面、巴豆不用，只细嚼枣药，米饮下。

《三因》**固肠汤** 治冷热不调，下痢赤白。

罂粟壳三两，醋浸炙 制枳壳 白芍药各二两 净陈皮 当归 甘草各一两 诃子 木香 人参 白姜炮，各半两

㕮咀，每四钱，水一盏，煎七分，空心温服。

《本事》**灵砂丹** 治一切积痢。

硇砂 朱砂并研极细，各二钱半

用黄蜡半两，巴豆三七粒去皮膜，同入银石器内，重汤煮一伏时，以巴豆紫为度，减去二七粒，存一七粒，与前药合研匀，再溶蜡匮药，每旋丸绿豆大，每三丸至五丸，水泻姜汤下，白痢艾汤，赤白痢乌梅汤服，空心。服毕，停一时进食物。若疟疾，乳香汤下。

木香散 治隔年痢不止，并治血痢尤佳。

木香用黄连半两，各锉，炒 甘草炙，一两 罂粟壳锉，用生姜半两同炒

细末，入麝香少许，每二钱，陈米饮调下。佛智和尚方。

《直指》治痢，《简易》要诀云：痢始于物积气滞，又因伤暑伏热，酒面炙煿，蕴结而成。物积，用巴豆、大黄；气滞，用枳壳、桔梗、青皮、莪术；二者兼济，佐以黄连阿胶丸，皆厚润大肠之要药。经以木香、茯苓、砂仁、白豆蔻、陈皮、甘草开胃气以进食，又必观脉之洪数大小，证之冷热虚实。凡诸

热痢、血痢，及痢后大肠里痛，用萝卜切开，研滤清汁一盏，蜜水相半一盏同煎，早午食前服，日晡以米饮下黄连阿胶丸百粒。无生萝卜，以子代。又热痢，以隔年白梅，并好茶蜜水各半煎服。冷痢，生姜汁蜜水各半煎服，仍兼木香、生肉豆蔻为佐。

姜茶治痢，盖姜能助阳，茶能助阴，二者能消散平阴阳，不问赤白冷热，暑毒食毒。

老生姜切如豆，与茶芽等分，新水煎服。东坡医文潞公效方。

《经验》治痢。

用腊茶不拘新旧多少，细研，赤痢用蜜同水煎，白痢用连皮生姜研自然汁同水煎，一盏煎半盏，空心服，即效。

又，胃苓汤，姜枣煎七分，嚼姜枣和滓服。

秘传香连丸 治赤痢。

南木香二两 宣连四两 生姜皮四两

上锉，先铺生姜瓦石锅底，次铺黄连姜上，又铺木香在黄连上，新井水三碗，煎干，不可搅动，候干取出，三味焙干为末，陈仓米粉醋煮糊，丸梧子大，每七十丸，空心米饮下。

艾姜丸 治白痢。

陈艾叶四两 干姜炮，二两

为末，醋煮仓米糊丸，如上法。二方多取奇效。

陈良浦管见**神仙断下丸** 治三色痢。

净黄连一斤 南木香五斤

上二味大锉，用水一斗五升，银石器内同煮干，分作三处。赤痢，用黄连为末，神曲打糊，丸梧子大，名黄连断下丸；白痢，用木香为末，神曲糊丸，名木香断丸；赤白痢，木香、黄连末，神曲糊丸。各件每七十丸，米饮空心下。小儿丸如黍米大，加减服。

肠风下血

《和剂》**肠风黑散　胃风汤　黑玉丹　槐角丸**。伏暑，**黄连香薷散**。冷热不调，**香连丸**。蕴热，**三黄丸**。

败毒散　治风热流入大肠经，下血不止。若酒食毒，加巴豆炒黄连，去巴豆不用。

震灵丹　正华白丹　治脏腑虚损，大肠不收，久作肠风下血。二药夹用前不换金正气散加川芎吞下。

真人养脏汤加生槐花　治肠风冷热不调，下血。

酒蒸黄连丸、黄连阿胶丸，茯苓茯神煎汤下，治诸下血，腹痛。痛即是血，多服为佳。

理中汤，或加附子或木香，治虚冷肠风。

芎归汤　加茯苓、槐花，治热证；加茯苓、木香，治冷证。

小乌沉汤、枳壳散、参苓白术散、四君子汤　四件夾和姜枣煎，治诸下血。并见《直指方》。

《济生》**乌梅丸**　治大便下血不止。

乌梅三两，烧存性

为末，醋煮米糊丸梧子大，每七十丸，空心米饮下。

蒜连丸　治脏毒下血。

净黄连随多少，为末　独头蒜一个，煨熟

研和杵烂，丸梧子大，每四十丸，空心陈米饮下。

加减四物汤　治肠风下血不止。

侧柏叶　生地黄洗　当归酒浸　川芎各一两　制枳壳　荆芥穗　槐花炒　甘草炙，各半两

㕮咀，四钱服，水一盏，姜三片，乌梅少许，同煎，空心温服。一方，四物汤加防风、乌梅煎，取效。其中有加制香附子者佳。

香梅丸　治肠风脏毒下血。

乌梅同核烧灰存性　白芷　百药煎烧灰存性，各等分

细末，米糊丸梧子大，每七十丸，空心米饮下。

断红丸 治脏腑虚寒，下血不止，面色痿黄，日渐羸瘦。

侧柏叶炒黄 川续断酒浸 鹿茸燎去毛，醋煮 附子炮 黄芪 阿胶蛤粉炒 当归酒浸，各一两 白矾枯，半两

末，醋煮糊丸梧子大，每七十丸，空心米饮下。

杨氏**聚金丸** 治肠胃积热，或因酒毒，大便下血，腹中热痛，脉来弦数，作渴。

黄连四两，一两水浸晒干，一两炒，一两灰火炮，一两生用 黄芩 防风去芦，各一两

细末，煮糊丸梧子大，每五十丸，米泔浸枳壳水下，无时。冬月宜入大黄一两。

《本事》**槐花散** 治肠风脏毒下血。

槐花炒 柏叶烂杵，焙 荆芥穗 枳壳各等分

细末，二钱服，空心米饮调下。

槐角散 治肠胃不调，胀满，下血。

苍术 厚朴 陈皮 当归 枳壳各一两 槐角二两 甘草 乌梅各半两

㕮咀，半两服，水一盏，煎服。

《三因》**伏龙肝汤** 治先粪后血，谓之远血；并治吐衄。

伏龙肝半斤 甘草炙 白术 阿胶 黄芩 干地黄各三两。《千金》作干姜

㕮咀，每四钱，水一盏煎，空心服。虚者，加附子。

《经验方》治虚老人便血。

大艾叶 糯米用好醋煮半日，并米擂作饼，焙干 鹿茸制 当归制 乌梅肉 茜根各一两，净

为末，以乌梅肉为丸，空心服，神效。

治积年肠风下血不止，虚弱甚，一服取效。

绿矾四两，入沙锅内，新瓦盖，铁线札，盐泥固济，火煅通红为度，俟冷取出，入青盐同生硫黄各一两，同矾研匀，再

入锅内，封固煅红，俟冷取出，再研匀，入炮附子末一两，粟米粥丸梧子大，空心生地黄汁或温酒米饮下三十丸，少壮人用青蒿调小酒下。

一方，败毒菜根洗切片，用连皮老姜片各半盏许，同炒赤，却用无灰小酒淬之，以碗盖令数沸，去滓取酒，随意饮。

治坐卧热地，因热暴下便血。

用薄荷煎，同雪糕为丸，荆芥汤下。

一方，生猪脏一条洗，控干，炒净槐花作末，填入脏内，两头札定，好米醋瓷器内煮熟，用砂钵烂擂为丸，弹子大，日干。每一丸，空心当归煎酒下。又有用生猪肚，入黄连末为丸效。

五　痔

《和剂》**槐花丸　槐白皮膏　钓肠丸　黑玉丹**

黄连阿胶丸　治诸痔，解热调血。用枳壳汤送下，或黑豆煎汤下。

《济生》**猬皮丸**　治五种痔漏。

猪左足蹄　黄牛角鳃　猬皮一个，同上烧灰存性　贯众　槐角子炒　雷丸　玄参　鸡冠花　槐花炒　油发灰　黄芪　白芷　当归酒浸　枳壳去白，生　黄连　防风　鳖甲醋煮，各半两　麝香别研，半钱

细末，米糊丸梧子大，每百丸，空心米饮下。年高虚弱不宜服。

蜗牛膏　敷痔有效。

蜗牛一个　麝香少许

用瓦合子盛蜗牛，以麝香掺之，次早取汁涂痔。

刘氏五灰膏　治脏腑蕴毒为痔，不问久近，形似鸡冠、莲花、核桃、牛乳，或内或外，神效。

荞麦灰半斗　荆柴　苏柴　山白竹　老杉枝

先以四件柴竹截劈成片束，晒令干，火烧过，入坛内，却以水于锅内煮出炭汁，又以酒漏，用布帛盛麦灰，以所煮炭汁淋漉汁于锅内，慢火熬汁，约取一小碗，候冷，入石灰、国丹，稠和成膏，以瓦贮之，上用石灰敷面，不令走气。用时去石灰，以冷水调开，净洗痔疮，仰卧搭起一足，先以湿纸疮四围贴护、却用竹篦挑药膏涂痔上，须臾痛息，用纸揩去药，再如此涂三四遍，要痔疮如墨黑方止，以水洗净，每日常置冷水一盆，以葱汤和之，日洗三五次，六七日脓出尽，疮自消。

黑丸子 治久年痔漏下血，累验。

干姜 百草霜各一两 木馒头二两 乌梅 败棕 柏叶 油发各五钱

上七味，各烧灰存性，却入桂心三钱，白芷半两，同为末，醋糊丸梧子大，空心米饮三十丸。

宽肠丸 五灰膏涂痔疮之后，或脏腑秘结不通者，用此药。

黄连 枳壳各等分

细末，面糊丸梧子大，每五十丸，空心米饮下。

《御药院》**榼藤子丸**

榼藤子生广中，圆色如肥皂子，一个重七钱者，酥煮，和皮用 茴香炒 枯白矾 皂角刺烧存性 白附子炮 制枳壳 樗皮焙干，各半两 乳香二钱半 猬皮半两，烧存性

细末，醋糊丸梧子大，每五十丸，空心温酒下。如痔痛，醋研五七丸，涂患处。

《三因》**五灰散** 治五种痔，不论内外并治。

鳖甲治牡痔 猬皮牝痔 蜂房脉痔 蛇蜕气痔 猪左足悬蹄甲治肠痔，各等分，烧存性，随证倍用一分

为末，井花水调二钱，空心卧时服。

《事证方》**加减四君汤** 治五痔下血，面黄脚弱，心忪耳鸣，气乏口淡。此方人未之信，自有奇功。

人参　白术　茯苓　黄芪　白扁豆各等分

细末，汤调。或加北五味子同等分，常服。

厚朴煎　本方云：肠胃本无血，缘气虚肠薄，自荣卫渗入。

厚朴五两　生姜五两，二味清炒令紫色　白术一两　麦蘖　神曲各一两，同炒紫色

细末，水面糊丸梧子大，疾作空心米饮下百丸，平时三五十丸。厚朴厚肠胃，蘖、曲消酒食，白术导水，血自不作也。五痔诸下血，论不及此，是亦以脾胃为主也。

《直指》**清心汤**　《经》云：诸痛痒疮生，属心。心主血，诸痔受病之源。此药主之。

净黄连一两　茯神　赤茯苓各半两

细末，蜜丸梧子大，每百丸，空心米饮下。患痔只吃白米稀粥，疏其肠胃。

清凉饮　治诸证痔热证，大便秘结。

当归　赤芍　甘草炙　大黄米上蒸晒，各等分

粗末，每二钱，新水煎服。

蜡矾丸　治诸痔，诸痈，恶疮，便毒。

明白矾煅

为末，溶蜡丸梧子大，每七丸，温熟水下。

穿山甲散　治痔，肛边生鼠乳，或成疮痛。又一方，用穿山甲效。

穿山甲横取后段尾根尽处，一两，炙焦存性　鳖甲半两，酒酥炙　麝香半钱，细研

细末，每服一钱半，用腊茶半匙和，沸汤调下，防风煎汤亦可。留滓敷疮。

干葛汤　治酒痔。

粉葛　制枳壳　制半夏　茯苓　生干地黄　杏仁各半两　黄芩　甘草炙，各一分

上锉，每三钱，黑豆百粒，姜五片，白梅一个，煎服。

橘皮汤　治气痔。

净陈皮　制枳壳　川芎　槐花炒，各半两　槟榔　木香　桃仁去皮，炒　紫苏茎叶　净香附子　甘草炙，各二钱半

上锉，每三钱，姜枣煎服。

芎归汤加茯苓、槐花微炒，等分，治产妇痔疾。

敷痔方　治肠口热肿。

以朴消二钱，硼砂半钱，作末，干掺。

又，大黄、滑石等分作末，井水调敷。

又，朴消、五倍子等末，敷。

又，鸭嘴青胆矾作末，以蜜调，笔敷，可以消脱。

熏洗方

槐花　荆芥　枳壳　艾叶

水煎，入明矾，熏洗。葱汤，或明矾泡，熏洗佳。

《经验》治痔漏翻花，泻血。

狐狸手足一副，阴干　川山甲　猬皮各三两　黄明胶　川芎　白附子　川乌头　乳香　五灵脂各二两

粗末，入沙锅内固济候干，炭火煅通红，取出研末，入麝香研，芫荽酒调下二钱，日三服，屡效。

又，葱青内刮取涎，对停入蜜，调匀，先用木鳖子煎汤洗，却敷药，其冷如冰效。

又，自死鳖头烧灰研末，涂肠头上，便能缩入。

又，酒痔便红等疾，或暴发，或久发。

青蒿一味，用茎不用叶，用叶不用茎，粪前用冷水调下，粪后用小酒调下二钱。

《医说》治肠风脏毒。

用柏叶，令以四时取其方，如春取向东枝，烧灰，调二钱。

又云：酒色、饮食不节所成，是谓风毒。若僧道患此，皆

饱食久坐，体气不舒而得，乃脾毒也，用灼艾法最妙。平直量骨脊与脐平处椎骨上，灸七壮。或年深，更于椎骨两旁各一寸，灸七壮，无不除根。

又，干柿烧灰，米饮下二钱。柿治肠澼，解热消血。

又，酒痢所成，骨立不食，但饮酒有年矣。与香茸一两止，盖麝能治酒毒。

又，经时贪饮，脏毒脓血困乏，凉热药不效。用樗白皮、人参各一两，为末，二钱，空心温酒调。不饮，米饮代。忌油腻、湿面、菜果、甜物、鸡、鱼、蒜等。

疟

《活人》**柴胡桂姜汤**　治疟疾寒多微热，或但寒不热，并治劳疟。

柴胡加桂汤　治疟疾先寒后热；兼治支结。

白虎加桂汤　治疟疾但热不寒者。以上三方见前《活人方》。

《和剂》芎芷香苏散打和黄连香薷散，名**二香散**；香苏散打和五苓散，名**苏苓散**。

五苓散　小柴胡汤　参苏饮　黄连香薷散　人参养胃汤　胜金丸　常山饮　草果饮　对金饮子。

《简易》**四兽饮**　治五脏气虚，喜怒不节，致阴阳相胜，结聚涎饮，与卫气相搏而发疟。

人参　白术　茯苓　甘草减半　净陈皮　草果　制半夏　枣子　乌梅　生姜各等分

㕮咀，以盐少许淹食顷，用纸裹水湿之，慢火煨令香熟，焙干，每半两，水二盏，煎六分服，未发前，并进数服。

草果饮子　快脾治疟。

草果仁　制苍术　制厚朴　净陈皮　半夏　甘草　乌梅各等分

㕮咀，每服半两，水盏半，姜五片，枣二个，同煎七分，无时。寒多者，加干姜、附子；热甚者，加柴胡；瘴疟，加槟榔。

七宝饮 治疟疾，无问寒热多少，及山岚瘴气，寒热如疟。

制厚朴 净陈皮 甘草炙 草果仁 常山 槟榔 青皮各等分

㕮咀，每服半两，水盏半，酒半盏，煎取一盏，露一宿，空心向东温服，睡少顷时。忌热食。寒多加酒，热多加水。

《济生》**七枣汤** 治五脏气虚，阴阳相胜作痎疟，发作无时，或寒多热少，或单寒者。

附子一枚，炮裂，盐水浸，再炮，如此七次，水浸，去皮脐。一方用川乌代附子，水调陈壁土为糊，炮浸七次

㕮咀，作二服，水一碗，姜七片，枣七个煎，当发日清早空心温服，未久再进一服。

果附汤 治气虚瘴疾，寒多热少，或单寒者。

草果仁 附子炮，各等分

㕮咀，半两服，水一盏，姜七片，枣一个煎，无时服。

清脾汤 治瘅疟，脉来弦数，但热不寒，或热多寒少，口苦咽干，小便赤涩。

青皮去白 制厚朴 白术 草果仁 柴胡 茯苓 制半夏 黄芩 甘草炙，各等分

㕮咀，四钱，水一盏，姜三片，枣一个煎，未发前并三服。忌生冷、油腻。

红丸子 专治食疟。

莪术 三棱醋煮，各二两 胡椒一两 青皮炒，三两 阿魏一分，醋化

细末，别用陈仓米同阿魏醋煮，为丸梧子大，每五十丸，加至百丸，淡姜汤。或因食生果成疟，用麝香为衣吞下。

鳖甲饮子 治疟疾久不愈，胁下痞满，腹中结块，曰疟母。

鳖甲醋炙 白术 黄芪 草果仁 槟榔 川芎 净陈皮 白芍药 甘草炙 厚朴制，各等分

㕮咀，四钱，水一盏，姜七片，枣一枚，乌梅少许，煎七分，温服无时。

《三因》**清脾汤** 治因食伤脾，停滞痰饮，发为寒热。

制厚朴四两 乌梅去仁 制半夏 青皮 良姜各二两 草果仁一两 甘草炙，半两

㕮咀，四钱，水一盏，姜三片，枣一个煎，未发前并三服。忌生冷、油腻。

老疟饮 治久疟结成癥瘕癖在胸胁，诸药不治。

制苍术 草果仁 桔梗 青皮 陈皮 良姜各半两 白芷 茯苓 制半夏 制枳壳 甘草炙 桂心 干姜炮，各三钱 紫苏叶 川芎各二钱

㕮咀，四钱，水一盏，盐少许，煎七分，空心服。

《澹寮》**四将军饮** 治寒热疟疾，作而仆厥，手足俱冷，昏不知人，一时救急用之有验。

附子炮，一个 诃子四个，去核 陈皮四个，洗净 甘草四寸，炙

㕮咀，分四服，每用水一盏半，姜七片，枣七个，煎取一半，热灌立甦。

露姜饮 治脾胃聚痰，发为寒热。

生姜四两，和皮捣汁一碗，夜露至晓，空心冷服。

分利顺元散 治体虚之人患疟寒多，不可服截药者。

川乌 附子各一两 南星二两 木香半两，锉，别入

除木香不见火外，三味各以一半去皮生用，一半炮熟，合和作散，每四钱，枣七个，生姜十片，水一盏，煎七分，当发前一日及当发日清早，连进三二服。半生半熟，能分阴阳也。

生熟附子汤 分利阴阳，止寒热，治瘴疾欲作，胸痞痰呕，头眩战掉。

附子二只，一生去皮用，一盐汤浸泡去皮炮用

上各取二钱，沉香、木香水各一盏，姜七片，枣七枚，煎一盏，当发日空心服。亦宜以此下黑锡丹，可回元气堕痰。

治疟方。

上用狗蝇一只，去翅足，以蜡丸作一丸，当发日冷酒吞下。

《百一选方》云：今人治疟，多用常山、砒霜，发吐取涎，纵得安脾胃不能损，此药最稳。

光明辰砂一两　真阿魏一两

研匀，稀糊丸皂角子大，每一丸，空心人参汤化下。一方加雄黄。

碧霞丹 治久疟不愈。

东方甲乙木巴豆取肉去油，别研　南方丙丁火肉桂去皮，研细　中央戊己土硫黄去砂石，细研　西方庚辛金白矾别研细　北方壬癸水青黛别研细

各件等分，五月一日修治，用纸裹，以盘盛，依前方位排定，忌猫犬妇人见之，安顿净，神前端午日午时，用五家粽尖和药令匀，丸梧子大，令患人以绵裹一丸塞鼻中，男左女右，于未发前一日安之，约度寻常发过少许方除。

《究原方》**冷附汤** 治疟，脾弱痰实，虚热上浮。

附子一个，炮　姜十片

水二盏，煎一盏，夜露一宿，更初冷服。

《直指》**观音丸** 取下暑毒，瘴毒。

圆白半夏生　乌梅肉　母丁香　巴豆不去油，每件各十枚，晒为末，姜汁面糊丸麻子大，上下以厚纸盖贴，有油又再易纸，每五丸，临卧冷水下。此方丹人于海角遇白衣人授之。

消癖丸 治疟母，停水结癖，腹胁坚痛。

芫花炒　辰砂研细，等分

细末，蜜丸小豆大，每十丸，浓枣汤下。下后即服养胃汤。

又论：疟皆腹停黄水或瘀血，以生寒热，常山逐水，大黄荡涤血热，巴豆专去积滞。

痟　渴

《和剂》**黄芪六一汤**　**五苓散**　**清心莲子饮**　**玄兔丹**　**八味丸**一方去附子，加五味子，名肾气丸

《简易》天花丸　治三痟渴，神效。

净宣连三两，童便浸三宿，焙　白扁豆姜制，去皮炒，三两　辰砂别研，一两　牡蛎煅，半两　铁粉是初冶生铁，有黄窠内黑灰是，别研，一两　知母　苦参　天花粉各半两　芦荟一分　金银箔各二十片　《直指方》加白茯苓。

细末，取生瓜蒌根汁，和蜜丸如梧子大，每五十丸，空心麦门冬汤下。

地黄饮子　治消渴，咽干面赤，烦躁。

人参　生地黄洗　熟地黄洗　黄芪蜜炙　天门冬去心　麦门冬去心　泽泻　制枳壳　石斛去根炒　枇杷叶去毛炒　甘草炙，各等分

㕮咀，三钱服，水一盏，煎六分，食后温服。二黄丸、甘露饮料，生精补血，润燥止渴，佐以泽泻、枳壳，疏导二腑，使心火不行，小腑清利，大腑流畅，宿热消，渴自止。

《济生》**加减肾气丸**　治肾水不足，心火上炎，口干舌燥，多渴引饮，肢体消瘦。

山茱萸肉　白茯苓　牡丹皮　熟地黄酒蒸　五味子　泽泻　鹿角镑　山药炒，各一两　沉香　肉桂并不见火，各半两

细末，蜜丸梧子大，每七十丸，盐汤米饮任下。弱甚，加附子一两，并进黄芪汤。

《三因》**真珠丸**　治心虚蕴热，或内积七情，酣饮过多，皆致烦渴引饮无度，小便或利或不利。

知母一法一两一分　净宣连一法一两　苦参一两　玄参一法无铁粉一两一分，别研　牡蛎煅，一两一分　朱砂别研，二两　麦门冬去心　天花粉各半两　金银箔各二十片　一法有扁豆煮去皮，一两

细末，蜜入生瓜蒌根汁，丸梧子大，以金银箔为衣，每三十丸，瓜蒌根麦门冬煎汤下。

苁蓉丸　止消渴，补心肾。

苁蓉酒浸　磁石煅碎　熟地黄　山茱萸肉　桂心　山药炒　牛膝酒浸　茯苓　黄芪盐汤浸　泽泻　鹿茸去毛，醋炙　远志去心，炒　石斛　覆盆子　五味子　萆薢　破故纸炒　巴戟酒浸　菟丝子酒浸　龙骨　杜仲去皮，姜制炒，各半两　附子炮，六钱重

细末，蜜丸梧子大，每五十丸，空心米饮下。

黄连猪肚丸　治强中消渴。

净黄连　粱米　瓜蒌根　茯神各四两　知母　麦门冬去心，各二两

细末，大猪肚一个，洗净，入药末于内，以线缝合口，置甑中，炊极烂，取出药，别研，以猪肚研膏，再炼蜜搜和前药，杵千下，丸梧子大，每五十丸，参汤下。一方加人参、熟地黄、干葛。《济生》除知母、粱米，加小麦。《直指》用雄猪肚。

六神汤　治三痟渴疾。

莲房　干葛　枇杷叶　甘草　瓜蒌根　黄芪各等分

㕮咀，四钱服，水一盏，空心煎服。小便不利，加茯苓。

鹿茸汤　治失志伤肾，肾虚消渴，小便无度。

鹿茸去毛炙，三分　麦门冬去心，二两　熟地黄　黄芪　鸡膍胵麸炒　苁蓉酒浸　山茱萸肉　破故纸炒　牛膝酒浸　五味子各三分　茯苓　玄参　地骨皮各半两　人参三分

细末，蜜丸梧子大，每三十丸，米汤下。

《直指》**加味钱氏白术散** 治痟中，消谷善饥。

人参 白术 白茯苓 甘草炙 藿香叶一两 粉葛二两 木香 北五味 柴胡 枳壳各半两

㕮咀，三钱服，新水煎服。

杀虫方 治消渴有虫，耗其津液。

苦楝根取新白皮一握，切焙，入麝少许，水二碗，煎一碗，空心饮之。虽困顿不妨，后下虫三四条如蛔，其色真红，而渴顿止。出《夷坚志》。

真料参苓白术散 养脾，生津液。

兼用好粳米作粥，以膂肉碎细，入盐、醋、油、酒、葱、椒、茴香调和，少顷粥熟而后入，以此养肾，则水有所司。又用净黄连剉，入雄猪肚中，甑上蒸熟，杵丸梧子大，每百粒，食后米饮下。心肾二者升降，皆取气于胃，养脾清心，渴自止。

秘方乌梅五味子汤 治消渴，生津液。

五味子 巴戟酒浸，去心 百药煎 乌梅 甘草各等分

㕮咀，四钱，水一盏，空心煎服。

茯苓丸 治三消渴疾，累用有效。

五倍子去瓤，四两 莲肉 龙骨煅，一两半 牡蛎煅，二两

上用茯苓二两作末煮糊，丸梧子大，每五十丸，空心盐汤下。仍兼服灵砂、黑锡。

朱砂黄连丸 治心虚蕴热，或因饮酒过度而消渴。

朱砂一两，别研 宣连三两 生地黄二两

细末，蜜丸梧子大，每五十丸，灯心枣汤下。

《本事》**火府丹** 治心惊热，小便涩；及治五淋。许学士治一卒，日饮斗水，病渴不食三月，心下烦闷已十月，以心经伏热，用此方数服而愈。

生地黄二两 木通 黄芩各一两

细末，蜜丸梧子大，每三十丸，木通煎汤下。

秘方 五月蚕沙煎汤，放冷服有效。《事证方》蛋空煎汤者，亦用蚕蛾已出蛋壳也。《直指》云：非时以丝或绵煎汤，皆同类也。

瓜连丸 治消渴骨蒸。

净黄连锉，用冬瓜汁浸一宿，晒干，凡七次

为末，冬瓜汁丸梧子大，服。

玉壶丸 治消渴。

人参 瓜蒌根等分

为末，蜜丸梧子大，麦门冬煎汤下。

《医说》治消渴，每日食北黎，以安为度。

食果实与酒过度，虽能食而多饮水，渴而数溺，以麝香当门子，以酒濡之，作十许丸，取枳枸子煎汤下。麝香败酒坏果实，枳枸亦败酒。

虚 烦

《活人》**竹叶石膏汤** 治大病后表里俱虚，内无津液，烦渴心燥；及诸虚烦热，伤寒相似，但不恶寒，身不疼痛，不可汗下，宜服之。方见前本方。

《易简》**温胆汤** 治大病后虚烦不得眠，心胆虚怯，触事易惊，短气悸乏，或复自汗。

制半夏一两 制枳实一两，炒 净陈皮一两半 甘草炙，四钱 茯苓三分

㕮咀，四钱，水一盏，生姜七片，枣一个，竹茹一块如钱大，煎六分，空心热服。

《三因》**人参竹叶汤** 治汗下后，表里虚烦，不可攻者。

淡竹叶一把 人参 甘草炙，各二两 制半夏二两半 石膏 麦门冬各五两

㕮咀，四钱，水盏半，姜五片，粳米一撮，煎熟去滓，空

心服。《济生》除石膏，加茯苓、小麦。

橘皮汤 治动气在下，不可发汗，发之反无汗，心中大烦，骨节疼痛，目眩恶寒，食反呕逆，谷不得入，宜服。

净陈皮一两半 甘草炙，半两 人参一分 竹茹半两

㕮咀，四钱，水一盏，姜三片，枣一个煎，空心温服。《活人》加生姜一两，枣子八个，作六服。

人参竹茹汤 治胃口有热，呕吐咳逆，虚烦不安。

人参半两 制半夏一两

分作六服，水盏半，姜七片，竹茹一块煎，温服。一方加净陈皮一两。

《济生》**小草汤** 治虚劳忧思过度，遗精白浊，虚烦不安。

小草 黄芪 当归酒浸 麦门冬去心 石斛 酸枣仁炒去壳，各一两 人参 甘草炙，各半两

㕮咀，四钱，水一盏，姜五片煎，温服无时。

地仙散 治大病后烦热不安，及一切虚劳烦热。

地骨皮去木，二两 防风一两 甘草炙，半两

㕮咀，四钱，水一盏，姜五片煎，温服无时。

自汗

《和剂》**桂枝汤** **防己黄芪汤** **术附汤** **黄芪六一汤**加白术、芍药 **黄芪建中汤** **牡蛎散** **正元散** **麦煎散** **三建汤**

《济生》**黄芪汤** 治喜怒惊恐，房室虚劳，致阴阳偏虚，或发厥自汗，或盗汗不止。

黄芪去芦，蜜炙，一两半 白茯苓 熟地黄酒蒸 肉桂 天门冬去心 麻黄根 龙骨各一两 五味子 小麦炒 防风 当归酒浸 甘草炙，各半两

㕮咀，四钱，水一盏，姜五片煎，温服无时。发厥自汗，加附子；发热自汗，加石斛。

芪附汤 治气虚阳弱，虚汗不止，肢体倦怠。

黄芪蜜炙　附子炮，各等分

㕮咀，四钱，水一盏，姜十片煎，食前温服。

《澹寮》**抚芎汤**　治自汗头眩，痰逆恶心。

抚芎　白术略炒去油　净陈皮各一两　甘草炙，半两

㕮咀，四钱，水一盏，姜七片煎，温服。

加味牡蛎散　治自汗虚乏成漏，或消渴，或痈疡。

牡蛎米泔浸洗，煅透　白术一两半　防风一两

细末，汤调。恶风，加防风、白术；面肿，倍加牡蛎。

实表散　治感冒，腠理不密，自汗。

附子炮　苁蓉酒炙　细辛　五味子各一两

㕮咀，以黄芪建中汤相停和合匀，依本方，姜枣加炒浮小麦煎，不四三服安。

《活人》温粉止汗法　方见本方。

怔忡　惊悸

《和剂》**十四友丸　妙香散　降心丹　平补镇心丹　宁志膏　温胆汤　惊气丸**

《简易》**育神散**　理心气不宁，怔忡健忘，夜梦惊恐，小便白浊。

人参　白术　白茯苓　甘草　当归酒浸　干姜炮　白茯神　防风　远志去心　龙骨别细研入　紫菀茸　赤石脂细研别入　桂心　红芍药各等分

细末，每二钱，水盏半，姜三片，枣一枚，煎七分，食后服。

龙齿汤　理心下怔忡，常怀忧虑，神思多惊，如堕险地，小便或赤或浊。

官桂二两半　制半夏二两　人参　白茯苓　甘草炙　当归　龙齿别研　桔梗炒　远志去心　制枳壳各一两半　黄芪蜜炙　茯神各一两

细末，三钱服，水一盏，姜三片，枣一个，粳米百粒，煎服。

定心汤 理心气不足，荣血衰少，精神恍惚，梦中失精。

人参 白茯苓 茯神 黄芪蜜炙焙，各三两 白术 赤石脂研 制厚朴 川芎 紫菀茸 防风各二两 麦门冬去心，两半 肉桂 甘草炙，各一两

㕮咀，三钱，水一盏，赤小豆七十粒，煎七分，食后服。

玉匮丸 治心气不足，大补心肾。

大附子八钱重一个，去皮脐，作窍子 辰砂一两，入附子窍内，不尽者，留入木瓜内铺盖附子 大木瓜一个，去皮脐作缸子，入附子在内，须留瓜蒂盖之，用竹签钉定，蒸熟。一法以人参切片，砌定附子于木瓜内。又用白磁碗盛木瓜，于甑内上蒸一七日

于沙钵内研如糊，次入干茯神末拌和，丸梧子大，每二十丸，人参汤，温酒亦可。

雄朱丸 治丈夫妇人惊忧失心，或思虑过多，气结不散，积成痰涎，留灌心包，窒塞心窍，以致狂言忘语，叫呼奔走。

拣大块朱砂一分，研 白附子一钱，为末 明净雄黄一分，研极细

上和匀，以猪心血和丸梧子大，别用朱砂为衣，每三粒，用人参菖蒲汤吞下。常服一粒，能安魂定魄，补心益气。

人参固本丸 夫心生血，血生气，气生精。今人滋补血气，多用性热药。此方用生地黄能生精血，用天门冬引入所生之地；熟地黄能补精血，用麦门冬引入所补之地；人参能通心气，使五味并归于心，此为滋补。又名二黄丸，消渴中地黄饮子，全用此品。

生地黄洗 熟地黄洗，再蒸 天门冬去心 麦门冬去心，各一两 人参半两

细末，蜜丸梧子大，空心盐酒或温酒下三十丸。

镇心爽神汤 理心肾不交，上盛下虚，心神恍惚，睡多惊

悸，小便频数，遗泄白浊。

石菖蒲去毛，半两　甘草炙，四钱　人参　赤茯苓　当归酒浸，各三钱　净陈皮　山药　紫菀　制半夏　川芎　五味子　细辛　柏子仁炒　枸杞子各二钱半　南星炮，一分　酸枣仁　通草　麦门冬去心　覆盆子各一钱半

㕮咀，四钱，水一盏，蜜一匙，煎五分，去滓取汁，入麝香少许，再煎三沸，温服无时

十补汤　治诸虚不足，安益心肾。

白芍药一两　当归酒浸一宿　黄芪蜜炙　生地黄洗　茯神各半两　人参　白术　天台乌药麦门冬去心，各二钱半　肉桂四钱　北五味三钱　酸枣仁炒　净陈皮各二钱　木香煨　制半夏　沉香各一两

㕮咀，每半两，水一盏，姜五片，枣二个，煎七分，温服。

双补丸　平补精血，不燥不热。

熟地黄半斤，补血　菟丝子半斤，补精

细末，酒糊丸梧子大，每七十丸，参汤下。气不顺，沉香汤；心气虚，茯苓汤下；心烦不睡，酸枣仁汤下；肾气动，茴香汤下；小便少，车前子汤下；小便多，益智汤下。

《三因》**茯苓补心汤**　治心气虚耗，不能藏血，以致面色黄悴，五心烦热，咳嗽唾血；及妇人怀娠，恶阻呕吐。

白茯苓　人参　前胡　制半夏　川芎各三分　净陈皮　制枳壳　紫苏　桔梗　甘草炙　干葛各半两　当归一两三钱　白芍药二两　熟地黄一两半

㕮咀，四钱，水一盏，姜五片，枣一枚同煎，空心服。

《杨氏》**灵砂宁心丸**　治男妇人大病后，伤损荣卫，失血过多，精气虚损，心神恍惚，不得睡眠，减食瘦弱。

明朱砂二两，用夹绢袋盛，悬胎于银石器内，用椒红三两，取井花水调，入器内，可八分，别用锅注水，置朱砂器内，重汤煮，令鱼眼

沸，三昼夜为度，取砂细研水飞　人参　白术　茯神　鹿茸去毛，酥炙　黄芪蜜炙，各三两　石菖蒲二两

细末，入辰砂研匀，用枣肉和杵一二千下，丸梧子大，每三十丸，温酒米饮空心下。

《本事》**辰砂远志丸**　安神镇心，消风化痰，止头眩。

石菖蒲去毛　远志去心　人参　茯神　川芎　山药　铁粉　麦门冬去心　天麻　半夏曲　南星炒黄　白附子生，各一两　细辛　辰砂各半两

细末，生姜五两取汁，入水煮糊，丸绿豆大，朱砂为衣，每三十丸，临卧姜汤下。

《济生》**茯苓饮子**　治痰饮蓄于心胃，怔忡不已。

赤茯苓　制半夏　茯神　净陈皮　麦门冬去心，各一两　沉香　甘草炙　槟榔各半两

㕮咀，四钱，水一盏，姜五片，煎七分，温服无时。

益荣汤　治思虑过度，耗伤心血，心帝无辅，怔忡恍惚，夜多不寐，小便白浊。

当归酒浸　黄芪　小草　酸枣仁去壳，微炒　柏子仁炒　麦门冬去心　茯神　白芍药　紫石英研，各一两　木香　人参　甘草炙，各半两

㕮咀，四钱，水一盏，姜五片，枣一枚，煎七分，无时。

龙齿丹　治心血虚寒，怔忡不已，痰多恍惚。

龙齿　附子炮，姜汁浸一夕　远志去心，用甘草炙　酸枣仁炒去壳，别研　当归　官桂　琥珀别研　南星姜汁浸一夕　木香　沉香别研　紫石英煅，醋淬七次　熟地黄酒蒸焙，各半两

细末，蜜丸梧子大，朱砂为衣，每五十丸，枣汤下。

远志丸　治因事有惊，心神不定，夜梦惊堕，小便白浊。

远志去心，姜汁淹　石菖蒲各二两　茯神　白茯苓　人参　龙齿各一两

细末，蜜丸梧子大，辰砂为衣，每七十丸，热汤下。

补心丸 治忧愁思虑过度，心血耗散，故多惊悸，遗精盗汗。

紫石英煅，研 熟地黄洗 石菖蒲 茯神 当归 附子炮 黄芪 远志肉炒 川芎 肉桂 龙齿各一两 人参半两

细末，蜜丸梧子大，每七十丸，无时，枣汤下。

心丹 治男子妇人心气不足，神志不宁，一切心疾。

朱砂五十两 罗参 远志去心，甘草炙 熟地黄酒蒸，焙 白术 石菖蒲 黄芪 当归酒浸，焙 麦门冬去心 茯苓 茯神 柏子仁 木鳖子炒，去壳 石莲肉 益智仁各五两

上加人参等十四味，各如法修制，锉碎拌匀，次将朱砂衮和，以夾生绢袋盛贮，线缚袋口，却用瓦锅一口，盛水七分，重安银罐一个于锅内，入白沙蜜二十斤，将药袋悬之中心，不令着底，使蜜浸过药袋，以桑柴火烧令滚沸，勿令干，入牛心内，仍用银罐于重汤内蒸，如汤干，复以热水从锅弦添下，候牛心蒸烂，取砂，再换牛心如前法蒸，凡七次，其砂已熟，即用沸水淘净，焙干入乳钵，玉杵研至十分，米粽为丸如碗豆大，阴干。每二十丸，食后参汤、枣汤、麦门冬汤任下。

《和剂》**排风汤** 治风虚冷湿闭塞诸经，令人怔忡，宜加酸枣仁炒。

寿星丸 治惊忧思虑，气结成痰，留蓄心胞，怔忡心惕，痰逆恶心，睡卧不安。方见前。

《百一选》**引神归舍丹** 治心气不足，并治心风。

大南星厚去皮取心，一两，生用 附子一个八钱重，炮 朱砂一两，水飞

细末，猪心血并面糊为丸梧子大，煎萱草根汤下十五丸，子午之交各一服。

补心神效丸

黄芪蜜炙焙 茯神 人参 远志肉各四两 熟地黄三两 柏子仁别研 酸枣仁汤泡去壳 五味子各二两 朱砂一两，别研

细末，蜜丸梧子大，每五十丸，米饮、温酒任下。盗汗不止，麦麸汤下；乱梦失精，人参龙骨汤下；卒暴心痛，乳香汤下；虚烦发热，麦门冬汤下；吐血，人参汤下；大便下血，地榆汤下；小便出血，茯苓车前子汤下；中风不语，薄荷姜汤；风痫涎潮，防风汤下。

治心气虚损。

猪腰子一只，水二碗，煮至盏半，细切腰子，并人参半两，净当归半两，并切，同煎八分，吃腰子，以汁送下。未尽腰子，同上二味药滓焙干，为末，山药糊丸梧子大，每五十丸，多服为佳。

秘传酸枣仁汤　治心肾火水不交，精血虚耗，痰饮内蓄，怔忡恍惚，夜卧不安。

酸枣仁泡去皮炒，一两　净远志肉　黄芪　莲肉去心　罗参　当归酒浸，焙　白茯苓　茯神各一两　净陈皮　粉草炙，各半两

㕮咀，四钱，水盏半，姜三片，枣一个，瓦器煎七分，日三服，临卧一服。

《直指》加味四七汤　治心气郁滞，豁痰散惊。

制半夏二两半　白茯苓　制厚朴各两半　茯神　紫苏叶各一两　远志肉姜浸，焙　甘草炙，各半两

锉，每四钱，姜七片，石菖蒲半寸，枣二个，煎服。

健　忘

《和剂》**宁志膏　寿星丸　定志丸**

《济生》**归脾丸**　治思虑过度，劳伤心脾，健忘怔忡。

白术　茯神　黄芪　龙眼肉　酸枣仁炒去壳，各一两　人参　木香各半两　甘草炙，二钱半

㕮咀，每四钱，姜五片，枣一个煎，温服无时。

《百一选》**朱雀丸**　治心神不定，事多健忘，心火不降，肾水不升。

茯神二两　沉香半两

细末，蜜丸小豆大，每三十丸，食后参汤下。

《三因》**小定志丸**　治心气不定，忧思多忘，神魂惊悸。

菖蒲炒　远志肉姜制　茯苓　茯神　人参各三两　辰砂为衣

细末，蜜丸梧子大，每五十丸，米汤下。一方去茯神，名开心散，饮服一钱匕，无时。

菖蒲益智丸　治善忘恍惚，破积聚，止痛，安神定志，聪明耳目。

菖蒲炒　远志肉姜制　人参　桔梗　牛膝酒浸，各一两一分　桂心三分　附子炮，一两　茯苓一两三分

细末，蜜丸梧子大，每三十丸，温酒、米汤空心下。

癫　痫

《和剂》**惊气丸　碧霞丹　牛黄清心丸　金露丸**

《济生》**控涎丹**　治诸痫久不愈，顽痰结聚，变生诸证。

生川乌去皮　半夏　僵蚕三味不炒，锉，生姜汁浸一夕，各半两　全蝎去毒，七个　铁粉三钱　甘遂二钱半

细末，姜汁糊丸绿豆大，朱砂为衣，每十五丸，食后姜汤下。忌甘草。

八珍丸　治产后血迷心窍，言语不正，状如颠狂。

人参　石菖蒲　生地黄　川芎各一两　朱砂别研　防风各半两　净细辛一两　甘草炙，半两

细末，每一钱，薄荷汤下，无时。地黄喜恋膈，脾胃不快，用当归代。

黑龙丹　治产后败血冲心，不省人事，狂言如癫。

五灵脂　当归酒浸　生地黄　川芎　良姜各三两，以上锉，入沙锅内，纸筋盐泥固剂，炭火煅令红，火冷取出细研，入下药　百草霜　乳香　生硫黄　琥珀　花蕊石上五味一两一钱

细研，同前药和匀，米醋糊丸弹子大，每一丸，服时再以

炭火煅药通红，入姜汁内浸碎，以无灰酒合童便顿服，神效不可述。

《三因》**六珍丹** 治风痫，卒然晕倒，或作牛、马、鸡、羊、猪等声，脏腑相引气争，掣纵吐沫流涎，久而方醒。

通明雄黄 叶子雌黄 未钻珍珠各一两 鈆二两，熬成屑 丹砂半两 水银一两半

细末，研极细，蜜和杵二三万下，丸梧子大，每五丸，姜枣汤下。

控涎丹 治痰迷心窍，狂言如有所见。方见七气痰饮门。

《百一选》**引神归舍丹** 治心风。方见怔忡门。

《杨氏》**五痫丸** 治癫痫发作，不问新久。

天南星炮，一两 乌蛇一两，酒浸一夕，去骨焙干 朱砂一分，别研 制半夏二两 全蝎二钱，去毒，炒 雄黄一钱半，别研 蜈蚣半条，去头足，炙 白僵蚕一两半，炒去丝 麝香三钱，别研 白矾一两 白附子半两，炮 皂角四两，槌碎，水半升，将汁与白矾一同熬干，研

细末，姜汁煮面糊丸梧子大，每三十丸，姜汤下。

虎睛丸 治痫疾发作，涎潮搐搦，精神恍惚，时作谵语。

虎睛一对，微炒 犀角屑 远志肉 栀子仁 大黄各一两

细末，蜜丸绿豆大，每二十丸，温酒食后下。

《经验》治一妇人心疾颠狂，因惊忧之极，痰犯心包所致，以苦丁香即甜瓜蒂一味，半两为末，每用一钱重，井花水调满一盏投之，随得大吐后，熟睡勿惊之，自是遂安。凡能吐，能令人眼翻，吐时令闭双目，或不省人事，令人以手密掩之。瓜蒂吐人不止者，以真麝香少许，温汤调解之。

又，产后颠狂，用小柴胡汤加生地黄同煎，百余服安，又在服逍遥散加远志、桃仁、苏木、红花，每服加一钱重，服后安，再服平胃散安，此理血而后理脾者。

治心恙**一醉散**

无灰酒二碗，真麻油四两

上和匀，用柳枝二十条，搅一二百下，换遍柳条，直候油酒相乳入如膏，煎至七分碗，狂者强灌之，令熟睡，或吐或不吐，觉来即醒。

治失心。

真郁金七两　明矾三两

细末，薄糊丸梧子大，每五六十丸，汤水任下。有妇人癫狂数年，至人授此，初服心胸间有物脱去，神炁洒然，再服而甦。此惊忧痰络心窍所致也。

诸虚劳极　五脏虚寒实热

《和剂》**十全大补汤　黄芪建中汤　双和汤　十四味建中汤　人参养荣汤　正元散　三建汤　四柱散　安肾丸　八味丸　菟丝子丸　无比山药丸　麝香鹿茸丸　小菟丝丸　沉香鹿茸丸　椒附丸　威喜丸　鹿茸四斤丸　玄免丹　苁蓉大补丸　橘皮煎丸　黑锡丹　灵砂丸　养气丹　养正丹　鹿茸大补汤　金锁正元丸　十补丸　金樱丹**

《杨氏家藏》**三仁五子丸**　治血气耗损，五脏不足，睡中惊悸，盗汗。常服养心肝，生血气。

菟丝子酒洗浸，别研，焙干　五味子　枸杞子　覆盆子　车前子　柏子仁　酸枣仁炒　薏苡仁炒　沉香　鹿茸酥炙　肉苁蓉酒浸，切焙　巴戟去心　当归洗焙　白茯苓　乳香别研　熟地黄焙，各一两

细末，次入研药，蜜丸梧子大，每五十丸，温酒、盐汤空心任下。

固真丸　治诸虚不足。常服补五脏，助真阳，润泽肌肤，强壮筋骨。

川乌盐炒黄色，去盐　熟地黄洗焙　秦皮各二两　肉桂　茴香酒浸炒　威灵仙　仙灵脾　山药　五味子炒，各一两　萆薢

附子炮　白茯苓　当归洗，焙　石菖蒲　牛膝酒浸一夕，各半两

细末，蜜丸和杵千余下，丸梧子大，每五十丸，空心温酒、盐汤任下。

还少丸　补真气虚损，肌体瘦悴，目暗耳鸣，气血凝滞，脾胃怯弱，饮食无味。

山药　牛膝酒浸一夕，焙，各一两半　白茯苓　山茱萸　楮实　杜仲去皮，姜汁和酒炙香　五味子　巴戟肉　肉苁蓉酒浸，焙　远志肉　茴香各一两　石菖蒲　熟地黄洗，焙　枸杞子各半两

细末，炼蜜入蒸熟枣肉和，丸梧子大，每五十丸，空心温酒、盐汤下。

二至丸　补虚损，生精血，去风湿，壮筋骨。

鹿角细镑，以真酥一两，无灰酒一升煮干，慢火炒干　苍耳酒浸一宿，炒焙　鹿角镑细，真酥二两，米醋一升煮干，慢火炒。三味各半斤　当归五两，酒浸一宿，焙　山药　白茯苓　黄芪蜜炙，各四两　人参　沉香　沙苑蒺藜去土，洗焙　远志肉　苁蓉酒浸一宿，焙，各二两　附子炮，一两

细末，用酒三升，糯米三合，煮烂和杵，丸梧子大，每五十丸，温酒、盐汤空心任下。

八仙丸　治元脏虚损，血气不足，耳鸣目暗，腰膝酸痛，肌体瘦悴，饮食无味。

苁蓉　牛膝　天麻　木瓜去瓤，各四两，并用酒浸三日，焙干　当归洗焙，二两　附子炮，二两　鹿茸去毛，酥炙，一两　麝香别研，一分

细末，蜜丸梧子大，每五十丸，空心温酒下。

西山石刻**安肾丸**　治真气虚惫，脚膝缓弱，夜梦遗精，小便滑数。

青盐水飞，四两　鹿茸去皮酥炙，一两　柏子仁擂水澄粉，一两　附子炮　川乌炮　巴戟肉盐水浸　肉桂　菟丝子淘净，酒蒸　苁蓉酒浸，焙　韭菜子微炒　葫芦巴酒炒　杜仲姜制炒　破故纸

酒炒　石枣去核，酒蒸　石斛　赤石脂煅　茯苓　茯神　远志肉　甘草炙　制苍术　川楝肉酒蒸　川椒去目，微炒出汗　茴香酒炒，各二两

细末，山药四两洗净，同酒煮糊，丸梧子大，每八十丸，空心盐汤下。

《御药院》**金樱丹**　治男子去血失精，妇人半产漏下，五劳七伤，四肢困乏，瘦削虚劳骨蒸。

金樱取汁　山术取汁　生地黄取汁　仙灵脾取汁　苁蓉酒浸，研膏　牛膝酒浸　菟丝酒蒸，别研　生鸡头肉干　生莲子肉干　干山药　人参　茯苓　丁香　木香　菖蒲　甘草炙　净陈皮　柏子仁别研，各一两　麝香别研，后入

上将牛膝以下上十二味作末，入柏子仁，并以白蜜入石器中，炉内置熟火，五斤炼蜜微解，入儿孩母乳汁二升，以木蓖搅，次上五味膏汁令匀，勿住手，倾入药末一处搅，熬至火消，续添熟火，勿令大紧，熬膏成取出，就石器在中候温，入麝香末，一处搜和成剂，更于石臼中杵千百下，每两作十丸，每丸空心细嚼，酒下。

九子丸　强阳补肾，益精气，壮筋骨。

鹿茸一两，去毛，酥炙黄　苁蓉四两，酒浸三宿，切焙　仙茅一两，糯米泔浸三宿，去皮　远志肉一两　川续断一两，打碎，酒浸一宿　蛇床子一两，微炒　巴戟肉一两　车前子一两　怀香子一两，舶上者

细末，用鹿角脊髓五条，去血脉筋膜，以无灰酒一升，煮成膏，更研烂，同炼蜜少许，和丸梧子大，每五十丸，温酒空心下。

固阳丹　养气守神，固精壮阳，补益真气。

附子炮，三两　川乌炮，二两　白龙骨一两　补骨脂　川楝肉　舶上茴各一两七钱

细末，酒面糊丸梧子大，每五十丸，空心温酒下。

天真丸 治一切亡血过多，形槁肢羸，食饮不进，肠胃滑泄，津液枯竭。久服生血养气，暖胃驻颜。

精羊肉七斤，去筋膜脂皮，批开，入下药末 苁蓉十两 当归十二两，洗 湿山药去皮，十两 天门冬去心，焙干，一斤

上四味为末，安羊肉内裹缚，用无灰酒四瓶，煮令酒尽，再入水二升煮，候肉泥烂，再入黄芪末五两，人参末三两，白术末二两，熟糯饭焙干作饼，将前后药末同丸梧子大，一日二次服，三百丸，温酒下。如难丸，入蒸饼五七枚焙干为末，入臼中杵千下丸之。

玉锁丹 治精气虚滑，遗泄不禁。常服涩精固阳。

龙骨 莲花蕊 鸡头实 乌梅肉各等分

细末，用湿山药去皮研如膏，和丸如小豆大，每三十丸，空心米饮下。

胡桃丸 益血髓，强筋骨，明心目，润肌延年。

破故纸 杜仲 萆薢 胡桃肉各四两

细末，次入胡桃膏和匀，杵千百下，丸梧子大，每五十丸，温酒、盐汤空心任下。忌羊血。

《简易》**未病莲心饮** 治虚劳，或大病后，心虚脾弱，盗汗遗精。

人参 白茯苓 莲肉各一两 白术 甘草炙 扁豆炒 薏苡仁炒 桔梗炙 粉葛炒 黄芪炒 当归各半两 桑白皮 半夏曲 百合 干姜炮 山药炒 五味子 木香 丁香 杏仁去皮尖，炒 白芷 神曲炒，各一两

㕮咀，每三钱，水一盏，姜枣煎，空心温服。

《诜诜书》**苁蓉丸** 治禀受气血有偏胜者，气胜血则阳盛，服此和阳助阴。

熟地黄酒蒸焙，二两 菟丝子酒蒸，焙 当归洗焙，一两半 巴戟肉 苁蓉洗，焙 北五味 人参 鹿茸酥炙 白茯苓 龙齿 黄芪蜜炙 莲肉各一两

细末，蜜丸梧子大，每五十丸，温酒、盐汤任下。

上丹 养五脏，补不足，秘固真元，调和荣卫，明目驻颜，交掺心肾。男子无嗣，女子不孕，并宜服。

北五味半斤 百部酒浸一宿，焙 菟丝子别研 苁蓉酒浸 巴戟肉 杜仲姜制 远志肉 枸杞子 防风 白茯苓 蛇床子炒 山药 柏子仁别研，各二两

细末，蜜丸梧子大，每五十丸，空心温酒、盐汤任下。春煎干枣汤，夏加五味子四两，秋加枸杞子，冬加远志肉各六两，四季月加苁蓉六两。

中丹 补诸虚百损，气体羸弱，精血妄行，上焦客热，中脘停痰，脾胃失调，不进饮食。

黄芪 白芍药 当归 白茯苓 人参 肉桂各二两 川椒炒出汗 附子炮 黄芩各一两

为末，姜汁和作饼，再细末，粟米饭拌，捣千杵，丸梧子大，丸数汤使同上。

小丹 补虚劳，益气血，去风冷，消百病。

苁蓉制 熟地黄各六两 五味子 菟丝子制，各五两 柏子仁别研 天门冬去心 蛇床子炒 覆盆子 巴戟肉 石斛各三两 续断 泽泻 人参 山药 远志肉 山茱萸 石菖蒲 肉桂 杜仲制 白茯苓各二两 天雄炮，一两 钟乳粉扶衰用三两，续老用二两，实者除去，常服用一两

上为末，蜜丸梧子大，空心酒下五十丸。小便多，去钟乳石，倍地黄；多忘，倍远志、茯苓；少气神虚，倍覆盆子；欲容色光滑，倍柏子仁；虚寒，倍桂心；小便赤浊，三倍茯苓，一倍泽泻；吐逆，倍加人参；风虚，倍天雄。

《济生》**玉关丸** 治诸虚不足，交媾心肾，常服固精气，宁心志；膏淋，白浊，神效。

辰砂一两 鹿茸二两，酥炙 当归酒浸，焙 附子七钱重四个，生，去皮脐，各切下顶，剜空心，中安辰砂在内，以前顶子盖定，用线

扎　木瓜大者二个，去皮瓤，切开顶，入朱砂附子四个在内，以木瓜原顶子盖之，线扎定，烂蒸，取出附子，切作片，焙干为末，朱砂细研水飞，木瓜研如膏。宣瓜为妙　柏子仁炒，别研　沉香别研　巴戟肉　黄芪蜜炙　肉苁蓉酒浸　茯神　川牛膝酒浸　石斛酒浸，各一两　菟丝酒蒸焙，别研　杜仲酒浸，炒焙　五味子各一两半　远志肉炒，二两

细末，用木瓜膏杵和，入少酒糊丸梧子大，每七十丸，空心温酒、盐汤、米饮任下。

芡实丸　治思虑伤心，疲劳伤肾，心肾不交，精元不固，面少颜色，惊悸健忘，小便赤涩，遗精白浊，足胫酸疼，耳聋目暗。

芡实蒸去壳　莲花须各二两　茯苓　山茱萸肉　龙骨生用　五味子　枸杞子　熟地黄酒蒸　韭子炒　苁蓉酒浸　牛膝酒浸　紫石英煅七次

细末，酒煮山药糊丸梧子大，每七十丸，空心盐汤下。

白丸　治气虚寒，精滑不禁，大腑溏泄，手足厥冷。

阳起石煅，研极细　钟乳粉各等分

细末，酒煮附子末，同面糊丸梧子大，每五十丸，空心米饮下。

黑丸　治精血耗竭，面色黧黑，耳聋目暗，口干多渴，腰痛脚弱，小便白浊，上燥下寒，不受峻补。

鹿茸酒蒸　当归酒浸，各等分

细末，煮乌梅膏丸梧子大，每五十丸，空心米饮下。

秘精丸　治下虚胞寒，小便白浊，或如米泔，或若凝脂。

牡蛎煅　菟丝子酒蒸，别研　龙骨生用　五味子　韭子炒　白茯苓　白石脂煅　桑螵蛸酒炙，各等分

细末，酒糊丸梧子大，每七十丸，空心盐酒下。

黄犬肉丸　治真阳衰惫，脐腹冷痛，小便频数，夜梦遗精，足胫酸冷，腰背拘痛，肌体羸瘦，饮食无味。

磁石三两，煅，水飞　川乌炮　附子炮　桑寄生　鹿茸酒蒸　麋茸酒蒸　仙茅酒浸　苁蓉酒浸，焙　巴戟肉　胡芦巴炒，各二两　沉香别研　青盐别研　阳起石煅，别研　龙骨生用　虎胫骨酥炙　覆盆子酒浸，各一两

细末，用黄犬肉二斤，以酒、葱、茴香煮烂，杵和丸梧子大，每七十丸，空心盐酒汤下。

羚羊角散　治肝劳实热，两目赤涩，烦闷热壅。

羚羊角镑　柴胡　黄芩　当归　决明子　羌活　赤芍　甘草炙，各等分

㕮咀，四钱，水一盏　姜五片，煎服，无时。

续断汤　治肝劳虚寒，胁痛胀满，挛缩烦闷，眼昏不食。

川续断酒浸　川芎　当归酒浸　净陈皮　制半夏　干姜炮，各一两　肉桂　甘草炙，各半两

㕮咀，四钱，水一盏，姜五片，煎服，无时。

黄芩汤　治心劳实热，口疮烦渴，小便不利。

泽泻　栀子仁　黄芩　麦门冬去心　木通　生地黄　黄连　甘草炙，各等分

㕮咀，四钱，水一盏，姜五片，煎服，无时。

远志饮子　治心劳虚寒，梦寐惊悸。

远志肉甘草煮干　茯神　肉桂　人参　酸枣仁制　黄芪　当归酒浸，各一两　甘草炙，半两

㕮咀，四钱，水一盏，姜五片，煎服，无时。

小甘露饮　治脾劳实热，身体眼目俱黄，咽喉肿痛。

黄芩　升麻　茵陈　栀子仁　桔梗炒　生地黄洗　石斛　甘草炙，各等分

㕮咀，四钱，水一盏，姜五片，煎服，无时。

白术散　治脾寒虚劳，呕吐不食，腹痛泄泻，胸满喜噫。

白术　人参　草果仁　干姜炮　制厚朴　肉豆蔻面裹煨　净陈皮　木香　麦蘖炒，各一两　甘草炙，半两

㕮咀，四钱，水一盏，姜五片，枣一个，煎服，无时。

二母汤 治肺劳实热，面目浮肿，咳嗽喘急，烦热烦赤。

知母 贝母去心膜 杏仁去皮尖，炒 甜葶苈炙，各半两 制半夏 秦艽 净陈皮各一两 甘草炙，半两

㕮咀，四钱，水一盏，姜五片，煎服，无时。

温肺汤 治肺劳虚寒，心腹冷气，胸胁逆痛。

人参 钟乳粉 制半夏 肉桂 净陈皮 干姜炮，各一两 木香 甘草炙，各半两

㕮咀，四钱，水一盏，姜五片，煎服，无时。

地黄汤 治肾劳实热，腹胀耳聋，常梦大水。

生地黄 赤茯苓 玄参 石菖蒲 人参 黄芪 远志肉甘草煮 甘草炙，各一两

㕮咀，四钱，水一盏，姜五片，煎服，无时。

羊肾丸 肾劳虚寒，面肿垢黑，腰脊引痛，屈伸不利，梦寐惊悸，小便白浊。

熟地黄酒蒸，焙 杜仲炒 石斛 菟丝子酒蒸，别研 黄芪 续断酒浸 肉桂 磁石煅，醋淬 牛膝酒浸 沉香别研 五加皮洗 山药炒，各一两

细末，雄羊肾两对，以葱、椒、酒煮烂，入少酒糊杵，丸梧子大，每七十丸，空心盐酒下。

五加皮汤 治筋实极，咳则两胁下痛，不可转动，并脚心痛不可忍，手足爪甲青黑，四肢筋急。

羌活 羚羊角镑 赤芍 防风 五加皮洗 秦艽 枳实麸炒 甘草炙，各半两

㕮咀，四钱，水一盏，姜五片，煎服，无时。

木瓜散 治筋虚极，脚手拘挛，十指甲痛，数转筋，甚则舌卷卵缩，唇青面黑。

木瓜去子 虎胫骨酥炙 五加皮洗 当归酒浸 桑寄生 酸枣仁制 人参 柏子仁 黄芪各一两 甘草炙，半两

吹咀，汤使同上。

麦门冬汤 治脉实极，气衰血焦，发落好怒，唇口赤甚。

麦门冬去心 远志肉甘草煮 人参 黄芩 生地黄洗 茯神 石膏煅，各一两 甘草炙，半两

吹咀，汤使同上。

茯神汤 治脉虚极，咳则心痛，喉中介介如梗状，甚则咽肿。

茯神 人参 远志肉甘草煮 通草 麦门冬去心 黄芪 桔梗炒 甘草炙，各等分

吹咀，四钱，水一盏，姜五片，煎服，无时。

薏苡仁散 治肉实极，肌肤淫淫如鼠走，津液开泄，或时麻痹不仁。

薏苡仁 石膏煅 川芎 肉桂 防风 防己 羚羊角镑 赤芍 杏仁去皮尖，炒 甘草炙，各等分

吹咀，汤使同上。

半夏汤 治肉虚极，体重连肩胁不能转，动则咳嗽胀满，痰饮，大便不利。

制半夏 白术 人参 茯苓 净陈皮 附子炮 木香 肉桂 大腹皮 甘草炙，各等分

吹咀，汤使同前。

前胡汤 治气实极，胸膈不利，咳逆短气，呕吐不食。

前胡 制半夏 杏仁制炒 紫苏子炒 枳实麸炒 净陈皮 桑白皮炙 甘草炙，各等分

吹咀，汤使同前。

紫菀汤 治气虚极，皮毛焦枯，四肢无力，喘急短气。

紫菀茸洗 干姜炮 黄芪 人参 五味子 钟乳粉 杏仁制炒 甘草炙，各等分

吹咀，四钱，水一盏，姜五片，枣一个，煎服，无时。

玄参汤 治骨实极，面色焦枯，隐曲膀胱不通，牙齿脑髓

苦痛，手足酸疼，大小便秘。

玄参　生地黄洗　制枳壳　车前子　黄芪　当归酒浸　麦门冬去心　白芍药各一两　甘草炙，半两

㕮咀，四钱，水一盏　姜五片，煎服，无时。

鹿角丸　治骨虚极，面肿垢黑，脊痛不能久立，血气衰惫，发落齿枯，甚则喜唾。

鹿角二两　牛膝酒浸焙，一两半

细末，蜜丸梧子大，每七十丸，空心盐汤下。

石斛汤　治精实极，眼视不明，齿焦发落，通身虚热，甚而胸中烦闷，夜梦遗精。

小草　石斛　黄芪　麦门冬去心　生地黄洗　白茯苓　玄参各一两　甘草炙，半两

㕮咀，四钱，水一盏，姜五片，煎服，无时。

磁石丸　治精虚极，气体瘦悴，梦中走泄后遗沥不已，小便白浊，甚则阴痿。

磁石二两，煅醋淬　苁蓉酒浸，焙　鹿茸酒蒸　续断酒浸　杜仲姜炒　赤石脂煅　柏子仁炒，别研　熟地黄酒蒸，焙　山茱萸肉　菟丝子酒蒸，别研　巴戟肉去心　韭子炒，各一两

细末，酒糊丸梧子大，每七十丸，空心盐酒、盐汤下。

鹿茸丸　治肾虚少气，腹胀腰疼，手足逆冷，饮食减少，面色黧黑，百节酸疼。

鹿茸酒蒸　牛膝酒浸　五味子各二两　石斛　菟丝子酒蒸，焙　棘刺　杜仲制炒　巴戟肉　山药炒　阳起石煅　附子炮　川楝子肉炒　磁石煅　肉桂　泽泻各一两　沉香半两，别研

细末，酒糊丸梧子大，每七十丸，空心温酒下。

冷补丸　治肾水燥少，不受峻补，口干多渴，目暗耳聋，腰痛腿弱，小便赤涩，大便或秘。

熟地黄酒蒸　生地黄洗　天门冬去心　川牛膝酒浸　白芍　地骨皮　麦门冬去心　白蒺藜炒　石斛　玄参　磁石煅，水飞

沉香别研，各等分

细末，蜜丸梧子大，每七十丸，空心温酒、盐汤下。

阳起石丸 治肾脏虚损，阳气微弱。

阳起石煅 韭子 苁蓉酒浸 青盐别研 菟丝子酒蒸，别研 鹿茸酒蒸 钟乳粉 沉香别研 原蚕蛾酒炙 山茱萸肉 桑螵蛸酒炙 山药炒，各半两

细末，酒糊梧子大，每七十丸，空心盐酒、盐汤任下。

韭子丸 治膀胱肾冷，小便白浊，滑数无度。

赤石脂煅 韭子炒 牛膝酒浸 牡蛎煅 覆盆子酒浸 附子炮 桑螵蛸酒炙 鹿茸酒蒸 苁蓉酒浸 龙骨生，各一两 鸡胜胵烧灰 沉香别研，各半两

细末，酒糊丸梧子大，每七十丸，空心盐酒下。

《究原》**双补丸** 治一切虚损，五劳七伤，面色黧黑，唇口干燥，目暗耳鸣，夜梦惊恐，四肢酸疼，烦热盗汗。

鹿角霜三两 熟地黄再蒸 菟丝子酒蒸，焙 覆盆子 白茯苓 人参 宣瓜 薏苡仁炒 黄芪炙 苁蓉酒浸 五味子炒 石斛炒 当归酒浸 泽泻切块再蒸，各一两 麝香一钱，别研 朱砂半两，别研为衣

细末，蜜丸梧子大，每七十丸，空心盐汤下。

心肾丸 理水火不交，心忪盗汗，夜梦遗精，目暗耳鸣，腰膝缓弱。调阴阳，补心肾。

牛膝酒浸 熟地黄洗蒸 苁蓉酒浸，各二两 鹿茸酒炙 附子炮 五味子 人参 远志肉甘草煮 黄芪蜜炙 白茯神 山药炒 当归酒浸 龙骨煅，各一两 菟丝子酒浸，蒸焙，三两

细末，用浸药酒煮糊，丸如梧子大，每七十丸，枣汤下。

《本事》五味子丸 理肝肾俱虚，收饮精气，补真阳，止虚汗。

益智仁炒 苁蓉酒浸，焙 巴戟肉 人参 五味子 骨碎补去毛 土茴香炒 白术 覆盆子 白龙骨 熟地黄洗 牡蛎

菟丝子各等分

细末，蜜丸梧子大，每三十丸，空心米饮下。

香茸丸 治诸虚。

鹿茸 熟地黄各二两 附子 苁蓉 破故纸 当归各一两 沉香半两 麝香一钱

细末，蜜杵丸梧子大，每五十丸，空心盐酒下。

丙丁丸 生血养气，升降水火。

附子大，九钱重，炮 川乌七钱者，炮 当归二两，酒浸 赤芍五两 沉香 益智仁各半两

细末，浸当归酒煮面糊，丸梧子大，朱砂为衣，每五十丸，空心盐酒下，妇人淡醋汤下。

戊己丸 理禀受怯弱，血气衰败，饮食无味，肌肉不生，积年脾蛊，恶心呕吐。

胡椒五两 人参 甘草炙，各一两 茴香炒 白茯苓 香附子炒，各三两 白术二两 朱砂半两

细末，姜汁糊丸梧子大，每三十丸，空心白汤下。

《澹寮》**乌沉汤** 生气血，补心肾。虚损之人服此，当胜大建中汤。

人参 当归大者 白术炒，各一两 天台乌药 沉香各半两 白茯苓 附子炮，各一两 肉桂半两

细末，每三钱，水一盏，姜五片，枣一个煎，空心服。

五精丸 治肾虚痿弱，大补元气。

秋石刚健者人精 鹿角霜兽精 茯苓木精 阳起石石精 山药草精，各等分

细末，酒糊丸梧子大，空心五十丸。须近火边，使干燥服之，不致恋膈。

鹿茸丸 治精血虚惫，补益肾水。

嫩鹿茸一两，蜜炙 沉香半两 附子去皮脐，半两 菟丝子酒蒸，焙 破故纸炒 当归 茴香 葫芦巴炒，各半两

细末，酒煮糊丸梧子大，每七十丸，空心盐汤下。

茸珠丹 西蜀市中有黑发朱颜道人，每醉歌曰：尾闾不禁沧溟竭，九转灵丹都谩说，惟有斑龙顶上珠，能补玉堂阙下血。即此方也，朝野用之，一名**斑龙丸**。

嫩鹿茸酥酒炙 鹿角胶炒珠子 鹿角霜 阳起石煅酒淬，各一两 当归 大附子炮 地黄九蒸焙，八钱 辰砂别研，半钱 苁蓉 酸枣仁去壳，捣成膏 柏子仁去壳，同枣仁捣 黄芪蜜炙，各一两

细末，酒煮面糊梧子大，每五十丸，空心温酒、盐汤下，用干物压之为妙。

敛阳丹 老人气虚，面红自汗，阳气不敛者。

灵砂 钟乳各研取末，二两 金铃子肉 沉香镑 木香 附子炮 葫芦巴酒浸，炒 阳起石煅，水飞 破故纸酒浸，炒 舶上茴香炒 肉豆蔻面裹煨 鹿茸酒炙 苁蓉酒浸 牛膝酒浸 巴戟肉各一两 肉桂半两

细末，酒煮糯米糊，丸梧子大，空心枣汤下三十丸。《经验》加当归，日干，不可焙。

秘精丸 治元气不固，夜梦遗精。

大附子炮 龙骨煅赤 肉苁蓉酒浸一宿 牛膝酒浸，焙 巴戟肉各一两

细末，蜜丸梧子大，空心盐酒下五十丸。

归茸丸 补诸虚。

当归酒洗 鹿茸盐酒炙 黄芪盐水炙 沉香 五味子炒 远志肉 酸枣仁 吴茱萸 茴香炒 破故纸炒 牡蛎煅 熟地黄蒸 人参 龙骨煅 附子炮 巴戟肉 灵砂别研，各一两

煅制如法，细末，酒糊丸梧子大，每七十丸，空心盐酒下。

《三因》**参香散** 治心气不足，诸虚百损。常服调荣卫，宁心志。

人参　黄芪　白茯苓　白术　山药　莲肉去心，各一两　砂仁　乌药　净陈皮　干姜炮，各半两　甘草炙，三分　木香　丁香　檀香各一分　沉香二钱

㕮咀，四钱，水一盏，姜五三片，枣一个煎，空心服。一方加熟附子一只。

安肾丸　治肾虚腰痛，目眩耳聋，面色惨黑，肢体羸瘦。

补骨脂　葫芦巴　茴香　川楝肉　续断各三两　桃仁　杏仁各去皮尖，麸炒，别研　山药　茯苓各二两

细末，蜜丸梧子大，空心盐汤下五十丸。

温肾散　治肾经虚寒，腰脊重痛，四肢乏力，面少颜色。

熟地黄一斤，洗焙　苁蓉　麦门冬　牛膝　五味子　巴戟肉　甘草炙，各八两　茯神　干姜各五两　杜仲三两

细末，每二钱，空心温酒调下。

《百一选》**十精丸**　升降阴阳，既济水火，平补心肾。

破故纸　远志肉　青盐　白茯苓　当归　益智仁各一两　菟丝子　牛膝各二两　山茱萸半两　石菖蒲半两

细末，用豮猪腰子一只去膜，和酒研细，煮面糊丸梧子大，每五十丸，空心盐酒汤下。如小便赤少，车前子汤下；心虚神乱，茯神汤下；夜卧烦躁不眠，酸枣仁汤；心气盛塞，麦门冬汤。一方去菖蒲，加熟地黄二两，并以羊腰子为丸。

补髓丹　升降水火，益寿延年。

补骨脂十两，芝麻五两炒，候无声，去芝麻　杜仲十两，去皮炒黑　鹿茸二两，酒炙　没药一两，别研

细末，入没药和匀，用胡桃三十个，泡去皮研膏，入面糊酒煮，丸梧子大，每百丸，空心盐酒、盐汤下。

《经验》**四精丸**　治思虑色欲过度，损伤心气，遗精，小便频数。

白茯苓　秋石各四两　莲肉去心　水鸡头生沼中，粉红花，在上结子垂下。各二两

细末，蒸枣肉杵，丸梧子大，盐酒、盐汤下三十丸。

瑞莲丸　定心暖肾，生血化痰，去黑痣。宋理宗宫方。

苍术主脾，一斤，酒浸四两，醋浸四两，米泔浸四两，生用四两　莲肉主心，一斤去心，酒浸软，入猪肚内煮烂，取出研膏，每一斤约肚二个　枸杞子主肝，二两　北五味主肺，二两　破故纸主肾，二两，炒　熟地黄生血，二两，酒浸蒸

细末，猪肚膏同酒糊丸梧子大，空心温酒下四十丸。

秘传起痿丹　治肾经虚败，遂成骨痿，腰脚难举，日加困乏。

附子炮　枸杞子　肉苁蓉酒浸　沉香　朱砂别研　熟地黄酒蒸　硫黄　阳起石煅　天雄炮，或用鹿茸亦可　麝香别研　木香　白丁香　肉桂　母丁香各一两　腻粉半两

细末，蜜丸弹子大，每用一丸，以姜汁火上入药溶化，却以手点药，腰眼上磨擦至药尽，用至二十丸，大有神效。若有他处瘫痪风疾，加皂角一片，去筋搥碎，姜汁浸一宿，瓦上焙干为末，入前药内，依法用之。

铁瓮城申先生**交感丹**　助养心肾，升降水火，常服有功，慎不可忽。

茯神肉四两　香附子一斤，新水浸一宿，臼内捶去毛，炒令黄色

细末，蜜丸弹子大，每一丸，清早细嚼，降气汤下。

降气汤　茯神二两　制香附子半两　甘草一两半，炙

细末，每二钱，沸汤点，送下前药。

揩牙散

香附子五两，以生姜三两研，和滓汁浸香附三宿，炒令焦黑存性，为末，以青盐二钱，研细拌匀，揩牙大有功效。

痨　瘵

《和剂》**乐令建中汤　黄芪鳖甲散　秦艽鳖甲散　钟乳补肺汤　人参润肺丸　苏合香丸**

《三因》**茯苓补心汤**。方见怔忡门。

神授散　治诸传尸劳气，杀虫去毒。

川椒二斤，拣去子并合口者，炒出汗

细末，每二钱，空心米汤调，必麻痹晕闷少顷，如不能禁，即以酒糊丸梧子大，空心五十丸。

取劳虫方。

青桑枝　柳枝　桃枝　石榴枝　梅枝五枝各七茎，长四寸许　青蒿一小握，赤根者佳

上用童子小便一升半，葱白七茎去头、叶，煎及一半，去滓，别入安息香、阿魏各一分，再煎至一盏，去滓，入辰砂末半钱，槟榔末一分，麝香一字，分作二服调下，五更初一服，五更三点时一服，至巳牌，必取下虫，色红者可救，青者不治。见有所下，进软粥饭，温暖将息，不可用性及食生冷、毒物。合时须拣吉日，不令猫、犬、孝服、秽恶、妇人见之。

《济生》**鳖甲地黄汤**　治虚劳手足烦热，心下怔忡；及妇人血室有干血，体羸，饮食不生肌肉。

柴胡　当归酒浸　麦门冬去心　鳖甲醋炙　石斛　白术　熟地黄酒焙　茯苓　秦艽各一两　人参　肉桂　甘草炙，各半两

㕮咀，四钱，水一盏，姜五片，乌梅一个，煎服，无时。专治热劳，药性差寒，虚甚多汗不宜服。

黄芪饮子　治诸虚劳瘵，四肢倦怠，潮热，乏力黄瘦，胸膈痞塞，咳嗽多痰，虚甚则唾血。

黄芪蜜炙，一两半　当归酒浸　紫菀洗　石斛　地骨皮　人参　桑白皮　附子炮　鹿茸酒蒸　款花蕊各一两　半夏制　甘草炙，各半两　唾血加阿胶　蒲黄各半两

㕮咀，每四钱，水一盏，姜七片，枣一个，煎服。此药温补，荣卫枯燥者不宜进。

太上混元丹 治劳损五脏，补益真气。

紫河车一具，少妇首生男子者良，带子全者，于东流水洗断血脉，入麝香二钱在内，线缝定，用生绢包裹，悬胎于沙瓮内，入无灰酒五升，慢火熬成膏 沉香别研 朱砂别研飞，各一两 人参 苁蓉酒浸 乳香别研 安息香酒浸去沙，各二两 白茯苓三两

细末，入河车膏，和药杵千百下，丸梧子大，每七十丸，空心温酒下，沉香汤尤佳。服此可轻身延年，补损扶虚。如病证虚极，增下药：

鹿茸酒蒸 巴戟肉 钟乳粉 阳起石煅 附子炮 黄芪各二两 生鹿角镑 桑寄生无，以川续断代 龙骨 紫菀各一两

修制作末，和前药为丸。如妇人血海虚损，或潮热，经候不调，闭塞不通，加下药：

当归 石斛 紫石英煅，醋淬水飞 柏子仁别研 鹿茸酒蒸 鳖甲醋炙，各一两 卷柏一两 牛膝酒浸，一两半

修制作末，为丸，汤使如前。虚寒，加炮附子二两；咳嗽，加紫菀茸二两。

《经效》**阿胶丸** 治劳嗽唾血，嗽血。

阿胶蛤粉炒 生地黄洗 卷柏叶 山药炒 大蓟根 五味子 鸡苏各一两 柏子仁炒，别研 人参 茯苓 百部洗，去心 远志肉甘草煮 防风 麦门冬去心，各半两

细末，蜜丸弹子大，每一丸，细嚼，煎小麦汤下。

团参饮子 治忧喜失宜，咳唾脓血，肌体瘦减，将成劳瘵。方见咳嗽门。

崔丞相灸骨蒸，或疗气疗风，或瘴或劳，或邪或癖，**四花穴法**。

先向上二穴，令患人立身正立，用蜡线一条，顺脚底贴肉坚踏之，男左女右，以线头与大脚拇趾尖平齐，却从后牵线，

当脚跟中心，循脚肚贴肉转上，直到膝弯曲脉中大横纹截断为则。又令患人正坐，解发分两边见头缝，自囟门平分至脑后，用所截线头从鼻准尖上引，从头缝至后贴肉循脊骨向下，至线尽处，当脊骨以墨点记为则，却未是穴。又别取余蜡线，令患人含口，自左口角纹起，钩上至鼻准根两孔中，横下至右口角纹住，作△样，以此线平分，取中纹点记，却于原点背脊中墨点，安线中纹，在中平分两边线头尽处，以墨圈记，为向上二穴。又令患人正坐，稍缩臂膊，以线加颈上双垂线，向前至胸前正中心坎尽处，则定二线头为准，此处即鸠尾歧骨。有人无歧骨者，至双胸前两歧骨下量取一寸，即鸠尾也。即将所截双线头牵转向后，以线中纹按在喉管结骨脊上，以线头牵番夹项双垂，循脊向背后垂下尽处为准，以墨点记，亦未是穴。又以线令患人合口，自左口角纹循唇上高肉直纹，横过右口角尽纹为止，以此线圈记，为向下二穴。

此四穴同时各七壮，至二七壮，至百壮，百五十壮，候疮欲瘥，又依法灸。又仍就用前线中纹，于第二次双线头尽处墨点上，当脊骨转直上下竖点，以线中纹在原墨点上分上下线，尽头以墨圈记上下二穴，此二穴谓之四花，可百壮。三次点灸六穴，各取离日灸。得三月三日收艾最佳，百日内慎饮食、房室。未瘥，于穴上再灸。白圈是穴，黑点是则，取孔穴尺寸，以患人男左女右指中心一节两横纹为一寸。

艾炷　脚根足三分，若不足三分，恐覆孔穴不备，经脉火气不能抽邪气，引正气。

取艾　以端午日日未出时，于艾中以意默存，求其似人者采以灸，殊有效。

取火　敲石，或水精镜子于日得者火阳火佳，天阴以槐木取火佳。

膏肓穴法　令患人以二掌相合夹膝中端坐，以额枕桌上，文字上穴法　除一頟不用，从第二骨数起，至第四骨下第五骨之上，停分两旁各三寸为穴，即膏肓俞，不可侵脾骨。凡取二穴，上下斜正以准则，比极端平，不可轻易，劳瘵宜早灸之。

《夷坚志》载灸法：以癸亥夜二更六神皆聚之时，解下体衣，于腰上微处，直身平正，用墨点定后，上床合面卧，每处煮小艾炷七壮，劳虫或吐出或泻下，断根不传。此腰眼穴，俗言不可灸，为《明堂经》所不载，是不然，盖所谓肾腧也。

《杨氏》**秦艽扶羸汤** 治肺痿骨蒸已成劳嗽，或寒热声嘎，体虚自汗，四肢怠惰。

柴胡二两 人参 鳖甲米醋炙 秦艽 地骨皮各一两半 制半夏 紫菀茸 甘草各一两 当归洗焙，一两一分

㕮咀，四钱，水一盏，姜五片，乌梅、大枣各一枚煎，食后温服。

青蒿散 治虚劳骨蒸，咳嗽声嘎，皮毛干枯，四肢倦怠，盗汗潮热，食减瘦弱。

天仙藤 鳖甲醋煮 香附子炒 桔梗 柴胡 秦艽 青蒿各一两 甘草炙，两半 乌药半两 川芎二钱半

细末，二钱，水一盏，姜三片，枣一个煎，食后服。

宁肺汤 治荣卫俱虚，发热自汗，肺气喘急，咳嗽痰唾。

人参 白术 当归 熟地黄 川芎 白芍 甘草炙 麦门冬去心 五味子 桑白皮 白茯苓各半两 阿胶蛤粉炒，一两

㕮咀，四钱，水一盏，姜五片煎，温服。

蜡煎散 治虚劳久嗽，痰多气喘，或咯脓血。

百合 人参 麦门冬去心 山药 贝母去心 白茯苓 甘草炙 杏仁炒，别研 黄明鹿角胶炒，无则以阿胶代，各等分

㕮咀，二钱，水一盏，入黄蜡皂角子大煎，食后温服。

《百一选》**猪骨煎** 治虚劳发热，热从脊骨上起者，此药神效，宜审而服之。

猥猪脊骨一条，去尾，五寸，锉，用好法醋六升，青蒿一握，乌梅十个，柴胡、秦艽各一两，慢火同熬一半，去滓，入蜜半斤，再熬成

膏　人参　白茯苓　当归　川芎　苁蓉酒浸　巴戟肉酒浸　五味子　牛膝酒浸　茴香炒　破故纸炒，各一两　鳖甲醋煮　沉香各半两　鹿茸酒浸酥炙　附子炮，各二两

细末，用前猪骨膏和，丸梧子大，米饮下五十丸。

《澹寮》治发寒热，渐成劳瘵。

十全大补汤加黄连煎服。热在骨节，更加青蒿、鳖甲煎。一方，治骨蒸发热，饮食自若者，大补汤、柴胡各二两，和匀，作十服煎。

《本事》**人参散**　治邪热客经络，痰嗽烦热，头目昏痛，盗汗倦怠，一切血热虚劳。

黄芩半两　人参　白术　茯苓　赤芍　柴胡　甘草　当归　干葛　半夏曲各一两

㕮咀，四钱，水一盏，姜四片，枣二个，煎服。

地仙散　治骨蒸肌热，一切虚劳烦躁。

地骨皮　防风各一两　甘草二钱半

细末，二钱，水一盏，姜三片，竹叶七片，煎服。一方加人参半两，鸡苏一两，倍甘草。

《直指》**神授丸**　治传尸劳疰，最杀劳虫。

正川椒红色大者，去子及合口者，以黄秆纸二重托之，于热炉内频炒之，令出油，取放地上，用砂盆盖定，以火灰密遮四旁，约一时许。

细末，老酒浸白糕丸梧子大，每四十丸，食前盐汤下，服至一斤，瘵疾自瘥。此药兼治诸痹，用肉桂煎汤下；腰痛，用茴香酒下；肾冷，盐汤下。

《经验》治男子妇人骨蒸劳瘵，憎寒壮热。

青蒿春夏用叶，秋冬用子不用叶，用根不用茎，四者相似而反，以为痼疾，必用童便浸过，使有功无毒，止一握　大鳖甲醋炙　白术煨　地骨皮　白茯苓　甘草炙　拣参　瓜蒌实　北柴胡　桑白皮蜜炙，各半两

细末，三钱，水一盏，姜三片，煎服。

清骨散 治五心烦热，欲成劳瘵。

北柴胡 生地黄各二两 人参 防风 熟地黄 秦艽 赤茯苓各一两 胡黄连半两 薄荷叶七钱半

㕮咀，四钱，水一盏，煎七分，温服。患骨蒸者，先服荆蓬煎丸一服，脏腑微利，方服此。

骨蒸劳热，久嗽不愈，常服，以愈为度。

石膏一斤，不用方者，取细纹如束针者，打碎 粉草一两

细研如面，日调三四服。今人忽其贱，疑其性凉，《神农》注无毒上药，主养命，不知其大有益。昔睦州杨守女患此，只用石膏一味，研如粉，井花水调，取身无热为度。出《内台秘要》。

赤白浊 附小便数起

《和剂》**茯菟丸 清心莲子饮 导赤散 秘传玉锁丹**

《简易》**心肾丸** 治水火不交，心下怔忡，夜多盗汗，便赤梦遗。

牛膝酒浸 熟地黄蒸 苁蓉酒浸，各二两 鹿茸酒炙 附子炮 五味子 人参 远志肉甘草煮 黄芪蜜炙 白茯神 山药炒 当归酒浸 龙骨煅，各一两 菟丝子酒蒸焙，三两

细末，浸药酒煮糊，丸梧子大，每七十丸，枣汤下七十丸。

定心汤 理心气不足，恍惚惊悸，夜梦遗精，白浊不止。

镇心爽神汤 治证同上。二方见怔忡门。

《济生》**瑞莲丸** 治思虑伤心，小便赤浊。

白茯苓 莲肉炒去心 龙骨生用 天门冬去心 麦门冬去心 远志肉甘草煮 柏子仁炒，别研 紫石英煅，研 当归酒浸 酸枣仁炒，去壳 龙齿各一两 乳香半两，研

细末，蜜丸梧子大，朱砂为衣，每七十丸，空心温酒、枣

汤下。

固精丸 治嗜欲过度，劳伤肾经，精元不固，梦遗白浊。

苁蓉酒浸 阳起石火煅，研 鹿茸酥炙 韭子炒 龙骨生用 赤石脂煅七次 巴戟肉 白茯苓 鹿角霜 附子炮，各等分

细末，酒糊丸梧子大，每七十丸，空心盐酒、盐汤下。

羊胫炭丸 治思虑伤脾，脾不掺精，遂致白浊。

厚朴姜制，细末，二两 羊胫炭煅通红窨杀，研如粉，一两

二味，水煮面糊，丸梧子大，每百丸，空心米饮下。

《三因》**益志汤** 治肾经虚寒，遗精白浊，四肢烦倦，时发蒸热。

鹿茸酥炙 巴戟肉 枸杞子 熟地黄酒蒸 苁蓉酒浸 牛膝酒浸 附子炮 肉桂 山茱萸 白芍 甘草炙 防风各等分

㕮咀，四钱，水一盏，姜五片，盐少许同煎，空心服。

安中散 治三焦虚寒，短气烦闷，小便白浊，精血不禁。

熟地黄 巴戟肉 龙骨各二两半 远志肉炒 茯苓各三两 蛇床子炒，四两半 天雄炮 五味子 山药各三两半 苁蓉酒浸 续断各四两 菟丝酒蒸，四两半

细末，二钱，温酒调下。

《杨氏》**萆薢分清饮** 治真元不足，下焦虚寒，白浊频数，漩面如油，光彩不定，漩脚澄下，凝如膏糊。

益智仁 川萆薢 石菖蒲 乌药各等分

㕮咀，四钱，水一盏，入盐一捻，煎七分，空心温服。一方加茯苓、甘草。

《百一选》**固精真丹** 治元脏久虚，小便白浊，妇人赤白带，崩漏下血。

苍术一斤，四两用茴香一两，盐一两，炒令术黄；四两用川乌一两，炮切片，并川楝子一两，和皮核，同炒令术黄；四两用红椒一两，去目并合口者，以破故纸同炒令术黄；四两好酒、醋各半升，一处同煮二沸，却取术焙干。

细末，用煮药酒、醋面糊，丸梧子大，每三十丸，男子温酒盐汤下，妇人醋汤下。

《澹寮》**五子丸**　治小便频数，时有白浊。

菟丝子酒蒸　家韭子炒　益智仁　茴香炒　蛇床子去皮炒，各等分

细末，酒糊丸梧子大，每七十丸，米饮盐汤下。一方加川椒。

《本事》**猪苓丸**　治年壮气盛，欲动不遂，意淫于外，梦遗白浊。

半夏一两，破如豆大，以猪苓末四两，先将一半，炒半夏黄色不令焦，地上出火毒半日，取半夏为末，糊丸梧子大，候干。更用前猪苓末炒药微裂，同于沙瓶内密养之，每四五十丸，于未申时空心温酒、盐汤下。

《直指》**炼盐散**　治漏精白浊。

雪白盐入瓷瓶内按实，以瓦盖定，黄泥封，火煅一日取出，顿阴地上一夜，密器收　白茯苓　山药炒，各一两

细末，入前盐一两，枣肉和杵，丸梧子大，每三十丸，空心枣汤下。

莲子六一汤　治心经虚热，小便赤浊。

石莲肉连心，六两　甘草炙，一两

细末，二钱服，灯心煎汤调。

秘方　治心经伏暑，小便赤浊。

人参　白术　赤茯苓　香薷　泽泻　猪苓　莲肉去心　麦门冬去心，各等分

㕮咀，四钱，水一盏，煎服。

《经验》**桑螵蛸散**　治小便频数，稠如米泔，或赤或白，心神恍惚，瘦悴减食，房劳得之。

桑螵蛸盐水炙　远志肉甘草炙　石菖蒲盐炒　龙骨煅，研　人参　茯神　当归酒洗　鳖甲醋炙，各等分

细末，二钱，临睡人参汤下。

又，治小便白浊出髓条。

酸枣仁炒　白术　人参　白茯苓　破故纸炒　益智仁　大茴香　左顾牡蛎煅，各等分

细末，加青盐酒为丸梧子大，每三十丸，温酒、米饮下。

又，治遗精白浊。

川续断　独活　柏子仁各二两　谷精草二两半　莲花蕊半两

鸡子七个，用白木通二两，细末，以鸡子白打和药末，次以酒糊为丸梧子大，空心温酒下五六十丸。

又，便浊不止，渐成虚损，但遇便白，张目仰视，自然留浊去清，不致损失，神定体健。

猪肚丸　小便频数。

大猪肚一个，莲子一升，同煮一日，干为末，去皮心　丁香　川楝子肉　破故纸　舶上茴香各一两

细末，蜜丸梧子大，空心温酒下。

妙应丸

龙骨煅　朱砂　厚牡蛎煅　石菖蒲各二钱半　川楝子肉　白茯苓　益智仁炒　莲肉去心　砂仁各三钱半　桑螵蛸瓦焙　菟丝子制，各半两

上以山药炒作末煮糊，丸梧子大，每五十丸，人参枣仁汤下，临卧糯米饮下。

遗尿失禁

《和剂》**二气丹**

《济生》**菟丝子丸**　治小便多，或致失禁。

菟丝子酒蒸，二两　牡蛎煅，取粉　附子炮　五味子　鹿茸酒炙，一两　肉苁蓉酒浸，二两　鸡胜胵炙　桑螵蛸酒炙，半两

细末，面酒糊丸梧子大，每七十丸，空心盐汤、盐酒下。

《御院》**秘元丹**　治内虚里寒，自汗时出，小便不禁。

白龙骨三两　诃子十个，去核　砂仁一两　灵砂二两

细末，煮糯米粥丸梧子大，每服五十丸，空心盐酒下。

《三因》**家韭子丸**　治大人小儿下元虚冷，小便不禁，或成白浊。常服补元气，美饮食。

家韭子六两，炒　鹿茸四两，酥炙　苁蓉酒浸　牛膝酒浸　熟地黄　当归各一两　巴戟肉　菟丝子酒蒸，各一两半　杜仲炒　石斛　肉桂　干姜炮，各一两

细末，糊丸梧子大，每百丸，空心盐汤、温酒下。小儿作小丸服。

茯苓丸　治心肾俱虚，神志不守，小便淋沥不禁。

赤茯苓　白茯苓等分

细末，以井花水洗澄，去新沫，控干，别取地黄汁，与好酒于银石器内同熬成膏，和丸弹子大，空心盐酒嚼一丸。

鸡内金散　治遗尿失禁。

鸡胜胵一具，并肠净洗，烧灰，男用雌，女用雄者

细末，二钱，酒饮调下。

《澹寮》治小便遗失。

阿胶炒珠子　牡蛎煅　鹿茸酒浸，炙　桑螵蛸酒炙，各等分

细末，糯米糊丸梧子大，每五十丸，空心盐酒下。

桑螵蛸散　治小便频数，劳伤心肾所致，此药不终剂而愈。方见赤白浊门。

淋　闭

《和剂》**五淋散　八正散　五苓散　石苇散　导赤散　清心莲子饮　立效散**

《济生》**地肤子汤**　治诸病后体虚触热，热结下焦，遂成淋疾，小便赤涩频数，茎痛如刺，或尿出血。

地肤子一两，即箒帚苗子　知母　黄芩　猪苓　瞿麦苗　枳实麸炒　升麻　通草　葵子　海藻洗，各半两

㕮咀，四钱，水一盏，姜五片，煎七分，温服无时。

通草汤 治诸淋。

通草 王不留行 葵子 茅根 桃胶 瞿麦 当归洗 蒲黄炒 滑石各一两 甘草炙，半两

㕮咀，四钱，水一盏，姜五片，煎服，无时。

小蓟饮子 治下焦结热，尿血成淋。

生地黄洗，四两 小蓟根 滑石 通草 蒲黄炒 淡竹叶 当归酒浸 藕节 山栀仁 甘草炙，各半两

㕮咀，四钱，水一盏，煎八分，空心温服。

鹿角胶丸 治房室劳伤，小便尿血。

鹿角胶半两 没药别研 油头发灰各三钱

细末，用茅根汁打糊，丸梧子大，每五十丸，盐汤下。

《三因》**生附散** 治冷淋，小便秘涩，数起不通，茎中肿痛。

附子去皮脐，生用 滑石各半两 瞿麦 木通 制半夏各三分

细末，二钱服，水一盏，姜七片，灯心二十茎，蜜半匙，煎服。

鹿角霜丸 治膏淋，多因忧思失志，浊气干清，小便淋闭，黯如膏脂，疲极筋力，或伤寒湿，多有此证。

鹿角霜 白茯苓 秋石各等分

细末，面糊丸梧子大，每五十丸，空心米汤下。

发灰散 治小便尿血；并治肺疽，心衄吐血。一方用蜜丸下。

上用发烧灰，每二钱，以米醋二合，汤一盏，调服。一方加蜀葵子炒，为末，米饮调。

《本事》**火府丹** 治心经积热，小便赤少；及五淋涩痛。方见痟渴门。

《简易方》治血淋。

阿胶二两，麸炒 猪苓 赤茯苓 滑石 泽泻各一两 车前

子半两

㕮咀，三钱，水一盏，煎七分，五更时服。

《澹寮》**五淋散** 治膀胱有热，水道不通，淋沥不宣，脐腹急痛，或尿如豆汁，便如砂石，淋膏尿血。

山茵陈二两 淡竹叶四两 木通 滑石 甘草炙，各六两 山栀仁炒，十四两 赤芍 赤茯苓各半斤

㕮咀，三钱，水一盏，煎服。一方加当归，除木通、滑石。

《直指》**琥珀散** 治尿血。

琥珀为末，每二钱，灯心薄荷汤下。

《经验》治尿血，并五淋砂石，疼痛不可忍。

黄芪 人参等分

为末，以大萝卜一个，切一指厚大四五片，蜜二两，淹炙令尽，不令焦，点参、芪末与，无时盐汤下。

又方，用人参 黄芪各一两 百合半两，蒸 飞罗面一两

为末，煎白茅根汤调。并治咳血。

又方，川牛膝一两，水煎服，效。有妇人患此十年，神效。有用杜牛膝净洗一握，水五盏，煎一盏，入麝香、乳香少许研，调服。

又有淋而出血片，痛甚，空心盐汤下鸡苏丸收效。用此亦有理。

《直指》云：水道不行，其本在肾，合用牵牛、泽泻。其末在肺，合用葶苈、桑皮。二者得兼，必然中□其间，更以木通、滑石佐之。又能透达，虽然大小二便，脉络相贯，人有多日小便不通，但用神保丸、北葶丸辈大泻数行，小肠自利。

沙淋凝脂而易散，石淋结块而难消。攻疗石淋，当以枳壳散，空心吞服好。来复丹为妙，但恐太阴玄精不得真者，服之关络开通，大便通泄，石块自小便出。

肾与膀胱为水府，泄于小肠，应于心，水火既济，尤关于

心，若详于肾，略于心，亦不可也。

阴　㿗

《和剂》**茱萸内消丸　麝香大戟丸**

《济生》**橘核丸**　四种㿗病，卵核肿胀，偏有小大，或坚硬如石，痛引脐腹，甚则肤囊肿胀成疮，时出黄水，或成痈溃烂。

橘核炒　海藻　昆布　海带各洗　川楝子肉炒　桃仁麸炒，各一两　制厚朴　木通　枳实麸炒　玄胡索炒　桂心　木香各半两

细末，酒糊丸梧子大，每七十丸，空心盐酒、盐汤下。虚寒甚者，加炮川乌一两；坚胀久不消者，加硇砂二钱，醋煮，旋入。

牡丹散　治小儿外肾偏坠。

防风　牡丹皮各等分

细末，二钱，温酒调服。不饮酒，用盐汤。

《百一选》**三茱丸**　治小肠气，并外肾肿痛。

山茱萸　吴茱萸　食茱萸各二两　破故纸一两七钱，炒香　青皮　青盐　茴香微炒，各三两　黑牵牛一两，炒　川楝肉一两，斑蝥四个，去翅嘴，同炒令赤，去蝥不用

细末，醋糊丸梧子大，每五十丸，先吃炒桃仁十五个，温酒、盐汤下，炒茴香酒更佳。

《活人》**竹皮汤**　治交接劳复，阴囊肿胀，痛入腹中。

刮竹青皮一升

以水三升，煮一半，去滓分服，立愈。

诸　疝

《和剂方》**复元通气散　盐煎散　蟠葱散　二白散　川楝散　化气汤　茱萸内消丸　夺命丹　胡芦巴丸　撞气阿魏丸**

丁香脾积丸

《三因方》**大乌头桂枝汤** 治风寒疝气，腹中刺痛，手足不仁，身体拘急，不得转仄，或致阴缩。

大乌头五个实者，去皮尖，蜜一大盏，煎减半，出汤，洗切 桂心 芍药各三钱 甘草炙，一分

㕮咀，每四钱，水盏半，姜五片，枣三个，入前煎乌药蜜半匙，同煎七分，空心。一法去乌头，用附子一个，名蜜附汤。

葱白散 治一切冷气，及膀胱气发，攻刺疼痛；妇人胎前后，血气刺痛。

川芎 当归 制枳壳 制厚朴 桂心 净青皮 干姜炮 茴香炒 茯苓 川楝肉炒 麦蘖 神曲并炒 三棱炮 莪术醋浸一宿，焙 干地黄 芍药 木香 人参各一两

㕮咀，每三钱，水一盏，葱白二寸，煎七分，入盐少许，空心热服。大便秘涩，加大黄；溏利，加诃子。

补肾汤 治寒疝入腹，小肠疼痛，时复泄泻，胸膈痞塞。

人参 茯苓 黄芪 附子炮 白术各一两 沉香四钱 木瓜两半 羌活半两 甘草炙 川芎各一分 紫苏三分 呕吐加半夏半两，姜七片煎。

㕮咀，每三钱，水一盏，姜三片，枣一个，煎七分，空心热服。

失笑散 治小肠气痛，妇人血痛欲死者。

五灵脂 蒲黄炒，各等分

为末，每服二钱，先用醋一合，熬药成膏，水一盏，煎服。

《本事方》**立效散** 治疝气。

川芎 川楝子 净青皮 舶上茴 黑牵牛炒 桃仁各一两

为末，每二钱，无灰酒一盏，煎八分，温服。

金铃丸 治膀胱肿痛，及小肠气，阴囊肿，毛间水出。

茴香炒　马兰花炒　海蛤　破故纸　菟丝子　海带各三两　木香　丁香各一两　金铃子肉五两

为末，糊丸梧子大，每三十丸，温酒、盐汤任下。

又，乌药锉，酒浸一宿　良姜　舶上茴各一两　净青皮二两

为末，每二钱，遇发，热酒调。

又一方，杏仁一两　舶上茴一两　葱白焙干，半两

同为末，酒调，嚼胡桃咽下。

《济生》**聚香饮子**　治七情所伤，遂成七疝，心胁引痛，不可俯仰。

檀香　木香　乳香　沉香　丁香并不见火　藿香各一两　玄胡索炒，去皮　姜黄洗　川乌炮　桔梗炒　桂心　甘草炙，各半两

㕮咀，每四钱，水盏半，姜七片，枣一个，煎七分，温服。

益智仁汤　治疝气，痛连小腹，叫呼不已，其脉沉紧，是肾经有积冷所致。

益智仁　干姜炮　甘草炙　茴香炒，各三钱　乌头炮　生姜各半两　净青皮二钱

㕮咀，每四钱，水一盏，盐少许，煎七分，空心热服。

玄附汤　治七疝，心腹冷痛，肠鸣气走，身寒自汗，大腑滑泄。

木香半两　玄胡索炒　附子炮，各一两

㕮咀，四钱服，姜七片煎，温服无时。

金铃子散　治七疝，寒注下焦，小腹痛引外肾，大便多秘。

金铃子取肉一两，用巴豆七个去壳，同炒令黄色，去巴

为末，每二钱，热盐酒调下。

狼毒丸　治七疝久不愈，发作无时，脐腹坚硬，刺痛不止。

狼毒炒　芫花醋炒　川乌炮，各一两　椒红炒　干姜炮　干

漆炒烟尽　三棱　鳖甲醋煮　没药各半两　全蝎去毒，九个

为末，醋糊丸梧子大，每四十丸，酒、姜汤任下。甚者，炒盐半斤令热，以故帛包，熨痛处。

葵子汤　膀胱实热腹胀，小便不通，口舌干燥，咽膈不利。

赤茯苓　猪苓　葵子　枳实炒　瞿麦　木通　黄芩　车前子炒　滑石　甘草各等分

㕮咀，每四钱，水一盏半，姜五片，煎八分，温服无时。

《澹寮方》**金铃子丸**　治钓肾气，膀胱偏坠，痛不可忍。

川楝子肉五两，分作五处制，一分用斑蝥一个，去头翅同炒，去蝥；一分用茴香三钱，盐半钱，炒熟去盐，留茴香入药；一分用黑牵牛三钱同炒，去牵牛；一分用破故纸三钱同炒，留故纸入药；一分用萝卜子一钱同炒，去萝卜子。

上用川楝同破故纸、茴香焙干为末，酒糊丸梧子大，每三十丸，温酒空心下。

又，治疝气发作，痛不可忍者。

真料五苓散一贴，连根葱白一寸，灯心七茎，煎汤吞下青木香丸五十粒，即效。

又法，以青木香丸二百粒，斑蝥七个去头翅，为粗末，瓦铫以文武火上同炒，令木香丸微香，却以瓷碟盖药，以铫放冷处，去蝥，取木香丸，分二服，空心，茴香酒空心下，累效。

去铃丸　治豚脉疝气，或阴囊肿大。

川乌尖去皮，生用　巴豆七个，去皮，只去九分油

为末，糕糊丸梧子大，朱砂、麝香为衣，每二丸，同青木香丸三十粒，空心冷盐水下，三两日一服，不可多。

《百一选》**十补丸**　小肠寒疝，膀胱伏梁，奔豚，痃气并治。

附子一两，用防风一两锉如豆大，盐四两，黑豆一合，炒附子裂，去诸药，只用附子，去皮尖　葫芦巴　木香　巴戟肉　川楝肉　官

桂　延胡索　荜澄茄　舶上茴炒　破故纸炒，各一两

为末，糯粉酒打糊，丸梧子大，朱砂为衣，每五十丸，空心酒下，妇人醋汤下。若加益智仁，更佳。

三茱丸　见前阴㿗门。

《直指》**四神丸**　治肾冷疝气，胀痛不已。

吴茱萸拣一两，一半同老酒浸一宿，一半同米醋浸一宿，焙干　大净香附子一两　荜澄茄　青木香各半两

为末，米糊丸梧子大，每七十丸，空心盐汤下，或乳香葱白煎汤下。

《活人》《事证方》**香壳散**　治同前。

黑牵牛三钱　茴香一两，炒　玄胡索半两，炒　枳壳麸炒，半两　或加槟榔

为末，每三钱，热酒调下。

永类钤方卷第十四

脚　气

《和剂》**香苏散**加木瓜、槟榔，即名**槟苏散**；可更加生苍术、川独活、制枳壳；大便秘加大黄。

五积散治风湿，可加槟榔、木瓜、羌活、独活、木香、乌药；加败毒散，名交加散。

败毒散治足三阳经热证，若自汗恶风，加肉桂；无汗恶寒，加去节麻黄；若风湿发热焮肿，加苍术、槟榔、大黄，微利愈。

小续命汤，寒多证加姜片，风多证加独活。**降气汤**治脚气冲心筑痛，吐痰。**木香流气饮，三和散**加木香、枳壳，**分气紫苏饮，乌药顺气散，枳壳散**，通用。

渗湿汤，防己黄芪汤加附子，治寒湿风湿。

五苓散治有暑湿，有渴，小便秘。

活血应痛丸、活络丹、换腿丸、石楠丸、独活寄生汤，以上风湿挛痛通用。

四斤丸、木瓜丸、养肾散、八味丸、经进地仙丹、黄芪丸，治肾经虚弱拘挛痛，通用。

《三因》**麻黄左经汤**　治风寒暑湿流注太阳经，腰足挛痹，关节重痛，憎寒发热，无汗恶寒，或自汗恶风，头疼眩晕。

麻黄去节　干葛　细辛　白术米泔浸　茯苓　防已　肉桂　羌活　防风　甘草炙，各等分

为末，每四钱，水一盏，姜三片，枣一个煎，空心服。自汗去麻黄，加肉桂、芍药；重着加白术、陈皮；无汗减桂加杏仁、泽泻，并各等分。

大黄左经汤　治风寒暑湿流注足阳明经，腰脚赤肿，痛不可行，大小便秘，恶食，喘汗。

大黄蒸　细辛　茯苓　羌活　黄芩　前胡　制枳壳　制厚朴　甘草炙　杏仁去皮尖，别研，各等分

㕮咀，四钱服，水一盏，姜三片，枣一个煎，空心热服。腹痛加芍药，秘结加阿胶，喘急加桑白皮、紫苏，小便秘加泽泻，四肢疮痒浸淫，加升麻，并等分。

半夏左经汤　治风寒暑湿流注足少阳经，发热，腰胁疼痛，头目眩晕，呕吐不食。

制半夏　干葛　细辛　白术　茯苓　肉桂　防风　干姜炮　黄芩　小草　甘草炙　柴胡　麦门冬去心各三分

㕮咀，四钱，水一盏，姜三片，枣一个煎，空心服。热闷加竹沥，喘满加杏仁、桑白皮。

大料神秘左经汤　治风寒暑湿流注三阳经，腰足拘挛，关节疼痛，憎寒发热，自汗恶风，或卒然眩倒，缓纵不遂，大小便秘，喘满烦闷。

制半夏　干葛　细辛　麻黄去节　制厚朴　茯苓　防已　制枳壳　肉桂　羌活　防风　柴胡　黄芩　小草　白姜　甘草　麦门冬去心，各等分

㕮咀，四钱，水一盏，姜三片，枣一枚煎服。自汗加牡蛎、白术，除麻黄；肿满加木通、泽泻；甚热无汗减桂，加陈皮、前胡、升麻；腹痛或利去黄芩，加芍药、附子；大便秘加大黄、竹沥；喘满加杏仁、桑白皮、紫苏并等分，对证详加。

六物附子汤 治四气流注足太阴经，骨节烦疼，四肢拘急，自汗短气，小便秘，手足时肿。

附子炮 肉桂各四两 白术 茯苓各三两，甘草炙二两 防己四两

㕮咀，四钱，水一盏，姜七片，煎服。

十全丹 治脚气上攻心腹，足心隐痛，小腹不仁，关节挛痹，疼痛无时，烦渴引饮，大小便或秘或利。

苁蓉 石斛各酒浸 狗脊火去毛 萆薢 茯苓 牛膝酒浸 远志肉炒 地仙子各一两 熟地黄 杜仲制炒，各二两

细末，蜜丸梧子大，每五十丸，温酒盐汤下。

乌药平气汤 治脚气上攻，头目昏眩，脚膝酸痛，行步艰苦，诸气不和，喘喘迫促。

乌药 人参 白术 川芎 当归 茯神 甘草炙 白芷 木瓜 五味子 紫苏子各等分

㕮咀，四钱，水一盏，姜五片，枣二个，煎七分，温服。

木瓜牛膝丸 治寒湿四气下注，腰脚缓弱无力，肿急疼痛。

大木瓜三四个，切开盖去瓤，先用糯米浆过，盐焙干为末，却用盐末入瓜末令满，竹签针定，蒸三次，烂研作膏 大川乌去皮脐，无灰酒一升浸，薄切，以酒煮干研细作膏，三两 牛膝酒洗 茴香炒 羌活 青皮 青盐别研入 狗脊火去毛 巴戟 海桐皮九味各一两

细末，入青盐拌匀，以前二膏拌和，如硬入酒，杵千下，丸梧子大。每五十丸，空心盐酒汤下。

茱萸丸 治脚气入腹，腹胀不仁，喘急欲死。

吴茱萸汤洗 木瓜去瓤，切片日干，各等分

细末，酒糊丸梧子大，每五十丸至百丸，酒饮任下。以木瓜烂作膏丸尤佳。

木通散 治因脚气服补药太过，小便不通，淋闭胀满。

当归 栀子炒仁 赤芍 赤茯苓 甘草炙 木通各一两

吹咀，每三钱，水一盏，煎七分服。

胜骏丸 治元气不足，寒湿所袭，腰足挛拳，脚面连趾走痛无定，筋脉不伸，行步不遂。常服益真气，壮筋骨。

附子一枚，炮 当归酒浸 天麻 牛膝 熟地黄并酒浸 酸枣仁炒 防风各二两 木瓜四两 乳香半两 麝香一分，并别研 全蝎去毒 木香 没药别研 羌活 甘草炙，各一两

细末，生地黄三斤，研如泥，入无灰酒四升，煮烂如膏，入前末和杵令坚，每两作十丸。每一丸，细嚼，临卧酒下。冬月无地黄，炼蜜丸梧子大，每五十丸盐汤酒下。一方加槟榔、萆薢、苁蓉、破故纸、巴戟各一两，当归、地黄各减一两。

《杨氏》**五斤丸** 治筋血不足，腰脚缓弱，一切寒湿脚气。

大木瓜 牛膝酒浸一宿，焙 苁蓉同上制 通明天麻焙，各一斤 虎骨酥炙黄 没药别研 川乌炮 山药各四两

先蒸烂木瓜研作糊，和药末，如硬用原浸牛膝酒打糊搜匀，杵三千下，丸梧子大，每五十丸，温酒盐汤下。

定痛丸 治血气涩滞，腰脚疼痛不可忍者。

威灵仙去土 茴香各半两 金铃子肉炒 川乌炮，各一两

酒糊丸梧子，温酒下五十丸。

胡芦巴丸 治寒湿脚气，腿膝疼痛，行步无力。

胡芦巴酒浸一宿，焙 破故纸炒香，各四两

上为细末，用大木瓜一枚切顶、去瓤，填药在内，满为度，复用顶盖之，用竹签签定，蒸熟取出，烂研，同前件填不尽药末搜和为丸，如梧桐子大。每服五十丸，温酒送下，空心食前。

白为度，即三匮丹，以此三味研膏，入前五味末，为丸鸡头大，木瓜酒或降气汤下。

《活人》**木瓜散** 治脚气。见前本方。

《御药院》**沉香大腹皮散** 治湿气郁滞经络以成脚气，肿

满疼痛，筋脉不利。

大腹子连皮，三两　沉香　槟榔　桑白皮炒　乌药　荆芥穗　净陈皮　茴香炒　白茯苓　木通　紫苏子炒　紫苏叶　甘草炙，各一两　木瓜去瓤，二两半　制枳壳一两半

㕮咀半两，水一盏，姜五片，干萝卜五大片同煎，温服。或用萝卜子一钱，炒捣入煎。如觉大干燥，即服加减神功丸。

四蒸木瓜丸　治肝肾脾虚，四气流注经络，膝脚疼痛，憎寒壮热，或肿或痹，发作不时。

威灵仙　苦葶苈　黄芪　续断　苍术　净陈皮　乌药　茯神各半两

细末，以大宣瓜四个，去顶瓤，填药在内，用顶盖定，酒洒蒸熟，研作膏，丸梧子大，空心盐汤酒下五十丸。世传木瓜丸甚多，此方为是。

《本事》**思仙续断丸**　治肝肾风虚下注，脚膝痛引腰脊，一切风毒流注。

萆薢四两　防风　薏苡仁　五加皮　牛膝酒浸　续断　羌活各三两　生地黄　思仙木即杜仲制。炒，各五两

细末，酒三升，化青盐三两，木瓜半斤去皮子，盐酒煮成膏，杵丸梧子大，空心盐汤酒下五十丸。

《直指》**不老地仙丹**　治肾脏风毒，轻脚壮筋。

当归　牛膝　苁蓉酒浸　虎骨酒炙　川椒去目出汗　萆薢盐水煮干　白蒺藜炒去刺　川芎各一两　白附子炮　黄芪蜜炙　南星炮　何首乌　羌活　独活　杜仲制炒　没药别研，各三分　防风　赤小豆　地龙去土　茴香炒　血竭　木鳖子去油　乳香别研，各半两

细末，酒糊丸梧子大，木瓜、陈皮汤下四十丸。

木瓜散　治脚气，若稍愈，尤当常服。

大腹皮　紫苏　羌活　木香　茯苓　净陈皮　甘草炙，各半两　宣木瓜一两

㕮咀，三钱，姜枣煎。加槟榔、白术、川芎、沉香，即沉香三和散。

秘方立应散 治风湿脚气。

麻黄去节，炒 僵蚕炒尽丝，各二两 丁香一钱 乳香 没药各半两，别研末

为末，每一两，用酒一碗调服，取醉，盖覆得汗即愈，曾经蒸泡者难愈。

卢陵欧阳家传攒风散 专治寒湿脚气，先用此发散。

麻黄不去节 甘草不去皮 淮乌 萆薢 杏仁不去皮尖，各等分

㕮咀，每四钱，水一盏，煎服，不可多进。

通真丸 专治脚气秘结者，用此通利。

淮乌半两，用巴豆一两煮熟，去巴 黑牵牛 破故纸 萆薢各等分

细末，面糊丸梧子大，每十丸，空心盐汤下，得利数行。欲止，以冷水洗手即止。

加减至宝丹 专治脚气，止疼痛，除风湿。

骨碎补去毛炒净，四两 紫金皮去骨生用 木瓜生用 白蒺藜炒去刺，各三两 淮乌三个 起一两者，炒赤，二两 石膏水煮三十沸，二两 当归酒浸 槟榔各二两 月宝砂醋煮干，五两 白胶香水煮十余沸，冷水中干

细末，以大木瓜切顶去瓤，安药在内令满，用顶盖签定，烂蒸研，同余末杵为丸梧子大，空心温酒下五十丸。

趁痛散 治湿毒攻注，脚腰疼痛，行步少力。

没药一两 杜仲制炒，一两半 延胡索 当归洗焙 肉桂 萆薢各一两

细末，每三钱，空心温酒调下。

《济生》**槟榔汤** 治一切脚痛，顺气防壅。

香苏散加槟榔 木瓜 五加皮各等分

㕮咀，每四分，水一盏，姜五片，煎七分，温服。妇人加当归，女子加赤芍，大便虚秘加枳实。

大腹皮散 治诸证脚气肿痛，小便不利。

大腹皮三两 宣木瓜二两半 紫苏子炒 槟榔 荆芥 乌药 净陈皮 紫苏叶各一两 萝卜子炒，半两 沉香 桑白皮炙 枳壳各一两半

㕮咀，每四钱，水一盏，姜五片，煎服，无时。

神乌丸 治远年日近干湿脚气。

川乌炮炒黄 虎胫骨酥炙 海桐皮 萆薢各一两 牛膝酒浸 苁蓉酒浸，各一两半 狗脊燎毛，半两

木瓜作膏，丸梧子大，空心温酒下七十丸。

加味四斤丸 治肝肾俱虚，精血不足，足膝疼酸，步履不随，四气流注，最宜服之。

虎胫骨酥炙，二两 天麻 宣瓜一大个，蒸 苁蓉酒浸焙 川乌炮，各一两 牛膝酒浸，一两半 没药 乳香别研，各半两

细末，入木瓜膏，和酒糊杵丸梧子大，空心盐汤酒下七十丸。

加减地仙丹 治风冷邪湿留滞下焦，足膝拘挛，肿满疼痛。

地龙炒去土 五灵脂去石 乌药 白胶香别研 椒红去汗 威灵仙 木瓜 赤小豆炒 黑豆炒去皮 天仙藤 川乌炮 五加皮 制苍术 木鳖去壳油，各等分

细末，酒糊丸梧子大，空心盐汤酒下七十丸。

秘方神翁地仙丹 专治风痹脚气。有久患白癜风，去牵牛加枳壳，服之得效。

天仙子一两 川椒去目并合口者，二两 木鳖子四两 白胶香五两，煮过别研 黑牵牛六两 黑豆八两 赤土九两。即赤朱 五灵脂三两，拣黑色好者，以好酒浸，投水淘去，绢滤过晒干 草乌七两，小而紧实者，净洗，用盐在油中同炒，令焦黄拆裂，候冷，用布揩

令净

上细末，入白胶香、木鳖子末，隔年好醋打糊，丸梧子大，茶清下三十丸，病甚频服。

《澹寮》**三和散加减**　治脚气入腹冲心，疼痛肿满，大小便秘。

沉香　木香　羌活　白芍　槟榔各半两　甘草　抚芎　青皮　制枳壳各二钱　宣木瓜　紫苏叶各一分　真紫苏子六钱

㕮咀，四钱，姜三片，同煎服。

五兽三匮丹　治气血耗损，肝肾不足，两足痿弱。

鹿茸酥炙　麒麟竭即草竭　虎胫骨解片酥炙　牛膝酒浸　狗脊燎毛，各等分。上五味修事，即五兽丹料　辰砂一两　大附子一枚，生，去皮脐，剜令心空，入辰砂在内　大宣瓜一个，剜心去皮，入上附子在内，以附子余末盖口，正坐砂锅中，重汤蒸烂，附子断白为度

细末，蜜丸弹大，嚼生姜一块，空心酒一盏送下。酒以助药力，服后一时，用外应散熏蒸、淋洗。一方，除紫金皮、木瓜，加防风、小黑豆。一方加赤芍。一方除紫金皮、石膏，加木香、川乌、白术。

外应散　治脚气，用此熏蒸、淋洗。

矮樟叶　石楠叶　西江杉片　藿香　大蓼　独活　白芷　紫苏　紫金皮　藁本　羌活各等分

锉碎，加大椒五六十粒，葱一握，水二斗煎，置盆中，令病者以足加其上，厚衣盖覆，熏蒸痛处，候温热可下手令人淋洗。

搜风散　治脚气，愈后常服。

白芷　川芎　茯苓　甘草　当归各两半　陈皮　厚朴　枳壳　干姜炮　麻黄去节，三两　桔梗两半　苍术十二两，酒浸去皮　肉桂一两　芍药两半　白术二两

㕮咀，三钱，水一盏，姜四片，煎服。与五积散加减同。

透骨丹　专治脚气。

木香两半　川乌一两，煨　羌活一两　白茯苓二两　沉香　槟榔　木瓜　川芎　乳香别研，各一两

细末，面糊丸梧子大，姜汤下七十丸。

黑虎丹　治脚气，筋骨软弱，步履不随。

羌活　白术　五加皮　肉桂各半两　槟榔　川乌　黄芪　白茯苓　赤芍　附子　熟地黄　乌药各一两　生苍术　当归　牛膝　虎胫骨　白蒺藜　杜仲各两半　黑小豆半升

细末，面糊丸梧子大，空心盐酒下五十丸。

经验**应痛丸**　治寒湿风损，手脚疼痛。

生苍术一斤　舶茴十二两　破故纸一斤，半生半炒　骨碎补一斤，樟树石上生亦可，去毛　川山甲六两，桑灰炒胀，柴灰亦可　生草乌一斤，锉如麦子大

用生葱一斤，连皮生姜一斤，擂烂，将草乌一处淹两宿，焙干，连前药一处日干，或焙为末，酒糊丸梧子大，酒或汤日下五十丸，随病上下服。忌热食。但多麻人，减草乌等分为好。

苍术丸　治脚腰湿痛，养肾水，顺气疏风。

苍术一斤，用四两酒浸，四两米泔浸，四两醋浸，四两青盐水浸，冬五日夏三日，依前分作四处，一分椒一两炒，一分黑牵牛一两炒，一分茴香一两炒，一分破故纸同炒，炒讫去伴药，止存苍术

为末，醋糊丸，空心酒盐汤下。年五十之上加沉香一两，木香二两，巴戟二两。

小续命汤加减　治男子妇人脚气。

小续命汤依和剂等分，加何首乌四两　川牛膝一两　草乌去皮尖炒黄，半两

上细末，先用木瓜二个，好酒二升，小锅煮十分烂，去皮瓤研，和前药，硬、燥用煮木瓜酒添，搜丸梧子大，每三四十丸，酒下。常服除根。

白虎历节

《和剂》五积散打和败毒散名**交加散**　**复元通气散**　**防己黄芪汤**　**生五苓散**　**寄生汤**

《济生》**虎骨散**　治白虎风，肢节疼痛，发则不可忍。

虎骨酥炙，二两　花蛇酒浸取肉　天麻　防风　牛膝酒浸　僵蚕炒尽丝　肉桂　当归酒浸　乳香别研，各一两　甘草炙　全蝎去毒，各半两　麝香一钱，别研

细末二钱，淋酒调服，无时。

羌活汤　治白虎历节，风毒攻疰，骨节疼痛，发作不定。

羌活二两　附子炮　秦艽　肉桂　木香　川芎　当归　牛膝酒浸　骨碎补　桃仁　防风去叉，各一两　甘草炙，半两

㕮咀，四钱，水一盏，姜五片煎，温服，无时。

《三因》**附子八物汤**　治白虎历节，身痛如槌锻不可忍。

附子炮　干姜炮　茯苓　甘草炙，恶甜者减之　肉桂各二两　白术四两　人参三两

㕮咀，四钱，水一盏煎，空心服。一方去桂，干地黄二两。一云治疲极气虚，遍身酸痛。一方加干姜、附子各半两。

乌头汤　治历节风痛，不可屈伸。

乌头五个，锉，用蜜二升，煎取一升，去乌头　甘草　麻黄去节　芍药　黄芪

㕮咀，四钱，水一盏，煎去滓，入蜜再煎一沸，温服。

麻黄散　主历节，宜先发汗。

麻黄一两一分，制　羌活一两　黄芩三分　细辛　黄芪蜜炙，各半两

㕮咀，水煎。有汗，慎风。

《澹寮》**趁痛散**　治走注历节，诸风软痛，卒中倒地，跌扑伤损。

草乌三两，不去皮尖　熟地黄或用生者　南星　半夏曲　僵

蚕　乌药各半两，并日干

细末，酒糊丸梧子大，日干，每五七粒，空心夜卧温酒下，仍姜汁和酒研十余粒，涂伤肿痛处。

《简易》**麝香丸**　治白虎历节诸风，疼痛游走无定，状如虫噬，昼静夜剧，手足卒痛。

川乌大八角者，三个　全蝎二十个　黑豆二十一个　地龙半两，并生用　即《济生》**蠲痛丸**。

细末，入麝香半字，糯糊丸绿豆大，每七丸，甚者十丸，空心夜卧温酒下，微汗愈。

茵芋丸　治历节肿满疼痛。

牵牛子两半　郁李仁半两　茵芋　朱砂研　薏苡仁各一分

细末，蜜杵丸梧子大，轻粉滚为衣，每十丸，至十五丸、二十丸，更初温水下，快利为度。

五　痹

《和剂》**五痹汤　乌荆丸　四斤丸**

《济生》**蠲痛汤**　治手足冷痹，腰腿沉重，及身体烦疼，背项拘急。

当归酒浸　赤芍　黄芪　片子姜黄　羌活各，一两半　甘草炙，半两

㕮咀，四钱，水一盏，姜五片，枣一个煎，温服无时。《家藏方》加防风等分。

防风汤　治血痹，皮肤不仁。

防风二两　川独活　当归　赤茯苓　秦艽　赤芍　黄芩各一两　杏仁去皮尖　肉桂　甘草炙，各半两

㕮咀，四钱，水一盏，姜五片煎，温服无时。

茯苓汤　治停蓄支饮，手足麻痹，多睡眩晕。

制半夏　赤茯苓　陈皮各一两　制枳实炒　桔梗　甘草炙，各半两

㕮咀，四钱，水一盏，姜七片煎，无时。

黄芪酒 治风湿痹痛，筋脉挛急，或身体顽麻。

黄芪 防风 肉桂 天麻 萆薢 石斛 虎骨 白芍 当归 云母粉 白术 茵芋叶 木香 仙灵脾 甘草炙 续断各一两

㕮咀，以绢袋盛好酒一斗浸，春五夏三秋七冬十日，每一盏，温服，常令酒气相续。

《本事》**增损续断丸** 治寒湿痹滞关节，麻木疼痛。

人参 防风 鹿角胶 白术炮，各七两 干地黄三两 黄芪 续断 薏苡仁 牡丹皮 桂心 山茱萸 白茯苓 麦门冬 山芋 石斛各一两

细末，蜜丸梧子大，每五十丸，空心温酒下。

续断丸 治风湿流注，四肢浮肿，肌肉麻痹。

萆薢 续断 当归炒 附子 防风 天麻各一两 乳香 没药各半两 川芎七钱半

细末，蜜丸梧子大，温酒或米饮下四十丸。

芎附散 治五种痹，腿臂间发作不定，此脾胃虚，卫气不温分肉，为风寒湿所著。

川芎 附子 黄芪 白术 防风 当归 肉桂 柴胡 甘草 熟地黄各等分

㕮咀，四钱，水一盏，姜三片，枣一个煎，空心日三服。

诸痈疽疮疖疥癞

《和剂》**排脓内补十宣散** **五香连翘散** **排脓托里散** **升麻和气饮** **加减败毒散** **四物汤加减** **复元通气散**加减 **黄芪六一汤** **生嘉禾散** **参苓白术散** **何首乌散** **如圣散** 弱甚，**黄芪建中汤**加附子。渴甚，**加减八味丸**除附子加五味子。

《济生》**狗宝丸** 治痈疽发背，附骨，诸般恶漏等疮。

狗宝一两，生用，癞狗腹中得之 蟾酥二钱 乳香别研 没药

别研　雄黄　硇砂　轻粉　麝香　铅白霜　粉霜各一钱，别研　黄蜡三钱　初生孩乳一合　金头蜈蚣七个，头尾脚足炙黄，研如泥　乌金石即石炭二钱，袁州萍乡所产　鲤鱼胆七个干者，去皮，腊月者尤佳　狗胆一个干者，去皮。黑狗腊月者尤佳

上先以头生儿乳、黄蜡安铫内，文武火化开，用前药成剂。要用，旋丸如麻子大，每服二丸至五丸，用白丁香七个直者，新井花水化开送下，随病上下，空心食后服，约人行五里许，用热葱白粥投之，以衣被盖定，汗出为度，已后只吃白粥，常服十宣散，留头与四边，以后乌龙膏贴之。

乌龙膏　治一切肿毒痈疽，收赤晕。

木鳖子去壳　制半夏各一两　水粉四两　草乌半两

上于铁铫内慢火炒令转焦，为末，出火毒，再研，以新水调敷疮。

乳香膏　追脓血，消恶毒。

木鳖子去壳，细锉　当归各一两　柳枝二尺，寸寸锉之

以上用清油四两，慢火煎令黑色，次用乳香、没药各半两，白胶香明净者四两共研，入油煎化，以绢滤之，上再洗净铁铫，又倾前药、油、蜡在内，候温入黄丹一两半，以两柳枝搅极匀，再上火煎，不住手搅，候油沸起，住搅，直待注在水中成珠不散为度，秋冬欲软，春夏欲坚，倾在水盆中出火毒，搜成剂，过时贴开。

追毒丹　治痈疽疔漏诸恶疮黑陷者，先服狗宝丸，次贴乌龙膏，收肿散毒去赤晕，然后用针刀开疮，纳追毒丹使之溃，然后去败肉排脓随证。

巴豆七粒，去尖心，不去油，研如泥　白丁香一钱　雄黄　黄丹各二钱　轻粉一钱　加蟾酥尤神速

研和，加白面三钱，滴水为丸如麦状，针破疮纳之，上覆以乳香膏，追出脓血毒物，漏疮四壁死肌不去不可治者，亦以此法追毒，去死肌生新肉，疾小者用一粒，大者加用之。

当归饮子 治心血凝滞，风蕴风热，发见皮肤，遍身疮疥，或肿或痒，脓不浸淫。

当归 白芍 川芎 生地黄洗 防风 蒺藜炒去刺 荆芥穗各一两 何首乌 黄芪 甘草炙，各半两

㕮咀，四钱，水一盏，姜五片，煎服，无时。

竹茹膏 治黄疱热疮。

清油二两 青木香半两 青竹茹一小团 杏仁二七粒，去皮尖

上用药入清油内慢火煎，令杏仁色黄，去滓，入松脂末熬成膏，用少许搽疮。

胡粉散 治一切疮癣，瘙痒甚者。

胡粉一分 砒半分 大草乌一个，生用 蝎梢七枚 雄黄 硫黄各别研，一分 斑蝥一个 麝香少许

细末，先以羊蹄菜根醮醋擦动，次用少许药擦患处。

破结散 治五瘿等证。

海藻洗 龙胆 海蛤 通草 昆布洗 矾石枯 松萝各一分 麦面四分 制半夏 贝母去心，各二分

细末，二钱，酒调服。忌甘草、鲫鱼、鸡肉、五辛、生果等物。

南星膏 治皮肤头面上生疮瘤，大者如拳，小者如栗，或软或硬，不疼不痛，宜服此，不可辄用针刀。

用大南星生者一枚，细研稠粘，滴好醋五七滴为膏。如无生者，以干者为末，醋调如膏。先将小针利痛处令气透，以膏贴之，痒则频贴取效。

三圣丸 治瘰疬。

丁香五十个 斑蝥十个 麝香一钱，别研

细末，用盐豉五十粒，汤浸烂如泥，和药令匀，丸如绿豆大，食前温酒下五七丸，日进三服，至七日外，觉小便淋沥，是药之效，便加服，或便下如青筋膜之状，即是病根。

连翘丸 治瘰疬结核，或破或未破者。

新薄荷二斤，裂取汁　皂角一挺，水浸去皮，裂取汁

以上二味，一处于银石器熬成膏，次入

青皮一两，不去白　连翘半两　陈皮二两，不去白　黑牵牛一两半，半生半炒　皂角子慢火炮去皮，取仁捣罗为末，一两半

五味为末，用前膏子为丸梧子大，每三十丸，前连翘汤食前下。

蟾酥丹　治疔疮。

取蟾酥，以白面、黄丹搜作剂，丸如麦大。针破患处，以一粒纳之。取蟾酥法：用癞蛇蛂于眉后上，以手捻出酥于油纸上或桑叶上，用竹篦刮下，然后插在背阴处，经宿自干白矣。或加苍耳子、没药、乳香、血竭。血竭真者，轻浮入口甜味。

二黄散

雄黄　雌黄

二味等分为末，先用针刺四围及中心，醋和涂之。

苍耳散

苍耳根、茎、苗、子但取一色，烧灰

为末，醋泔淀和如泥，涂上，干即拔根出。或蓝靛调尤好。有用前药滤酒吃，以滓敷疮效。以上三方，治疔肿。

《三因》**远志酒**　治痈疽发背，疖毒恶候。

远志洗净，剥取焙干

为末，酒调三钱，迟顷澄清饮之，以滓敷患处。

大黄汤　孙真人云：缓急，单煮大黄一味，服汤即快利，此要法。

通圣双行汤　治四气流注，气血凝滞，结成痈疽。

大黄蒸，一两　木鳖子去壳，切　防风　枳壳　桔梗　甘草各一分

㕮咀，四钱，水一盏，入朴消两钱，热服，得利佳，即服万金汤。

万金汤　治痈疽发背，乳痈等，定痛去毒。即杨氏一

醉膏。

甘草半两　没药一分　瓜蒌一个，去皮

㕮咀，无灰酒煮，饮。出血或出黄水是效。

独圣汤　治服金石、炙煿、饮酒、房劳，痈疽疼痛。

甘草半斤，生料

水一斗，浸一宿，煎五升，入银石器熬膏，温酒调，临卧一服，更初一服，下恶物。

白花蛇散　治九漏瘰疬发于项腋，痒痛，憎寒发热。

白花蛇酒浸软，去皮骨，焙干称，二两　生犀镑，半钱　青皮半两　黑牵牛半两，生用一半，炒熟一半

细末，二钱，腻粉半钱，研匀，更初糯米饮调下，利下恶物。十余日再服，可绝根。

四圣散　治瘰疬。用花蛇取利后，用此补之。

海藻洗　石决明煅　羌活　瞿麦穗各等分

细末，二钱，米汤调。

加味羌活散　治四气外搏肌肤，发为瘾疹，憎寒发热，身痒。

羌活　前胡各一两　人参　桔梗　甘草炙　制枳壳　川芎　天麻　茯苓各半两　蝉退去头　薄荷各三钱

㕮咀，三钱，水一盏，姜三片，煎服。

《简易》**九珍散**　治痈疽疮疖肿毒，因气壅血热而生者，及妇人乳痈。

当归　川芎　赤芍　生地黄　白芷　瓜蒌　甘草　大黄　北黄芩各等分

㕮咀，四钱，水二盏，酒一盏，煎二盏，热服。

越桃散　洗诸疮疖。

越桃一名栀子　黄芩　甘草　当归　川羌活　白芷各等分

㕮咀，每一两，水五碗，煎四碗，温洗。

消肿毒方　专用涂诸疮疽。

川乌　草乌　蚌粉　海金沙　赤小豆　南星各等分

细末，生地黄汁调涂患处。

槟连散　治痈疽疮肿，已溃未溃，皆可敷抹。

槟榔　黄连各半两。一方用胡黄连　川山甲大者十片，烧存性

细末，先点好茶，以翎毛刷疮，仍以茶清调药抹患处。如作热，以鸡子清调敷。

白梅散　治法同上。

盐白梅火烧存性

为末，轻粉少许，香油浓调，脓出留中通气。

《本事》**乳香散**　治发背肉溃，及诸恶毒冲心，痛不可忍，多令人呕吐，应干毒疮。

绿豆粉四两　明乳香二两

研极细，每二钱，新汲水浓调，食后服。

《百一选》治凡恶疮，医所不识者。

水银　甘草　黄柏　黄连　黄明松脂　腻粉　土蜂窠以泥作著壁上者

上以水银置掌中，唾擦为泥，入瓷器中，以清油和匀，生绢滤如稀饧，和末药，再研如稠饧，先以温水洗疮，拭干涂之。一切无名疮，或痛或痒，并有黄水者，涂之即愈，疥尤妙。

《澹寮》**漏芦汤**　治痈疽发背，及热毒成疮赤肿。

漏芦　白及　黄芩　麻黄去节　白薇　制枳壳　升麻　白芍　粉草炙，各一两　大黄三两

㕮咀，四钱，水煎，空心热服。本方有芒硝，若见热而实者，加大黄五两，或加芒硝。

《本事》加当归、川牛膝各二两。《刘涓子》无芍药，加连翘。

忍冬丸　治渴疾既愈后，须预防发痈疽、乳痈等疾。

忍冬藤即左缠藤，不以多少，根、茎、花、叶皆可用，置瓶内无灰生酒浸，以糠火煨一宿，取出晒干，入甘草节少许，

为末，以所浸酒打糊丸梧子大。每百丸酒下，无时。一方用忍冬草煎服。此藤凌冬不凋，二月开花，五出黄白相间，微香，蒂带红，又名金银花、老公须数名。《外科精要》又以煮酒窨服，取时不犯铁器，服至大小肠通利，此药到得力，用干者不及生者效速，仍治五种飞尸，酒研敷疮亦好，但留一口泄毒气，真经效奇药也。

秘方 治疔疮最有效。

用蝉退、僵蚕为末，醋调涂四围，留口候疮根出长拔出，再涂。

秘方 治疔疮。

独脚茅 防风 细辛 甘草节 黄连 羌活 独活 蝉退 赤芍各等分

㕮咀，每五钱，先以一服入泽兰叶少许，姜一两，同擂，热酒和服，然后用酒水各半盏，姜三片煎服。病势退减后，再加大黄少许煎服，略利去余毒，更用白梅、苍耳研烂，贴疮拔去根脚，此药似若不切，其效神速累效。

秘方 治鱼脐疔疮。

丝瓜叶即虞刺叶 连须葱 韭菜

上入石钵内捣如泥，以酒和服，以滓贴腋下，病在左手贴左腋下，在右贴右腋下，在左脚贴左胯，右脚贴右胯，如在中则贴心脐，并用布帛缚住，候肉下红丝处皆白，则可为安。如有潮热，亦用此法，却令人抱住，恐其颤倒，倒则难救矣。

《杨氏家藏方》治瘰疬。一方服此，先服枳壳散以通气。

荆芥穗 僵蚕 黑牵牛 斑蝥二十八只，去头翅足，用糯米炒

细末，临睡时，先用滑石末用米饮调服，半夜时再一服，五更却用酒调药一钱，服讫如小便无恶物行，次日早再进一服，不行，第三日更初，先进白糯米粥汤，却再进前药一服，更以灯心汤调琥珀末一钱，重服之，以小便内利去恶毒物为愈。

《本事》治患风屑极痒。

用黎芦根为末，先洗头带润掺上药入发至皮，紧缚两日夜。

又，治虚壅上攻，满口生疮。

草乌　南星各一个　生姜一大块

为末，临睡时用醋调掩子，贴手心脚心。

《经验方》治积年疥癞不愈者。

狼毒一两，置沿水中取沉者，半生半炒，为末　轻粉三合　水银三钱

用茶末于瓦器内用津唾擦化为末，用清油出药一寸高，浸药三日，候药沉油清，遇夜不见灯，只点清油涂疮上，仍口鼻于药器上吸受药气。

乌头丸　治风癣，遍身黑色，麻木痹痛。

草乌头一斤，刮皮洗净摊干，用清油四两，盐四两，同药入铫内炒令深黄色，倾出剩油，只留盐、药，再炒令黑色，烟出为度，取一个劈破，心内如米一点白者恰好，白多再炒，趁热杵罗为末，醋糊丸梧子大，空心温酒三十丸。草乌性差热难制，五七日间以绿豆煮粥解毒。

骑竹马灸法　治痈疽诸发，不问男女，无不神验。

其法先令病人以肘凭几，竖臂腕要直，用篾一条，自臂腕中曲处横纹，男左女右，贴肉量起，直至中指尖尽处截断为则，不量指甲，却用竹扛一条，令病人脱衣骑定，令身正直，前后用两人扛起，令脚不着地，又令二人扶定，勿令僵仆，却将前所量臂腕篾，从竹扛坐处尾骶骨尽处直向上贴脊背量至篾尽处为则，用墨点定，此是取中，非灸穴也。却用篾作子，量病人中指节相去两横纹为则，男左女右，截为一则，就前所点记处，两边各量一则，尽处即是灸穴。两穴各灸五壮，或七壮止，不可多灸，不问痈生何处，并用此法灸之，无不愈。一云可看疽发于左则灸右，发于右则灸左，甚则左右皆灸。《经》

云：诸痛痒疮皆属于心。此二穴心脉所过处，灸之使心火调畅，血脉流通，愈于服药。

又灸足三里穴并气海穴，引热毒气归下，其理甚长，皆良法也。

三里二穴，在膝下三寸，是穴灸五壮。气海在脐下一寸，可灸二七壮、三七壮。

《外科精要》**麦饭石膏** 治发背，一切痈疽神效。

白麦饭石其石色黄白，类麦饭团者是。如无，以旧面磨近齿处。不限多少，炭火煅红，好酽米醋淬煅十次方可，却碾罗取细末，入乳钵，用数人更迭研五七日如面 鹿角不用自脱者，须拣带脑顶骨全者乃是，生取之角方可用，截作二三寸长，炭火烧令烟尽为度，碾罗取细末，入乳钵内，更迭研令极细 白蔹碾为细末

上取研细麦石二两，白蔹末二两，鹿角灰末四两，安研极细，方有效验。若研不细，涂上极痛。上细效，大能止痛、收口、排□。精粗作效，不曰如此。和合时，以经年好米醋，入银石器内煎令鱼眼沸，却旋旋入前三味药末在内，用竹篦不住搅，熬一二时久，令稀稠得所，取出倾在瓷盆内候冷，以纸盖防尘埃。用时先用猪蹄汤洗疮脓至净，以故帛挹干，以鹅翎拂药膏涂四围，凡有赤处尽涂之，但留中心一口如钱大以出脓血，泄毒气。如疮未溃，能令内消；已溃，排脓如湍水；如疮久溃，但内膜不冗，用旧布片涂药贴疮上，合时于净室，勿令秽气、人畜来见，用药干燥，用鹅翎点醋润之，勿令绷也。

猪蹄汤 一切痈疽肿，顷消毒气，去恶肉，凡疮有口，便用此汤洗濯。

香白芷 生甘草 羌活 露蜂房取有蜂儿者 黄芩 赤芍 当归洗，各等分

粗末，用猜猪前蹄煮汁，澄去油花并滓，入药煎沸，以故帛醮药汁温洗，死肉恶血随去，净拭避风，忌恶秽气。此洗药冠诸方，用蜂房以毒攻毒也。

秘方透脓膏 治骨疽不破，不犯针刀，移时自透。

蚕口茧，用蛾已出者一个烧灰，酒调服，每服一个透一孔，若服二个即透二孔，切勿轻忽。

二乌膏 消恶毒诸疮。

用川乌、草乌于瓦上井花水磨涂，疮如有口，涂四边，干即加涂，以新水润之。单用草乌亦可，用醋磨。

治瘰疬，用蓖麻子炒服即效。但用此服后，不可吃炒豆。

又，凡贴疽肿，用生地黄、忍冬藤、芭蕉等自然汁调药尤有功。

又，凡熏洗，加番降末、枫乳成丸烧熏，去秽安气至有功。

神效杖疮恶疮膏

黄丹二两，水飞　清油六两　白胶香四两　净黄连半两　槟榔六个　杏仁十个，生用

如作膏法，一方加桃仁、乳香、没药，有损加白胶香。

玄武膏 治痈疽发背，排脓血，生肌肉。

大巴豆去壳膜，二两半　木鳖子去壳，二两　国丹飞过，四两，净研　清油十两　槐柳嫩条或芽条用七寸七条，锉

上用清油浸药一宿，慢火熬药黑色，绢滤滓，用油再熬，徐入国丹，槐柳枝不住搅，候有烟微出，滴在水上不散成珠，倾瓷器中，安井花水内出火毒。

善应膏 治痈疽及折伤损痛。

蓖麻子仁三十粒　巴豆去壳，七粒　僵蚕去丝嘴　赤芍　白芷各半两　桃柳枝各七寸　猪膏指面大　五倍二钱　黄连三钱　乱发鸡子大

上清油半斤，浸药三日，慢火熬令发焦烂，候冷，绢滤滓，再澄再熬，入飞过黄丹四两，桃柳枝不住手搅，烟出，却滴水上成珠，再入乳、没各半两，桂心末三钱，上火略搅令匀，倾入瓷器中。

蜀葵膏　治痈疽肿毒。

黄蜀葵花，用盐掺收瓷器中密封，经年不坏。每用，患处敷之。无花，根、叶亦可。

秘方　治发背已溃未溃，最有神效。

厚朴姜制，三钱　净陈皮三钱　制苍术半两　甘草炙，二钱

上入桑黄菰半两，同为末，已溃干掺之，未溃油调涂之。

神仙万病解毒丸　治痈疽发背，鱼脐毒疮，药毒草毒，桃生毒，蛇兽毒，死牛马肉毒，瘵虫蛊毒，诸恶病诸风瘾疹，赤肿瘤，山岚瘴疠等病，神效。

文蛤即五倍子，槌破，洗净称，三两　山慈菇即金灯花根，二两，洗焙　红芽大戟洗焙，一两半　千金子即续随子，去壳并油，取霜，一两　麝香三钱，别研

上件除千金子、麝香外，三味细末，却入研药，糯米煮糊丸，分作四十丸，每丸研生姜薄荷汁、井花水研服，通利一两行无妨，合时宜端午、七夕、重阳或天月二德日，净室至诚修制。一方加全蝎十枚，朱砂、雄黄各四钱。乃疡医五毒攻疡中物也。

红内消，即红何首乌，产建昌者良，不限多少，无灰酒慢火煮，窨，时时服之。留滓焙干，细末，酒糊丸梧子大，空心温酒下，治痈疽毒疮，可配忍冬丸。

蛊　毒

《三因》**解毒丸**　治误食诸毒草并百物毒，救人于必死。

板蓝根干者，四两　贯众去土，一两　青黛别研　甘草生，各一两

细末，蜜丸梧子大，别以青黛为衣。如觉精神恍惚，恶心，即是中毒，急取药十五丸细嚼，用新井花水下。

青黛雄黄散　凡中毒及蛇虫咬伤，即服此，令毒气不聚。

上好青黛　雄黄各等分

细末，新汲水调服二钱。

《济生》**丹砂丸**　治蛊毒。

雄黄　朱砂各半两，别研　藜芦略炒　鬼臼　巴豆去壳、心、油，各一分

细末，蜜丸如豆大，每三丸，空心干姜汤下，当转下蛊毒。如烦闷，后以鸭作羹食之。

雄麝散　治五种蛊毒。

雄黄末　麝香末，各等分

取生羊肺如指大，以刀开内，裹药吞之。

矾灰散　治中诸物毒。

晋矾　建茶

细末，每二钱，新汲水调下，得吐即效，未吐再服。

万病解毒丸　方见前痈疽门。

《夷坚志》治蛊毒方。

五倍子一两　硫黄末二钱　甘草三寸，半生半炙透　丁香　木香各一钱　轻粉半钱　麝香少许　糯米二十一粒

锉细，入瓷瓶内，水十分，煎取七分，候药面带皱皮为熟，去滓，空心通口服，令病人仰卧高枕，觉有物冲心者三，即不可动，必吐如鱼鳔烂肉，即恶毒。吐后吃大茶一盏，泻亦不妨，徐进白粥。忌生冷、油腻及补咸藏。五日后，常服前解毒丸二丸。

东坡雄黄解毒丸　治蛊毒及虫蛇畜兽毒。

雄黄　明矾生研，等分

端午日研细，溶蜡丸梧子大，念药王菩萨药王菩萨七遍，熟水送下。

《直指》**生漆丸**　治蛊毒。

正料平胃散，用好生漆和丸梧子大，空心温酒下七十丸至百丸。

矾茶散

好茶　生明矾

细末，沸汤调服，即吐毒，神炒。

永类钤方卷第十五

济　阴　门

夫女子十四则月水行，男子十六则阳精溢，此皆合乎阴阳之数，各及其时，故男子之精气宜盛，女子之月水宜调。调经之道，贵乎抑其气以行其血。血盛气衰是谓之从，从则百病不生，孕育乃成矣。且妇人之病，四时所感六淫，七情所伤，悉与男子治法同。惟胎前产后、七癥八瘕、崩漏带下之证为异，故别贮方。究其所因，多由月水不调，变生诸证。大概妇人之疾，以经候如期为安，或有愆期，当审其冷热虚实而调之。先期而行者，血热也，法当清之。过期而行者，血寒也，法当温之。然又不可不察其有无外感为之寒热，而后投药，且经行之际与产后一般，将理失宜，为病不浅，若被惊则血气错乱，经脉斩然不行，逆于上则从鼻口中出，逆于身则为血分劳瘵。若其时劳力大过，则生虚热，变为疼痛之根。若恚怒则气逆，气逆则血逆，逆于腰、腿、心、腹、背、胁之间，遇经行时，则痛而重着，过期又安。若怒极而伤于肝，则又有眼晕、呕吐之证，加之经脉渗漏于其间，遂成窍血淋沥不已。凡此之时，中风则病风，感冷则病冷，久而不治，崩漏带下，七癥八瘕，可立而待矣。

月候不调

《大全良方》**加减四物汤** 治妇人经病，或先或后，或多或少，疼痛不一，腰足腹痛，或崩中漏下，或半产恶露多，或停留不出，妊娠腹痛下血胎不安，或产后血块不散，或亡血过多，或恶露不下。

川当归 白芍药 川芎陆氏方减半 生干地黄洗焙。《本草》云：男子宜熟者，女人宜生者，合用生者为是。

上等分，粗末，每服四钱，水盏半煎，空心热服。

张声道云：妇人百病，只以四物汤加茱萸煎服，阳脏少加茱萸，阴脏多加。若平常血气不调及常服，只用本方，日二服。经血凝滞腹痛，加莪术、官桂等分。王硕肤云：熟地黄滞血，安能止痛？不若用五味子代之。若因产后，推陈致新，补血海，治诸疾，加生姜煎。若胎动不安下血，加艾叶五七片，每服更加葱白、阿胶末，减四味之半，当归用小半。一方加粉草、干姜、黄芪。若产后被惊气滞，恶露来少，胸腹胀疼，或发寒热，四肢痛，加延胡索、没药、白芷，与四物汤等分为末，淡醋汤或童便调下。若血风于产后乘虚发作，或产后伤风头痛发热，百节疼痛，加荆芥、天麻、香附子、石膏、藿香各一分，四物料共一两中加之。若虚热心烦，与血相搏，口舌干渴，加瓜蒌根一两，麦门冬去心三分。若腹刺痛，恶物不下，加当归、芍药一分。若血崩不止，加熟地黄、蒲黄各一两。呕逆，加白术、人参各半两。如寒热往来，加炮干姜、牡丹皮各一分。因热生风，加川芎一分，柴胡半两。腹胀，加厚朴、枳实各一分。身热脉数，头昏项强，加柴胡、黄芩各半两。脏腑滑泄，加桂心、附子炮各一分。虚烦不睡，加竹叶、人参各一分。烦躁头痛大渴，加知母、石膏各半两。若水停心下吐逆，加猪苓、防己各三分。若平常虚眩，肢体瘦倦，月信不调，加生姜、薄荷。此妇人常服之要药，味寡而性缓，效迟而功深。

一方治妇人血虚，心痛不可忍，除地黄，加干姜，名四神汤。老人风秘，加青皮等分。若小便涩，大便秘，加大黄、桃仁去皮尖炒黄减半。血痢不止，加阿胶、艾叶，名六物汤。腹痛作声，经脉不快，加熟地黄一倍，添桂心半倍。疮疾加荆芥煎，一方加柴胡，名五神汤。柴胡大能补虚退虚热。年高妇人白带，四物汤共四两，为末，炼蜜丸梧子大，空心米饮下三四十丸，良验。去败血，四物汤四两，加甘草半两，为末，蜜丸，每两作八丸，酒醋共半盏，温汤化下，去陈致新。古方药品单省真第一剂也。

《大全方》**紫石英丸** 治月经不调。盖阴气胜阳，则胞寒气冷，血不运行，《经》所谓天寒地冻，水凝成冰，故令乍少而在月后。若阳气胜阴，则血流散溢，《经》所谓天暑地热，经水沸溢，故令乍多而在月前。当顺阴阳，调气血，以平为福。

紫石英　禹余粮　桑寄生　人参　龙骨　川乌　官桂　杜仲　五味子　远志肉　泽泻　当归　石斛　苁蓉　干姜各一两　川椒　牡蛎　甘草各半两

细末，炼蜜丸梧子大，每服三五十丸，空心米饮下。

加减吴茱萸汤 治冲任衰弱，月候愆期，崩漏不止，赤白带下，小腹急痛。

吴茱萸半两　麦门冬　干姜　白茯苓　牡丹皮　南木香　苦桔梗各三钱　防风　官桂各一分　甘草三钱半　净细辛一钱半　半夏七钱　当归半两

制净㕮咀，每四大钱，水盏半，姜五片，枣一个，煎七分，空心温服。《局方》有当归，无木香。

姜黄散 治血海久冷，月水不调，脐腹刺痛。

姜黄成片子者，四两　莪术　红花　桂心　川芎各一两　延胡索　牡丹皮　当归各二两　白芍药三两

细末，每一钱，酒水各半盏，煎七分，热服。

桃仁散 治月水不调，淋沥如泻水，体虚不食，或前或后，或经月不来，举体沉重，多思酸食。

桃仁 粉草各一两 赤芍 生地黄各三两 泽兰叶 牛膝 当归 桂心 牡丹皮 人参 蒲黄 川芎各二两 制半夏一两

㕮咀，每半两，姜三片，水煎，空心温服。

当归散 治经脉不匀，或三四月不行，或一月再至。出《简易方》。

当归 川芎 白芍 黄芩 白术各半两 山茱萸肉一两半

细末，空心温酒调下二钱，日三服。如冷，去黄芩，加肉桂一两。

《和剂》**内补当归丸** 治血气虚损，月水不调，或崩中漏下，去血过多，肌体羸困，及月候将行，腰腿重痛。

真蒲黄炒，三分半 净熟地黄半两 阿胶炒 当归洗炒 续断 干姜炮 甘草炙 川芎各四两 附子炮制 白芷 白术各三两 肉桂 白芍各二两 吴茱萸汤泡，焙炒，三两

为末，炼蜜丸梧子大，每五十丸，食前温酒下。

熟干地黄丸 治妇人风虚劳冷，胃弱水谷不化，或肠虚受冷，大便时泄，或月水不调，或淋沥或闭断，结聚癥瘕，久不成胎，一切诸虚。

南岳魏夫人**济阴丹** 治血海虚冷，久无孕育，及数堕胎，经候不调，崩漏积聚诸证。

紫石英丸 治子宫久冷不成孕育，数经堕胎，月候不匀，崩漏淫带，癥瘕，并宜服。

禹余粮丸 治气血虚损，月水不调，赤白带下，渐成崩漏。以上四方，并见《和剂方》。

人参养血丸 治女人禀受素弱，血气虚损。常服补冲任，调血候，暖下元，生血气。

乌梅肉三两 熟地黄五两 当归二两 人参 川芎 赤芍 蒲黄炒，各一两

细末，蜜丸梧子大，每八十丸，温酒米饮任下。

诜诜丸 治冲任虚寒，胎孕不成，或多损堕。

泽兰叶一两半 肉桂半两 当归洗焙 熟地黄洗焙，各二两 白术一两半 川芎 石斛酒浸炒 白芍 牡丹皮 玄胡索各一两 干姜炮，半两

细末，醋糊丸梧子大，每五十丸，空心温酒下。

内灸散 治血气虚损，崩中漏下，淋沥不已，或凝积血块，腰腹刺痛，凡月水不调，血晕头眩，七癥八瘕并服。

藿香叶 丁香皮 熟地黄洗焙 肉桂 茴香各一两半 甘草炙 山药 当归洗 白芷 白术各八两 藁本 干姜炮 川芎 黄芪各二两 木香一两 净陈皮四两 白芍十两

为末，三钱，水一盏，姜三片，艾十叶煎，空心热服，温酒调亦可。产后下血过多，加蒲黄。恶露不快，加当归、红花。呕吐，加藿香、生姜。上热下冷，加荆芥煎。男人冷气刺痛宜服。

皱血丸 治血海虚冷，百病变生，或月候不调，崩中带下，癥瘕癖块等疾。

菊花 茴香 当归 净香附子酒浸炒 熟地黄 肉桂 牛膝 芍药 蒲黄 莪术 延胡索炒，各三两

为末，以乌豆一升，醋煮焙干为末，再入醋二碗，煮至一碗，留作糊，丸梧子大，每三十丸，温酒、醋汤任下。血气攻刺，炒姜酒。癥块痛，当归酒下。忌羊、鸭血。

椒红丸 治血气不调，脏腑积冷，脐腹疠痛，肌体日瘦。

沉香 莪术 诃子煨肉，各一两 麝香一分，另研 肉豆蔻 丁香 高良姜各半两 椒红 当归 白术 附子炮，各一两

为末，入麝，酒糊丸梧子大，每三十丸，温酒下。

大温经汤 治冲任虚损，月水不调，或来多，或过期，或崩中去血大过，或损娠瘀血停留，小腹急痛，五心烦热。

阿胶碎炒 川芎 当归 人参 肉桂 甘草炙 芍药 牡

丹皮各二两　制半夏二两半　吴茱萸三两，汤泡七次　麦门冬去心，五两半

㕮咀，每三钱，水一盏，姜五片，煎八分，空心热服。

暖宫丸　治冲任虚损，下焦久冷，月事不调，不成孕育，崩漏下血，赤白带下。

生硫黄六两　禹余粮九两，醋淬　赤石脂煅红　附子炮制　海螵蛸去壳，各三两

为末，醋糊丸梧子大，每三十丸，空心温酒、醋汤任下。

当归建中汤　治妇人一切血气不足，虚损羸乏。

当归四两　肉桂三两　甘草炙，二两　白芍六两

㕮咀，姜五片，枣一个煎，空心热服。

《简易》**小温经汤**　治经候不调，血脏冷痛。

当归　附子炮，各等分

㕮咀，每三钱，水一盏，煎八分，空心温服。

当归散　治经脉不匀，或三四月不行，或一月再至。

白术　黄芩　山茱萸肉　当归　川芎　白芍一同锉炒，各一两

为末，每二钱，空心酒调，日三服。病证若冷，去黄芩，加肉桂。

《济生方》**抑气散**　治妇人气盛于血，变生诸证，头眩膈满。

净香附子炒，四两　茯神去木，一两　净陈皮二两　甘草炙，一两

为末，每二钱，空心沸汤调服。

《御院》**活血散**　治冲任气虚，经事不调，不以多少前后并治。

当归　川芎　白芍　延胡索各四两　肉桂二两

㕮咀，每四钱，水煎七分，空心热服。

月水不通　月水不利

《大全方》**当归散**　治血脉不通。

当归　川山甲灰炒　蒲黄炒，各半两　辰砂一钱　麝香少许

细末研停，每二钱，热酒调下。不饮，薄荷、醋汤调下。

琥珀散　治心膈迷闷，腹脏撮痛，气急气闷，月信不通等疾。

天台乌药二两　当归　莪术各一两

细末，每二钱，温酒调下。后以食压之。忌生冷、油腻。产后诸疾，炒姜酒调下。

《产宝方》治月经不通，腹中痛。

牛膝六分　大黄　桃仁去皮尖，炒　细辛各五分　川芎　当归各四分　水蛭三分，糯米炒黄

细末，炼蜜丸梧子大，每二十丸，空心温酒下。

万病丸　治女人月经瘀闭，月候不来，绕脐寒疝痛，及产后血气不调，癥瘕等疾。

干漆杵碎，炒令大烟出青白色一时久　牛膝酒浸一宿，焙，各一两

细末，以生地黄汁一升，入二味药末，银石器中慢火熬干，候可丸，作梧子大，空心酒下二丸。

《千金》**桃仁煎**　治血积癥瘕，月水不行。

大黄　朴消　桃仁制炒，各二两　虻虫一两，去足翅，炒黑

细末，醋二升半，银石器中慢火熬膏，却入大黄、桃仁、虻虫末，不住搅，度可丸，却入朴消再搅良久出之，丸如梧子大。五更初温酒下五丸，至日午取下如赤豆汁、鸡肝、虾蟆衣样，候鲜红住服，仍以调气药补之。

通经丸　治妇人室女月候不通，疼痛或成血瘕。《本草》入鸡子清同丸，畏漆入肠胃生疮也。

桂心　青皮　大黄炮　川椒炒出汗　莪术　川乌炮　干漆炒

烟尽　当归　桃仁制炒　干姜炮，各等分

细末，以一半用米醋熬成膏，入余药；一半成剂入臼杵，丸梧子大，阴干。每二三十丸，醋汤或温酒下，空心。《济生》去川乌，加红花等分。

《产宝方》治女人月经不利，脐下气胀上攻，欲呕不得眠。

当归四钱　干漆三钱，炒令烟尽

细末，蜜丸梧子大，空心温酒下十五丸。

牡丹散　治月候不利，腹脐疼痛不欲食。

牡丹皮　大黄炒，各一两　赤茯苓　桃仁　生地黄　当归　桂心　赤芍　白术各三分　石韦去毛　木香各半两

㕮咀，每三钱，水一盏，姜三片，煎七分，空心温服。

牛膝散　月水不利，脐腹疠痛。

牛膝一两　桂心　赤芍　桃仁　延胡索　牡丹皮　当归　川芎　木香各三分

为末，每服方寸匕，空心温酒调下。

《和剂》**红花当归散**　治血脏虚竭，月候断续，或积瘀块，腰腹重痛，及室女经候不通。

红花　当归尾　紫葳　牛膝　甘草　苏木槌碎细锉，各二两　赤芍九两　白芷　桂心各一两半　刘寄奴去梗，五两

细末，空心热酒下。经闭浓煎，红花酒调。孕妇勿服。一名**凌霄花散**，即紫葳。

温经汤　治血海虚寒，月水不行。

当归　川芎　芍药　桂心　牡丹皮　莪术各半两　人参　甘草　牛膝各一两

㕮咀，每五钱，水盏半，煎八分，温服。

桂枝桃仁汤　治气郁乘血，经顿不行，腹胁攻刺欲死。

桂枝　芍药　生地黄各二两　桃仁制，五十个　甘草一两

粗末，姜枣煎。

琥珀散　治妇人室女月水凝滞，脐胁胀痛不可忍，及血逆

攻心，眩晕欲绝，及产后恶血冲心。

牡丹皮　赤芍　莪术　三棱　刘寄奴去梗　熟地黄洗　当归洗　玄胡索炒　乌药　官桂各一两

上前五味，以乌豆五两，生姜半斤切片，米醋四升同煮，豆烂为度，焙干，入后五味，同为末，每二钱，空心温酒调下。《济生》治妇人肿，兼四磨汤煎。

一方，玄胡索　当归各等分

粗末，姜煎热服，治证同上。又，加桂名**如神汤**，最治血气腰痛。

养生方　经脉不利，多为水行于四肢为肿，名曰血分。或作水治之，非也。

人参　当归　大黄纸裹三斗米下蒸，米熟，取切焙　桂心　瞿麦穗　赤芍　白茯苓各半两　葶苈炒，别研，一分

为末，蜜丸梧子大，空心米饮下十五丸至二三十丸。

血分椒仁丸　治妇人肿满，小便不通，由经血不通，遂化为水，仍审气脉虚实。

椒仁　甘遂　续随子去皮研　附子　郁李仁　黑牵牛　五灵脂碎炒　当归　吴茱萸　延胡索各半两　芫花醋浸一宿，炒黄　石膏各一分　信砒　胆矾各一钱　斑蝥糯米炒黄，去米　蚖青各三十枚，去头足翅，糯米炒黄

细末，糊丸豌豆大，每服一丸，橘皮汤下。

《济生》**六合汤**　治经事不行，腹中结块，腰腿重痛。

当归　白芍　官桂　熟地黄洗焙　川芎　莪术炮各等分

㕮咀，四钱，水煎，空心。

三神丸　治室女血气相搏，腹中刺痛，经候不调。

净陈皮二两　玄胡索去皮，醋煮　当归酒浸，锉炒，各一两

为末，酒煮面糊丸梧子大，每一百丸，空心艾醋汤下。

室女经闭成劳证治 诸劳瘵冷热虚实见后

室女积想思虑在心，心伤则血逆竭，而月水先闭。火既受病，不能荣养其子，故不嗜食。脾既虚，则金气亏，故发嗽，嗽作则水气绝，故四肢干。木气不充，故多怒发焦。传遍五脏，至此成劳，最难治。或以为室女血热，用凉药解，殊不知血得热则行，冷则凝。凡经水少，渐致不通，手足骨肉烦疼，渐羸瘦，渐生潮热，脉微数，此阴虚血弱，阳往乘之，水不能灭火，火逼水涸亡津液，当养血益阴，慎勿以药通之。

《大全》**柏子仁丸** 养血益阴，治如上证，兼服泽兰汤。

柏子仁炒，别研 牛膝 卷柏各半两 泽兰叶 续断各二两 熟地黄三两

细末，炼蜜丸如梧子大，空心饮下三十丸。

泽兰汤

泽兰叶三两 当归 芍药各一两 甘草半两

粗末，每五钱，水二盏，煎一盏，温服。

沉香鳖甲散 室女经候凝滞，或头目昏闷，停痰，五心虚烦，少食多困。

沉香 甘草炙 槟榔各三分 木香一两 鳖甲一两半 常山 当归 柴胡 人参 半夏 桂心 生地黄 白茯苓 青皮 净陈皮各一两

细末，每二钱，姜二片，水煎七分，空心温服。

劫劳散 疗心肾俱虚，水火不交，初则微嗽，遇夜发热即冷，有盗汗，倦怠瘦弱，减食，恍惚。或微嗽，唾中有红线，名曰肺痿，为不治。

白芍六两 黄芪 甘草 人参 当归 半夏 白茯苓 北五味 阿胶炒 熟地黄洗，各二两

㕮咀，每三大钱，水盏半，姜十二片，枣三个煎，温服。百药不效，一料除根。

资血汤 治妇人室女血热气虚，经候涩滞，使血聚肢体，麻木疼痛，将成劳瘵，切不可用红花破硬等药。若是前证，则憎寒壮热，五心烦躁，减食。

马鞭草 荆芥穗各一两 桂心 枳壳 川芎 当归 赤芍各二两 牡丹皮一两

粗末，每四钱，乌梅一个，水二盏煎，空心。有此证，服至半月，经脉自通，此方至妙，不可轻视。服后，素有诸疾皆安矣。

麦煎散 治少男室女骨蒸，妇人血风攻疰，四肢心胸烦壅，口臭肌热盗汗。

鳖甲 大黄煨 常山 赤茯苓 柴胡 白术 当归 干漆炒烟尽 生地黄 石膏各一两 甘草半两

细末，每服二钱，水一盏，小麦五十粒，食后临卧温服。有虚汗，加麻黄根一两。

《和剂》**牡丹散** 治血气虚损，内则月水不行，外发潮热，肢体羸困，渐成骨蒸。

干漆炒，二两 苏木一分 甘草 当归 桂心 牡丹皮 芍药 延胡索炒 净陈皮各一两 莪术 鬼箭各一分 红花 乌药 没药别研，各一两

㕮咀，每服三钱，水一盏，煎七分，无时。

《御药院》六神汤 治血气不足，肌体烦热倦怠。

四物汤加地骨皮、黄芪各等分，㕮咀，水煎。

又，治冲任虚损，月水不行，肌肤发热如瘵状。

四物汤各一两，柴胡半两，黄芩一分，水煎。

月水不断证治

妇人冲任之脉，为经脉之海。手太阳小肠之经，手少阴心之经，此二经为表里，上为乳汁，下为月水。若劳伤经脉，冲任气虚，不能制经血，令月水不断。若时止时行，腹痛，脉沉

细，此寒热邪气客于胞中，非因虚弱也。

《大全方》**续断丸** 治月水不断，口干心烦，四肢羸乏，饮食减少。

川续断 当归 乌贼骨 黄芪 牛角鰓烧 五味子 甘草 龙骨煅研 赤石脂 熟地黄各一两 地榆半两 艾叶 附子 干姜 川芎各三分

为末，炼蜜丸梧子大，每三十丸，空心温酒下。

禹余粮丸 治久冷月水不断，面黄肌瘦，虚烦减食。

禹余粮三两 鹿角胶三分，粉炒 紫石英 续断 赤石脂 熟地黄 川芎各一两 干姜 黄芪 艾叶 柏叶炒 当归炒 人参 白茯苓各半两

为末，炼蜜丸梧子大，每三十丸，空心米饮下。

牡蛎丸 治血海虚损，月水不断。

牡蛎粉 赤石脂 代赭石各一两 阿胶 川芎 当归 鹿茸 续断 干姜各三两 甘草一分

为末，蜜丸梧子大，每三十丸，空心温酒下。

《经验方》治经血不止。

黄芩五分 当归 柏叶 蒲黄各四分 生姜二分 艾叶一分 生地黄二十四分 伏龙肝十二分

㕮咀，水二升，煎八合，分作二服。

又，经血不止，诗云：妇人经血正淋漓，旧瑞莲蓬烧作灰，热酒一杯调八字，自然安乐更无疑。

又一方，莲蓬壳、拒霜花二味等分为末，每二钱，空心米饮调下。

《和剂》**伏龙肝散** 治血气劳伤，冲任脉虚，经血非时注下，或如豆汁，或成血片，或五色相杂，脐腹冷痛，经久不止。

伏龙肝即灶心土 赤石脂 麦门冬各一两 熟地黄 艾叶炒，各二两 甘草炙 肉桂各半两 川芎三两 当归炒 干姜炮，各

三分

㕮咀，每服四钱，水一盏，枣三个，煎七分，食前温服。

崩暴下血不止

妇人崩中者，六淫七情伤损经脉，冲任、血气俱虚，不能约制也。然有冷热、虚实、形色之异，若伤足厥阴肝经，其色青如泥色；伤手少阴心经，其色赤如红津；伤手太阴肺经，其色白形如涕；伤足太阴脾经，其色黄如烂瓜；伤足少阴肾经，其色黑如衃血。其风邪冷热之气，并秽液与血三者相兼而下，赤白相半，谓之赤白带，投熟艾、余粮、牡蛎、海螵蛸可也。冲任伤损，脾虚卫弱，不能约制，其血暴下，谓之崩中，投芎、归、香附、黑药等止之可也。或非时血行淋沥不断，名漏下。崩之中复有瘀血，时崩时止，谓之崩中漏下。所下五色应前五脏，其治法又当知卫气所以温分肉，司开合，而胃为血海水液会焉，又所以主肌肉而约血水也。卫气与胃气俱虚，则肌肤空弱，腠理不密，血之与水不能约制，其不止宜矣。必加意于固卫厚脾之剂，此《活人》桂枝附子汤可以固卫，人参、白术、茯苓可以厚脾不可少也。若经候过多，遂至崩漏，色明如水下，得温则烦，甚者至于昏闷，其脉数疾小为顺，大甚者逆，此阴阳为热所乘，攻伤冲任，血得热则溢，阳伤于阴，令人下血，当补其阴。此冷热虚实不可不分也。

《大全方》**小蓟汤**　治阳伤于阴，令人下血。前所谓天暑地热，经水沸溢，当用此药。

小蓟茎叶洗切，研取汁一盏　生地黄汁一盏　白术半两，锉

三味，入水一盏，煎半，去滓温服。

琥珀散　治崩暴下血。

赤芍药　香附子　枯荷叶　男子发皂角水洗　当归　棕榈炒焦　漆纱头巾取阳气冲上故也，各等分

上除棕外，其余并切片，新瓦上煅成黑灰存性三分，为

末，每服三五钱，空心童子小便调下，人行十里再进一服，不过七八服即止。产后血去多，加米醋、京墨、麝香少许，大率治血崩先用此，譬如治痢有积，不先去之，徒服断下药，一时暂止，久则毒气愈深。血崩乃经脉不循故道，淖溢妄行，一二日不止，便有积瘀之血凝成窠臼，更以药涩住，转见增剧，先以五积散加醋煎，投三服，次五灵脂散及顺气药，去故生新，自能平治。此切当之说。

五灵脂散　治妇人血山崩，及丈夫脾积气。

好五灵脂炒令烟尽

为末，每服一钱，温酒调下，或水、酒、童便煎服，名抽刀散。产后心腹胁肋脚痛不可忍，散恶血，加童便服。中风，加草乌半钱同煎。又，肠风下血者，不能饮酒，煎乌梅、柏叶汤调下。如心烦口干渴，加蒲黄炒减半，一方烧存性，霹雳酒下。此药气恶难吃，烧之存性。此味兼解药毒及蛇、蝎、蜈蚣咬，涂伤处立愈。

一方，五灵脂十两为末，水五盏，煎至三盏，去滓澄清，再煎成膏，入神曲二两，为末，和丸梧子大，每服二三十丸，温酒下。《本草》：五灵脂行血有功，不能生血，肝藏血，入肝尤速。

荆芥散　治妇人崩中，连日不止。

用荆芥穗，于灯盏多着灯心、好麻油点灯，就上烧荆芥焦色，为末，每服三钱，加童便调下。

独圣散　治妇人血山崩不止。

防风去叉芦，不拘多少，为末，酒煮白面清调下二钱，空心，日二服，更以面作糊酒投之，极验。

以上三方似非止血之药，如灵脂、荆芥、防风，皆祛风之剂，然风为动物，冲任经虚，被风所伤，致崩中暴下，许学士伤寒歌曰：脉浮而大风伤荣。荣，血也。而用此药方，悟古人识见深奥如此。

《本事方》治崩中下血。

黄芩不以多少，细末，每服一钱，霹雳酒调下。烧秤锤淬酒或淬醋。许学士云：崩中多用止血药、补血药。此治阳乘于阴，前所谓天暑地热，经水沸溢是也。有暑月女人血山崩，用大顺散两贴，冷水调即效。

金华散 治妇人血室有热，崩下不止，服温药不效者。

延胡索 瞿麦穗 当归 干葛 牡丹皮各一两 石膏二两 桂心别作末，三分 蒲黄半两 威灵仙三分

细末，每二钱，水一盏煎，空心温服。有脉紧数，兼服鸡苏丸效。

一方，忽患崩中血不止，结作血片，碎烂如鸡肝色。

芎䓖十二分 阿胶 青竹茹各八分 续断 地榆 小蓟根各十分 当归六分 生地黄 伏龙肝各十二分

水九升，煮三升，作三服。

《千金方》治带下，脉数者。

枸杞根一斤 生地黄五斤

二味酒一斗，煮五升，分作三服。

《济生》**十灰丸** 治崩中下血不止。

绵灰 黄绢灰 马尾灰 艾叶灰 藕节灰 莲蓬灰 油发灰 赤松皮灰 棕榈灰 蒲黄灰

为末，醋煮糯米糊丸梧子大，每百丸，米饮下。

《澹寮》**十灰散** 治同上。

锦片 棕榈 木贼 柏叶 干漆 鲤鳞 鲫鳞 血余 艾叶 当归

上逐味火化存性，各等分，为末合和，入麝香少许，温酒调服。

崩中赤白二带 有热有冷，以脉证审用下药。附崩中 漏下 白浊 白淫

《大全方》**如圣散** 治冲任虚衰，为风冷客乘胞中，血山

崩下。

棕榈　乌梅各一两　干姜一两五分，并烧存性

为末，每二钱，乌梅酒调下，空心。久患者只三服愈。

血崩屡效方

当归　白芍　干姜　棕榈各等分

各煅存性为末，醋汤调，以有节朱筯搅四十九转，空心服。

一方，砂仁不以多少，新瓦上炒香为末，米饮调。

一方，益智仁炒为末，盐米饮调下。

一方，香附子去毛炒焦，为末，极热酒调二钱，立愈。昏迷甚者三钱，如山崩不可者，亦能解之，米饮调亦可。许学士云：下血不止，或五色崩漏常服，妇人仙药也。

煮附丸　妇人室女一切血气不调，脐腹胀痛，心怔乏力，面色痿黄，头眩恶心，崩漏带下，大肠便血，积聚癥瘕，饮食减少。

制净香附子醋煮为末，糊丸梧子大，每三十丸，米饮下。妇人数堕胎，由气不升降，遂胎气不固，此药至妙。加北艾同煮尤好。

治崩中下血久不止，或赤或黑，脐下痛。

侧柏炒　芍药　龟甲炙　桑耳各六分　干地黄　黄芪　续断各五分　当归炒　艾叶　牛角鰓煅，各四分　禹余粮十分

为末，炼蜜丸梧子大，每三十丸，煎黄芪汤空心下。

治崩中泄血无度，经年淋滴，面黄骨立。

芍药　白芷　黄芪　龟甲　川芎　乌贼骨各八分　干地黄　牡蛎　龙骨　干姜各十分　桂心六分　附子五个，炮

细末，空心酒调下方寸匕。

治崩中，不问久新皆治。

伏龙肝一斤　小蓟根　桑寄生　续断　地榆　艾叶各三两　阿胶　当归　赤石脂　制厚朴各二两　生姜五两

上十味切，水一斗，煮取三升，去滓，作三服。

鹿茸丸 经候过多，其色瘀黑，甚者崩下，腹冷少气，汗出如雨，尺脉微小，冲任虚衰，风冷客乘胞中，气不能固，可灸关元百壮。

鹿茸酥炙 赤石脂 禹余粮制，各一两 艾叶 柏叶 附子炮，各半两 熟地黄洗焙 当归 续断各二两

细末，酒糊丸梧子大，空心温酒下三十丸。

张氏方 干姜、芍药等分 又云加净香附子等分 甘草减半

各炒黄色，同为末，空心米饮调一钱，日二服。

破故纸散 治赤白带下。

破故纸 石菖蒲等分，并锉炒

为末，每二钱，用菖蒲浸酒调，温服。更入斑蝥五分，去翅头足，糯米炒黄。

伏龙肝散 治赤白带下，久患不瘥，肌瘦黄瘁，多困乏力，六脉微濡。

棕榈不拘多少，烧灰。火燃，急以盆盖荫，令火住 伏龙肝于灶直下去取赤土，炒令烟尽 屋梁上尘悬长者，炒令烟尽，于净地出火毒 患十年者，半月可安。

三味等分，研和令停，入龙脑、麝香各少许，每服二钱，温酒或淡醋汤下。

温经汤 治女人曾经小产，或带下三十六病，腹胀口干，日暮发热。方见前月水不通。

紫金散 治月水过多，崩漏带下，淋沥不断，腰腹重痛，一切五色带疾。

禹余粮煅赤，醋淬七次，细研水飞，挹干称，三两 白芍 川芎 熟地黄 附子 当归各一两 干姜炮 肉桂各半两 赤石脂 龙骨各煅，并一两，同研

细末，每服二钱，入麝香少许，米饮空心调下。

白芷暖宫丸 暖血海，实冲任，治子宫虚弱，风冷客滞，

断绪不成孕育，及数堕胎，或带下赤白，漏下五色，虚眩少气，胸腹满痛，心下烦悸，自汗，下血过多。

禹余粮制，一两　干姜炮　芍药　白芷　川椒制　阿胶粉炒　艾叶制　川芎各三分

为末，蜜丸梧子大，每四十丸，米饮温醋汤任下。

《和剂》**震灵丹**　治崩中下血不止。或脉虚细，手足或冷。以芎归汤加木香煎送下。或香附子煎汤下三丸，或灵砂丹兼治暴惊风。九窍出血，独参汤下。

《直指》**半夏丸**　治下血吐血，崩中带下，痰喘急满虚肿，亦消宿瘀百病。

圆白半夏，刮净槌扁，姜汁调，飞白面作饼包，炙黄色，去面取半夏作末，米糊丸绿豆大，每四十丸，温熟水下。芎归汤、沉香降气汤各半煎送下，止血之要药。

《和剂》暖宫丸、内补当归丸、熟干地黄丸、济阴丹、禹余粮丸、胶艾汤、伏龙肝散、内灸散、皱血丸、紫石英丸，诸方治崩中带漏，并见前月水不调不断门。

神仙聚宝丹　治血虚寒，外乘风冷，搏结不散，积聚成块，血气攻疰疼痛，崩中带下。

没药　琥珀各一两，别研　辰砂一钱，别研　木香煨，取末一两　滴乳别研，一分　当归洗焙，取末一两　麝香别研，一钱

研细合匀，滴水为丸，每一两作十五丸。每一丸，温酒磨下。一切难产，及产后败血冲心，恶露未尽，并入童子小便。

《杨氏家藏》**黑金散**　治妇人血气虚损，经候不调，崩中漏下。

鲤鱼皮　黄牛角鰓　棕榈皮　破故纸　乱发各一两　乌贼骨　熟地黄　干姜炮　当归洗焙　木贼各半两

上锉入磁瓶内，盐泥固济，候干，炭火五斤，煅通赤烟尽，埋土内令冷，取研细，每三钱，入麝香少许，米饮空心调下。

补宫丸 治诸虚不足，久不妊娠，骨热形羸，崩中漏下。

鹿角霜 白术 白茯苓 白芷 白薇 山药 白芍 牡蛎煅 乌贼骨各等分

为末，面糊丸梧子大，每五十丸，米饮空心送下。

《济生》**白垩丸** 治妇人白带，久而不止，腰膝冷痛，日渐羸困。

白垩煅 禹余粮 鳖甲 乌贼骨各用醋炙 当归酒浸 鹊巢灰 干姜 紫石英醋煅淬火七次 附子炮 狗脊制净 川芎各一两 艾叶灰，半两 香附醋煮，二两 鹿茸醋炙，一两

为末，醋煮糯米糊丸梧子，每七十丸，温酒下。

白蔹丸 治室女冲任虚寒，带下纯白。

鹿茸酒蒸焙，二两 白蔹 狗脊燎毛制，各一两

为末，艾煎醋汁打糯米糊丸梧子大，每五十丸，空心温酒送下。

当归煎 治赤白带下，腹内疼痛，不欲饮食，日渐羸瘦。

当归酒浸 赤芍 牡蛎火煅取粉 熟地黄酒蒸焙 阿胶 白芍 续断酒浸，各一两 地榆半两

为末，醋糊丸梧子大，每五十丸，空心米饮下。

卷柏丸 治妇室腹脏冷热相攻，心腹绞痛，腰腿疼重，痿黄困乏，赤白带下。

黄芪蜜炙 熟地黄洗，各一两半 卷柏醋炙 赤石脂醋淬七次 鹿茸醋炙 白石脂 川芎 代赭石醋淬七次 艾叶炒 桑寄生 鳖甲醋炙 当归酒浸炒，各一两 木香 龙骨各半两 地榆一两 干姜炮，三分

为末，醋煮糯米糊丸梧子大，每七十丸，空心米饮下。

巢氏论妇人有三十六疾者，七癥、八瘕、九痛、十二带下也。而带下不显其证，今人惟知赤、白二带耳。此由劳伤冲任，风冷据于胞络。妇人平居，血欲常多，气欲常少，百疾不生。或气倍于血，气倍生寒，血不化赤，遂成白带。若气平血

少，血少生热，血不化红，遂成赤带。寒热交并，则赤白俱下。其脉右手尺浮，浮为阳，阳绝者无子，苦足冷带下，轻则漏下，甚则崩中，皆心不荣血，肝不藏血所致。其脉寸口弦而大，弦则为减，大则为芤，减为寒，芤为虚，寒虚相搏，其脉为革，主半产漏下。又，尺寸脉虚者，漏血。漏血脉浮者，不可治。

镇宫丸 治崩漏不止，或下五色，或如豆汁豚肝，或下瘀血，脐腹胀痛，头目眩晕。

代赭石 紫石英 禹余粮各火煅醋淬七次 香附子醋煮，各二两 阳起石煅红，细研 鹿茸醋蒸焙 川芎 茯神肉 阿胶蛤粉炒 蒲黄炒 当归酒浸，各一两 血竭别研，半两

细末，艾煎醋汁打糯米糊丸梧子大，每七十丸，空心米饮下。

柏子仁汤 治妇室忧思过度，劳伤心经，心主血心虚不能维持诸经之血，亦致崩中下血。

当归酒浸 川芎 茯神 小草 制阿胶 鹿茸酒蒸焙 柏子仁炒，各一两 制香附二两 续断酒浸，一两半 甘草炙，半两

㕮咀，每四钱，水盏半，姜五片煎，空心温服。

《和剂》**金锁正元丹** 治妇人心肾水火不交，思虑太过，阴阳不分，白浊白淫，思则伤脾，宜用四七汤吞白丸子，极能分利。方见《和剂》。

又，清心莲子饮打和胶艾汤，治赤白带下，此又清心也，可加竹沥、地黄汁少许。

姜黄散 治血脏久冷，腹胀疼痛，小便浓白如泔。

姜黄二两 大附子炮，一两 赤芍 柳桂 红蓝子 三棱各半两 牡丹皮 芫花醋炒 木香 郁李仁去皮 没药各一分

细末，每一钱，酒调。腹痛加当归、没药，酒煎服。

《经验简要》治崩中等证。冷者，脉紧细，手足寒，红去淡黑或五色，当归建中汤加白龙骨、血竭、附子，下紫石英

丸、好震灵丹。灸火。热者，脉洪，四肢温，心烦口苦，燥血沸而成，用黄芩汤、荆芥散，或清心莲子饮加竹沥、地黄汁少许，甚者，生地黄汁磨京墨、百草霜冷服。虚者，加麦门冬、鹿茸、龙骨、酸枣仁，或养荣汤加龙骨、血竭送震灵丹。实者，腹中痛，煮附丸、四物汤加香附子。心虚者，恍惚多梦忘，舌强，小便多，面红盗汗，柏子仁汤、酸枣仁汤加龙骨、京墨、百草霜吞灵砂丹；又，灵砂、当归、莲肉、龙骨、枣肉、元参汤送下。崩中，作麝香、当归，香者心气已散，急服灵砂、龙骨等。

有田妇崩中断下者，用大芜根酒煎，清早服。生麦中如蓬蒿花，或云即蓟根也。

治白带。

用百草霜一两，香京墨末半两打和，每三钱，猪肝半掌大，擗开入药，纸裹煨熟，细嚼，酒送下。

痃癖　癥瘕　癥痞　食癥　血癥块　瘀血　诸气

妇人痃癖者，由邪气积聚而生。痃者，在腹内近脐左右，各有一条筋脉急痛，或如臂、如指、如弦之状。癖者，僻侧在两肋之间，有时而痛。

《大全》**麝香丸**　治妇人痃癖冷气，兼疰气，心腹痛不可忍。

麝香半两，别研　阿魏一分，面裹煨令面熟　五灵脂　桃仁　三棱各三分　芫花醋炒　槟榔各一两　莪术　桂心　没药　木香　当归各半两

细末，入麝香令匀，用粳米软饭为丸梧子大，每十丸，无时，淡醋汤下。

葱白散　治一切冷气，及疝气攻冲，大治妇人产前、后腹痛，兼血脏宿冷痃癖一切诸疾。

川芎　当归　枳壳　厚朴　桂心　干姜　芍药　舶上茴香　青皮　苦楝子　木香　熟地黄　麦芽　三棱　莪术　茯苓　神曲　人参各等分

细末，每三钱，水一盏，连根葱白二寸拍破，盐半钱煎，温服。若大便不利，加大黄，不入盐。如大便自利，入诃子。又治心气脾疼，及浮肿，或经行腹痛，桂枝桃仁汤。

妇人疝瘕者，风冷入腹，与血相结而生。疝者，痛也。瘕者，假也。结聚浮假而痛，推移乃动也。其脉弦急者生，虚弱小者死。又尺脉涩如浮牢，为血实气虚，久则成瘕。

《大全方》**干漆散**　妇人疝瘕久不消，黄瘦尫羸，两胁妨闷，心腹疼痛。

干漆炒令烟尽　木香　芫花醋炒　赤芍　桂心　当归　川芎　琥珀各半两　大黄二两，炒　牛膝三分　桃仁一两　麝香一分

细末，无时，温酒调下一钱。

硇砂丸　治疝瘕及积，瘀血在脏，时攻腹胁疼痛。

川芒硝　硇砂各一两　当归　雄黄　桂心各半两　大黄炮　三棱各二两

细末，醋一碗，熬大黄末为膏，次入余药末，和丸梧子大，空心温酒下十丸，利下恶物。

桃仁煎　治血瘕血积，经候不通。又有黄瘕、青瘕、燥瘕、脂瘕、狐瘕、蛇瘕、鳖瘕，为八瘕。有患小便不通，脐腹胀不可忍，或用八正散，痛胀愈甚，用此下血块，小便通，此血瘕也。方见前月水不通门。一方，煮附丸同治，见前。

桃仁散　治月经不通，或产后恶露未尽，积聚瘀血，变成癥瘕。

虻虫　水蛭　乌贼骨　鲤鱼鳞烧灰　芫花醋炒　枳壳　当归炒　牛膝　赤芍　硇砂　桂心各半两　桃仁三分

细末，空心温酒调一钱。

川山甲散　治妇人癥痞及恶血，气攻心腹疼痛，面痿

肌瘦。

川山甲炒　鳖甲醋炙　赤芍　大黄炒　干漆制　桂心各一两　芫花醋炒　川芎　当归各半两　麝香一分

细末，入麝香令匀，每一钱，热酒调下。

蓬莪术丸　治妇人癥瘕，腹胁妨痛，体瘦不食。

莪术三分　当归炒　桂心　赤芍　槟榔　枳壳　木香　昆布　琥珀各半两　桃仁　鳖甲　大黄各一两

为末，蜜丸梧子大，空心粥饮下二十丸。

硇砂丸　治妇人食癥久不消，瘦弱食少。

硇砂　青礞石　川山甲炙　三棱炒　干漆制　硫黄各半两　巴豆三十个，去皮、心炒，不出油

为末，糯米饭丸小豆大，每五丸，生姜橘皮汤下。

琥珀丸　治妇人积年血癥块不消，状若鬼胎。

琥珀研　桂心　牛膝　芫花制　槟榔　桃仁炒，各三分　生地黄　延胡索　当归各半两　鳖甲　三棱　干漆炒　硇砂各一两　大黄二两　虻虫四十九个，去翅足，炒　水蛭四十九个，炒

为末，醋煮硇砂为膏，入药末杵，丸梧子大，每十丸，空心温酒下。

没药丸　治五积气癖，及惊忤血积，癥癖，血瘕，刺痛呕噎，迷闷不省，及血臌癥瘕胀满，经脉不行。

芫花取净二两，好醋三升，煮一升半，去花滓，以醋入石器内，入硇砂霜一两，巴豆肉七个，烂研，入醋内煎成膏，丸下药

木香　没药别研　当归　桂心　荜茇各一两　槟榔一分　肉豆蔻二个，炮　斑蝥三个，去翅足，糯米炒焦黄，去米研细　附子一两，生用去皮

上十二味，除斑蝥、没药，余为末，与蝥、没二味和匀，入前膏子内，杵丸赤豆大。初服一丸，醋炒萝卜子令焦黑，以酒浸同煎三沸，放温吞下，渐至五丸七丸即止。急卒血气攻心

脾，酒醋同煎吞下。妇人血瘕，癥癖结块，攻心疼痛闷绝，久不效，入禹余粮一两，火煅醋淬七次，研和为丸，每五丸，苏木节煎酒吞下，并进三服，当汗出，则瘕随小肠逐下，立瘥。人弱者，只二丸，如丈夫小肠气，脾积气，癥块等疾，即入丹砂一两研和，以生姜盐汤吞下三丸。

三棱煎 治妇人血癥，血瘕，食积，痰滞。

三棱 莪术各二两 净青皮 制半夏 麦芽炒，各一两

上好醋六升，煮干焙为末，醋糊丸梧子大，每三四十丸，淡醋汤。痰积，姜汤下。

《和剂》**皱血丸** **内灸散** **紫石英丸** 治癥瘕等疾。方见前月候不调门。

《御药院》**灵宝散** 治血气攻刺，痛引两胁，及癥癖冷气。

丁香 木香 乳香各钱半 当归 延胡索 白芍各半两

为末，每一钱，空心温酒调下。

《三因》**小三棱煎** 治食瘕酒癖，血瘕气块，时发刺痛，及积滞不消，心腹坚胀，痰呕。

三棱 莪术各四两 芫花制，一两

同入瓷器内，醋五升浸，封罐口，碳火煨令干，却取出莪术，将芫花与余醋炒焦焙干，同为末，醋糊丸绿豆大，每十五丸，姜桑白皮汤下。

大腹皮饮 妇人血瘿，单单腹痛。

大腹皮 防己 木通 制厚朴 瓜蒌 黄芪 制枳壳 桑白皮 大黄蒸 陈皮 青皮 五味子各等分

㕮咀，每服五钱，水盏半，煎六分，入酒一分，温服。

《杨氏家藏》**磨积丸** 治妇人积气内攻，经候不调，腹胁膨胀刺痛。

三棱 莪术各煨，二两 茴香炒 附子炮 白芍 干姜炮，各一两半 当归洗，一两三分 巴戟去心炒，一两 艾叶醋炒，一两三分 川楝肉炒，一两

为末，酒糊丸梧子大，每五十丸，空心温酒下。

内金鹿茸丸 治妇人劳伤，血脉胞络受寒，小便白浊，昼夜无度，腹脐疼痛，腰膝无力。

鸡内金 鹿茸 黄芪 牡蛎 五味子 附子 苁蓉 龙骨 远志肉 桑螵蛸各等分

为末，蜜丸梧子大，每五十丸，温酒米饮下。

《简易》**通经丸** 治血瘕。方见前月水不通门。

《济生》**琥珀丸** 治血瘕，腹中有块，攻刺小腹，痛引腰背。

琥珀别研 白芍 川乌炮 牛膝酒浸 鳖甲 莪术 当归 制厚朴各一两 木香 泽兰叶 官桂各半两 麝香别研，半钱

为末，酒糊丸梧子大，每七十丸，空心温酒米饮任下。又六合汤治同上，见前。

血气心痛 血气心腹疼痛 血气小腹疼痛 心脾疼 胁痛 已见钤方

血气心痛，由脏腑虚，血气不调，风冷邪气乘于心络耳，乍轻乍重。若真心痛，为难治。

《大全方》**乌药散** 治妇人血气攻心痛，发歇不定。以下诸散通咽下煮附丸。

乌药 莪术 桂心 当归炒 桃仁 青皮 木香

等分为末，二钱，热酒调。

阿魏丸 治证同上，及一切冷积气。

当归炒 桂心 青皮 附子炮 阿魏面裹煨，面熟为度 白术 川芎各一两 吴茱萸炮 木香 干姜各三分 槟榔 肉豆蔻煨 延胡索 莪术各一两 朱砂半两，细研

为末，先以醋一升，煎阿魏成膏，和药杵丸梧子大，每二十丸，空心热酒下。

延胡索散 治妇人血气攻心腹疼痛。

延胡索　当归　川芎　桂心各三分　木香　枳壳　赤芍　桃仁各半两　熟地黄一两

㕮咀，每三钱，水一盏，姜三片煎，热服。

琥珀散　治血气攻心腹，烦躁闷乱，疼痛不止，及产后恶露不行，儿枕块痛。

琥珀　没药　当归炒　赤芍　牡丹皮　延胡索　蒲黄　莪术　桂心等分

为末，每一钱，温酒调下。一方加血竭、红花、木香、干漆，无丹皮、琥珀、莪术等分。

瑞金散　治血气撮痛，月经不行，预先呕吐疼痛。

姜黄四两　牡丹皮　莪术　红花　当归　赤芍　川芎　桂心　延胡索各两半

为末，每二钱，水一盏，酒三分煎，温服。

八仙散　治血气心腹㽲痛，立验。

当归　厚朴　芍药　制枳壳　人参各四分　甘草　茯苓各五分　肉豆蔻二分

为末，水二升，煎取八合，空心分三服。

大效琥珀散　妇人心膈迷闷，腹脏掐撮疼痛，气急气闷，月候不调等疾。

乌药　莪术各二两　当归一两

并生为末，温酒调二钱，服后食压之。忌生冷油腻。若产后诸疾，炒姜酒调。

蠲痛散　治血气刺痛。

荔枝核烧存性，半两　净香附炒，一两

为末，盐汤米饮调下二钱，无时。

牡丹散　妇人久虚瘦弱，血块走疰，心腹疼痛，减食。

牡丹皮　桂心　当归　延胡索各一两　莪术　牛膝　赤芍各二两　三棱两半

粗末，每三钱，水一盏，酒半盏煎，温服。

至圣汤 妇人血气产前产后百疾。

当归 芍药 干姜 莪术 桂心 地黄 蒲黄炒，各半两 黑豆炒去皮，一两

细末，空心热酒调二钱。

菖蒲丸 妇人脾血积气，及心脾疼。

菖蒲九节者，六两 吴茱萸炮 净香附子炒，各四两

上以醋五升，煮干为末，神曲糊丸梧子大，空心姜汤、橘皮汤任下四五十丸。

威灵散 妇人久冷，气滞血刺，小腹疼痛。

威灵仙一两 当归 没药 木香 桂心各半两

细末，无时热酒调下一钱。忌茶。

当归散 治同上。

当归 赤芍 刘寄奴 没药 枳壳 延胡索等分

细末，热酒调下一钱，无时。

《和剂》**大温经汤 吴茱萸汤 椒红丸 伏龙肝散 聚宝丹 内灸散 红花当归散** 并治血气刺痛等证。方见前。

《御药院》**灵宝散** 治血气冷气疼痛，攻引两胁。

《杨氏》**磨积丸** 积气膨胀刺痛。

《三因》**小三棱煎** 治癥癖瘕块刺痛。

《大全》**通经散 琥珀散**。方并见前。

《本事》**异功散** 治妇人血气虚冷，时发刺痛，头目昏闷，四肢无力，寒热往来，劳倦。

牡丹皮 芍药 白芷 干姜各二钱 当归 玄胡索 陈皮 桂心 川芎 乌药 苦桔梗各半两

为末，每二钱，姜三片，酒水各半盏煎，温服。

《济生》**三神丸 当归煎 卷柏丸 六合汤** 见崩中癥癖门。

玄胡索汤 妇人室女七情所感，血与气并，心腹作痛，或连腰胁，甚则搐搦，一切血气经候不调。

当归　玄胡索　蒲黄　赤芍　官桂各半两　乳香　没药　片子姜黄　木香各三钱　甘草一分

㕮咀，每四钱，水一盏，姜七片煎，空心温服。吐逆，加半夏、净陈皮各半两。

《百一选方》**十味桂香散**　妇人脾血久冷，时作腹痛泄泻。

草豆蔻去壳，炒　甘草　白术　良姜炒香　砂仁各一两　净青皮炒　诃子肉各半两，煨　肉桂一分　生姜　厚朴制　枣肉各一两

水一碗，烂煮令干，同研作饼，焙为末，每一服二钱，入盐少许，空心沸汤点服。

《大全》**交加散**　治荣卫不和，月经湛浊，大能滋养血络，逐散恶血，脐腹撮痛，腰腿重坠。

生姜十二两　生地黄一斤，研取自然汁　白芍　延胡索煨去皮　当归　桂心各一两　红花炒，无恶血不用　没药别研，各半两　蒲黄一两，隔纸炒

细末，每二钱，温酒调。月经不调，苏木汤；腰痛，糖毬子煎酒调下。

中　风

《大全良方》论中风，角弓反张，风痹，手足不遂，偏枯，口噤，口眼㖞斜，风眩头痛，血风，心神惊悸，癫狂，骨节痛风，血风走疰，瘙痒瘾疹，风痰，脚气，腰痛诸疾，在察脉之虚实，证之冷热，人之强弱，入脏入腑，在络在经。首以《局方》调治，先当顺气，然后治风，万不失一。盖有中寒、中风、中暍、中痰、中气，皆致涎潮昏塞。如中风若作中气治之，十愈八九；中气若作中风治之，十无一生。不问中风、中气，首以苏合香丸、麝香煎、五积散。如中痰，则参苏散。中寒，则理中汤。中暍，则白虎汤。如的是中风，如三生饮、木香煮散、排风、续命、风引大小、竹沥、大八风汤、至宝丹、牛黄清心丸，审其冷热虚实而投之。此疾非一日所致，宜大剂

久服，方有其效。并见《和剂》方。其中风证治，详见于钤方中，当互考之。

《大全》**木香煮散** 治左瘫右痪，并素有风湿，诸药不效，常服调气进食宽中。

羌活 麻黄去节，各一两 防风三分 白术 陈皮 附子炮 木香 槟榔 牛膝 大川乌炮 草豆蔻连皮煨 杏仁去皮尖，麸炒 人参 白茯苓 川芎 当归 甘草 桂心各半两

㕮咀，每四钱，水盏半，姜五片煎，热服。大便不通，加大黄。心腹胀，加苦葶苈、滑石。膈壅咳嗽气促，加半夏、升麻、天门冬、知母。

小风引汤 防风 独活 细辛 川芎 北五味子 白茯苓 人参 白芍 白术 甘草各等分

㕮咀，每三钱，姜三片，杏仁五个去皮尖打碎，同煎七分，温服。

《千金》**竹沥汤** 大治热即生风。又治中风四肢不收，心神恍惚，不知人，□不语。

竹沥二升 生葛汁一升 生姜汁三合

三味相和，温暖分三服，朝、晡、夜各一服。

中风痓痉 口噤不语 风痹 自汗 臂痛 偏枯 口㖞 惊悸 癫狂 血厥

《活人书》论：妇人产后血虚，多汗出，喜中风，身体强直，角弓反张，腰背反折，作痉治之，属太阳经。先因伤风，又感寒湿所致，古谓之痓病。发热恶寒，与伤寒相似，但其脉沉迟弦细，而项背反张，强硬如发痫状，此为异耳。当察有汗、无汗，以分刚柔二痓。无汗恶寒，名刚痓，属阳。有汗不恶寒，名柔痓，属阴。无汗，葛根汤主之。有汗，桂枝加葛根汤。二痓，小续命汤、附术散、附子防风散、八物白术散皆当服，但先审有汗无汗，分刚柔而用之，方见《活人书》，此

《大全妇人方》所选用者。

《大全》**天南星散** 治妇人中风，口噤，四肢拘急。

南星姜汁炒黄 白附子炮 黑附子炮 乌蛇肉酒炙 全蝎炒，等分

细末，每半钱，姜汁温酒调，无时，拗开口灌。

解语丹 治脾经受风，言语謇涩，舌强不转，涎唾溢盛，心脉闭滞，暴不能言。

白附子炮 石菖蒲去毛 远志肉 甘草水煮十沸 天麻 全蝎酒炒 僵蚕炒 羌活 南星炮，牛胆制者尤佳，各一两 木香半两 姜汁糊丸为佳，菖蒲末点舌。

细末，面糊丸梧子大，朱砂为衣，每二三十丸，薄荷汤下，无时，《和剂》解语汤吞下。

防风汤 治内虚脚弱语謇。

石斛一两半，酒炒 干地黄 杜仲制炒 丹参各一两一分 防风 川芎 麦门冬去心 桂心 川独活各一两

㕮咀，五钱，枣二个，水煎温服。

通关散 语謇。

僵蚕半两，炒 羌活一钱 麝香半钱

为末，姜汁调匀，沸汤温服。

三痹汤 治血气凝滞，手足拘挛，风痹气痹等疾，臂痛，手指痹皆效。

续断 杜仲姜制炒 防风 桂心 细辛 人参 白茯苓 当归 白芍 甘草各一两 秦艽 生地黄 川芎 独活各半两 黄芪 牛膝各一两

㕮咀，为末，每五钱，姜三片，枣一个，水煎热服，空心。

独活汤 治中风自汗。诸方治风多用麻黄，施于无汗为宜，仲景虽处桂枝汤，至于不任发搐，口眼瞤动，遍身汗出，岂胜对治？独活汤治风虚昏愦不知，手足瘈纵，坐卧不能，或

发寒热。血虚不能服发汗药者，兼服续命煮散。

川独活　羌活　人参　防风　当归　细辛　茯神　半夏　桂心　白薇　远志　菖蒲　川芎各半两　甘草三分

㕮咀，每半两，姜五片，水煎，温服无时。

续命煮散　治风气昏愦，四肢无力，口眼瞤动，或时搐搦，亡失津液，渴欲引饮。能扶荣卫，去虚风，中风自汗，产后中风自汗尤宜。

防风　独活　当归　人参　细辛　葛根　芍药　川芎　甘草　熟地黄　半夏　远志肉　芥穗各半两　桂心三分

㕮咀，每半两，姜三片，水煎，温服无时。汗多不止，加牡蛎粉一分半。

柏子仁丸　治臂痛，筋脉拘急，遇寒则剧，由肝虚风邪流入经络，其脉紧细。

柏子仁　干地黄各二两　茯苓　枳实制，麸炒　覆盆子炒　北五味　附子炮　石斛酒蒸炒　鹿茸酥炙　酸枣仁炒　沉香　黄芪蜜炙　桂心各一两

细末，蜜丸梧子大，空心温酒下三十丸。

舒经汤　治臂痛。腰以上食后服。亦治腰以下疾，空心服。

姜黄片子者，四两　甘草　羌活各一两　海桐皮　当归　赤芍　白术各一两

粗末，每三钱，水煎温服。

茯苓丸　治中脘伏痰，臂痛不能举，时复转移左右四肢。属脾气滞而不行，攻于臂故痛，其脉沉细，方见钤方痰饮门、臂痛门。

控涎丹　凡卒有胸背手足颈项腰胯隐痛不可忍，连筋骨牵引钓痛，走易不定，或谓走疰，便用风药、针灸。又疑是风毒成疽，妄加敷贴，皆非也。此乃痰涎伏于心膈上下，或令人头痛不可举，或昏倦阻食，痰唾稠粘，喉中如锯声，多流睡涎，

手脚重槌冷痹，误作瘫痪，用此药数服，其疾如失。方见铃方痰饮门。

流气饮子 治证同上。

紫苏叶 青皮 苦梗 大黄煨 当归 芍药 乌药 茯苓 川芎 黄芪 制枳壳 防风各半两 甘草 陈皮各三分 木香 连皮大腹姜制炒，各二两

㕮咀，每半两，姜三片，枣一个，水煎。

大八风汤 治中风，偏枯失瘖，半身不遂，时复恍惚。古云：妇人治风先治血，血行风自灭。

当归 杏仁制炒 甘草 桂心 干姜炮，各二两 五味子 升麻各两半 川乌炮 黄芩 芍药 独活 防风 川芎 麻黄去节 秦艽 石斛酒蒸炒 茯神 人参 石膏 黄芪 紫菀各一两 大豆去皮炒，三两

粗末，每五钱，水二盏，酒二合煎，温服。恍惚者，不用酒煎。

防风汤 治卒然口喎斜，言语牵急，四肢如故，别无所苦。

防风一两 羌活半两 甘草一分

粗末，每五钱，水煎，入麝香一字，温服。

《深师》**续命汤** 治中风口僻噤诸疾，补虚起死。《局方》去杏仁，加白术、生姜。

茯神散 治妇人血风，五脏大虚，惊悸。安神定志。

茯神 人参 龙牙别研 独活 酸枣仁炒，各一两 防风 远志肉 桂心 细辛 白术各三分 甘草 干姜炮，各半两

粗末，四钱，水煎温服。

龙齿丹 治妇人血风上攻，心神恍惚，惊悸，眠卧不安。

龙齿别研 茯神各一两 朱砂研 人参 当归 天麻各三分 犀角屑 槟榔 防风 生干地黄各半两 远志肉 赤箭各一分 麝香一钱

细末，蜜丸梧子大，每二十丸，薄荷温酒下。

宁志膏 治妇人失血多，心神不安，言语失常，不得眠。

辰砂研 酸枣仁炒 人参 白茯神 琥珀研，各一分 滴乳一钱，研

为末，每一钱，灯心、枣汤空心调。《局方》无茯神、琥珀，蜜丸，薄荷汤下。

防风散 治妇人风邪癫狂，啼泣歌笑不常，心神恐惧，言语失常。

防风 茯神 独活 人参 远志肉 龙齿 菖蒲 石膏 牡蛎煅，各一两 秦艽 禹余粮 桂心各半两 甘草三分 蛇蜕一尺，炙

粗末，每三钱，水煎温服。

有妇人中风狂蹶有年，用《局方》惊气丸去附子，加铁粉取效。

白薇汤 治妇人郁冒血厥，忽如死不动，不知人，目闭口噤，移时微寤。由汗多血少，气并于血，阳独上壅，气塞不行。气过血还，阴阳复通也。妇人多有此。

白薇 当归各一两 人参半两 甘草一分

㕮咀，每五钱，水煎温服。

仓公散 治卒鬼击、鬼疰、鬼刺，心腹如刺，下血便，死不知人，及卧魇，啮脚趾不省者，并诸中毒气等疾。

瓜蒂末亦可用皂角末 藜芦末 雄黄别研 礜石煅研，各等分

为末，少许吹鼻中，得嚏气通便活，未嚏再吹，得嚏为度。皂角为正。

永类钤方卷第十六

血风　身体历节　走疰疼痛　风疹瘙痒

芎藭散　妇人血风，身体骨节疼痛，心膈壅滞减食。

川芎一两　赤茯苓　赤芍　酸枣仁炒　桂心　当归　木香　牛膝各三分　羌活　制枳壳　甘草各半两

粗末，每三钱，水一盏，姜三片煎，热服无时。

羚角散　治血风身体疼痛，手足无力，心神壅闷。

羚羊角屑　酸枣仁炒　生干地黄　槟榔各一两　五加皮　防风　赤芍　当归　骨碎补炒去毛　海桐皮　川芎各三分　甘草半两

为末，每二钱，温酒调。

当归没药丸　妇人血风血气，腹胁刺痛，筋挛骨痹，手足麻木，皮肤瘙痒。

当归　五灵脂炒，各一两　没药半两

为末，醋糊丸梧子大，每三十丸，姜汤空心下。

虎骨散　治血风走疰疼痛，丈夫筋骨疼，及打扑伤损，疼痛甚者。

虎骨酥炙　败龟醋炙　当归　桂心　地龙洗土　牛膝　漏芦　威灵仙　玄胡索　自然铜制

等分为末，每二钱，热酒调下，日一服。

四生丸　治血风骨节疼痛，臂痛不可举，行履不得，浑身麻痹。

僵蚕炒　地龙去土　白附子生　五灵脂　草乌去皮尖，各等分

为末，米糊丸梧子大，每二十丸，茶酒任下。作末，酒调半钱亦可。

芍药知母汤　治诸肢节疼痛，身体魁㿗，脚肿如脱，头眩短气，温温欲吐。

桂心　知母　防风各四两　芍药　甘草　麻黄去节泡，各三两　附子炮，三两

㕮咀，每四钱，水盏半，姜五片煎，空心。一方有白术、川芎、杏仁、半夏。

附子八物汤　治风历节，四肢疼痛如槌锻。

独活寄生汤　最治历节风，近人用之甚效。

小续命汤　大治白虎历节，痛不可忍。三方见前。

血风瘙痒

《大全方》论：《局方》治妇人血风攻疰，遍身瘙痒，或赤肿瘾疹，五心烦热，与人参荆芥散，消风散，四物汤加荆芥，或人参当归散，或逍遥散，兼服导赤散。如不通者，食后服皂角丸气虚、老人不可久服。如服皂角丸不退者，此凝滞热甚者，先服青木香丸三两服，以开气道，却服前药即效。

何首乌散　妇人血风皮肤瘙痒，心神烦闷，及血风游走不定。

何首乌　防风　白蒺藜　枳壳　天麻　僵蚕　胡麻　茺蔚子　蔓荆子各等分

细末，每二钱，茵陈汤调下，无时。

黑附子酒　治痛风，妇人血风瘙痒。

大生附子不去皮，重一两一只　皂角刺二十一个　黑豆一合

三味细锉，分作二处，好酒入药慢火燀干，取半合，作一处，密封罐经二宿，每服一钱。

一方，治女人风痒瘾疹不止。

苍耳花、叶、子，细末，用豆淋酒调下二钱。

一方，治皮肤有风热，遍身瘾疹方。

牛蒡子水煮，一两，净晒干，炒令香　浮萍蒸过焙干，等分

细末，每二钱，薄荷汤调下。

一方，治风气客于皮肤，搔之不已。

蝉退洗　大叶薄荷等分

为末，温酒调。

又方，治同上。

蜂房洗，蜜炙焦　蛇退洗，炙焦，等分

为末，温酒调一钱。

虚风头目眩晕及心眩

《大全方》**养正丹**　治妇人虚风头旋，吐涎不已。能升降阴阳，补接真气，非但头旋。方见前和剂方中。又云：风邪入脑系目，目眩不止，甚者变成癫疾，痰所为也。

《本事方》**钩藤散**　治肝厥头晕，清头目。方见前一卷头痛门。

《素问》云：头痛癫疾，下虚上实，过在足少阴、巨阳，甚则入肾，徇蒙招摇，目瞑耳聋。下实上虚，过在足少阳、厥阴，甚则在肝。下虚者，肾虚也，故肾厥则头痛。上虚者，肝虚也，故肝虚则头晕。徇蒙者，如以物蒙其首，招摇不定。目眩耳聋，皆晕之状，故肝厥头晕，肾厥头痛，不同也。

蔓荆子散　治妇人风眩，头目昏闷烦疼，言语謇涩，痰逆不下饮食。

蔓荆子　防风　羌活　川芎　羚羊角屑　枳壳　前胡　石

膏　赤茯苓　麻黄去根节　荆芥穗各三分　细辛　菊花　白芷　藁本　旋覆花　甘草各半两

粗末，每四钱，姜三片，水煎，温服，无时。

四神散　治妇人血风，眩晕头痛。

菊花　当归　旋覆花　荆芥穗各等分

细末，每一钱，葱白三寸，茶末一钱，煎服，良久，去枕仰卧少时。

川芎散　治风眩头晕。

小川芎　山药　茯神　菊花野菊不用　人参各半两　山茱萸一两

细末，无时，酒调二钱。

血风头痛　项筋强痛

芎归散　妇人头痛，由血虚肝有风邪袭之，此方效而捷。

川芎一两　当归三分　羌活　旋覆花　细辛　蔓荆子　防风　石膏　藁本　荆芥穗　半夏曲　干地黄　甘草各半两

㕮咀，姜煎温服。

七生丸　治男子妇人八般头风，一切头痛，痰厥肾厥，伤风伤寒，头痛不可忍。

川乌　草乌　南星并生用，去皮　半夏洗　川芎　石膏　白芷并生用，等分

细末，研韭菜自然汁丸梧子大，每七丸，加至十丸，嚼生葱，茶送下。一方，头痛如破，诸药不效，加北细辛等分，全蝎减半，为丸，服二十粒愈。

大芎辛汤　治状如前。但发热者不可服；中脘素有寒，不用茶芽煎。

玉真丸　治肾厥头痛，脉弦而坚。二方并见前一卷头痛门。

《局方》**如圣饼**　加细辛如半夏数自合，见效甚速。

白附子散 治头痛连齿，时发时止，连年不已，由风邪入于脑齿，若厥逆头痛。

麻黄不去节 乌头炮去皮 南星炮，各半两 白附子炮，一两 全蝎炒，五枚 辰砂研，一分 麝香研，一钱 白姜炮，一分

细末，酒调一字，服讫，去枕卧少许。

追风散 治年深日久偏正头痛。又肝虚血弱风毒上攻，头目痛眩，心烦骨酸，鼻塞项强，皮肤瘙痒，一切头风，妇人血风，头目昏痛，新产血虚。

川乌炮 防风 石膏煅 川芎 甘草炙 荆芥穗 僵蚕炒，各一两 南星炮 羌活 天麻 地龙 白附子炮 全蝎 白芷各半两 草乌炮 没药 乳香并各研 雄黄研，各一分

细末，每半钱，入好茶同调，食后临卧常服。消风化痰，清头目。

蝎附散 一切风邪头痛夹脑，痰涎呕逆，口吐清水，暗风旋晕眼花，牙紧口㖞目昏，头项拘急，肩背引疼，四肢麻木，及暴感风邪头痛，远年头风。

白附子炮 川乌炮 麻黄去节 僵蚕炒 南星 防风各三钱 雄黄 朱砂 全蝎各钱半 白芷 藁本各半两 孕妇不可服。

细末，每半钱，葱茶调，嚼如圣饼。一方有川芎、细辛、旋覆花、乳香、麝香，亦妙。

都梁丸 治风吹项背，头目昏疼，妇人产前伤风头痛。方见钤方头痛门。

木瓜煎 治证同上。

木瓜二个，取盖去瓤 没药二两，研 乳香一分，研

上二味，入木瓜内盖定缚住，饭上蒸三四次，烂研成膏，每用三匙，生地黄汁半盏，无灰酒二盏，热暖化膏子服。有患此，自午后发，黄昏时定，余谓此患必先从足起，经言十二经络各有筋，惟足下少阴之筋自足至项。大抵筋者，肝之合也，日中至黄昏，天之阳，阳中之阴。又曰阳中之阴，肺也，自离

至兑，阴旺阳弱之时。故灵宝毕法云：离至乾，肾气绝而肝气弱，肝肾二脏受阴气，故发于此时。余授此方，三服而愈。

腰痛　腰脚疼痛

夫肾主于腰，女人肾脏系于胞络。肾虚外感六淫，内伤七情，皆致腰痛。如风腰痛，宜小续命汤加桃仁、杜仲煎。脾胃气蔽及寒湿腰痛，宜五积散加桃仁煎。如虚损及五种腰痛，青娥丸、神应丸。气滞腰痛，如神保丸，黑牵牛、茴香、橘核，必有功也。

《大全》**独活寄生汤**　治腰痛，卧湿当风所得，腰痛拘挛，脚膝重痹。《肘后》有附子一个，无寄生、人参、当归、甘草。近人以治历节风、脚气、流注亦效。

如神汤　治男子妇人腰痛。一方无当归，有杜仲。以上七方并见前三卷腰痛门。

酸枣仁散　治妇人血气风虚，腰脚疼痛，头目昏闷，减食无力。

酸枣仁炒　牛膝　当归各三分　羌活　川芎　桂心　防风　木香　海桐皮　杜仲　附子炮　萆薢　续断　粉草各半两

㕮咀，每四钱，姜三片，水煎温服。

骨碎补散　治证同上，及腹胁拘急，四肢节不持。

骨碎补炒　萆薢　牛膝　桃仁　海桐皮　当归　桂心　槟榔各一两　赤芍　附子　川芎各三分　枳壳半两

粗末，每三钱，姜三片，枣一个，水煎，空心热服。

脚气 详见钤方脚气门

《圣惠方》论：妇人脚气与丈夫不同，男子肾脏虚弱，风湿所乘；女子则胞络气虚，风毒所搏。是以胞络属于肾也，肾主于腰脚。又肝、脾、肾三脏，经络起于十足趾，若脏腑虚损，风先客于脚，从下而上动于气，故名脚气。由当风坐湿，或产后劳损，或恚怒伤肝，心气滞，致令月候不通。或肌肉不仁，筋骨掣痛，五缓六急，或冷疼肿满，两脚痹弱，举体转筋，目眩心烦，见食即呕，精神昏闷，肢节烦疼，小便赤黄，大便秘涩，皆其证也。但妇人以其气血不调，怀胎难产，崩伤之异，此褚澄疗寡妇师尼与妻妾殊别，即其义也。

《大全方》取用槟苏散。有冷有热，加减小续命汤。大便秘者，脾约丸、三合散主之。有脚气冲心烦闷，大烦躁者，用紫雪。若无以目合，薄荷煎冷水调服极妙。

牛膝散 治脚气浮肿，心神烦闷，月候不通。

牛膝 羚羊角 槟榔 大黄炒 芒硝各一两 防己 桂心 牡丹皮 赤芍 甘草各三分 桃仁五十粒，制

粗末，每三钱，水煎温服，利下恶物，要看强弱。

大腹皮散 治风毒脚气，肢节烦疼，心神壅闷。

大腹皮 紫苏 木通 桑白皮 羌活 荆芥 赤芍 青皮 木瓜 独活各一两 枳壳二两

㕮咀，每四钱，姜五片，葱白七寸，水煎，空心温服。

半夏散 妇人脚气，心腹胀满，饮食不下，呕逆不止。

半夏 陈皮 木通 人参 大腹皮 桂心各三分 槟榔一两 赤茯苓 紫苏各一两半

㕮咀，每四钱，姜三片，水煎温服。

紫苏散 妇人风毒脚气，腹内壅塞，痰恶不食，脚重虚肿。

紫苏茎叶 木通 桑白皮 茴香根各一两 枳壳二两 羌活 独活 荆芥穗 木瓜 青皮 甘草各半两 大腹子十枚

㕮咀，每三钱，姜三片，葱白一茎，水煎温服。

桑白皮散 妇人脚气，盛发浮肿，小便赤涩，腹胁胀满气急，坐卧不得。

桑白皮 郁李仁各一两 赤茯苓二两 木香 防己 大腹皮各半两 紫苏子 木通 槟榔 青皮各三分

㕮咀，三钱，姜三片，水煎温服。

薏苡仁散 妇人脚气缓弱，及顽痹肿满，心下急，大便涩。

苡仁 防风 猪苓 川芎 防己 槟榔 郁李仁 大麻子仁各一两 桑白皮二两 枳实三分 甘草半两 羚羊角屑，一两

㕮咀，每三钱，水煎温服。

四白散 男子妇人血虚发热，夜多盗汗，不进饮食，羸瘦骨立，拘挛脚痛不能行。

黄芪 厚朴 益智仁 藿香 白术 扁豆 陈皮各一两 半夏 白茯苓 人参 白豆蔻仁 天台乌药 甘草各半两 京芍药一两半 檀香 沉香各一分

细末，每三钱，姜三片，枣一个，水煎温服。诸证已退，只脚挛痛不能行，以苍术丸服。

苍术丸 大治干湿脚气，筋脉拘挛疼痛不能行，兼补下部，调脾生血。忌血与蒜。

乳香 没药各二钱，别研 川牛膝 青盐各半两 熟艾四钱 川乌三钱 全蝎一钱，炒

上除研药，为细末，入研药令匀，以大木瓜一个，切一头留盖去瓤，入上药末木瓜内，以盖签定，安木瓜于黑豆中蒸令极烂，取出去皮，连药研成膏，却入生苍术末，拌令得所，丸如梧子大，每五十丸，空心木瓜汤或盐酒任下。

劳瘵 骨蒸 五心烦热 血风劳气

劳瘵证治，男子妇人相似，其论十一卷中详矣。而劳病，五行相克而生，内传毒气，周遍五脏，以至于死，复易一人，故曰传尸，亦名转注。以其初得，半卧半起，名曰殗殜。气急嗽者，名曰肺痿。骨髓中热，名曰骨蒸。内传五脏，名曰伏连。诸证不同，其根多有虫食其心肺。用药下虫，见虫色白者，病必可治。治法去热安嗽，养脾土以生肺金，此上治也。

灼艾去虫，此为巧治。

《大全》用《三因》五枝取劳虫。方见钤方劳瘵门。

温金散 治劳嗽。

甘草 黄芩 桑白皮 防风各一两 杏仁二十七个，制 人参 茯神各半两 麦门冬一分

上前五味，以米泔浸一宿，晒干，次入人参、茯神、麦门冬三味，同为细末，每二钱，水一盏，蜡一豆大，煎八分，食后温服。

防风汤 治劳气，食后身疼倦，夜间盗汗，此失血荣卫损也。

黄芪一两 白芍 防风各三分 甘草半两 当归 生干地黄各三分

㕮咀，每三钱，姜三片，枣一个，水煎，空心温服。

鸡苏丸 治虚热，昏冒倦怠，下虚上壅，嗽血衄血。

鸡苏叶半斤 黄芪半两 甘草 川芎各一分 防风一两 苦桔梗半两 荆芥穗一两 菊花一分 真脑子半钱重 生干地黄半两

细末，蜜丸弹大，每一丸，麦门冬去心煎汤嚼下。肺损吐血，痰喘寒热，小便赤涩，加车前子一分，每一丸，桑枝锉炒煎汤下。

一方，治心胸积气作胸痹，引两胁痛，昏闷不收，音声不清，虚热上壅作鼻衄。

桑白皮三分 枳壳 木通 子芩 生干地黄 白芍 甘草各半两

粗末，每三钱，水煎，食后温服。

一方，治伏瘀血在心肺，时作衄，心胸彻背痛。

白芍 牡丹皮各一两 生犀屑，半两 生地黄三两，别槌入

㕮咀，每半两，水煎温服。

一方，调荣卫，消瘀血，出声音，治痰嗽。

当归　牡丹皮　白芍　子芩　木通　麦门冬　甘草　细辛各半两　生干地黄一两

㕮咀，每三钱，姜三片。水煎温服。

瓜蒌汤　治胸痹。

枳壳四个　厚朴　薤白各一两　瓜蒌一个　桂枝一两。有热，除此一味

㕮咀，水煎温服。

子芩散　凉心肺，解劳除热，使荣卫顺，血不绝。

黄芪一两　白芍　子芩　人参　白茯　麦门冬　苦梗　生干地黄各半两

粗末，以竹叶一握，小麦七十粒，姜三片，水三盏，煎一半，入药三钱煎，温服。

一方，治积气坚硬，作气噎，胸胁引背痛。

白芍一两半　鳖甲醋炙　制枳壳　北柴胡各一两　甘草　赤茯苓各半两

㕮咀，每三钱，姜三片，枣一个，水煎温服。

一方，出声音。

诃子炮肉　木通各一两　甘草半两

㕮咀，水三升，煎至升半，入生地黄一合，再煎数沸，放温分六服，食后，日作半料。

一方，咽喉痛。

百药煎去黑皮　硼砂　甘草　生白矾等分

四味为末，每一钱，食后米饮调，细细呷咽。

河车丸　治瘵疾劳嗽，虚损骨蒸等疾。

河车一枚，初生男子者良，长流水中洗尽血，熟煮，擘细小片，焙干，尽一日内研　白茯苓半两　拣参一两　山药二两　嗽甚者五味子汤下。

细末，面糊丸梧子大，麝香末为衣，每三五十丸，温酒盐汤空心下。

一方，治肌瘦咯血，肺痿等疾。

蛤蚧一双全者，酒浸一宿，酥炙　知母　贝母去心　人参　甘草　杏仁制炒　枇杷叶去毛，炒　鹿角胶炒，各一两

取净称，为末，每三钱，水一盏，入桑白皮，温服。

补肺汤　治劳嗽。

桑白皮　熟地黄各二两　人参　紫菀　黄芪　五味子各一两

细末，每二钱，水一盏，入蜜少许，食后温服。

又，四君子汤加秦艽、黄蜡煎服尤妙。

以上诸方，辰阳李倅传，屡救人甚效。服药止可食淡煮猪蹄肉，仍须煮熟肉去原汁，再以白汤熟煮，仍忌房劳、生冷、鱼腥、咸醃藏等。修合前药，忌生人男女猫犬鸡畜见。仍不令病人知药味，大有效。

猪肚丸　治骨蒸劳，唇颊赤，气粗口干，壮热，虚汗，大肠秘涩，小便赤黄，减食。

青蒿　鳖甲醋炙　北柴胡　木香　生干地黄各一两　青皮半两　宣连二两

为末，以猪肚一个洗净，入药在内缚定，蒸令极软，研如泥，为丸如绿豆大，汤下十五丸，空心日三服。忌湿面毒物。

麦煎散　治少男室女骨蒸，妇人血风攻疰，四肢心胸烦壅。

赤茯苓　当归　干漆生　鳖甲醋炙　常山　大黄煨　北柴胡　白术　石膏　生干地黄各一两　甘草半两

细末，每二钱，水一盏，小麦五十粒煎，食后、临卧温服。有虚汗，加麻黄根一两。东坡云：在黄州疗骨蒸黄瘦，口臭，肌热盗汗极效，宝此方如稀世之珍。

地黄煎丸　解劳生肌进食，活血养心。

生地黄汁　杏仁汁　生姜汁　藕汁各五升　薄荷汁　鹅梨汁一升　法酒二升　沙蜜四升

上慢火熬成膏，入后药

北柴胡三两　木香　人参　茯苓　山药　柏子仁去皮，炒研　远志肉　枳实制炒　白术各一两　秦艽　苦梗各二两　麝香半两，研　熟地黄酒洗焙，四两

为末，以前膏子丸梧子大，食后甘草汤下二十丸。

石膏散　女人骨蒸，外寒内热，附骨蒸盛之时，四肢微瘦，足肤肿者，病在脏腑中。

真石膏不以多少，研极细

上新汲水和服方寸匕，取身无热为度。

青蒿散　治男子妇人肢体倦疼，虚劳寒热。

青蒿八九月间成实时采，去枝梗，以蒿用童子小便浸三日，晒干为末，每二钱，乌梅一个，煎七分，温服。

青蒿鳖甲煎丸　治骨蒸劳，退热解肌进食。

九肋鳖甲一个　北柴胡二两　甘草　杏仁　桔梗　当归　人参　地骨皮　赤芍各一两　胡黄连　宣连各一分　官桂　木香各半两　麝香一字　酥　蜜各三两

上同作末，用青蒿　一斤，童便五升，好酒一升，熬青蒿汁约二升，攎去青蒿不用，入酥、蜜再熬成膏，冷后入药末，和丸梧子大，每十五丸，温酒下，米饮亦可，日三服。如秋后合时，更入桃柳枝七茎。此药甚妙，即《局方》人参鳖甲丸。

《局方》**逍遥散**　治血虚五心烦热，发热盗汗如疟，月水不调，渐成骨蒸。方见和剂。

牡丹皮散　资血汤　血虚血热成骨蒸，见前经闭不行门。

《澹寮》**茯苓补心汤**　去血过多，虚劳发热。方见钤方中□□门。

枳壳散　经候不调，烦热盗汗，肌瘁胸满如瘵。

枳壳制，二两　半夏　赤芍各一两　柴胡　黄芩各两半

细末，每二钱，姜一块擘破，枣二个煎，温服。

人参荆芥散　治血风劳气，身体疼痛，头目昏涩，心忪烦倦，寒热盗汗，颊赤口干，痰嗽胸满，月水不调，脐腹㽲痛，

痃癖块硬，呕逆阻食，或因产失理，淹延着床。

荆芥穗　人参　桂心　生干地黄　北柴胡　鳖甲制　酸枣仁炒　制枳壳　羚羊角屑　白术各三分　川芎　当归　防风　甘草各半两

粗末，每三钱，水盏半，姜三片，热服，无时。一切风虚劳冷宿疾。孕妇休服。

鳖甲丸　治证同上。

鳖甲　紫菀　桂心　川芎　防风　牛膝　当归　秦艽　人参　桃仁　琥珀各一两　麝香一分　黄芪　赤芍　虻虫　水蛭各制　鬼箭羽　白术　羌活各三分　熟地黄两半

细末，蜜丸梧子大，空心温酒下三十丸。

香甲散　治证同上，风虚劳冷宜服。

木香　干姜各三分　鳖甲制，二两　牡丹皮　赤芍　净陈皮　桂心　人参　茯苓　熟地黄　秦艽　柴胡　白术炒　当归炒　附子炮，各一两　甘草半两

粗末，每二钱，水一盏，姜三片，枣二枚煎，热服。如烦渴心躁，入乌梅一两，同杵为末。

地黄煎　治血风劳，心忪发热不退。

生干地黄　熟地黄

二味等分为末，姜自然汁打糊丸梧子大，每三十丸，地黄汤或茶酒醋汤下，食后服。觉脏腑虚冷，早间空心先服八味丸一服。此方不可以地黄性冷，沮洳坏脾。大抵阴虚则发热，盖地黄能补阴精血也。

如圣散　妇人血气不足，易感寒暑，月水不调，久而心虚，状若心劳，四肢无力，盗汗易惊，烦热不宁，头昏胸满，或产前产后受病并治。

北柴胡　茯苓　甘草　熟地黄　人参　当归各一两　鳖甲　胡黄连　沉香　知母各半两　桑寄生　干葛各三分

细末，每二钱，水一盏，乌梅一个，枣二个，麦门冬数粒

煎，无时服。

油煎散 治血虚寒热，四肢酸倦无力，瘦瘁阻食。

川乌 海桐皮 地骨皮 五加皮 桂心 牡丹皮 净陈皮 白芍 川芎 当归 乌药 白芷 莪术

为末，每二钱，水二盏，入生麻油三四点煎，温服，无时。

大效油煎散 治血风劳攻疰，四肢腰背疼痛，呕逆醋心，羸瘦阻食，痿黄，手足麻痹，血海冷败。

五加皮 川乌炮 芍药 海桐皮 牡丹皮各一两 桂心 干姜 川芎各半两

细末，每二钱，水一盏，油浸钱一文同煎，温服。常服以油浸二钱，煎药时不可搅，吃药时不可吹。

《局方》亦有油煎散，及前四白散子，亦妙。

马鞭草散 治血风攻透，肢体疼痛，或觉瘙痒，作寒热。有孕勿服。

马鞭草去粗梗 荆芥穗 北柴胡 乌梅肉各二两 枳壳 白术 羌活 白芍各一两 天台乌药 秦艽 麻黄各两半 木香半两 当归 川乌炮 甘草各一两

细末，每二钱，姜二片，枣一个，葱白二寸，水煎七分，临卧温服。

永类钤方卷第十七

风虚劳冷　冷劳

妇人体虚，劳而受于冷也。风冷乘虚客于经络，则气血凝滞，不能温于肌肤；入于腹内，则脾胃气弱，不能消于饮食；大肠虚者，则变下利；入于子脏，则胞冷无子；搏于血则涩壅，令经水不利，断绝不通也。

《大全方》**泽兰散**　治妇人风虚劳冷气攻，心腹疼痛，肢节拘挛，体瘦无力，经候不调。

牡丹皮　赤芍　柏子仁　续断各半两　麝香一分　泽兰叶二两　延胡索　当归　桂心　附子炮　牛膝　川芎　桃仁　干漆炒　琥珀　没药　木香各三分

上为细末，每二钱，温酒调下。

桃仁散　治妇人冷劳气滞，经脉不通，腹胁妨闷，羸瘦阻食。

木香　诃子　干姜　桃仁　人参各半两　陈皮　琥珀　桂心各一两　赤芍　延胡索　赤茯苓　牛膝　当归　白术各二分

㕮咀，每四钱，姜三片，水一盏煎，空心温服。

木香丸　治妇人冷劳，经候不调，脏腑气滞，四肢疼痛，饮食无味，渐加羸瘦。

木香　琥珀　吴茱萸泡　牡丹皮　附子炮　川芎　当归

赤芍　山棱　延胡索各三分　干姜　人参　桂心各半两　白术　厚朴　鳖甲醋煮炙　北柴胡　熟地黄　净陈皮各一两

上为末，炼蜜丸梧子大，每三十丸，空心温酒送下。

熟地黄丸　治妇人冷劳虚损，肌体消瘦，痿黄无力，月候不调，少食。

干熟地黄　鳖甲　陈皮各一两　五味子　当归　川芎　桂心各半两　人参　川牛膝　白芍　白术　附子　白茯苓　黄芪三分　甘草一分

上为细末，炼蜜丸梧子大，空心温酒下三十丸。

猪肝散　治妇人冷劳，脾胃虚乏，大肠转泄，水谷不化，羸瘦不食，口内生疮。

北柴胡　砂仁　莳萝　荜茇各三分　山茵陈　白术　白芷　胡椒　白姜　人参　陈皮　芜荑仁　木香　紫菀　白芍　细辛　桂心各半两

上为细末，獖猪肝一具，去脂膜，切如柳叶，以新水洗过，入葱白三寸细切，入药末半两，铫内新水二大盏，入盐醋少许，以瓷碗合煮令水尽，空心以意食之，吃粥饮下，食后良久，饮暖酒一盏为妙，晚食前再服。

热劳　客热　寒热 寡妇寒热如疟　热入血室　血风烦闷

妇人心肺壅热，伤于气血，其候心神烦躁，颊赤头疼，眼涩唇干，壮热烦渴，口舌生疮，昏沉多卧，饮食无味，举体酸疼，或心忪盗汗，或肌肤消瘦。

《大全方》**黄芪散**　治妇人热劳羸瘦，四肢烦疼，心躁口干，不欲饮食。

人参　黄芩　当归各三分　北柴胡两半　黄芪　地骨皮　赤茯苓　麦门冬　生地黄　赤芍药各一两　甘草一分

㕮咀，四钱，姜五片，水煎温服，无时。

半夏散 治热劳，烦渴口干，体瘦无力，四肢疼痛，或寒热，痰逆呕吐不食。

半夏 知母 苦梗 人参 赤茯苓 赤芍药 秦艽 麦门冬 乌梅肉各半两 鳖甲醋炙 北柴胡 黄芪各一两 大腹皮三分 甘草一分

上为粗末，四钱，姜三片，水盏半煎，温服，无时。

猪肚丸 治妇人热劳羸瘦。

北柴胡 赤茯苓 人参 黄芪各一两 黄连三两 桃仁 鳖甲各两半 地骨皮 木香各半两

上细末，猪肚一个净洗，入药蒸烂，研膏丸梧子大，空心粥饮下三十丸。

秦艽散 治血经有热，月脉凝滞，五心烦倦。

麦门冬 秦艽各一两 生地黄 当归各半两 地骨皮 郁金 苏木各一分

上细末，每一钱半，水一盏，红花少许同煎，温服。若经脉调，不用红花。忌酒及热物。

麦门冬散 治妇人客热者，体虚外热，加之非脏腑自生，其证，上焦虚热烦躁，四肢疼痛。

麦门冬 北柴胡 赤茯苓各一两 羚羊角屑 赤芍 桑白皮 黄芪各三分 生干地黄 甘草各半两

㕮咀，每四钱，姜三片，水煎温服，无时。

犀角散 治证同上。

犀角屑 赤芍 地骨皮 红花 甘草各半两 黄芪两半 北柴胡一两 麦门冬 人参 枳壳 赤茯苓各三分

汤使同上。

黄芪散 治妇人客热，心胸壅闷，肢节烦疼，不思饮食。

生干地黄 黄芪各一两 犀角屑 甘草 瓜蒌子仁 黄芩各半两 人参 茯神各三分

㕮咀，每二钱，淡竹叶五片，水煎温服，无时。

地骨皮散 治妇人血风气，体虚，发寒热如疟。《经》云：阳不足则先寒后热，阴不足则先热后寒，阴阳交争，虚实不调。

北柴胡 地骨皮各一两 桑白皮 枳壳 前胡 黄芪各三分 白茯苓 五加皮 人参 甘草 桂心 白芍药各半两

㕮咀，每三钱，姜三片，水煎温服，无时。

生地黄散 治血气不调，或时寒热，体痛不食。

生干地黄 北柴胡各一两 羌活 木香 桂心 防风各半两 酸枣仁 羚羊角屑 白芍 白术 黄芪 白茯苓 牛膝 当归 枳壳各三分

㕮咀，每三钱，水一盏，姜三片，空心温服。

柴胡散 治妇人寒热体瘦，肢节疼痛，口干心烦，不欲食。

北柴胡 黄芪 赤茯苓 白术各一两 地骨皮 制枳壳 人参 生干地黄 苦梗 桑白皮 赤芍各三分 鳖甲炙，二两 麦门冬三两 甘草半两

㕮咀，四钱，姜三片，水盏半煎，温服，无时。

荆芥散 治时气风温，寒热瘴疟，往来潮热。

陈皮 麻黄 香附子 甘草各一两 荆芥穗 厚朴各二两 草果仁三个 白芷 桂心各半两

㕮咀，每二钱，姜三片，枣二个，水一盏煎，温服无时。

生地黄丸 治寡妇寒热如疟，欲男子而不可得。许学士云：有师尼寒热，恶风体倦，面赤心烦，或时自汗，诊之三部无寒邪脉，但厥阴肝脉弦长而上鱼际，宜服抑阴等药。

北柴胡 秦艽 黄芩各半两 生地黄二两 赤芍一两

上细末，为蜜丸梧子大，乌梅煎汤下三十丸。

小柴胡汤 治妇人伤寒，发热往来，经水适断，昼静夜剧，为热入血室。方见《活人书》，加生地黄。又，《局方》四物汤不用熟地黄，只用生地黄，加北柴胡等分，治证同上，灸

期门。

干姜柴胡汤 治妇人经血方来初断，寒热如疟，狂言见鬼状。

柴胡四两 桂枝两半 瓜蒌根二两 牡蛎 干姜 甘草各一两

㕮咀，每五钱，水盏半，煎服。初服微烦，再服汗出愈。

赤芍药散 治血气不和，风邪乘之以生热，心胸烦闷，肢节烦疼，四肢少力，不思饮食。

牡丹皮 白茯苓 赤芍药 白芷 甘草各一两 柴胡两半

上细末，每二钱，姜三片，枣一枚，白水煎，食后温服。

酸枣仁汤 治妇人血风烦闷，四肢疼痛，心神多躁。

酸枣仁 赤芍 当归 羚羊角屑 赤茯苓 红花 生地黄各三分 防风 羌活 牛膝 麦门冬 桂心 地骨皮 川芎 甘草各半两

㕮咀，每四钱，姜三片，薄荷少许，水煎服。

当归散 治妇人血风潮热。

当归二两 赤芍药 延胡索 不灰木 熟地黄各一两 大黄三分，蒸 桂心半两 甘草一分

细末，每二钱，水一盏，胭脂一小角子煎。如躁时，放冷服，细呷清者。

血风攻脾不能食

草豆蔻散 治妇人血风冷气攻脾胃，呕逆不纳食。

人参一两 草豆蔻仁面裹煨 白茯苓 半夏各三分 良姜 白术 砂仁 枇杷叶去毛，炙 桂心 木香 青皮 甘草各半两

上粗末，每三钱，姜三片，水煎温服，无时。

神曲丸 治妇人血风攻脾胃，腹胁气满，不思饮食。

白术 附子炮 制枳壳 诃子 桂心 人参 食茱萸泡 木香 陈皮各一两 苦梗 干姜各半两

上细末，酒煮神曲末二两作糊，丸梧子大，姜汤空心下二十丸。

椒红丸　治证如上。

椒红　沉香　附子炮　莪术　诃子　当归　白术各一两　良姜　白豆蔻仁　丁香各半两　麝香一分

细末，酒煮糊丸梧子大，空心温酒下三十丸。

进食饮　治脾胃虚寒，不思不纳饮食。方中有川乌，治血风攻脾不食验。

青皮　陈皮　粉草　良姜　桂心各一分　川乌炮　草豆蔻仁各三个　诃子五个

细末，每一钱，姜三片，水一盏煎，温服。

咳嗽用温药

《经》云：微寒为嗽，寒甚为肠澼。古人立方治嗽，未有不本于温药，如干姜、桂心、细辛之属。以寒气之重，非辛甘不能发散。又曰：热在上焦，因咳为肺痿。又，实则为肺痈，虚则为肺痿。此人其始或血不足，或酒色滋味大过，或服利药重亡津液，燥气内焚，肺金受邪，脉数发热，咳嗽脓血，证亦危矣。古人立方亦用温药，如建中汤之类。今人但见发热咳嗽，率用柴胡、鳖甲、门冬、葶苈等药，不知其非就使，难用温药，亦须审处调治。

《大全方》**黄芪散**　治虚中有热，咳嗽脓血，口苦舌干。

黄芪四两　甘草二两

为细末，汤点三钱服之。

又方

甘草一两　黄芪六两　名**黄芪六一汤**

㕮咀，水煎服。

含化丸　治有妇人患肺热久嗽，身如炙，肌瘦，将成肺劳，效。

枇杷叶去毛　桑白皮　款冬花　木通　紫菀　杏仁各等分　大黄减半

上细末，蜜丸樱桃大，食后、夜卧含化二丸。

制贝母汤　治诸嗽久不瘥。

贝母姜汁浸半日　五味子　黄芩　干姜热者减半　陈皮各一两　半夏　桑白皮　桂心　北柴胡各半两，热者加一半　甘草一分

上为粗末，每五钱，水一盏半，杏仁去皮尖打碎七个，姜二片煎，热服遂愈。

定喘汤　治丈夫妇人远年日近肺气咳嗽，喘急痰响，胸满气逆，及寒邪咳嗽，鼻塞声重。

半夏曲炒　阿胶炒　甘草各钱半　罂粟壳制，半两　北五味　桑白皮　麻黄去节　人参各一分

㕮咀，每三大钱，姜三片，乌梅半个，水煎，渐渐食后温服。

橘皮汤　治春冬伤寒，秋夏冷温咳嗽，喉中作声，喘急头痛。

陈皮　紫菀　麻黄去节　制杏仁　当归　桂心　甘草　黄芩各等分

㕮咀，每半两，水煎热服。

四满丸　治五嗽。一气嗽，二痹嗽，三燥嗽，四邪嗽，五冷嗽。

蜈蚣二枚，炙　芫花根五分，熬　踯躅花炒　干姜　川芎　桂心各四分　人参　细辛各二分

上为末，炼蜜丸梧子大，米饮下十丸，加至十五丸。忌生葱、生菜。

喘　满

喘之证治，见于钤方伤寒、杂病二门详矣，姑再举其大

略。诸脏相乘而喘者，宜杏子散。感寒伏热而喘者，以华盖散、九宝汤。若暴寒向火、覆盖过当，伤热肺实而喘促者，其状多有热证，以洗心散冷水调。气不调，痰盛喘促，四七汤兼官局桔梗汤姜煎。涎多而喘，宜千缗汤、橘皮半夏汤。若不得卧即喘者，由水气乘肺，脉沉大，宜神秘汤。肺之积，名息贲，在右胁下大如杯，寒热喘咳，发痈疽，宜枣膏丸。上气喘者，神授汤。上盛下弱喘促者，苏子降气汤下黑锡丹。若尊年而禀赋厚，不任热药者，但秘传降气汤、分心气饮。有脚气而喘，有骨蒸劳喘，又于各门求之。有服丹石，脉洪实，老人服华盖散得效。

《大全方》**神秘汤**　治水气乘肺而喘，兼治支饮而喘。

净陈皮　紫苏叶　人参　桑白皮　生姜等分

㕮咀，每半两，白水煎，温服愈。

杏子散　治诸脏相乘喘急。

杏仁制，麸炒黄，细研如膏　麻黄根细末，等分

和前陈皮汤调下二钱，无时服。

千缗汤　治痰喘不得卧。

齐州半夏七个，炮裂，四片破之　皂角去皮炙，一寸　生姜如指大

上水一碗，同煮取半，取服神效。

枣膏丸　治息贲。

葶苈研细　陈皮　苦梗各等分

上二味为末，入葶苈令均，肥枣肉研作膏，和丸梧子大，每服五七丸，饮下。许学士云：患停饮水积肺经，食已必嚏，渐喘，觉肺系急，服之良效。

神授汤　治上气喘急，不得卧。

净陈皮　苦梗　紫苏　人参　北五味等分

㕮咀，每四钱，水一盏，煎六分，食后服。

九宝汤　治感风伏热，一切咳嗽喘急，不问长幼、室女、

产前后，皆可服。惟虚劳自汗不可服。方见钤方咳嗽门。

风痰 心胸嘈杂亦痰证

《经》云：清则运为精华，浊则凝为痰饮。然有痰、涎、饮、沫四种相类，又当详辨。因风生痰者，宜三生饮、星香饮、青州白丸子、化痰丸。因寒冷者，宜降气汤、黑锡丹、养正丹。因热，宜服金沸草散、柴胡半夏汤。因暑者，消暑丸。因气郁结者，参苏饮、四七汤、二陈汤。痰在上者，以瓜蒂散吐之。在下者，以控涎丹利。又须审其虚实也。方见前和剂中。

《大全》**旋覆花汤** 治妇人风痰，呕逆不下饭食，头目昏闷。

旋覆花去蒂 枇杷叶去毛，炙 川芎 细辛 藿香 桂心 制枳壳 前胡 人参 羌活 半夏各半两 羚羊角屑 赤茯苓各三分

上粗末，每三钱，姜三片，水一盏煎，温服。

天南星丸 治风痰，心膈壅滞。

南星 半夏各二两 肥皂荚五挺，锉 生姜三两

以石器，水五升同煮，水尽去皂荚、生姜，只用南星、半夏，焙干为末，酒煮面糊丸梧子大，姜薄荷汤下七丸。又方，加白附子二两、晋矾半两枯。

柴胡半夏汤 治痰热头疼，利膈除烦，肢节拘疼，嗜卧减食，五嗽痰癖。

柴胡八两 半夏三两半 人参 甘草 麦门冬 黄芩各三两 白术二两

㕮咀，每半两，姜五片，枣一个，水盏半，煎服。

金沸草散 治伤寒中脘有痰，壮热头疼筋急，寒热似伤风。

荆芥穗四两 半夏 甘草 细辛各一两 赤茯苓二两 前胡

旋覆花各二两

上细末，每二钱，姜五片，枣一个，水煎热服。《局方》有赤芍药、麻黄，无细辛、茯苓。

大半夏汤 治痰饮，及脾胃不和。

制半夏 白茯苓 生姜各一分

㕮咀，作一服，每遇膈间有寒痰，以水二盏，煎一盏，卧时温呷。如有热痰，加炙甘草一分。脾胃不和，去甘草，加净陈皮一分，即二陈汤加减有理。

四七汤 方见前和剂。治妇人情性执着，多被七气所伤，气填胸臆，或如梅核，上塞咽喉，甚者满闷欲绝，产妇尤多。此证宜以此，间香附子，药久服甚效，勿谓紫苏耗气也。若忧思过当，小便白浊，用此药吞青州白丸子极妙。

旋覆花汤 治心胸嘈杂，多是痰证。或是云血嘈，今人多用猪余血炒食之则愈，此以血导血归原耳。此汤治中脘心腹冷痰，心下嘈杂，口中清水自出，胁肋急胀满痛，不欲食，此胃气虚冷，脉沉迟弦细。

旋覆花 细辛 净陈皮 桂心 人参 甘草 桔梗 白芍 半夏各半两 赤茯苓三分

㕮咀，每四钱，姜七片，水煎温服。

又《局方》半夏茯苓汤亦妙，治恶阻。

呕吐 霍乱 血膈

呕吐之证治，见于四卷伤寒杂病呕吐，分列详矣。妇人之证虽有痰盛而呕，亦有血弱而呕。呕者，食已下咽而复者。吐者，水未下咽而出也。

《大全方》**益智子散** 治妇人脾胃久虚气弱，多欲呕吐，全不下食，四肢无力。

益智二两 附子炮 砂仁 丁香 厚朴 白茯苓 黄芪 白术 净陈皮 川芎 良姜 藿香叶 当归各三分 人参 桂

心各半两

㕮咀，每三钱，姜三片，枣一枚，水煎温服，无时。

丁香散 治妇人脏腑虚冷，脾胃气弱，食则呕吐，水谷不消。

丁香 白术 砂仁 草果仁各三分 人参一两 藿香叶 当归 白豆蔻仁 甘草各半两 净陈皮三分 神曲 诃子各半两

上细末，每二钱，姜枣汤调下。

竹茹汤 治胃热呕吐，或手足心热。方见四卷呕吐门。

诃子散 治老幼霍乱吐利，及九种心痛，心脾冷痛不可忍。

诃子 甘草 厚朴 干姜 草果仁 陈皮 良姜 茯苓 神曲 麦芽各等分

上细末，每二钱，候发刺痛不可忍，用水一盏煎，入盐服，急则盐点。

白芷散 治妇人翻胃吐食。

以白芷一两，切作片，瓦上炒令黄，为末，用猪血二十文，切片，沸汤泡七次，次将血醮药吃七片，如余药末，留后次用。

牡丹煎 治妇人血膈。

牡丹皮 苦参 贝母去心 玄胡索 白芍各等分

上细末，蜜丸梧子大，每十五丸，米饮下，无时。

鼻衄 吐血

鼻衄吐血，见一卷伤寒杂病本门，其原本于热，妇人又多因怒气而得者。产后见衄者不可治。有妇人衄不止，先用苏合香丸四丸，次用五苓散，浓煎白茅花汤调即止，次用芎归汤调之。服丹药多，脉洪数而衄，服三黄汤而愈。

《大全方》**伏龙肝散** 治男子妇人五脏结热，吐血衄血。

伏龙肝 生地黄各一斤 竹茹一升 芍药 当归 黄芩 川

芎　桂心　甘草各二两

㕮咀，水一斗三升，煮竹茹减三升，内药，煮取三升，分三服。《千金方》无桂。又，用生葱心塞鼻，或因刺著血不止，立住。

鸡苏散　治妇人吐血，心烦昏闷。

鸡苏叶一两　阿胶　刺蓟　生地黄各一两　黄芪　羚羊角　茜根　甘草各半两　麦门冬　黄芩　当归　伏龙肝各三分

上粗末，每四钱，姜三片，竹茹半鸡子大，水煎，温服。

鸡苏散　治妇人虚损，气逆吐血不止。

鸡苏叶　黄芩各一两　当归　赤芍各半两　伏龙肝　阿胶各二两

上粗末，每四钱，水煎温服。

四汁饮　治妇人热毒上攻，吐血不止。

生藕汁　生地黄汁　刺蓟汁各三两　生姜汁半合　白蜜一合

合煎三两沸，无时，以一小盏，调炒面尘一钱服。

又方，生地黄汁调大黄末方寸匕，治热毒吐血。

又方，苏合香丸和鸡苏丸服，治怒气吐血，肝脉弦。

《养生必用方》云：凡吐血，须煎干姜甘草汤，或四物理中汤与服。此阴乘于阳，天寒地冻，宜温药，干姜、肉桂是也。如阳乘于阴，血得热沸溢，宜凉药，大黄、藕汁也。

四生丸　治吐血衄血，阳乘于阴，血热妄行。

生荷叶　生艾叶　生柏叶　生地黄各等分

烂研，丸如鸡子大，每一丸，水煎温服。

犀角地黄汤　治内有瘀血，鼻衄吐血，面黄，大便黑。方见前二卷鼻门。狂热，加黄芩。

淋沥　小便不通　脬转

石韦散　治小便卒淋沥。

石韦　黄芩　木通　榆白皮　葵子　瞿麦穗　甘草各等分

粗末，每半两，姜三片，水煎，空心热服。

又方，真琥珀研细，不拘多少，研麝香，白酒调下。

又方，治妇人血淋，及尿血涩痛。

生干地黄三两　郁金　蒲黄各二两

细末，每二钱，车前子叶煎调下，以利为度。

桃仁煎　治有血瘕似淋，小便不通，脐腹胀满痛。方见前血瘕门。

火府丹　治心经热，小便涩，及治五淋。

生地黄二两　木通　黄芩各一两

细末，蜜丸梧子大，木通煎汤下三十丸。

又方，治妇人诸般淋。

苦杖根俗呼为杜牛膝，多取净洗，碎之，以一合，水五盏，煎一盏，用麝香、乳香调下。有患砂石淋十三年，每漩痛淋之不可忍，服之一夕愈。《本草》云：牛膝治茎中痛，又行血。

滑石散　治男女脬转，不得小便。

滑石一两　寒水石二两　葵子一合

上为末，水一斗，煮取五升，时服一升，即利。吞下《局方》八味丸亦佳。

又方，治证同上。

乱发烧灰　葵子　车前子各等分

上为末，茶汤调。亦治血淋，尿血。

又方，同治。

石苇去毛　车前子水煎　滑石二两　乱发灰一两　桃白皮一斤

捣汁调，温服。

小便数　遗尿　失禁

鹿茸散　治肾与膀胱二经俱虚，而有热乘之，则小便涩，虚则小便数。

鹿茸　乌贼骨　桑寄生　龙骨各一两　白芍　附子　当归各三分　桑螵蛸半两

细末，空心温酒调二钱服。

桑螵蛸散　治妇人虚冷，小便数。

桑螵蛸三十枚，炒　鹿茸　牡蛎粉　甘草各二两　黄芪半两

细末，食前姜汤调二钱。

鹿茸丸　治妇人久积虚冷，小便白浊，滑数不禁。

鹿茸　椒红　桂心　附子　牡蛎　骨碎补　石斛　苁蓉　鸡膍胵　沉香各一两　桑螵蛸三分

细末，酒煮面糊丸梧子大，空心温酒下三十丸。

《千金方》治妇人遗尿，不知出时。

白薇　白芍各等分

为细末，酒服方寸匕，空心温服。

大便不通

《局方》四物汤加青皮煎服。仲景云：妇人经水过多，则亡津液，亦大便难也。

大三脘散又名三和散，七宣丸，麻仁丸，并见和剂方。

通神散　治妇人大便不通，心腹胀痛烦闷，脉沉滑而实。

大黄　芒硝　槟榔　桃花　郁李仁汤泡去皮，微炒，各一两　木香半两

上细末，空心米饮调二钱服之。

大麻仁丸　治妇人肠胃风结，大便常秘。

大麻仁去壳称，别研如膏　大黄各二两　槟榔　木香　枳壳各一两

上细末，和膏蜜丸梧子大，空心温水下二十丸。

老人虚人风人大便秘

《大全方》引古人用通药，率用通气等药。盖肺气不可下降，

则大肠不能传送，以杏仁、枳壳、诃子等药是也。又老人、虚人、风人津液少，大便秘。《经》云：涩者滑之。用胡麻、杏仁、麻子仁、阿胶等是也。今人不思古人，即用驶药荡涤，既走津液气血，大便随手愈，次秘涩变生他病。亦有风淫末疾，以成剂利之，后成肺痿咯脓。凡治风入肠间，或秘或利。《经》有云：春伤于风，夏必飧泄。盖木气刑土也，土不能渗泄，则木气胜，故泄。风气行，津液燥，故秘，即不可专以秘燥为风也。张公度母，年七十，日下利数十行，又苦腰脚拘挛，百方不治。公度以蒺藜、酸枣仁治拘挛而利愈。黄山谷母，苦秘结，复以此药投之，而大便利。故知利与秘，皆出于风也。

蒺藜汤

蒺藜随多少，炒至赤黑色，去刺，取净三两，以酸枣仁一两炒令香，同为末，每三钱，水一盏煎，温服吞下。

皂荚丸 治风人脚气人大便或秘或利，虚人尤宜。

皂荚子三百枚，破作两片，慢火炒，燥甚即入酥一枣大，又炒至燥，又入酥，至焦黑。

上为末，炼蜜丸梧子大，每三十丸，用前蒺藜汤空心下，未利再服一服，加至百丸，以通为度。

大五柔丸 治主脏气不调，大便难。通荣卫，利九窍，进饮食。

大黄蒸焙　枳壳制　白芍　葶苈炒香，别研　茯苓酒浸焙　牛脂去筋膜，熬油，同葶苈、杏仁杵，各一两　杏仁四十个制，炒黄，别研

除有油药，并为末，炼蜜丸梧子大，入牛脂、桃、杏、葶苈，杵千下，丸梧子大，米饮下三丸，空心，以之为度。

蜜兑法 至要宜兼用之方。见钤方秘结门。

泄　泻

桂香丸 治脏腑为风湿寒所搏，冷滑注下不禁，老人虚人

危笃屡效。

附子　肉豆蔻并炮　白茯苓各一两　桂心　木香炮　干姜炮，各半两　丁香一分

上细末，米糊丸梧子大，空心米饮下五十丸。

豆蔻分气饮　治脏腑虚寒，泄泻无度，瘦极，及产后洞泄，甚危笃。

藿香叶　草豆蔻仁炮　净陈皮各四两　甘草　丁香各半两　乌梅五十个　肉豆蔻十个，炮

㕮咀，每四钱，水二盏，糯米一撮煎，温服。

五香散　治食鱼伤，泄泻不止。气刺，妇人产前、后血气腹痛等，以温酒下。产后败血冲心，败蒲煎汤下。安胎，糯米饮下。孕妇脾泄泻痢，煎陈米饮，空心下。

乌药　白芷炒　制枳壳　白术炒　良姜炒　甘草　莪术有孕减半。各等分

上为末，每二钱，温酒调下。

人参豆蔻散　久泻不止，诸药不效，此方累效。

人参　肉豆蔻　干姜　厚朴　甘草　净陈皮各一两　川芎　桂心　诃子　北茴香各半两

㕮咀，每三钱，姜枣水煎服。

木香散　治冷极下泄，口疮，米谷不化，瘦瘁嗔恚，妇人产后冷泄，及一切水泄冷痢。

木香　破故纸炒，各一两　良姜　砂仁　制厚朴各三分　赤芍　净陈皮　桂心　白术各半两　胡椒　吴茱萸泡七次，各一分　肉豆蔻四个　槟榔一个

上末，每三钱，用不经水猪肝四两，去筋膜切片，重重掺药，置鼎中，入浆水一碗，醋一茶脚许，盖覆，煮肝熟，入盐一钱，葱白三茎细切，生姜弹子许拍破，同煮水欲尽。空心为一服，冷食之。初服微泻不妨，亦是逐下冷气，少时自止。经年冷痢滑泄，只是一服。渴即饮粥汤，忌生冷、油腻。如不能

食冷，即添少浆暖服。或以此方之繁，只用浆水煮肝，丸梧子大，粥饮下五十丸，甚效，若暴泻痢，只一服。唯热泻、热痢不治。有泄泻不止，服豆、附、诸丹不效，诊之肝肾脉虚弱，或言脾胃冷湿所致，而不知肝肾气虚亦能为泄痢。《经》曰：泄痢前后不止，肾虚也。又曰：诸厥固泄，皆属于下。下谓下焦肝肾之气也。肝气厥而上行，故下焦不能禁固而泄。肾为胃关，门不束要，故仓廪不藏也。若病泄痢，其原出于此。木香散之效以此。

四味阿胶丸 治协热下痢。

黄连 赤茯苓各二两 芍药三两 阿胶炒燥，一两

上先以三味为末，却以好醋熬阿胶成稀膏，丸梧子大，米饮汤下三十丸。

痢 附痢后呕秽

赤白痢，古人名之滞下是也，见于前四卷中详矣。《经》云：春伤于风，夏生飧泄。盖风喜伤肝，然春时肝木正旺而不受邪，反移气克于脾土，脾既受邪克，又伤于食生冷粘硬，因此成积。夏秋之间，再感暑湿风冷之气而成痢，其讼必先脐腹㽲痛，洞泄，里急后重，或赤或白，或赤白相杂，日夜无度。不问冷热虚实，先服神术散，可以发散风冷寒湿之气；次用五苓散，分利水谷；兼用苏感丸温脾胃、去积滞，或六神丸，未有不安也。然古人虽有无积不成痢之说，岂一岁之内，独见于夏秋之间人皆有积，春冬无之？盖风邪入胃，木来胜土，用神术散，真要药矣。又有一乡邻里、一家长幼相传染，或病同而证异，亦有证异而治同，或以温剂，或以凉药收效，此毒疫痢也。又当察其虚实冷热，先以败毒散，多加人参、甘草、陈仓米、姜、枣煎服，及三黄熟艾汤、五苓散、黄连丸选用之。痢脉迟实，或紧或大，为未止；数滑为有宿食，宜下，不止更下之。若腹坚或谵语，有燥屎，宜下。下痢脉散而渴，欲自愈，

下热汗出愈。脉沉弦者，下重也。脉小浮弦者，血气上结心胸，脉弱小者，欲自愈也。五脏绝，下不禁，手足不仁，手足无脉，灸之不温，微喘者，皆不治。

《大全方》**神术散** 治春伤于风，夏生飧泄。大治伤风头痛，项背拘急，鼻流清涕。

苍术一斤 藁本 川芎各六两 羌活四两 粉草二两六钱 细辛一两六钱

上粗末，每三钱，姜三片，水煎。欲出汗，加葱热服，无时。

六神丸 治赤白痢。

麦芽 茯苓 枳壳 木香煨，白痢倍之 黄连赤痢倍之 神曲别作末

上细末，以神曲作糊，丸梧子大，每五十丸，赤痢甘草汤下，白痢干姜汤下，赤白痢甘草干姜汤下。黄连可以解暑、清脏腑、厚肠胃，茯苓利水道，麦芽消滞，真要药也。

三黄熟艾汤 治伤寒四五日，大下热痢。除热止痢，兼治时行毒痢良验。

黄连 黄芩 黄柏各二分 熟艾半个鸡子大

㕮咀，每三钱，水煎。亦可作丸吞下。

四顺附子汤

生附子去皮脐 白姜炮 甘草 人参各一两

㕮咀，每四钱，水煎空心服。吐泻腹痛，加桂半两。小便不利，加茯苓半两。凡痢，虽体寒手足逆冷，汗自出，脉沉伏，不宜轻用附子。多因伏暑得疾，亦有冷汗自出，六脉尽弱，四肢逆冷者，但背寒面垢，齿干燥渴，为伏暑证也。

又方，治噤口痢。

石莲肉随多少，不炒去壳，将肉并心碾末，陈仓米饮下。

又方，干山药不以多少，半生半炒黄，为末，陈米汤调。此证乃痢毒上冲华盖，心气不通，故噤口不食。服此二味，心

气通，痢当顿下。

一方，四君子汤加二味陈仓米煎，甚妙。

香茸丸 治下痢危困。方见前十三卷痢疾门。

《活人书》**橘皮干姜汤 半夏生姜汤 橘皮竹茹汤 生姜橘皮汤** 治痢后呕逆，见本方。

退阴散 本治伤寒阴毒证，以治痢疾咳逆不止，脉沉弱，诸药不效，用二服愈。见《活人方》。

猪苓汤 治痢中咳呕渴，心烦不得眠。

猪苓 赤茯苓 泽泻 阿胶炒 滑石各半两

㕮咀，每三钱，水煎，候胶消，尽服。

大便下血

防风如神散 治妇人风虚，大便后时时下血。

防风 枳壳等分

㕮咀，每三钱，水煎空心服。

木香乌荆丸 治肠风、酒痢。

木香一分 荆芥穗 川乌炮，各一两

为末，酒糊丸梧子大，每二十丸，浓煎栗根白皮酒吞下。忌羊血。

肠风黑散 治风邪入脏，或食毒积热，大便鲜红疼痛，肛门出，或久患酒痢。

败棕烧 木馒头烧 乌梅肉 粉草炙，各等分

细末，每二钱，水煎空心温服。

一方，妇人便血不止，用**煮附丸**加五灵脂。方见月水不调门。

阴肿或痒 阴挺下脱

菖蒲散 治妇人月水涩滞，阴间肿痛。

菖蒲 当归各一两，炒 秦艽三分 吴茱萸制，半两

上粗末，每三钱，葱白五寸，水煎，空心温服。

麻黄汤 治妇人阴肿，或疮烂者。

麻黄 黄连 蛇床子各二两 北艾叶两半 乌梅十个

细锉，水一斗，煮五升，去滓热洗。避风冷。

大黄散 治阴痒。

大黄微炒 黄芩 黄芪炙，各一两 赤芍 玄参 丹参 山茱萸 蛇床子各半两

细末，食前温酒调二钱。亦可煎洗。

又方，野紫苏，或蒜或枸杞根，煎汤洗。

《千金》**当归散** 治妇人阴挺下脱。

当归炒 黄芩各二两 牡蛎二两半 赤芍药两半 猬皮炙焦，一两

细末，每二钱，空心温酒调服。

又方 蛇床子五两 乌梅十四个

上锉，以水五升，煮三升，热洗，一日五次。

《集验方》治妇人阴中痛，生疮。

羊脂一斤 当归 杏仁 白芷 川芎各一两

上五味，细切，羊脂和蒸之，药成取如豆一枚，绵裹纳阴中，日一次。

黄芩汤 治同上。

雄黄 当归 川芎 大黄 矾石各二分 黄连一分

七味切，水五升，煮四升，洗疮，日三次。

雄黄散 治同上。

雄黄 川芎 辰砂 藜芦 细辛 当归 川椒等分

为末，绵裹纳阴中，并敷外疮。忌如常法。

《集验方》治女人伤丈夫，四体沉重，嘘吸头痛。

生地黄半斤 芍药五两 香豉一升 葱白一升 生姜四两 甘草二两

六味切，水七升，煮二升半，作三服。

《千金方》治女人交接辄血出。

桂心　伏龙肝各二分

为末，酒调方寸匕，瘥止。

《集验方》女人交接，阳道违理，及他物伤，血不止。

取釜底墨，断葫芦涂药纳之。

又，烧发并青布末为粉，涂纳之。

《大全》拾遗

乌鸡煎丸　治妇人百病。

吴茱萸　良姜　白姜　当归　赤芍　延胡索　破故纸　川椒　生干地黄　刘寄奴　莪术　陈皮　青皮各一两　荷叶灰四两　熟艾二两

为末，醋糊丸梧子大，每三五十丸。

月经不通，红花苏木酒下。白带，牡蛎粉酒调下。子宫久冷，白茯苓煎汤下。赤带，建茶清下。血崩，豆淋酒调绵灰下。胎不安，蜜和酒下。肠风，陈米饮调百草霜下。心疼，菖蒲煎酒下。胎漏下血，乌梅温酒下。耳聋，腊点茶下。胎死不动，斑蝥三十个煎酒下。腰脚痛，当归酒下。胎衣不下，芸薹研水下。头风，薄荷点茶下。血风眼黑，豆甘草汤下。生疮，地黄汤下。身体疼痛，黄芪末调酒下。四肢浮肿，麝香汤下。喘满咳嗽，杏仁桑白皮汤下。腹痛，芍药末调酒下。产前后痢，白者干姜汤下，赤者甘草汤下，赤白兼者二宜汤下即干姜甘草汤。常服温酒醋汤任下。并空心服。

固真丹　元脏久虚，及小肠肾余，膀胱疝气，五般淋疾，精滑精漏，小便白浊，及妇人赤白带下，漏下血崩，子宫血海虚冷等疾。

苍术米泔洗浸，春五、夏三、秋七、冬十日，切焙干，称一斤，分四处，每分四两。一分用茴香、盐各一两同炒，令术黄；四两用炮川乌、川楝子肉各一两同炒，令术黄；四两用好酒、好醋各半升，一处同煮二三十沸，取术焙干，令术黄；四两用川椒去目并合口者、破故纸各一两同炒。

上四制苍术同为末，用煮药酒、醋打面糊丸梧子大，每二十丸。男子温酒盐汤任下，妇人醋汤下，并空心服。此小便频数为效。上苍术并同炒诸药俱用。

大效内补丸 治受气虚弱，五劳七伤，脏腑积冷，痃癖癥瘕，虚胀，或经水不调，痟冷，赤白带下，口苦舌干，面色痿黄，心烦惊悸，头晕，痰涕，手足百节热疼无力，消瘦，子息断续。服一月当妊娠，百病皆愈。

萆薢四两　牛膝　五加皮　白术各二两　川乌炮　枳实　丹参各一两

细末，蜜丸梧子大，温酒空心下二十丸。

永类钤方卷第十八

胎　前

夫妇犹天地也。天地之道，阴阳和而万物生焉。夫妇之道，阴阳和而男女生焉。妇人先须调经，百病自不生，孕育成矣。然当知气盛血衰则无孕，血盛气衰乃有体，须以抑气生血为先。若有胚孕，当安胎顺气。若外感四气，内伤七情，以成他病，治法与男子无异，当于各证类中求之。但胎前治他证者，动胎之剂，切须审详耳。

妊娠恶阻　痰逆不思食

恶阻者，以妇人怯弱，或有风气，或有痰饮，妊娠后便有此病。其颜状如故，脉息和顺，但觉体重头昏，恶闻食气，好食酸咸，甚或作寒热，吐痰，满闷，恍惚。初娠有此，轻者不服药亦可，重者随上证用下药。

《和剂方》**半夏茯苓汤**　治妊娠恶阻，恶闻食气，胸膈痰逆，呕吐恶心。

旋覆花　净陈皮麸炒　桔梗　白芍　人参　甘草炙　川芎各半两　熟地黄三分　赤茯苓三分　制半夏焙，一两一分，或炒，免动胎气

㕮咀，每三钱，姜四片，水一盏煎，空心热服。郑氏无旋覆花，加细辛、紫苏叶。有客热烦渴口疮，去陈皮、

细辛，加前胡、知母。腹冷下利，去地黄，加桂心。胃中虚热，大便秘，小便涩，去地黄，加黄芩六分，大黄一钱二分，炮。《济生》依《局方》加当归、生干姜，去地黄、白芍。

茯苓丸　治证同上，宜与前茯苓汤兼服。

葛根　枳实制，麸炒　白术　甘草炙，各二两　赤茯苓　人参　干姜　肉桂　净陈皮　制半夏炒，各一两　《肘后》忌桂伤胎，《千金》同。

为末，炼蜜丸梧子大，空心米饮下五十丸。一方有麦门冬。忌菘菜、羊肉、糖、酢等食。

安胎饮　治恶阻，呕吐不食，胎动不安，或时下血。

地榆　甘草炙　茯苓　熟地黄酒蒸焙　当归　川芎　白术　制半夏炒　阿胶炒　黄芪　白芍各等分

㕮咀，三钱，水一盏煎，温服，无时。一方无半夏、地榆，有人参、桑寄生。一方无白术、黄芪、半夏、地榆，有艾叶，是胶艾汤加白茯苓。

竹茹汤　妊娠呕吐，头疼眩晕，烦闷心虚，恶阻。

净陈皮　人参　白术　麦门冬去心，各一两　甘草一分　白茯苓　制厚朴各半两

㕮咀，每三钱，水一盏，姜五片，竹茹如弹大煎，温服无时。即《济生》参橘散无人参。《集验方》无茯苓、麦门冬、甘草。

小地黄丸　妊娠恶心呕吐清水，腹痛不食。

人参　干姜炮

为末，生地黄汁丸梧子大，每五十丸，米汤下。《济生方》加半夏等分。一方用生干姜。

《大全方》**白术散**　治恶阻，吐清酸水，甚害十余日，粥浆不入者。

白术一两　人参半两　丁香一分　甘草一钱

细末，每二钱，姜五片，水煎温服。

人参丁香散 治恶阻，胃寒呕逆，翻胃吐食，心腹刺痛。

人参半两 丁香 藿香叶各一分

为散，每三钱，水煎，温服无时。

又方，治同上。

人参 丁香 柿蒂各一两 甘草 良姜各半两

细末，每二钱，热汤调，无时。

醒脾饮子 治恶阻，呕逆不食，甚者中满，口中无味，或作寒热。

草豆蔻裹煨去壳 制厚朴各半两 干姜三分 甘草一两一分

细末，每二钱，水一盏，姜三片，枣二个煎，呷服。轻者只三服便能食。旧有橘红二两，治寒热疟痢不食，后人去橘红，以生姜代干姜，治老人气衰大便秘，少津液引饮，有奇效。产科用干生姜治阻病极验。

保生汤 治妇人经候不行，身无病而似病，脉滑大，六部俱匀，乃孕脉也。精神如故，恶闻食气，或但嗜一物，或大吐，或时吐清水，此恶阻也。勿作寒病治之，宜服此药。

人参一分 甘草一分 白术 香附子 乌药 橘红各半两

㕮咀，每三钱，姜五片，水一盏煎，温服无时。或作末调。或恶心呕吐，加丁香、生姜煎。

二香散 治妊娠胎气不安，气不升降，呕吐阻食，坐起觉重。

香附子一两 藿香叶 甘草各二钱

为末，每一钱，入盐少许，百沸汤点。

一方，治恶阻呕吐不止，头痛，全不入食，服药不效，用此理血归原。

人参 甘草 川芎 当归 京芍 丁香各半两 白茯苓 白术 陈皮各两半 苦梗炒 制枳壳各一分 制半夏切，炒黄，

一两

㕮咀，每三钱，姜五片，枣一个，水煎。

张氏半夏茯苓汤 治证与前半夏汤同。

制半夏炒黄 净陈皮各二两半 白茯苓二两 砂仁一两 甘草四两

㕮咀，每四钱，姜十片，枣一个，乌梅半个煎，空心温服。

一方，治妊娠心胸支满痰逆，不思饮食。

赤茯苓 前胡 白术 紫苏各一两 半夏炒制 人参 麦门冬 大腹皮各半两

㕮咀，每四钱，姜五片，水一盏煎，温服。一方无大腹皮、人参，有大腹子、槟榔。

《录验方》治恶阻，呕吐不食。

青竹茹 陈皮各三两 生姜 茯苓各四两 制半夏五两

细切，水六升，煮二升半，分三服。不瘥，频服。忌羊肉、饧、酢等物。

胎动不安 跌磕倾仆 子悬 子冒 长胎 胎动不得安须下者

《和剂方》**白术散** 治妊娠宿有风冷，胎痿不长，或失将理，动伤胎气，多致损堕。常服壮气益血保护。

牡蛎煅，半两 白术 川芎各一两 蜀椒去目，钱半

为末，每一钱，空心温酒调下。腹痛，加白芍药。亦治带下。

安胎饮 见前恶阻门。

《大全方》治妊娠二三月上至八九月，胎动不安，腹痛，已有所见者。

艾叶 阿胶 当归 川芎各三两 甘草一两

㕮咀，水八升，煮三升，入胶令烊，分作三服。

《产宝》治妊娠无故胎动不安，腹内绞痛烦闷。

当归　桑寄生各四分　川芎三分　豉八合　阿胶二分　葱十四茎

㕮咀，水二升，煮八合下胶，空心分二服温服。一方无豉，用银器煎。《集验方》无桑寄生、豉，有续断三分，银多少先煎，后入药。

黄芪汤　治胎动不安，腹痛下黄水。

糯米一合　黄芪　川芎各一两

水煎，温服。

《养生必用方》治救急胎动去血，腰腹痛。

阿胶　川芎　当归　竹茹各二钱

以水十盏，入银一斤，煮五盏，去银，入上件药三味，煮取二盏半，入胶煎溶，分三服，温服空心，一日尽，未效再作。

治胎动叫呼，口噤唇青。熟艾一两，酒四盏，煎半灌之。

寄生汤　治胎气常不安。又治五个月以后，胎不安。

桑寄生洗　秦艽　阿胶各半两　糯米半两，作粉

以新汲水三升，先以寄生、秦艽煮二升，去滓，入阿胶、糯米再煮约一升，分三服，空心服。忌酒醋三五日。

顺气饮子　产前服之安胎。

紫苏叶　木香泡　人参　茯苓　草豆蔻各一两　甘草半两　大腹子一两，如气弱者不用

㕮咀，每三钱，水一盏，苎根三寸，糯米少许煎，温服。

单用川芎、葱白煮服佳。

安胎寄生汤　治血流下方。

桑寄生　白术各五分　茯苓四分　甘草十分

以水五升，煮二升半，分三服。若人壮者，加芍药八分。若胎不安，腹痛，加干生姜四分。

《简易》**川芎散**　治妊娠从高坠下，胎气不和，转动不能，

脐腹疼痛。

川芎单为末，每二钱，温酒调下。郑氏名**探胎汤**，妊娠三个月，月经不行，以此验之，浓煎艾汤下，腹中微动则有胎。若在脐下动者，乃血癥也。若不动，为血不行。有痛，非娠也。

白术散　治胎气不和，饮食不进。

白术炒　紫苏各一两　白芷炒　人参各二两　诃子　净青皮　川芎各二分　甘草炙，一分

㕮咀，每三钱，姜三片，水一盏煎。

《和剂方》**保生丸**　治胎动不安，或跌磕伤动胎，上凑心，恶血暴下，或血从口出，子死横逆，闷乱腹冷，唇青危困。

大麻仁去壳，两半　贝母　黄芩　大豆黄卷　粳米　秦椒　甘草　干姜　肉桂　石斛　石膏各一两　当归半两，炒

为末，蜜丸弹子大，每一丸，温酒空心化下。兼服《济生》佛手散、紫苏饮。

一方，当归　人参各两半　阿胶一两　甘草二两　葱白一握　同煎服。

《济生方》**紫苏饮**　治胎不和，辏上心腹，胀满疼痛，谓之子悬。

大腹皮制　川芎　白芍　净陈皮　紫苏茎叶　当归酒洗，各一两　人参　甘草各半两　治临产惊气不下，名七宝散，无川芎。

㕮咀，每四钱，姜五片，葱白七寸，水一盏煎，空心温服。

佛手散　治妊娠胎动不安，血气冲心欲绝，及临产、产后，随意加减。

当归酒洗　川芎各一两

㕮咀，每四钱，酒一盏煎干，入水一盏，再煎二三沸，温服。

胶艾汤 妊娠或因顿仆，胎动不安，腰腹疼痛。方见前安胎饮下，连根葱白煎良。

安胎饮 治妊娠自高坠下，或为重物所压，触动胎气，腹痛下血，谓之子冒，又名子痫。

砂仁不拘多少，熨斗内炒令熟，去皮研末，每二钱，热酒调下，艾盐汤亦可下。胃虚呕吐更妙。

《大全方》**养胎白术散**

白术 川芎各四分 川椒炒出汗，三分 牡蛎煅，二分

细末，酒调一钱匕服。后若渴，大麦粥服之。恶阻作丸子服。并治室女带下。和剂同。

白术丸 益血保胎。

白术 川芎 阿胶炒 地黄炒焦 当归头，炒，各一两 牡蛎煅粉，二分 川椒炒，三分

为末，蜜丸梧子大，空心米饮下三四十丸，酒醋汤方可下。

黄芪散 治胎不长，和气思食利四肢。

黄芪 白术 陈皮 麦门冬 白茯苓 前胡 人参各三分 川芎 甘草各半两

㕮咀，每三钱，姜三片，枣一个，水煎温服。

桂心散 治妊娠母因疾病胎不能安，须下者。

桂心 瓜蒌 牛膝 瞿麦各二两 当归一两

㕮咀，每四钱，空心服。一方加蟹爪为末，酒调服。

《小品》治妊娠得病，须去胎者。

麦蘖一升，为末，和煮二升，服之即下，神效。或酒煮亦可。

文仲疗妊娠以病去胎。

鸡子一个，以三指撮盐置鸡子中，服之立出。

《济生方》**救胎散** 治胎气本弱，不宜瘦胎，服此安胎顺气易产。

人参　诃子煨肉　麦芽　神曲　白术　陈皮各炒，等分

为末，每二钱，水煎空心温服。

杜仲丸　治妊娠三两月胎动不安，防其欲堕，宜预服之。

杜仲姜制炒　续断酒浸，各二两

为末，煮枣肉杵丸梧子大，每七十丸，米饮下。

妊娠胎漏 卒然下血

《大全方》治妊娠三四月，腹痛时时下血。

续断八分　艾叶　当归　干地黄各六两　竹茹　阿胶　鸡苏各四钱

水一升，煎取六合，空心再服。

《广济》**安胎方**　治胎病漏血腹痛。

当归　川芎　阿胶炙　人参各一两　大枣二十个

切，以水三升，酒四升，煮二升半，分三服，五日一剂，频服，三四剂无妨。

《简易》**榆白皮散**　治漏胎去血，恐其难产，宜常服。

榆白皮　葵根　瞿麦各一两　火麻仁去壳　木通半两　牛膝三分，酒浸

㕮咀，每三钱，水煎温服。

《续易简》治漏血。

野苎根二两，锉炒　金银各一两许

为一剂，酒水平煎耗半，温服。若闪攧胎动欲漏，砂仁皮炒令热透，为末，每服二钱，用酒或盐汤下。

《济生》**如圣汤**　治胎动腹痛，或为漏胎。

鲤鱼皮　熟地黄酒蒸　当归酒浸　白芍　阿胶蚌粉炒　川芎　续断酒浸　甘草炙，各等分　一方有干姜　竹茹

㕮咀，每四钱，水一盏，苎根少许，姜五片煎，温服。《济生》有续断，无干姜、竹茹。

桑寄生散　治胎满经血妄行，淋沥不已。胶艾汤亦可

选用。

桑寄生　当归酒浸　续断酒浸　川芎　香附子炒　阿胶炒　茯神　白术各一两　人参半两　甘草炙，半两

㕮咀，每四钱，姜五片，水煎，温服无时。

芎䓖补中汤　治妊娠血气虚弱，不能保养，以致数月而堕，名曰半产。

干姜炮　阿胶炒　川芎　五味子各一两　黄芪蜜炙　当归酒浸　白术　赤芍各两半　木香　人参　杜仲炒　甘草各半两

㕮咀，每四钱，水煎，无时服。

郑氏人参散　治漏胎，败血凑心，日渐胎干，子母危困。忌生冷、鸡、鸭、鱼、面。

人参　黄芪炙　阿胶炒　竹茹　木香　甘草炙　附子炮，各五分　川芎一分　净陈皮一分　生姜三钱，炮黑　苎根一钱

㕮咀，每四钱，糯米三七粒，水煎热服。

一方，四物汤加阿胶、北艾外，乌梅少许，同煎热服。

野苎汤　治漏胎下血，腹痛不可忍，或下黄汁，如漆如豆汁。

野苎根二两，锉炒，家种亦可

酒、水各一碗，或加金银同煎，碗服。

地黄汤　治经血妄行，及鼻衄不止。

生地黄酒擂取汁，半两　薄荷三钱　甘草一钱

二味为细末，新汲水合地黄汁调，食后服。

妊娠误服毒药伤动胎气

《大全》**夺命丸**　专治小产，下血多，子死胎中。其人憎寒，手指、唇口、爪甲青；或胎上抢心闷死，冷汗喘满；或食毒物，或误服草药伤胎，下血不止。胎未损服之安，已死服之可下。

牡丹皮　白茯苓　桂心　桃仁制　赤芍各等分

为细末，蜜丸弹子大，每一丸，细嚼，淡醋汤送下，速进两丸，至胎烂腹中。危甚者，立可取下，至神效。

又，补遗方　治服草药堕孕腹痛。

白扁豆生，去皮

为细末，米饮调服方寸匕，但浓煎服亦可。并解误中砒霜毒，及妇人赤白带下，要炒黄为末，米饮调下。

阿胶散　治妊娠不问月数，或因顿仆，或因毒药动胎，腰痛腹满，或有所下，或胎上抢心短气。

熟地黄二两　白芍　艾叶　当归　甘草　阿胶　黄芪各一两

㕮咀，每半两，姜三片，枣一枚，水煎，温服无时。一方有川芎。

妊娠心痛　心腹痛　心腹胀满　中恶心腹疞痛

《产宝》治妊娠卒心痛，气欲绝。

川芎　当归　茯苓　制厚朴等分

水六升，煮取二升，分二服。《炮炙论》云：心痛欲死，急觅延胡。

白术汤　治妊娠遍身痛，或冲心痛欲死，缘胎有水致痛。忌桃、李、雀肉。

白术五两　黄芩二两　赤芍四两

水六升，煮二升，分三服，半日尽。微下水，令易生。

当归芍药散　治妊娠心腹绞痛，心下急痛，及产下血晕，气乏崩中、久痢。出《三因方》。

白芍半斤　当归　茯苓　白术各二两　泽泻　川芎各四两。一方川芎只两半

细末，每二钱，空心温酒调服。此安期先生赐李少君久饵之药。后仲景增减为妇人妊娠腹痛方。本方用芍药四两，泽泻、茯苓、川芎各一两，当归、白术各一两，可蜜丸。

一方　治妊娠先患冷气，忽中心腹痛如刀刺。

川芎　吴茱萸　人参　茯苓　苦梗　当归各三两　制厚朴　芍药各二两

㕮咀，水九升，煎三升，分三服，气下即安。

香术散　治妊娠胸腹满痛，肠鸣呕逆，由喜怒忧思，饮食失调。

莪术煨，一两　丁香半两　粉草一分

细末，空心盐汤点服。

草豆蔻散　治妊娠心腹常痛，四肢不和，减食。

草果仁恐是草豆蔻　净陈皮　干地黄　白术各一两　川芎三分　当归炒　桂心　干姜　木香各半两

上细末，每四钱，枣二枚，水煎热服。

当归散　治妊娠中恶，心腹疠痛。

当归　丁香　川芎各三两　净青皮二两　吴茱萸泡，炒黑，半两

上细末，温酒调服，无时。

又方，生干地黄一两　枳壳　木香各三分

上细末，酒调。

紫苏饮　治妊娠心腹胀满疼痛。方见前胎动门。

仓公下气汤　治妊娠心腹胀满，两胁妨闷不食，四肢无力。《局方》枳壳散亦妙。

羌活　赤芍　甘草　槟榔　青皮　大腹皮　陈皮　赤茯苓　半夏　桑白皮　桂心各半两　紫苏茎二两

㕮咀，每三钱，姜五片，枣一枚，水煎温服。《局方》分心气饮相似，加灯心煎。

妊娠腰腹及背痛

《大全》治妊娠气壅攻腰痛不可忍，兼治腹痛。

当归三两　阿胶　甘草各二两　葱白一升

水七升，煮三升，分温五服。

通气散 治妊娠腰痛不可忍，神妙。

破故纸随多少，瓦上炒

上作末，嚼胡桃肉，空心温酒调下。

又方，治妊娠腰痛不可忍者，或连胯痛。

杜仲四两 五加皮 阿胶炙 防风 川芎 狗脊 细辛 白芍 萆薢各三两 杏仁八十个，去皮尖，炒

㕮咀，水九升，煮二升，下胶，作三服。一方加当归。

郑氏**肾著汤** 妊娠腰脚肿痛。

白茯苓 白术 干姜炮 甘草炙，各二钱 杏仁制炒，三钱

㕮咀，每三钱，水煎空心服。

平安散 妊娠两胁刺痛胀满，呕吐喘急。

生姜二钱 木香二分半 干姜炮，一钱 川芎半钱 地黄一钱半 甘草炙，四钱 制厚朴三钱 净陈皮一钱

㕮咀，每三钱，水一盏，入烧盐一捻，煎服。

堕胎后血下不止 断产

《广济方》龙骨散 治损娠下恶血不止。

龙骨 当归 地黄各八分 艾叶炒，四分 地榆 阿胶 芍药 干姜各六分 蒲黄五分 牛角鰓炙焦，十分

细末，空心粥饮调下，吞紫石英丸。

《千金方》治堕胎下血不止。

生地黄汁一小盏，调代赭石末一钱，日三服。

《小品方》治妇人断产。

故蚕纸方圆一尺烧末，酒调服。终身不复怀孕也。

又方，妊娠羸乏，欲去之，并断产。

瓜蒌 桂心各二两 豉一升

三味切，水四升，煮一升半，分服之。

又方，治证同上。

粉草　干姜　人参　川芎　生姜　肉桂　蟹爪　黄芩各等分

细切，水七升煮，分三服。忌海藻、菘菜、生葱。

《千金》断产方。

油煎水银一日方息，空心服如枣大一丸，断不损人。

妊娠咳嗽

《大全方》**款冬花散**　妊娠心膈痰毒壅滞，肺气不顺，咳嗽头痛。

款冬花　麻黄　贝母煨　前胡　桑白皮　紫菀各半两　旋覆花　白术　甘草各一分　石膏一两

㕮咀，每四钱，姜三片，水煎，食后温服。

桔梗散　妊娠肺壅，咳嗽喘急不食。

天门冬去心，一两　苦梗　桑白皮　紫苏各半两　赤茯苓一两　麻黄去节，三分　人参　贝母　甘草各半两

㕮咀，每四钱，姜三片，水煎无时。

马兜铃散　妊娠胎气壅滞，咳嗽喘急。

马兜铃　苦梗　人参　甘草　贝母各半两　净陈皮　大腹皮　紫苏　桑白皮各一两　五味子三分

㕮咀，每四钱，姜二片，水煎，温服无时。

麻黄散　妊娠外伤风冷，痰逆咳嗽不食。

麻黄　陈皮　前胡各一两　半夏　人参　白术　枳壳　贝母　甘草各半两

㕮咀，每四钱，葱白五寸，姜半分，枣三个，水煎温服。

百合散　妊娠咳嗽，心胸不利，烦闷不食。《济生》百合散不同。

川百合　紫菀　麦门冬　苦梗　桑白皮各一两　甘草半两

㕮咀，每四钱，竹茹一分，水煎去滓，入蜜半匙，再煎二三沸，温服。

紫菀汤 妊娠咳嗽不止，胎不安。

甘草 杏仁各一分 紫菀一两 天门冬去心，一两 桑白皮一分 苦梗三分

㕮咀，汤使同上。

《局方》**华盖散** 妊娠咳嗽不止，此药稳重有效。

子烦 烦躁口干

《大全方》**竹叶汤** 治子烦。

防风 黄芩 麦门冬各二两 白茯苓四两

㕮咀，每四钱，竹叶数片，水煎温服。忌酢物。一方用竹沥，无竹叶。一方用知母，子芩元失一字。

麦门冬散 妊娠心烦，虚躁吐逆，头眩身疼，四肢沉重嗜卧。

麦门冬 子芩 赤茯苓各一两 前胡 赤芍 陈皮 人参 苦梗 桑寄生 甘草 旋覆花各半两 生地黄二两

粗末，每四钱，姜半分，水煎，温服无时。

柴胡散 妊娠心胸烦闷，头目昏重，不食或呕吐。

柴胡两半 赤茯苓 麦门冬各一两 枇杷叶去毛 人参 净陈皮 甘草各半两

㕮咀，每四钱，姜三片，水煎温服。

人参散 妊娠热气乘心脾，津液枯少，烦躁壅热，口舌干渴。

人参 麦门冬 赤茯苓 地骨皮 家干葛 犀角屑 黄芩各三分 甘草半两

㕮咀，每三钱，水煎温服。

升麻散 妊娠热壅，心神烦躁，口干渴逆。以下诸方疗烦躁口干。

升麻 黄芩 人参 麦门冬 山栀仁 前胡 瓜蒌根 茯神 犀角屑，各一两 知母 甘草各半两

吹咀，每四钱，水煎温服。

知母散 妊娠烦躁闷乱，口干，及胎藏热。

知母 麦门冬 甘草各半两 黄芪 子芩 赤茯苓各三分

吹咀，每四钱，水煎去滓，入竹沥一合，再煎二沸，温服。

葛根散 妊娠数月，胸膈烦躁干渴，四肢壮热少食。

家葛 黄芩 人参 葳蕤 黄芪 麦门冬 甘草等分

吹咀，四钱，竹茹一块，水煎，温服无时。

人参黄芪散 治证同上。

人参 黄芪 家葛根 秦艽 麦门冬各一两 知母三分 甘草半两 赤茯苓一两

吹咀，每四钱，姜三片，淡竹叶二七片，水煎温服。

妊娠中风 痉痓

《大全方》**防风散** 妊娠中风卒倒，心神闷乱，口噤不能言，四肢强急。

防风 桑寄生 葛根各一两 菊花 防己 细辛 秦艽 当归 桂心 茯神 甘草 羚羊角各半两

粗末，每四钱，姜三片，水煎去滓，入竹沥半合，温服。

又方，治妊娠中风，口眼不正，手足顽痹。

防风 羌活 防己各一两 麻黄去节，半两 黄松木节一两 桂心 荆芥穗 羚羊角 桑寄生 甘草 薏苡仁各半两

吹咀，每三钱，姜半分，水煎温服。

又方，治妊娠中风，角弓反张，口噤语涩，此风痓候，名子痫，亦名子冒。

麻黄去节 防风 独活各一两 羚羊角 桂心 升麻 酸枣仁炒 甘草 秦艽各半两 川芎 当归 杏仁制，各三分

吹咀，每四钱，水煎去滓，入竹半合，温服。

又方，妊娠中风，腰背强直，时复反张。

防风　葛根　川芎　生地黄各二两　杏仁制　麻黄去节，各两半　桂心　独活　甘草　防己各一两

㕮咀，每四钱，水煎温服。

葛根汤　妊娠临月，因发风痉，闷愦吐逆眩倒，小醒复发，亦名子痫。

葛根　贝母去心　牡丹皮　防己　防风　当归　白茯苓　川芎　桂心熬　泽泻　甘草各二两　独活　石膏　人参各三两

细切，水九升，煮三升，分三服。贝母令人易产，若未临月者，以升麻代之。若有竹沥，先作汁，次办竹汤，远则先服此汤。竹沥偏疗诸痉起死，此但偏治妊娠产妇绝死者，小儿或痫痉金疮发痉，治亦效。忌海藻、菘菜、酢物。

《济生方》**羚羊角散**　治妊娠中风，头项直，筋脉拘挛，言语謇涩，痰涎不止，或时发搐，不省人事，名曰子痫。

羚羊角　川独活　酸枣仁炒，去壳　五加皮各半钱　薏苡仁炒　当归酒浸　防风　川芎　茯神　杏仁去皮尖，各四分　木香　甘草各二分半

㕮咀，每四钱，姜五片，水煎，无时服。《时贤胎前论》无茯神、杏仁、木香，有蓖麻子炒去穰、海桐皮、蔓荆子等分。

《时贤胎前论》**防己汤**　治妊娠中风口噤，四肢强直反张。

防风五钱　羌活一钱半

细末，以黑豆一合，炒焦大烟出，投无灰酒，候沸定，以酒调药灌下，稍甦再灌，却于《活人书》刚柔二痓类内选药救之。

妊娠伤寒 时气　热病　热病胎死腹中

妊娠伤寒，仲景无治法，用药宜有避忌，不可与寻常妇人一概治之。

《大全方》**阿胶汤**　凡妊娠伤寒，瘟疫时气，先服此以安

胎，宜此汤。却以治病药间服。

阿胶炒　白术　桑寄生　人参　白茯苓各等分

细末者，糯米饮调服方寸匕，日三服。《大全》有四物汤加减。

葱白汤　妊娠伤寒，憎寒发热，当发其汗。

葱白十茎　生姜二两

细切，水二盏，煮一盏，连进得汗愈。

前胡汤　妊娠伤寒，头痛壮热，肢节烦痛。

石膏十二分　前胡六分　甜竹茹三分，《外台》无竹茹　黄芩　大青各五分　知母　栀子仁各四分

㕮咀，五钱，葱白三寸，水煎温服。

苏木汤　妊娠伤寒，或中时行，洒淅作寒，振慄而悸，加哕者。

赤芍　净陈皮　黄芩　黄连　甘草　苏木等分

㕮咀，每五钱，水一盏，煎六分，温服，汗出瘥。若胎不安，兼服阿胶汤。

黄龙汤　妊娠寒热，头疼不食，胁痛呕逆，痰气，及产后伤风热入胞宫，寒热如疟，并经水适来适断，或病后劳复，余热不解。

柴胡一两　黄芩　人参　甘草各一分半　小柴胡汤去半夏

㕮咀，每五钱，水一盏半，煎半温服。

柴胡石膏汤　妊妇伤者，头痛恶寒，身热烦躁，四肢疼痛，项背拘急，口干燥。

柴胡四两　甘草一两　石膏八两

㕮咀，每二钱，姜五片，水煎六分，温服。若气虚体冷，加人参四两。

旋覆汤　妊娠伤寒，头目旋疼，壮热心躁。

旋覆花　赤芍　甘草各半两　前胡　石膏各一两　白术　麻黄去根节　人参　黄芩各三分

㕮咀，每四钱，姜半分，水煎温服。

麦门冬汤 妊娠伤寒，壮热呕逆，头痛不食，胎气不安。

人参 石膏各一两 前胡 黄芩各三分 家葛根 麦门冬各半两

㕮咀，每五钱，姜四片，枣一个，淡竹茹一分，水煎温服。

芍药汤 妊娠伤寒，五个月以前尝用此方，常服则易产无苦。

黄芩 当归 芍药各四钱 川芎一两六钱 白术八钱

细末，温酒调方寸匕，一日二服。产后百病悉皆主之，常服则易产。

当归茯苓散 治妇人伤寒，腹中隐痛。

当归 茯苓 白术各二两 白芍药半斤 泽泻 川芎各四两

细末，酒调方寸匕，日三服。

白术散 妊娠伤寒，烦热头疼，胎气不安，或时吐逆。

白术 橘红 麦门冬 人参 前胡 赤茯苓 川芎各一两 甘草 半夏各半两

㕮咀，四钱，姜四片，淡竹茹一分，水煎，无时温服。

麻黄散 妊娠五六月伤寒，头疼壮热，四肢烦疼，或口干心躁。

麻黄 桂心 柴胡 赤芍各一两 甘草半两

㕮咀，每三钱，姜三片，水煎温服，无时。郑氏加葛根二两，去桂心。

秦艽散 妊娠时气五六日，不得汗，口干多吃冷水，狂语吐逆。

秦艽 柴胡各一两 石膏二两 赤茯苓 前胡 甘草 犀角屑 家葛根 升麻 黄芩各半两

㕮咀，每四钱，姜半分，淡竹茹一分，水煎，温服无时。

栀子仁饮子 治妊娠热病，斑出黑色，小便如血，气急欲绝，胎欲落。

栀子仁　升麻　石膏　生干地黄各二两　黄芩　大青各一两。或远志苗亦可代大青

㕮咀，每半两，葱白七寸，豉四十九粒，水一盏，温服无时。一方有杏仁，无地黄、石膏。一方加青黛，无大青。

又方，以陈艾如鸡子大，酒煮服，救妊妇危困。

大黄饮子　妊娠热病六七日，热入腹中，大小便涩，烦热。

川大黄微炒　石膏各一两　知母　前胡　赤茯苓各三分　栀子仁　甘草　黄芩各半两

㕮咀，每半两，生地黄一分，水煎，温服无时。

黑神散　治妊娠热病六七日后，胎死腹中，产母舌青者是其候。方见和剂局集要方。

催生汤　治胎死腹中，或产母气乏委顿，产道干涩，用此又胜黑神散。

制苍术二两　苦梗一两　陈皮六钱　白芷　桂心　甘草各三钱　川乌　当归　干姜炮　制厚朴　芍药　茯苓　制半夏　附子炮　南星炮，各二钱　川芎一钱半　制枳壳四钱　木香一钱　杏仁制炒　阿胶炒，各一分

细末，每一大钱，温酒调下。觉热闷，加白蜜、新汲水调。即加减五积散。

《济生方》**归凉节命散**　妊娠面赤口苦，心烦腹胀。

川芎　苎根　白芍药　麦门冬去心　当归酒浸　白术各一两　糯米半合　甘草炙，半两

㕮咀，每四钱，水一盏，煎至半盏，温服无时。

大圣散　治妊娠忪悸，睡中多惊，腹胁膨胀，坐卧不宁。

白茯苓　川芎　麦门冬去心　黄芪蜜炙　当归酒浸，各一两　木香　人参　甘草各半两

㕮咀，每四钱，水一盏，姜五片煎，温服无时。

芎苏散 妊妇外感风寒，浑身壮热，眼晕头旋，心胸烦闷。

紫苏叶 川芎 白芍 白术 麦门冬去心 净陈皮 干葛各一两 甘草炙，半两

㕮咀，四钱，姜五片，葱白二寸，温服。

百合散 妊妇风寒咳嗽，痰多喘满。

百合蒸 紫菀 贝母去心 白芍 前胡 赤茯苓 桔梗各一两 甘草炙，半两

㕮咀，每四钱，水一盏，姜五片煎，温服无时。

消风散 妊妇肝脏风毒上攻太阳穴，胸膈涎壅，头旋目晕，或腮项肿核。

石膏 净菊花 防风 荆芥穗 羌活 羚羊角 川芎 大豆黄卷炒 当归酒浸 白芷各一两 甘草炙，半两 一方四物汤加荆芥、防风

㕮咀，每四钱，水煎，入好茶半钱煎，温服，头微汗出瘥。兼服天门冬饮子。

天冬饮子 妊妇肝经风热上攻，眼目带吊失明。兼上二方同服。

天门冬去心 知母 茺蔚子各一两 防风半两 五味子 茯苓 人参 羌活各三分

㕮咀，每四钱，姜三片，水煎，食后温服。忌烧煿、辛辣、毒食。

郑氏**大安散** 妊妇伤寒，浑身壮热，眼晕头旋，先解其表，次调其里。

麻黄去节 干姜炮 山茵陈 甘草炙，各一钱 石膏炒，二钱 干葛 川芎 白术各半钱 人参二分半

㕮咀，作三服，每服葱白三寸，水煎服。

又方，治妊妇热病。

葱白一把三两，水一升，烂煮吃尽取汁，主安胎。若胎

死，亦即下。

又方，鲫鱼烧灰，酒调下。

又，时气伤寒大热，护胎不落。

伏龙肝即灶心土作末，酒水调涂脐下三寸阔五寸，干再涂。

又，取井底泥敷心下，干则易，瘥则止。

罩胎散 妊娠伤寒，大热烦乱燥渴，恐伤胎气。

嫩卷荷叶焙，半两。干小者亦可 蚌粉细者，一分

细末，挑三钱，新汲水同蜜调，空心服。多合涂腹上尤妙。

妊娠疟疾

疟疾之由，详见钤方五卷中。妇人则有产前产后，热入血室之异，并见于后。

《大全》集《简易》**七宝散** 治男子妇人疟疾，无问寒热多少，及山岚瘴气，妊妇通用。方见前十三卷疟门。尝治妊妇六七月而疟，先寒后热，脉浮紧，用药无效，以此剂而愈。

黄帝问曰：妇人重身，毒之奈何？岐伯曰：有故无损。帝问其故，伯曰：大积大聚，其可犯也，衰其大半而止。此审药之性味，明治疗之方，处以中庸，与疾适好，于半而止，勿过而余，则何疑于攻治哉！此非常山不能愈也。

又方，治妊妇患疟，寒热头痛，心烦。

黄芩 麦门冬去心，各一两 石膏二两 甘草半两 乌梅十四个

㕮咀，四钱，水煎六分，温服。

《济生方》**驱邪散** 妊娠停食感冷，发为疟疾。

良姜炒 白术 草果 净陈皮 藿香叶 砂仁 白茯苓各一两 甘草炙，半两

㕮咀，每四钱，姜五片，枣一个，水煎，温服无时。

郑氏**驱邪散** 妊娠伤寒后，变成疟疾。

良姜三钱细锉，以獖猪胆汁浸一宿，用东边壁土炒黑去土，用肥枣子十五枚去核，二味同焙为末，每二钱，水一盏煎，遇发时热吃，神妙。

妊娠霍乱吐利 泄泻 下痢赤白及黄水

霍乱诸证治，并见前四卷中及前妇人济阴门各条下，通审择用。

《大全方》**人参散** 治妊娠霍乱吐泻，心烦腹痛。

人参 制厚朴 净陈皮各一两 当归炒 干姜炮 甘草炙，各半两

㕮咀，每四钱，枣三个，水煎，温服无时。

白术散 妊娠霍乱腹痛，吐逆不止。

白术炒 益智仁 枳壳制 净陈皮各三分 草豆蔻煨去皮 良姜炒，各半两

㕮咀，每三钱，姜半分，水煎，温服无时。

《局方》**理中丸** **理中汤** **五苓散** **香薷散** 夏月预合，以防霍乱，须令冷服。

厚朴丸 妊妇洞泄寒中。

干姜 制厚朴等分

杵烂拌，同炒令干，再为末，煮面糊丸梧子大，每五十丸，食前米饮下。

妊娠下痢脓血，状如鱼脑髓，小腹绞痛难忍。

阿胶炙，二两 地榆 酸石榴皮各三两 薤白切，一升 黄连三两，一方用黄柏皮

并锉，以水七升，煎取二升，温分三服。忌生冷肥腻。

妊娠腹痛，下痢脓血不止。

黄连八分 制厚朴 阿胶炙 当归各六分 艾叶 黄柏各四分 干姜五分

细末，空心米饮调下方寸匕，日三服。

妊娠下痢黄水不绝。

姜制厚朴三两　黄连二两　肉豆蔻五个，连皮

上锉，水二升，煮取一升，顿服。忌如前。以上三方集《产宝方》。

妊娠脏腑气素虚，下痢频，腹时痛，羸瘦痿黄，不美饮食。

制厚朴两半　白术　川芎　白芍　当归炒　熟地黄各一两　干姜　人参各半两　诃子三分　甘草一分

㕮咀，每四钱，枣三个，水煎温服。

《三因方》治妊娠下痢赤白，绞刺疼痛。

乌鸡子一个，头上开一穴，倾去清只留黄，以黄丹一钱，入穴内搅匀，厚纸裹，黄泥固济，煨干为末。每服二钱，米饮调下。一服愈者是男，两服愈者是女。

《济生方》**蒙姜黄连丸**　妊娠下痢赤白，谷道肿痛，冷热皆可服。

干姜炮　黄连　砂仁炒　川芎　阿胶蚌粉炒　白术各一两　乳香三钱，别研　制枳壳半两

为末，用盐梅三个取肉，入少醋同杵，丸梧子大。每四十丸，白痢干姜汤下，赤痢甘草汤下，赤白痢干姜甘草汤下。《时贤胎前论》中有诃子一两，龙骨半两，无砂仁、阿胶、枳壳。

当归芍药汤　妊娠腹痛下痢。

白芍　白茯苓　当归　泽泻　川芎各一两　白术一两半

为末，每二钱，空心温酒、米饮任下。能祛风补劳，养真气，退邪热，去瘴疫。

安胎和气饮　治胎冷腹胀，痛引两胁，小便频数，大便虚滑。

诃子肉面煨　白术各二两　净陈皮　良姜炒　陈米炒　木香　白芍　甘草各半两

㕮咀，每四钱，姜五片，水煎。忌生冷。

妊娠大小便不通

大小便不通证治，并见前四卷六卷本条中及前妇人济阴门各条下，通审用之。若妊娠大小便不通者，此多因脏腑传经，气实生热也。

《古今录验》**葵子汤** 妊娠病六七日以上，身热入脏，大小便不利，服此安胎除热。

葵子二升 滑石四两，碎

水五升，煮至一升，尽服，须臾当下而愈。

《大全方》妊娠大小便不通，心腹胀闷不欲食，手足烦热。

槟榔 赤茯苓 大腹皮 木通 郁李仁去皮尖 北五味各一两 桑寄生 甘草 苦梗各半两

粗末，三钱，水煎温服。

当归散 治胎前诸疾。或中气，或肚腹胀急，腰腹时疼，可食，四肢浮肿，气喘，大小便忽各时涩，产门忽肿。各当作觉。

当归一两 赤茯苓 制枳壳 白芍 川芎各二两 干姜炮 木香煨 粉草各半两

㕮咀，每三钱，姜三片，水煎温服，无时。如禀受气弱及南人，枳壳减半；气实及北人，可加分两。或大便连日秘涩，加蜜煎。

初虞世治妊娠大便秘涩。

枳壳三两 防风二两 甘草炙，一两

为末，沸汤调下三钱。

又方，治妊娠衰羸，大便秘。

枳壳制 阿胶炒

为末，蜜丸梧子大，滑石末为衣，温水下二十丸，未通再三十丸，止于五十丸。

《济生方》**大腹皮散** 治妊娠大小便赤涩。

枳壳麸炒 大腹皮姜制 甘草炙，各一钱 赤茯苓三钱

并为末，每服二钱，浓煎，葱白汤调下，无时。

妊娠小便不通 子淋 遗尿

小便不通证治，并见前六卷本条中及前妇人济阴门本条下，通审择用。若妊妇小便不通，亦由小肠经有热，必心胁、小腹急涩而喘急。《三因方》云：妊娠胎满逼脬，多致小便不利。或心肾不足，使脬冷，清浊相干为诸淋；或胞系了戾，小便不通，名曰转胞。又胎满尿出不知，名曰遗尿。治各有方。

《大全方》治妊娠卒然小便不利。

滑石末 杏仁等分

先捣杏仁令烂，次入滑石，以软饭杵，丸小豆大，每二十丸，白汤下。

又方，妊娠小便不通，脐下妨闷，心神烦乱。

葵子研 榆白皮切，各一两 葱白七茎

水二盏，煎半，空心服。

苦参丸 妊娠小便难，饮食如故。

当归 贝母去心，炒 苦参各三两 滑石半两

为末，蜜丸小豆大，米饮下二十丸，无时。

葵子散 妊娠小便不利，身重恶寒，起则眩晕，及水肿者。

葵子五两 赤茯苓三两

为末，每二钱，米饮调。一方各等分，一方无茯苓，有榆皮一两。小便利即住服。如不通，恐是转胞，加发灰少许，极妙。转胞者，大肠与膀胱水不出入，淋沥急数，尿时痛，大便亦里急如痢，以手按胸间至脐方可出，不然小便逆上，出而不禁，甚者浮肿。先以凉药疏利，却用上药。

《和剂方》**八味丸** 治妊娠小便不通，名曰转胞。方见前

《和剂方》中。钱氏地黄丸，即八味丸除肉桂、附子。

附：治妊妇不语。盖肾虚不纳气归元，喘急声干。肾为声音之根，又为胃关，妊妇不语，不必攻肾，和产后自愈。

《济生方》**鲤鱼汤** 妊娠胎水不利，胸满腹胀，小便不通，遍身浮肿，或胎死腹中。

白术五两 茯苓四两 当归 白芍各三两

㕮咀，每四钱，用鲤鱼一尾，不拘大小，破洗鳞肠，白水煮熟去鱼，每服用鱼汁盏半，姜七片，陈皮少许，煎一盏，空心服。如胎水去未尽，再合服。

安胎和气饮 治小便不通。方见前霍乱泻利门。

安荣散 妊娠小便涩少，遂成淋沥。

麦门冬去心 通草 滑石各一钱 当归酒浸 灯心 甘草各半两 人参 细辛各一钱

细末，每二钱，煎麦门冬汤调服，无时。

《大全方》**地肤大黄汤** 治妊妇患子淋者，由肾虚膀胱热，则小便行涩而数不宣，心中烦闷。

大黄 地肤草各三两 知母 黄芩 猪苓 赤芍 通草 升麻 枳实 甘草各二两

㕮咀，每四钱，水煎温服。

又，妊娠患淋，小便涩不利，小腹水道热痛。

冬葵子一升 芍药二两 黄芩 赤茯苓 车前子各三两

㕮咀，水七升，煎二升，温分三服。

又，妊娠数月，小便淋沥疼痛，心烦闷乱不思食。

瞿麦穗 赤茯苓 桑白皮 木通 葵子各一两 黄芩 芍药 车前子各半两

粗末，每四钱，水煎温服。

白薇散 治妊娠遗尿，不知出时，胎满故也。

白薇 芍药各一两

细末，温酒调。

又，桑螵蛸二十个，炙为末，每三钱，空心米饮调。

妊娠胎水肿满

妊娠肿满，由脏气本弱，因产重虚，土不克水，血散四肢，遂腹胀，手足面目浮肿。凡妇人宿有风寒冷湿，妊娠喜脚肿，俗云皱脚。亦通身肿满，心腹急胀，名曰胎水。盖胞脏水少，水出于外，故现微肿，则易生也。亦有泄利损脾，或因疟渴引饮太过渍脾，皆使头面手足浮肿。有足肿引膝，行步艰辛，以至喘闷，脚趾间出黄水，亦名子气，分娩后方消。

《大全》**香附散**　治妊娠子气。

天仙藤洗，略炒　香附子炒　甘草　净陈皮　乌药不必天台乌，但得软白香辣者佳。各等分

细末，每三钱，姜三片，木瓜三片，紫苏数叶煎，空心温服，小便利，肿消气顺。

《产宝》治妊娠身肿有水气，心腹胀满，小便少。

茯苓四两　杏仁　槟榔各三两　旋覆花　郁李仁各一两

粗末，水六升，煮二升，温分三服，小便通瘥。

《崔氏》治妊娠身肿有水气，心腹急满。

茯苓　白术各四两　旋覆花二两　杏仁　黄芩各三两

细切，水七升，煮二升半，温分三服。忌桃、李、雀肉、酢物。

又方，泽泻　葶苈各三两　茯苓　枳壳　白术各六两

细切，水六升，煮二升，温分两服，小便利瘥。

泽泻散　妊娠气壅，身体腹胁浮肿喘急，大便不通，小便赤涩。

泽泻　桑白皮　木通　枳壳　槟榔　赤茯苓等分

㕮咀，每四钱，姜四片，水煎，空心温服。

防己汤　妊娠脾虚，通身浮肿，心腹胀满喘促，小便不利。

防己三分　桑白皮　紫苏茎叶　赤茯苓各一两　木香一分

粗末，每四钱，姜四片，水煎，空心温服。

《千金》**鲤鱼汤**　治胎水不利。见前小便不通方中。

肾著汤　治妊娠腰脚肿。

茯苓　白术各四两　干姜　甘草各二两　杏仁三两

㕮咀，每四钱，水煎，空心服。

《指迷方》**五皮散**　治胎水及寻常脾虚肿满。

大腹皮　桑白皮　生姜皮　茯苓皮　净陈皮各等分

㕮咀，每半两，水二盏，磨木香水同煎，空心温服。一方无桑白皮，有白术倍之。

妊娠伤食

《大全》**木香丸**　治妊娠伤食。

木香二钱　三棱　人参　白茯苓各三钱

细末，糊丸绿豆大，熟水下三十丸。

白术散　妊娠气不和，饮食易伤。

白术　紫苏各一两　人参　白芷各三分，炒　川芎　诃子肉　青皮各半两　甘草一分

粗末，每二钱，姜三片，水煎温服。

《局方》**小七香丸**，方见和剂方。**保气散**，方见坐月门。二方治伤食良效。

郑氏**胜金散**　治妊妇因食伤胎，传于脾胃，气虚冷逼，小腹胀痛，或腰重，大便秘。

吴茱萸酒浸　净陈皮　川芎　干姜炮　生姜切焙，各一钱半　甘草炙　厚朴姜制炒，各三钱

细末，每三钱，陈米饮下，入盐煎尤妙。《济生方》加砂仁。

妊娠脏躁　妊娠伤胎半产

《大全方》**大枣汤**　治妊妇四五月，无故悲泣不止，数欠，

如有祟凭，此为脏躁。

甘草三两　小麦一升　大枣十个

㕮咀，水六升，煮三升，分温三服。亦补脾气。专治妇人，亦名甘草汤。

《济生》**芎䓖补中汤**　妊娠血气虚弱，不能卫养，数月而堕，名曰半产。

干姜炮　阿胶蚌粉炒　芎䓖　五味子各一两　黄芪蜜炙　当归酒浸　白术　赤芍各两半　木香　人参　杜仲制炒　甘草各半两

㕮咀，每四钱，水煎，无时服。

郑氏**安宫散**　治证同上。

附子炮　阿胶炒　五味子　黄芪炙　山药　当归　熟地黄　赤芍　木香　甘草炙，各二钱　生姜半两，炒黑　糯米一勺，炒焦

锉末，每半两，苎根三寸，水煎，通口服，与前方相出入。

永类钤方卷第十九

坐月门

《大全方》**滑胎枳壳散** 瘦胎易产，六七个月以上可服。

绿色厚枳壳去白，以糯米同炒赤。枳壳性凉，得米佐之。去米取净，二两 粉草一两

细末，百沸汤调，空心服。一方单用米洗净，炒为末，米饮调者。一方二味加香附子去毛，同枳壳等分尤好。

内补丸 妊妇冲任脉虚，补血安胎。

熟地黄二两 当归一两，微炒

细末，蜜丸梧子大，温酒下三十丸。

许学士云：妊妇惟在抑阳助阴，他药群队。南山道士枳壳散抑阳，四物汤助阴。然枳壳散差寒，单服之或致胎寒腹痛，以内补丸佐之，阴阳调矣。

又方，滑胎易产，药性滑，利小便。

车前子即诗云采采芣苢。注谓芣苢能令妇人乐有子一味，细末，酒调方寸匕，不能饮汤调。

神寝丸 瘦胎滑利易产，入月服之神效，并治产难。

通明乳香半两，别研 枳壳制，一两

为末，蜜丸梧子大，空心温酒下三十丸。

榆白皮散 妊娠滑胎易产。

榆白皮 甘草各二两 葵子一两

粗末，每二钱，水煎温服。一方无榆皮。

保气散 安胎宽气进食，瘦胎易产。

香附子四两 山药二两 木香四钱 粉草一两一分 益智仁 紫苏各半两

细末，白汤调，常服。

郑氏**无忧散** 治胎肥临产难生者，此由不预服滑瘦胎药。入月详审可服。

当归 川芎 白芍各三钱 木香钱半 甘草炙，一钱 乳香三分，研 硇砂醋煮飞过，细研，三分 发余烧灰，一钱半，以猿猪心血和之

细末，三钱，水煎日二服。《济生》无硇砂，有制枳壳。

产　难

杨子建十产者，正产，伤产，催产，冻产，热产，横产，倒产，偏产，碍产，坐产。又有盘肠产，又有小产即半产。

《产宝方》**佛手散** 治产前产后诸疾，临产分明，生血助气。又名芎归汤。

川芎二两 当归三两

细锉，半水半酒煎，临盆危急用之，兼服下药。

《大全方》**催生柞木饮子** 治产难，或横或倒，胎死诸证，神效。

生大柞木枝一大握，长一尺，洗锉 大甘草五寸，锉作五段

新汲东流水三升半，同入新砂瓶，纸三重密封，文武火煎一升半，令香。候产妇腹腰重可坐草时，温饮一小盏，觉心下开；如渴，再饮至三四盏，觉下重便生。不可坐草太早。此上蔡张不愚秘传。

如神散 治逆产横产，瘦胎，兼治产前产后虚损，月经不调，崩漏。

百草霜 香白芷不见火，等分

为末，每二钱，临产蓐时，童便并少米醋打成膏，沸汤调下。不过再服效。血得黑则止，此药大能固血，免致干生。

如圣散 黄蜀葵花随多少，焙末，熟汤调二钱，神效。或漏血、胎干、痛甚，三服，气宽胎滑。如无花，用子烂研小半合，酒调温过，顿服。打扑伤损，胎死，煎红花酒下。子用四十九粒。一方研墨或朱砂为衣，每四十九粒，酒下。《济生》兼服紫苏饮佳。

催生丹 治产难。

十二月兔脑髓去皮膜，研如泥　通明乳香一分，细研　母丁香一钱，末　麝香一字，细研

上以兔髓和杵，丸芡实大，阴干，油纸密封。每一丸，温水下，随男左女右，手握出可验。

《指迷方》治横生倒出，或先手足者。或以盐涂儿脚底，抓搔之。

明阿胶炒，或用酥　滑石末，各一两　葵子二合

水盏半，煎一盏，分二服。

如意散 催生，腰痛方服。

人参末　乳香各一钱　辰砂五分

三味，临产时以鸡子清一个调末，又以姜汁调开，冷服。如横生、倒产，即时平顺。

七圣散 治证同上。

延胡索　没药　白矾　白芷　姜黄　当归　桂心各等分

细末，临产阵痛时，烧铧刃铁即犁头铁淬酒调服，神效。

胜金散 治胎侧有成形块，为儿枕，子生枕破，败血裹其子，难产；及横、逆生者。

麝香一钱，研　盐豉一两，以旧青布裹了烧令赤，急研细

为末，以秤锤烧红淬酒，调下一大钱。

一方，时为产母作喷嚏易生，以纸条刺鼻即嚏。

又方，产经数日不出，子死腹中，母气欲绝。

瞿麦穗六两　通草　桂心各三两　牛膝四两　榆白皮一升

㕮咀，水九升，煮三升，分温三服。

又方，妊娠三五月，胎死不出。

大腹子　赤芍药　榆白皮各三两　当归一两，炒　滑石末，三分　瞿麦　葵子炒　葵花　粉草　子芩各半两

粗末，每四钱，水煎无时。又须详审产母虚实冷热用之。母患热病熏蒸，至此可用。

《济生方》金液丸　治胎气大肥，横、逆难产。

飞生毛半钱，烧灰，腋下毛尤佳　公母羊粪烧灰　无病女人发烧灰，各五分　灶心土一钱　朱砂五分，别研　黑鈆二钱，用铫子火上鎔，投水银半钱，急搅，令结成砂子，倾出，同朱砂半钱研极细

上为末，粽子角为丸绿豆大，遇难产以倒流水吞五丸。

催生鈆丹　治同上。

黑鈆一钱　水银二钱

依上方结砂子倾出，以熟绢衫角扭作丸子绿豆大。临产时香水吞三丸，立生。

香桂散　下死胎。

麝香半钱，别研　桂心三钱

为末和匀，作一服，温酒调即下。

来苏散　治临产用力太过，气晕血闷，不省人事。

木香　神曲炒　净陈皮　麦蘖炒　黄芪　生姜炒黑　阿胶蛤粉炒　白芍各一钱　糯米一合半　苎根洗净，三钱　甘草炙，三钱

㕮咀，每四钱，水煎干，开口灌，连连为愈。

无忧散　治胎肥气逆，临蓐难产。

当归酒浸　川芎　白芍药各三钱　木香　甘草炙，各一钱半　制枳壳　乳香各三钱　血余灰一钱半，以猪猪心血和之

吹咀，每三钱，水煎，温服无时。

霹雳夺命丹 临产忽然气痿，目翻口噤，面黑唇青，沫出口中，子母俱殒，两脸微红，子死母活。修合时，勿令妇妾鸡犬见。

蛇蜕一条，入瓦罐内煅 金箔 银箔各七片 千里马即路上左脚草鞋，一只，洗净，烧灰，一钱 马鸣退蚕蜕，烧灰，一钱 乳香半钱，别研 发灰二钱 黑鈆二钱半 水银二钱半，依前法同鈆修治，入众药

上为末，猜猪血和丸梧子大，倒流水灌二丸，化开亦可。

秘方益母丸 治产难横逆，并安胎顺气。

益母草其叶类火麻叶，茎方花紫色白者不是。五月五日采其茎叶，阴干不见日，忌铁器，以石磨为末

蜜丸弹大，每一丸，临产以童便温酒送下。若气不顺，木香人参汤并艾醋汤下。此草俗呼作猪麻。

郭稽中产后二十一证中**黑神散** 治胎死腹中。但看妊妇舌唇青黑，舌冷沫出，子母俱死。

干姜炮 桂心 当归 芍药 甘草炙 生干地黄 黑豆炒去皮，各一钱

细末，作四服，温酒调，空心服，血暖胎活自出。面赤舌青，子死母活。面舌青沫出，母死子活。

夺命丹 胎衣不下，血胀冲心胸痛，或胎死腹中，为孤阳绝阴，难治之证。

大黄四钱，醋熬膏子 附子炮 牡丹皮四钱 干漆一钱，炒令大烟出尽，以鸡子白制，免肠胃生疮

为末，同膏子以鸡子清杵匀，丸梧子大，温酒急下五丸。如未下，用前瞿麦、滑石二汤，如神、如圣二方并进。《洪氏方》云：胎衣不下，血冲心，或产前失血胎干，过用破血药，转涩不行，用苎麻或根煎汤吃，衣即下。

又法，令人于产母后，以两手抱挟心前，防胞凑心从口

出，仍以蓖麻子七粒去壳，研涂两脚心下，了即洗去蓖麻，甚效。仍以鞋底炙热，熨小腹上下，次进夺命丹。

《大全》脉云：新产之脉即离经，实大弦急死分明，若得缓活沉小吉，忽若坚牢命不停，寸口涩疾不调死，沉细附骨不绝生。

产　　后

《大全集》**黑神散**　治产后恶不尽，胞衣不下，攻冲心胸痞满，或腹脐坚胀撮痛，及血晕神昏，眼黑口噤，产后瘀血诸疾。

熟地黄　蒲黄炒　当归　干姜炮　桂心　芍药　甘草各四两　黑豆炒去皮，半升

细末，每二钱，酒半盏，童便半盏同煎，调服。前郭稽中方无蒲黄，《济生方》除蒲黄，加附子。

四味汤　产后一切诸疾。方分娩，吃一服尤妙。

当归心膈烦加半钱　延胡索气闷喘急加半钱　血竭恶露不快加半钱　没药心腹撮痛加半钱，各等分

为末，每一钱，童便一盏，煎六分，通口服。

玉露散　产后乳脉行，身体壮热疼痛，头目昏疼，大便涩。凉膈压热，下乳。

人参　白茯苓　甘草各半两　苦梗炒　川芎　白芷各一两　当归一分　芍药三分

为末，每二钱，水煎温服。如烦热甚，大便秘，加大黄二钱半。

理中丸　治新产血伤脏虚，肢瘦气乏多汗，气血不调，常服补虚养气除疾。

甘草二两，一方作三两　白术　人参　干姜各一两

为末，蜜丸梧子大，米饮下三十丸，空心服。才产则必以童便打开调服，七日内日三服。产后一月内，通行经络大有

功，出月不必服。去血多，脏腑燥，当倍用甘草，用蜜以润姜、术。当与当归丸兼服，又名四顺理中丸。

黑龙丹 治产难胞衣不下，产后血晕，不省人事，恶露不尽，腹中刺痛，血入心经，语言恍惚，危急垂死者尤佳。方见十三卷癫痫门，神效无不全活。

《伤寒括要》**当归散** 产后气血俱虚，慎勿大补，恐增客热致他疾，常令恶露快利。

当归 芍药 川芎 黄芩各一两 白术半两

细末，每二钱，童便或酒调下。

琥珀散 治产后一切危急之疾。

琥珀 朱砂 麝香 僵蚕 香墨醋炙 当归各一分 鲤鱼鳞炒焦 桂心 百草霜 白附子 梁上尘炒令烟出，筛净，各半两

细末，炒生姜热酒调二钱，奇效。

许仁则方 治产后虽甚通利，但心腹满闷胁胀，咳嗽不食，大便不通，眼涩，行坐心腹时痛。

白术 当归 桑白皮 大黄各三两 细辛 桂心各二两 生姜四两

㕮咀，水二升，煎一升，分三服。当得利微即止。大黄产后不可轻用，此缘病热不得已也。

花蕊石散 治产后恶露不尽，迷晕气绝，胎衣不下，胎死腹中，心烦尚暖。兼治金疮打伤。

花蕊石一斤 上色硫黄四两

二味拌匀，纸筋和盐固济瓦罐子一个候干，入药密泥封口候干，安在四方砖上，画八卦五行字，以炭一秤笼叠周匝，自巳午时从下生火，渐渐上彻，直至经宿，火冷炭尽，又放经宿，罐冷取出，细研，绢罗极细，瓷盒收之。若金疮或打伤，体出血者，急以掺之，其血自化为黄水。血入脏腑，热煎童便，入酒调服。妇人产后败血诸证，并以童便调下。

牛膝散 妊娠五六月堕胎，胞衣不出。

牛膝　川芎　朴硝　蒲黄各三分　桂心半两　当归两半

粗末，每四钱，姜三片，生地黄一分煎，温服。

《和剂方》**芎归汤加减**　治产后去血过多，晕烦不醒。

当归洗焙　川芎各等分

腹中刺痛，加白芍。烦渴，加乌梅、麦门冬。发寒热，加干姜、白芍药。水停心下，微有呕逆，加茯苓、生姜。虚烦不眠，加人参、竹叶。大便秘涩，加熟地黄、陈皮、杏仁。小便不利，加车前子。腹胁膨胀，加制厚朴。血崩不止，加制香附子。咳嗽痰多，加紫菀、半夏、生姜。腰脚痛，加牛膝。心下疼痛，加延胡索。恶露不下，腰腹重痛，加牡丹皮。

产后恶露不下　恶露不绝　恶露未尽　儿枕

《大全集》治产后三四日，恶露不下，吐逆壮热，此风冷乘虚搏血，血滞不宣也。

芍药十分　知母八分　生姜　当归　蒲黄各四分　红花二分　生地黄汁二合　荷叶中心带七个

细切，水二升，煎七合，入蒲黄煎四沸，分温三服，空心。

《和剂方》**生料五积散**　治产后恶露不快，腹疼，或有块，及发寒热。

加醋少许煎，通口服，亦治血崩。方见前和剂。

没药丸　治产后恶露方行忽绝，并作寒热，脐腹百脉皆痛，甚如锥刺。

当归一两　桂心　芍药各半两　桃仁去皮尖，炒碎研　没药研，各一分　水蛭炒　虻虫去足翅，炒

为末，醋糊丸豌豆大，醋汤下三丸。

牡蛎散　产后恶露淋沥不绝，羸弱心闷，头目昏重，五心烦热，面黄体瘦，不思食。

牡蛎　川芎　熟地黄　白茯苓　龙骨各一两　续断　当归

炒　艾叶酒炒　人参　五味子　地榆各半两　甘草一分

细末，每二钱，姜三片，枣一个，水煎，空心服，仍先服黑神散推陈生新。

温隐居**泽兰汤**　治产后恶露不尽，腹痛往来，兼胸满少气。

泽兰熬　生干地黄　当归各三分　芍药　生姜细切蝇头大，新瓦上炒令焦，各十分　甘草六分　大枣十四个

细切，水九升，煮三升，分三服。欲死，涂身得瘥。

又方，产后下血不尽，腹内坚痛不可忍。

当归　芍药　桂心各三两　桃仁一百二十个，制

水六升，煮二升，分温二服。未瘥，加大黄。

又方，产后血结不尽，腹中绞痛不止。

大黄别浸　生干地黄　当归各十分　川芎　芍药　桂心各八分　甘草　黄芩各六分　桃仁四十九粒，制

细切，水七升，煮二升半，入大黄，更煮三沸，分温三服。

又，产后血下不尽，腹中痛无计。

青木香　当归　牛膝　川芎　黄芪　芍药各八分　大黄十三分，浸　芒硝十二分

细切，水七升，煮二升，入大黄，更煮三沸，分温三服。

又，产后恶露不尽，结聚小腹疼痛。

当归三分　制香附子一两　琥珀　没药　青皮　赤芍　木香　桂心各半两

细末，以乌豆淋酒调二钱。

《产宝》产后余血作疼痛兼块者。

桂心　姜黄等分

细末，调方寸匕，血下尽妙。

《产乳方》**芸苔散**　产后恶露不尽，血结刺痛，名血母块，及心腹诸疾。

芸苔子纸炒　当归　桂心　赤芍等分

细末，酒调二钱，产后可常服。

延胡索散　治产后胎中宿血凝结，名曰儿枕，疼痛不止，久则变成疝瘕。

延胡索　当归各一两　琥珀　蒲黄各一分，炒　赤芍半两　桂心三分　红蓝花二钱

细末，童便和酒温调三钱，空心服。

又方　恶露败血走刺心腹，儿枕痛，坐卧不得。

干姜三分，烧，盖瓶中存性　附子半个，炮

细末，童便调，痛止血下。

产后余血抢心痛　腹痛　胁胀痛　身痛　腰痛　脚气

《济生方》**大岩蜜汤**　产后气虚，宿冷搏血，逆上冲心络，非真心痛也。

熟干地黄　当归　川独活　吴茱萸　白芍药　干姜炮　甘草炙　桂心　小草各一两　净细辛半两

㕮咀，半两，水煎热服。《大全》云：必用生干地黄，能去痛。熟者泥血，甚是。

《和剂方》**失笑散**　治产后心腹绞痛欲绝，百药不效。亦可以膏作丸。

五灵脂酒研，淘去沙土　蒲黄炒，等分

为末，醋调二钱服，熬成膏，入水一盏煎，热服。

《经心录》**蜀椒汤**　产后心痛，此大寒所致。

蜀椒二合　芍药三两　半夏　当归　桂心　人参　甘草　茯苓各二两　生姜汁五合　蜜一升

水九升，煮椒令沸，下各药，煮取二升半，下姜汁、蜜更煎，取三升，每服五合至六合。

《大全方》治新产后七八日，腹并两胁痛。

当归　刘寄奴　苦梗各十二分　延胡索别为末　桂心　陈皮各四分　茯苓　芍药各八分

㕮咀，水二升，煮八合，调延胡索末，空心服。

又方，治先患冷气，因产后发腹痛。

川芎　桂心　吴茱萸　当归　茯苓　芍药　甘草各六分　桃仁制，十分

㕮咀，水七升，煮二升，分三服。

《千金方》**桃仁芍药汤**　治产后腹痛。

桃仁半升　芍药　川芎　当归　桂心　干漆碎熬　甘草各二两

细切，水八升，煮二升半，分三服。

《千金方》治产后余疾，腹中绞痛，瘦乏，不下食。

当归　黄芪　芍药各六分　干地黄　白术各八分　桂心　甘草各四分　大枣十四个

㕮咀，水二升，煮八合，空心二服。忌生葱。

《千金》**茱萸酒**　治心腹内外痛。

吴萸一升，酒三升，煮一升，空心分二服。

姜黄散　治产后腹痛。

没药一分　姜黄末，三分

水同童便各半煎，通口服，立止。

延胡散　产后小腹脐下痛。

延胡索　桂心各半两　当归一两

细末，热酒调。

《经效》产后血气，胁肋胀痛。

当归十二分　芍药　苦梗　槟榔　制枳壳各八分　桂心　青木香　柴胡各六分

㕮咀，水二升，煎八合，空心温分二服。

《和剂》**当归养血丸**　治恶露不尽，发热身痛，经闭。

肉桂一两　当归　牡丹皮　赤芍　延胡索炒，各二两

为末，蜜丸梧子大，空心温酒下五十丸。一方加川芎、莪术、干姜，可作㕮咀。

《和剂》**四神散** 产后瘀血不消，积聚作块，心腹切痛。

当归 川芎 干姜 赤芍等分

细末，温酒调二钱。

《济生》**增损四物汤** 产后阴阳不和，乍寒乍热。恶露停滞，亦令人寒热，但看小腹急痛为异。

当归酒浸 白芍 川芎 人参各一两 甘草炙，半两 干姜一两

㕮咀，每四钱，姜三片，水煎无时。

又方，小乌沉汤，烧荔枝核灰，研和服。

黑龙丹 产后恶露不尽，腹中刺痛。方见十三卷癫痫门。

当归羊肉汤 发热自汗，肢体疼痛，名曰蓐劳。

当归酒浸 人参各七钱 黄芪一两 生姜半两

㕮咀，用羊肉一斤，煮清汁五大盏去肉，入前药煎四盏，作六服，频进。

一方，猪腰子 粳米 葱 椒 盐 醋 作粥佳。

趁痛散 产后百节开张，血脉流散，遇气弱则经络肉分间血多流滞，累日不散，则骨节不利，筋脉急引，故腰背手足不能转动、疼痛，身热头痛，多作伤寒治之，则汗出，筋肉瞤动，手足厥冷，变生他证。《济生》加生姜或桑寄生。

牛膝半两 甘草 薤白各一分 当归 桂心 白术 黄芪 独活 生姜各半两

㕮咀，每半两，水煎，空心服。

《三因》评曰：趁痛散不特治产后气弱血滞，兼治太阳经感风，头疼腰背痛，自汗发热。若其感寒伤食，忧恐惊怒，皆致身疼、发热、头痛，况有蓐劳，诸证尤甚，趁痛散皆不能疗，不若《和剂》五积散入醋煎，用却不妨。

又方，治产后风冷腰痛者，肾系于胞脉，肾主腰也。

独活　川芎　芍药　桂心　续断　生姜　桑寄生各六分　当归　防风各八分

㕮咀，水三升，煮一升，空心分二服。

如神汤　治男子妇人腰痛。

延胡索　当归　桂心各等分　一方无当归，有杜仲

细末，温酒空心调二钱。兼服生料五积散加桃仁亦妙，逐败血，去风湿。

五香连翘汤　治产后恶露方行忽断，腰中重痛，下注两脚，刺痛如锥入骨。此血滞经络，不即通之，有大痛处，必作痈疽，宜预服之。

木香　沉香　丁香　乳香　麝香　升麻　独活　桑寄生　连翘　木通各二两

㕮咀，每半两，加竹沥少许，水煎温服。

小续命汤　治产后热闷掣纵，惊悸心烦，呕吐气上，为脚气之证，宜服之，加木瓜煎。或畏附子者，宜服独活寄生汤。《济生》若呕者，去地黄，倍加生姜。

产后中风诸证

中风证治，具见钤方第一卷。至于产后血气俱虚，所下过多，虚极生风。有暴虚冒闷，汗出不省，或口噤背强发痫状，摇头马鸣，角弓反张，汗出如雨不止，变成痓者；有心血不统，诸脏俱虚，心惊恍惚，狂言谵语，如见鬼神，眩晕昏闷不语者，治各不同。

《大全集》**小续命汤**　治中风刚、柔二痓。方见二卷中。

和剂中风门又引《三因方》云：产后汗出多，亦变痓。服此汤，有麻黄、肉桂、防己、黄芩，不若大豆汤。然《活人书》言凡刚、柔痓，小续命汤并可加减，若柔痓自汗者，有去麻黄加葛根之说。古人之意，当详于此。

大豆紫汤　治产后中风，汗出多变痓，头眩恶风，口噤背

强，直视烦闷。

川独活黄色如鬼眼者，一两半　大豆黑大者，半斤

酒三升，煎独活十沸，次炒黑豆烟出，急投酒中，密封候冷，去豆，每服一二合，得少汗愈，日十服。能去风，消血结。一方无独活，只以豆淋酒调荆芥末妙。

《活人》**桂枝加葛根汤**　治自汗，口噤，角弓反张，名柔痉。

桂枝加葛根麻黄汤　治无汗，口噤角弓反张，名刚痉。名葛根汤。二方见前《活人书》。

愈风散　治产后中风，口噤紧急，角弓反张，或血晕不醒，吐泻欲绝。

荆芥穗略焙为末，每三钱，豆淋酒或童便调下，或古老钱煎汤调，口噤者灌，齿龂噤者吹鼻中。一名举卿古拜散，盖切脚隐语，古人秘重以效，有神效。

交加散　治同上。

生地黄　生姜各二两

各取汁，却以地黄汁浸生姜滓，以生姜汁浸地黄滓一宿，各炒黄，清汁尽为度，为细末，酒调灌。

又方，产后中风，不省人事，口吐涎，手足瘈疭。愈风散、清魂散与此方，三方皆神方也。

当归　荆芥穗等分

细末，酒水同煎灌下，但下咽即有生理，不可以寻常药味忽之。

羌活酒　产后中风口噤，四肢顽痹不仁，角弓反张。

羌活　防风各三两　黑豆一升，炒令烟出

细锉，酒重汤内煮，时温饮，当汗出瘥。药酒入瓶封固，入汤中煮。

《经效》治产后中风，腰背强直，时或反张，名风痓。

防风　葛根　川芎　地黄各八两　麻黄去节　川独活　甘草　桂心　防己各六两　杏仁制炒，五个

细锉，水八升，先煮麻黄去沫，后下诸药，煎取三升，分温三服。有汗者勿服。

又方　产后中风，口噤愦闷不能言，身体强直。

羌活　防风　秦艽　桂心　粉草　葛根各三分　生姜八分　附子炮，一个　制杏仁十八枚　麻黄十分，去节

汤使同上。

济危上丹　产后所下过多，虚极生风，气无所主，唇青肉冷汗出，目瞑神昏，命在须臾。

乳香研　五灵脂糖心香润者，水淘去沙　生硫黄别研　玄精石别研极细，四味合和，瓦器微炒，再研　阿胶炒　生卷柏焙　桑寄生如无，以续断代之　净陈皮各等分

后四味细末，和前药生地黄汁和丸梧子大，每二十丸，空心当归酒下。

麻黄根散　治产后虚汗不止。此阴血里虚，阳气表实，阳加于阴，阴虚不复，汗出不止，遇风则变为痉，或虚乏羸瘦，唇口干燥，经水断绝，津液竭也。

当归　黄芪　麻黄根　牡蛎煅为粉　人参　粉草各等分

吹咀，每四钱，水煎温服。

《千金》治产后风虚，汗出不止，小便难，四肢微急，难以屈伸。

甘草炙，一两　附子炮，半个　桂心　芍药各一两半

吹咀，每三钱，姜四片，枣一个，水煎，空心温服。忌猪肉、冷水、生葱。

《经效》产后汗出不止。

黄芪十二分　白术　牡蛎　茯苓　防风　麦门冬去心　生地黄各八分　大枣七个

吹咀，水二升，煎七合，空心分温二服。

人参汤　产后诸虚不足，发热盗汗。

人参　当归等分

为末，以猪腰子一只，去脂摸，切小片，以水三升，糯米半合，葱白二条，煮米熟取清汁，入药二钱煎，温服无时。

止汗散 产后盗汗不止，一应多汗者皆可服。

牡蛎煅，研细 小麦麸炒黄，为末，等分

研细，煮生猪肉汁调下二钱，无时。

又方，产后忽冒闷汗出不识人，暴虚也。

破鸡子三枚，吞之便醒。若未醒，与童便一升，甚验。亦可作竹沥汁五合，不醒再与三五服瘥。

清魂散 治产后血气暴虚，血随气上，眩晕闷绝，口噤，神昏气冷。若作暗风治，误矣。

泽兰叶 人参各一分 荆芥一两 川芎半两

为末，温酒、热汤各半盏调，急灌之，下咽即眼开气定。一本有甘草二钱。芎归汤可兼服，仍用添烟醋灰熏之。

又方，产后血晕，狂言，烦渴不止。

生香附子去毛

为末，每二钱，姜三片，枣一个煎，温服。

又方，产后血晕危困。

生地黄汁一大盏 当归 赤芍各一分

㕮咀，水煎三五沸，温服。如觉烦热，去当归入童便服，尤佳。

《和剂》**大圣泽兰散** 治产后因惊，败血冲心，昏闷发狂，如有鬼祟。凡产前、后诸病通治。

泽兰叶 石膏研，各二两 白茯苓 卷柏 柏子微炒，别研 防风 制厚朴 细辛 净桔梗 吴茱萸包炒，各一两 人参 藁本 干姜炮 白芷 白术 五味子 川椒闭口者，炒出汗 黄芪 川乌炮 丹参各三分 当归制 芜荑微炒赤 甘草炙 川芎 芍药各一两三分 生地黄一两半 肉桂一两一分 白薇半两 阿胶炒，半两

细末，每二钱，空心临卧热酒调下。加辰砂末一字，煎酸

枣仁汤调一服安。

琥珀地黄丸 治产后恶露不行，憎寒发热如疟，昼日明了，暮则谵言，当作热入血室。

琥珀别研 延胡索糯米炒，去米 当归各一两 蒲黄四两，炒香 生地黄捩汁留滓 生姜各二斤，捩汁留滓

以姜汁石器内炒地黄滓，以地黄汁炒姜滓，各令汁干，为末，蜜丸弹子大，空心当归汤。兼服四物汤，只用生地黄，加北柴胡煎。未退，小柴胡加生地黄、黄芩。

又方，产后败血冲心，发热狂言奔走，脉虚大者。

干荷叶 生干地黄 牡丹皮各等分

三味同煎汤，调生蒲黄二钱匕，一服定。

调经散 产后血虚，心无所主，烦躁不安，乍见鬼神，言语颠错。

没药 琥珀并研细 桂心各一钱 芍药 当归各一分 麝香研 细辛各半钱

为末，每半钱，姜汁同温酒调下。

柏子仁散 产后血虚挟邪攻心，狂言乱语。

柏子仁 远志去心 人参 桑寄生 防风 琥珀别研 当归炒 生地黄焙 甘草等分

粗末，先用白羊心不切片，水一盏，煮九分，去羊心，入药末五钱，煎服，无时。

茯神散 产后血邪，心神恍惚，言语失度，睡卧不安。

茯神一两 人参 龙齿研 琥珀研 赤芍 黄芪 牛膝各三分 生地黄一两半 桂心半两

为末，每三钱，水煎，温服无时。

七宝散 初产后，调和血气，补虚安神压惊悸。

辰砂研 桂心 当归 川芎 人参 茯苓 羚羊角烧灰存性，各二钱 干姜一钱

为末，每一钱，用羌活豆淋酒调。心烦热闷，加麦门冬去

心；更加痛，童便调；心胸烦热，即减姜、桂，冷即加之；腹痛，加当归；心闷，加羚羊角；心虚怯，加桂心；不下食，或恶心，加人参；虚颤，加茯苓。

一方，产后心虚惊悸，神思不安。

龙齿　黄芪　白薇　生地黄各一两　人参　茯神　远志肉　羌活各三分　甘草　桂心　防风各半两

粗末，每三钱，姜三片，枣一个，水煎服，无时。一方无黄芪，有荆芥与银。

一方，产后脏腑虚，心怔惊悸，言语错乱。

麦门冬去心　人参各八钱　牛黄研　白薇各二钱　茯神　独活　生地黄　远志　朱砂飞　防风　天竺黄　甘草　龙齿研，各四钱　龙脑　麝香并细研，各一钱

为末，薄荷酒调二钱。

一方，治血虚多惊，及产后败血诸疾。

辰砂　琥珀　没药并细研　当归

为末等分，每二钱，空心白汤调，日三服。

一方，产后心气虚损，卒惊狂语，歌哭嗔咲不定。

上等银一斤　桂心　甘草各六分　人参　生姜　远志　茯神各八分　细辛四分　生地黄二十分　龙骨三分　枣子一个

㕮咀，水八升，煮银至一升半，入药煎一升，分温三服。

一方，产后多虚羸弱，若大汗利，皆至于死，此重虚也。若患中风，语谬，昏闷不知人者。

人参　茯苓　羌活　桂心　大枣　远志各十分　竹沥一升

水六升，煮三升，下竹沥再煎至一升，分温三服。

一方，产后心惊中风。

防风　当归　茯苓　防己　麻黄各八分　秦艽　人参　川芎　独活　白藓皮　甘草　白薇各六分　石膏十二分　竹沥二升

水七升，先煮麻黄，掠去沫，下诸药，入竹沥煎二升半，温分三服。忌菘菜、猪肉、生冷。

茯苓散 治产后狂言，精神昏乱，心气虚，外邪所攻。

茯苓 生地黄各十三分 远志 白薇 龙齿各十分 防风 人参 独活各八分

同作末，以水一斗五升，煮银一斤，取七升，下诸药，煎取三升，温分三服。忌同上。一方，产后风邪所干，心神恍惚，加荆芥八分，甘草五分。

《千金》治产后心虚，忪悸不定，乱言恍惚。

人参 甘草 芍药 当归 生姜各八分 远志 茯苓各十分 桂心六分 麦门冬 大枣各十二分

为散，水八升，煮三升，分温三服。

七珍散 产后败血闭心，心气通于舌，心气闭塞，舌强不语。

人参 石菖蒲 生干地黄 川芎各一两 细辛一钱 防风 辰砂别研，半两

细末，每一钱，薄荷汤调无时。《济生》加炙甘草半两，名八珍散。

胡氏**孤凤散** 治产后闭目不语。

白矾研细，一钱 熟水调下。

《经效》治产后风虚，头目痛，言语邪僻。

防风 干葛 茯苓各八分 麦门冬去心，八分 芍药 黄芩各六分 犀角四钱 甘草三分

水二升，煮七合，分两服。

一方，产后中风，心神忪悸，恍惚言乱。

人参六分 羚羊角屑 麦门冬 茯神各八分 黄芩 白藓皮 甘草各四分 石膏十二分 竹沥两大合

水二升，煮七合，下竹沥，分三服。

一方，治产后中风，身背拘急如束，并渴。

川芎 羌活 羚羊角屑 酸枣仁 芍药各四两 桑白皮六分 防风五分

㕮咀，水四升，煎二升，分温三服。

一方，治产后中风，四肢拘束，筋节掣痛不得转侧，如角弓反张。

麻黄八分，去根节　生姜　桂心　白术各四分　防风六分　芍药六分　川芎五分　竹沥二合

锉碎，水三升，煮麻黄去沫，下诸药，煎七合，下竹沥，再三沸，分三服，微汗。

独活酒　产后中风，睡卧不安，筋脉四肢挛急或强直。

独活　天麻　防风各一两　桂心　当归　荆芥　川芎　蔓荆子各半两　麻黄去节　附子炮　羚羊角屑　赤芍药各三分

㕮咀，每四钱，水、酒各半煎，温服取微汗。

一方，产后中风，四肢挛急疼痛，背项强直，心神烦闷。

羌活　防风　附子炮　羚羊角屑　麻黄去节，各一两　地黄　桂心各三分　黄芪　酸枣仁炒　当归　牛膝　川芎　萆薢各半两

细末，蜜丸梧子大，温酒下三十丸。

《济生》**趁痛散**　产后血滞，筋脉拘挛，腰脚强直身痛。方见本卷前类。

黑龙丹　产后血晕不省，血入心经，语言恍惚。方见十三卷癫痫门。

产后虚烦　口干　痞闷　血渴

《大全》**薤白汤**　治产后胸中烦热逆气。

薤白　半夏　甘草　人参各二两　瓜蒌根三两　麦门冬半升

㕮咀，水一斗三升，煮四升，分五服。热甚，加知母一两。

人参当归汤　产后烦闷不安。

人参　当归　麦门冬　桂心　干地黄各一两　大枣二十个　粳米一升　淡竹叶三升　芍药四两

㕮咀，水一斗二升，先煮竹叶及米，取八升，入药煮三

升，分三服。若烦闷不安，取豉一升，水三升，煮一升，尽服之良。

甘竹汤 产后内虚，烦热短气。

甘竹茹一升 人参 茯苓 甘草各一两 黄芩三两

㕮咀，水六升，煮二升，分三服。

《千金》产后短气欲死，心中烦闷不解。

竹叶 麦门冬 小麦各一升 甘草一两 生姜二两 大枣十二个

细切，水一斗，煮竹叶、小麦，取八升，入药煮三升，温服。

《和剂》**人参当归散** 治产后去血过多，血虚则阴虚，阴虚生内热，心胸烦满短气，头痛闷乱，晡时辄甚，与大病后虚烦相类。

生干地黄 人参 当归 肉桂 麦门冬去心，各一两 白芍二两

㕮咀，每四钱，水二盏，先粳米一合，淡竹叶十片煎，去米、叶，入药并枣三个煎，温服。血热甚者，加生地黄。

见现丸 产后血气虚耗，口干烦闷，心下痞满，饮食面伤。

姜黄 三棱 荜澄茄 净陈皮 良姜 人参 莪术等分

细末，以萝卜浸煮烂研，以汁煮面糊，丸梧子大，萝卜汤下三十丸。

《产宝》治产后大渴不止。

芦根切，一升 瓜蒌 人参 甘草 茯苓各二两 大枣二十个 麦门冬去心，四两

水九升，煮三升，分三服，顿服。忌菘菜。

《杨氏》**黄芩散** 产后血渴，饮水不止。

黄芩 麦门冬等分

水煎，温服无时。

延胡散 产后血渴不止。

延胡索 郁金 干葛 枳壳制 桂心 青皮等分

并以醋浸一宿，焙干为末，每服一钱，冷陈皮汤调下。

《澹寮》**熟地黄汤** 产后虚渴不止，少气脚弱眼眩，饮食无味。

熟地黄酒蒸焙 人参 麦门冬去心，各二两 甘草炙，半两 瓜蒌根四两

㕮咀，每四钱，水盏半，粳米一合，姜三片，枣三个煎。

产后乍寒乍热成疟疾

若败血不散所致，宜增损四物汤兼夺命丹。

《大全》**增损四物汤** 产后阴阳不和，乍寒乍热，或恶露未尽，入肺则热，入脾则寒，但小腹急痛为异。方见前产后腹痛门。

评曰：败血未可只言入肺、脾二脏，大抵一阴闭一阳，即作寒热。阴胜故寒，阳胜故热，只可言败血循经流入，闭诸阴则寒，闭诸阳则热；血气与卫气解则休，再会则复作。大调经散、五积散入醋佳。

大调经散 产后血虚，荣卫不调，阴阳相乘，憎寒发热，或自汗，或肿满。

大豆一两半，炒去皮 茯神一两 琥珀一钱

细末，浓煎乌豆紫苏汤调。

《产宝》治产后恶寒壮热，一夜三五次发，恶语，口中生疮，时干呕，困乏闷绝。

人参 独活 白藓皮 葛根 防风 竹茹 远志各六分 茯神八分 白蔹十分 玄参十二分 竹沥二升半

上银一斤，水一斗五升，煎七升，入诸药，取三升，分三服。

知母汤 治产后乍寒乍热，通身温壮，心胸烦闷。

知母三两　芍药　黄芩各二两　桂心　甘草各一两

㕮咀，水五升，煮二升半，分三服。一方除桂心，加生地黄。

草果饮子　治产后疟疾，寒热相半，或热多者。

制半夏　赤茯苓　甘草炙　草果炮　川芎　陈皮　白芷各二钱　净青皮　良姜　紫苏各一钱　干姜四钱

㕮咀，每三钱，姜三片，枣二个，水煎，当发日侵早连服三服。

生熟饮子　治产后疟疾多寒者。

肉豆蔻　草果仁　厚朴生　半夏　陈皮　甘草　大枣去核　生姜

八味等分，锉和匀，一半生，一半用湿纸裹，煨令香熟去纸，打和一半生者，每服半两，水二盏煎服。与四兽饮相似，半生半熟亦有法。

产后蓐劳

《大全》论妇人因产理不顺，疲极筋力，忧劳思虑，致令虚羸喘乏，寒热如疟，头痛自汗，咳嗽痰逆，腹中疠刺，名曰蓐劳。疠当作疝，传写误也。

石子汤　产后虚羸喘乏，乍寒乍热如疟，四肢疼痛，面色痿黄，为蓐劳。

猪肾一双，去脂膜，四破　香豉一方无香豉，有知母　葱白　粳米　当归　芍药各二两

㕮咀，分作二剂，水三升，煮一小碗，去滓，分三服。一方无芍药，有人参。

许仁则治产后日浅，起居劳动太过，头膊肢节皮肉痛，乍寒乍热。

猪肾制依上　当归　芍药　生姜各二两　葱白切　桂心各一两

水八升，煮肾取六升，下药煎取二升，分温二服。

胡氏人参鳖甲散 治同上，兼咳嗽，头目昏痛，盗汗，寒热，背膊拘急，沉困在床。

人参 桂心 当归 桑寄生 白茯苓 白芍 桃仁 熟地黄 甘草 麦门冬各半两 续断一分 牛膝三分 鳖甲炙 黄芪一两

㕮咀，先以猪肾一双去筋膜，水二大盏，姜半分，枣三个，煎一盏，去肾及姜、枣，入药末一钱，葱三寸，乌梅一个，荆芥五穗，煎七分，空心温服，神妙。

孙太保增损柴胡汤 产后虚羸发寒热，饮食少腹胀。

北柴胡 人参 甘草 半夏 陈皮 川芎 白芍各等分

㕮咀，姜五片，枣一个，食后温服。

熟地黄散 治蓐劳体虚气乏，四肢烦疼，时作寒热，不思饮食。

熟地黄 人参 白芍 白茯苓 白术各一两 续断 黄芪 桂心 五味子 当归 麦门冬 川芎各三分

㕮咀，每四钱，姜三片，枣一个，水煎，温服无时。

一方 产后大虚，心腹急痛，气上怆心，气息乏。

白术 当归 甘草 人参各二两 生姜四两

先以白羊肉三斤去膜，水一斗九升，煮汁五升，下药煎三升，分温三服。

产后呕逆 霍乱

《大全》抵圣散 产后败血散于脾胃，腹胀满闷，致生呕逆。

赤芍 半夏 泽兰叶 人参 陈皮各一分 甘草炙，一钱 生姜半两，焙

水煎，热服。《济生》去赤芍、泽兰，倍加生姜、陈皮。

丁香散 产后脾胃气寒，满闷吐逆。

丁香　人参　槟榔　白术　桂心　当归　厚朴　前胡各三分　甘草半两　良姜一两

㕮咀，每四钱，姜三片，水煎空心服。

白术散　产后霍乱吐利，腹痛烦渴，手足逆冷。

白术　净陈皮　麦门冬　人参　干姜各一两　甘草半两

粗末，每四钱，生姜五片，水煎温服。

附子散　治证同上。

附子　白术　当归　吴茱萸　桂心　人参　丁香　净陈皮　甘草各半两

细末，米饮调。即理中丸散加减。虚冷甚者，兼来复丹妙。

良姜散　产后霍乱吐利，腹中㽲痛。

良姜　当归　草豆蔻仁等分

为末，米饮调下。

产后伤寒

《大全》论：产后发热，头痛身疼，不可便作感冒治之，多是血虚或败血作梗。血虚者，阴虚也。阴虚阳必凑，故发热。且以平和药与服必效，如玉露丸，方见前产后诸疾方内；或四物汤用生地黄，加北柴胡等分煎服；或人参当归散、秦艽鳖甲散、人参轻骨散、人参百解散、逍遥散选用。近见产后发热不退，便用小柴胡汤、竹叶石膏汤者，多不救。又有见前失用温剂，热愈盛而误者。不详产后去血过多，而阴虚发热，亦有寒极生热者。若阴阳不和，宜增损四物汤；如败血不散，宜夺命丹、大调经散、五积散加醋煎却效。方见前。

人参当归散　产后阴虚生热，心胸烦闷，头痛短气，骨节疼痛，晡时辄甚，与大病虚烦相似。

人参　当归　生干地黄　桂心　麦门冬去心，各一两　白芍一两㕮咀，每半两，水二盏，先以粳米一合，淡竹叶十片，煎一盏，入药去米、叶，加枣二个煎，温服。虚甚者，用熟地黄。

增损柴胡汤　产后发寒热。方见前蓐劳中。

阳旦汤　产后伤风十数日不解，头微痛，恶寒，时时有热，心下坚，干呕汗出。方见《活人书》。有汗者，去桂加附子炮一个。渴者，去桂加瓜蒌根三两。下痢者，去芍药加干姜三两。心下悸，去芍药加茯苓四两。虚劳里急者，正用阳旦汤主之。煎时入胶饴为佳。若脉浮紧，无汗发热者，莫与也。

芍药汤　产后虚热头痛，身体发热，兼治腹中拘急疼痛。

桂心三两　牡蛎　白芍各五两　黄芩二两　生干地黄五两

㕮咀，每半两，水煎温服。《千金》云：若通身发热，方加黄芩。

产后喉中气急喘促　咳嗽

《大全》论：产后所下过多，荣血暴竭，胃气无主，独聚肺中，故令喘也，此名孤阳绝阴，为难治。若恶露不快，败血上熏于肺，亦令喘急，但服夺命丹，方见前产难中。血去喘自定。

旋覆花汤　产后伤风感寒暑湿，咳嗽喘急，痰涎壅盛，坐卧不安。

旋覆花　赤芍　前胡　半夏　荆芥穗　甘草　茯苓　五味子　杏仁　麻黄各等分

㕮咀，每四钱，姜五片，枣一个，水煎温服。有汗者勿服。

参苏散　产后血入于肺，面黑发喘欲死。

人参一两，别为末　苏木二两，槌碎

浓煎苏木汁，调参末灌服，神效不可言。

二母散　产后败血上入于肺，咳嗽宜服。若伤风嗽，则旋覆汤等主治。

知母　贝母　白茯苓　人参各半两　桃仁　杏仁并生，去皮尖，各一分

细末，每三钱，水煎，温服无时。如腹痛，并服之。

产后咳噫

丁香散　治产后心烦，咳噫不止。此脾胃虚寒，卫气厥逆。

丁香　白豆蔻仁各半两　伏龙肝一两

细末，煎桃仁吴茱萸汤，调下一钱。

白莲散　治气吃噫。又治呕逆，心怔目晕。

莲肉炒，一两半　白茯苓一两　丁香半两

细末，每三钱，米饮调下，无时。

羌活散　治咳逆。

羌活　附子炮　茴香炒，各半两　木香　白姜炮，各一分

为末，每二钱，盐一捻，煎十余沸，热服。

产后月水不调　血崩

琥珀散　产后经脉不调，四肢烦疼，瘦弱减食。

琥珀　牛膝　生干地黄　当归各一两　桃仁　赤芍各半两

㕮咀，姜三片，水煎温服。

姜黄丸　产后虚乏，心胸短气，腹内紧急，腰背疼痛，月水不调。

姜黄　当归　熟地黄　牡丹皮　厚朴　桂心　川芎　续断　桃仁　白术各一两　赤芍　木香各三分　羚羊角屑，一分

细末，蜜丸梧子大，空心温酒下三十丸。

固经丸　产后所下过多，劳役伤损，致血暴崩，或咸酸不节所致，此谓重伤。

艾叶　赤石脂煅　补骨脂　木贼各半两　附子一个，炮

为末，陈米糊丸梧子大，煎芎归汤加芍药下二十丸，或温酒下。一方畏附子，用十灰丸。

熟地黄散 产后崩中，头眩神昏，四肢烦乱，不知人事。

熟干地黄 伏龙肝 黄芪 赤石脂各一两 鹿茸 牡蛎 当归各半两

细末，米饮调。

一方 治证同上。

熟地黄 赤石脂各一两 鹿茸 牡蛎 当归各半两

细末，米饮调。

产后四肢浮肿

《大全方》：产后败血乘虚停积五脏，循经流入四肢，若作水气，用导水药极能虚人。产后失治，是谓重虚矣。

小调经散 治产后面目四肢浮肿，血行则肿消。

没药 琥珀 桂心 芍药 当归各一钱 细辛 麝香各半钱

细末，每半钱，姜汁、温酒各少许调服。《济生》有甘草二钱，惊悸加生龙脑煎。

评曰：产后浮肿，有自怀妊肿至产后不退者，亦有产后失调，外感风寒暑湿，内因喜怒惊忧，血与气搏，流滞经络，气分血分不可不辨。小调经散治血分固效，但力浅，不若吴茱萸汤、枳实汤、大调经散，皆要药也。

加减吴茱萸汤 治产后脏气暴虚，邪冷内胜，宿疾转增，并治妇人诸疾。

吴茱萸一两半 苦梗 干姜 甘草 麦门冬 防风 半夏 细辛 当归 赤茯苓 牡丹皮 桂心各半两

粗末，每四钱，水煎，空心热服。

枳实汤 治心腹腹坚，大如盘，边如旋盘，水饮所作，名曰气分。

枳实一两 白术三两

㕮咀，每四钱，水煎温服，中软即当散也。

大调经散 最治产后肿满，喘急烦渴，小便不利。方见前产后乍寒乍热方中。

汉防己散 产后风虚气壅上攻，头面浮肿。

汉防己 猪苓 枳壳 桑白皮各一两 商陆 甘草各三分

粗末，每四钱，姜三片，水煎，空心温服。

《经验》治产后遍身青肿疼痛，产后血水疾。

干漆 大麦蘖

等分为末，新瓦中铺一重麦蘖，一重干漆，如此填满，用盐泥固济，火煅通赤，放冷研如散，但产后诸疾并用，热酒调下二钱。

张氏方 治产后血虚，风肿水肿。

泽兰叶 防己

等分为末，每二钱，温酒调，不饮者，醋汤调。

产后腹痛及泻痢

宜详六淫七情冷热所因，赤白带下有各门，宜通审。

《大全》**调中散** 产后肠胃虚怯，寒邪所乘，洞泄下利，腹胁胀痛。

良姜 当归 桂心 芍药 附子炮 川芎各一两 甘草半两

㕮咀，煎热服。《济生》有人参半两。

黄连丸 产后冷热痢。

黄连六两 乌梅三两 干姜三两

细末，蜜丸梧子大，米饮空心下三十丸。忌猪肉。

救急方 产后赤白痢，腹中绞痛。

芍药 阿胶 艾叶各二两 生地黄四两 当归 甘草各二两

水二升，煮八合，分二服，空心服。

《必效方》新产后赤白痢，心腹刺痛。

薤白切，一升 当归二两 酸石榴皮三两 地榆四两 阿胶

人参　甘草　黄连各一两半

水六升，煮一升。一方有厚朴一两。《千金》只有前五味。

《广济》治产后腹痛气胀，肋下妨满不食，兼微利。

茯苓　人参　厚朴各八分　甘草　净陈皮　当归　黄芩各六分

细末，米饮调。一方无黄芩，有生姜。

赤石脂丸　产后下痢，大治冷痢，青色鹜溏。

赤石脂三两　甘草　当归　白术　黄连　干姜　秦皮各二两　川椒　附子各一两

细末，蜜丸梧子大，酒下二十丸。忌猪肉、冷水、菘菜。

《千金》桂枝汤　产后余寒，下痢脓血赤白，日数十行，腹痛，时时下血。

桂心　干姜　甘草各二两　赤石脂十两　当归三两　附子一两，炮　蜜一升

细切，水七升，煮三升，入蜜再煎一二沸，分服一升。

《经效》产后下痢，津液竭，渴不止。

龙骨十二分　厚朴　茯苓　黄芪　麦门冬　人参各八分　生姜六分　大枣十四个

水一大升，煮七合，空心分二服。

产后大便秘涩

《大全方》云：产后肠胃虚竭，津液不足，大便遂秘，若过五六日，腹中闷胀，此有燥屎，宜**麻仁丸。**

麻仁　枳壳　人参各四分　大黄二分，煨

为末，蜜丸梧子大，空心温酒下二十丸。未通，渐加丸数，不可太过。

阿胶枳壳丸　产后虚羸，大便秘涩。

阿胶　枳壳

等分如末，蜜丸梧子大，别研滑石末为衣，温水下。

苏麻粥 产后郁冒多汗，汗则大便涩，津液竭至此。老人诸虚风秘更效。

紫苏子 大麻仁子

二味各二合，洗净研细，用水再研，取汁一盏，分二次煮粥啜之。

橘杏丸 产后体弱，大便虚秘。方见前卷秘结方中。

产后大小便不通 小便涩 血淋 小便不禁 遗尿 出血

《大全》云：产后肠胃挟热，血水俱下，肠胃津液燥涩，热结所致。

《集验》产后津液燥竭，大小便不通。

芍药 大黄 枳壳 麻仁等分

细末，蜜丸梧子大，空心热水下二十丸。

《集验》治产后患淋，小便痛。此气虚挟热，产前当安胎，产后当思逐血。

通草三两 大枣二十个 葵子一升 白术一两 榆白皮五两 石韦 黄芩各二两

水八升，煮二升半，空心温服。《千金》有甘草、生姜。

滑石散 治产后淋。

滑石五分，研 通草 车前子 葵子各四分

细末，以浆水调方寸匕。

一方，产后小便涩痛，或血淋者。

瞿麦 黄芩 冬葵子各二两 通草三两 大枣十二个

水七升，煮二升，分二服。

一方，产后血淋。

车前子 瞿麦各四两 黄芩三两 郁金末，一两

水六升，煮二升，下郁金末，分三服。

木通散 产后小便不通。

木通　大麻仁　葵子　滑石　槟榔　枳实　甘草各半两

粗末，每三钱，水煎温服。

桑螵蛸散　产后小便数及遗尿。

桑螵蛸三十个，炒　鹿茸酥炙　黄芪各三两　牡蛎煅　人参　厚朴　赤石脂各二两

为末，空心粥饮调。《外台》无厚朴、石脂，有甘草、生姜。

瓜蒌汤　产后小便数兼渴。

桑螵蛸　甘草并炙　黄连　生姜各二两　瓜蒌根　人参各三两　大枣五十个

水七升，煮二升半，分三服。忌猪肉冷水。

一方，产后小便不禁。

桑螵蛸半两，炒　龙骨一两

细末，食前粥饮调下二钱。

一方，产后小便出血。

乱发洗净，烧灰如末，米饮调方寸匕。一方有滑石等分。

一方，产后大小便不利，下血。

车前子　黄芩　蒲黄　牡蛎　生地黄　芍药各六分

为末，空心米饮服方寸匕。忌面、蒜。

崔氏治产后血渗入大小肠。

车前子草汁一升　蜜一合

二味和煎一沸，分二服。

产后乳汁或行或不行

《三因》论：产后乳脉不行，有气血盛，壅闭不行者；有血少气弱，涩而不行。盛者以通草、漏芦、土瓜根，虚者钟乳、猪蹄、鲤鱼之属是也。

漏芦散　乳妇气脉壅盛，乳脉不行，及经络凝滞，邪毒胀痛作痈。

漏芦二两半　蛇蜕十条，炙　瓜蒌十个，急火烧令焦存性

为末，酒调二钱。一方有牡蛎并烧存性。一方只用牡蛎，为末酒调。

一方，治同上。

葵菜子炒香　砂仁等分

为细末，热酒调。

《产宝》治产后乳无汁。

土瓜根　漏芦各三两　甘草二两　通草四两

水八升，煎二升，分温三服。一方加桂心。

一方，以猪蹄一只，通草五两同煮，取汁饮之。

《千金》治乳无汁。

漏芦　通草各八分　钟乳四分　黍米一升

上米渍一宿，研汁三升，煮药三四沸服。

一方，以赤小豆作粥，如常服之。

瓜蒌散　治产后吹奶，肿硬疼痛欲结痈。轻则为吹奶、妬乳，重则为乳痈。

乳香一钱，研　瓜蒌根末，一两

温酒调二钱。

又，以南星作末，姜汁调，敷之效。

连翘汤　治妬乳并痈。

连翘子　升麻　芒硝各十分　玄参　芍药　白蔹　防己　射干各八分　大黄十二分　甘草六分　杏仁八十个，去皮尖

水九升，煮三升，硝、黄次下。

又方，以生地黄汁涂，服前药。以有热证，当详虚实。

一方，治乳痈及发背，四肢虚热，大渴。

生地黄六两　黄芩　芍药　人参　知母　甘草各二两　升麻　黄芪　麦门冬　瓜蒌各三两　大枣十二个

以竹叶切三升，水一斗二升，煮九升，去竹叶，入药煮三升，渴则饮之。

一方，治妇人发乳，丈夫发背，生脓血后，虚成气疾。

黄芪　麦门冬　地黄　人参　升麻　茯苓各三两　当归　芍药　远志　甘草各一两　大枣十个

水二升煮一升，分温三服。又《局方》十宣散亦妙。

产乳方　治妇人乳痈，已穿或未穿，出脓，大止痛，敛疮口。

以芙蓉花研如痴，若无花，只取根皮，以竹刀刮粗皮，用内中嫩白皮，研如痴，却入蜜少许调匀，如疮未穿，即留中孔；如已穿，即塞其孔，其脓眼自然透出，仍频换药。此方大治一切痈疽发背，立见效。脓出尽，用后药敷。

干脓散　敛疮口。

乌贼骨　黄丹　天竺黄各二两　轻粉二匕　麝香一字　老降真骨三钱

细末，干掺疮口。

又方，乳香　没药　黄丹各一钱　龙骨二钱　真坯子三钱　血竭半钱　麝香一钱　降真节一钱

细末，干掺。

神效瓜蒌散　治妇人乳疽奶劳。

瓜蒌一个，去皮，焙为末，如急用，只烂研，子多者有力　生粉草半两　当归焙，半两　乳香一钱　没药一分，并别研

以无灰酒三升，同于银石器内熬一升清汁，分三服，食后服。可绝病根。如毒气已成，能化脓为黄水；毒未成，即于大小便中通利，服之以退为度。

有妇人七十岁，每年左乳房上有块作楚。尝见《千金方》妇人年五十上，乳房不宜见痈，不治。幸未破，恐是气瘤，以《局方》五香连翘汤去大黄煎服，兼此剂，辄作效。

永类钤方卷第二十

全婴门

相儿寿夭歌

身软阳痿头四破，脐小脐高肉不就，发稀色脆短声啼，遍体青筋俱不寿。尻肿膑骨若不成，能踞能行能立死。脐深色老性尊持，方是人家长命子。

论面部形色病候

夫婴儿惟察其面部，必有五色，以知病源。人身五体，以头为首，首中有面，面中有睛，睛中有神。神者，目中光彩是也。隐显横冲，应位而见，以应五脏。五色者，青黄赤白黑。五脏之色，心赤、肝青、脾黄、肺白、肾黑。五脏所主病证蕴其内，必形色见于外。故小儿有病，先观其本部形色，以论其五行生克吉凶。形色若不相应，然后听声切脉。

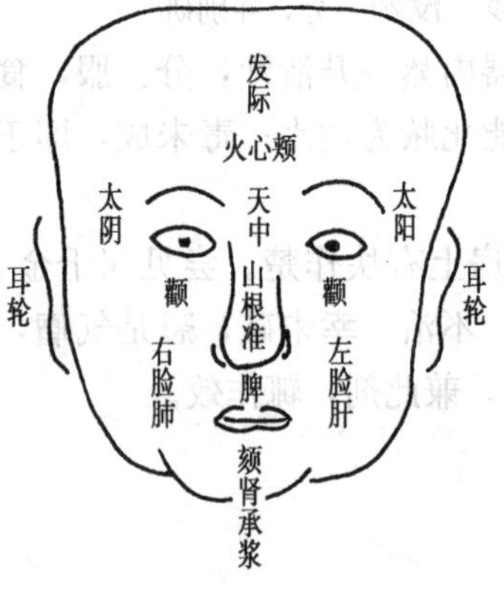

下颏属肾水北，一云

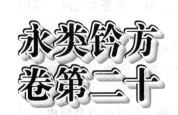

耳轮。

左颊属肝木东，一云眉棱上下，又为太阳。

额上属心火南，一云臁脸。

鼻准属脾土中。

右颊属肺金西，一云人中是，又为太阴。

五脏病证形色总见面部

青色者，为惊，积不散，欲发风候。红赤色者，为热，为痰积壅盛，惊悸，烦躁，增进。黄色者，亦为热，为食积，癥伤，俗作疳候，或作痞癖；若神思昏沉，其候潮热气粗困倦；或呕哕，或泻痢。白色，为寒，为肺气不利，大肠滑泄，欲作吐利。黑色者，为痛，所传不顺，变证即为逆候，荣卫失序，为疾危候。

五脏各部所主形色分见面部

肝部所主 睛中瞳仁，内藏其神。外究五轮，眶眩属脾，热即生眵。两眦总心，热痛如针。白属肺家，热赤生砂。黄属肝脏，昏瞀翳障。中心瞳仁，肾热不明。眼忽眨窜，发风发惊。

心部所主 颧面脸颊，皆属心位。黑即沉困，青即惊悸，赤心发风，白即疳气，虚黄卫积，浮肿气逆，心绝何因？大叫数声，过关不叫，必作鸦声，加热惊谵，散热清心。

脾部所主 唇口见病，人中承浆，四围上下，合口脾乡，开口属心，心脾有热，唇裂生疮。三焦积热，唇红如血，深红重渴，鹅口慕口，木舌重舌。脾肺热就，口内喷臭。脾肾气寒，色如死肝。大惊一吓，口干唇白，常时积惊，渐必传心。心气不足，令儿烦哭，何知脾绝？指甲皆黑，目无神光，定难用药。五种撮口，惊风更恶，不治证。

肺部所主 鼻准两孔，并连山根，大小二眦，肺部所存，鼻孔黑煤，即肺经焦，黑煤如墨，肺经即绝。鼻中赤痒，疳盛蛔长。或泻白涕，脑寒困寐。或流清涕，伤风喜眠。肺热鼻塞，因息吹得。或感风寒，亦闭关隔。鼻烂即疳，鼻臭即热。

肾部所主 耳穴之前，名曰耳花，耳弦名轮，轮里名廓。轮廓焦黑，肾家湿热。其黑如灰，肾绝死旦。耳门生疮，卫积非常。耳中脓出，肾热疳极。臭名聤耳，脓汁不止。疮痒如烈，其候虚热。忽听不听，心肾气壅。常作闽闽，热气上攻。或如虫刮，荣虚卫热。耳轮如冰更看耳后有红丝，麻豆相侵。耳轮红热，伤寒是则。热极内痛，肿气相攻。清心凉膈，关窍通塞。儿孩两肾，常虚无病，切莫攻击，补更无益。

听声所主病

重实声 重实雄声体热为，三焦气壅在心脾，伤风咳嗽喉咽痛，结涩中粪出迟。

悲焦声 声悲焦，有燥恐怖，欲生风；重浊声沉静，疳攻必耳聋。

啼哭声 但哭无啼只是惊，多啼不哭痛分明，声轻颤嘎风痫病，速缓声频吐泻成。

嗞煎声 嗞煎烦躁病难安，燥促声音为□寒，语短气微尿主涩，长迟声细痢多般。

迟缓声 语短声迟缓，肠鸣泄泻频；嘎声多不响，风热肺家因。

看额脉

额前眉上发际下，以三指满曲按之，分曰名、中、食。三指俱热，感寒邪，鼻塞气粗。三指俱冷，脏寒吐泻。食指为上，名指为下，若食中热，则上热下冷；若名中指热，夹惊之候；若食指热，则胸满；若名指热，则乳食不和。

看虎口脉纹

气纹　黄盛作红，红盛作紫，紫盛作青，青盛变黑，纯黑则难治矣。深青主惊悸，浅青主便青肚痛，青黑主惊搐内吊。红紫主惊热，浅红主下痢腹痛；如不利，主吐泻不食。深紫主烦渴。纹弯主伤乳，不吐即泻，生叉枝不治。纹不见，必发惊候，不治。又当于面部间以互考之。

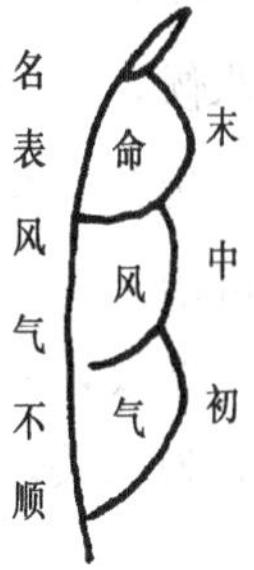

流珠形  主夹食膈热，躁哭欲吐，或肠鸣作泻。

环珠形 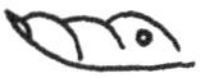 主脾虚食伤，心腹膨满，夹食作热烦闷。

长珠形 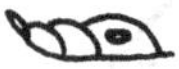 主积滞腹痛，或寒热，食不化，或虫动。

来蛇形 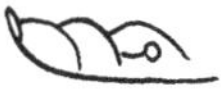 主痞积气刺，食不下，胀满干呕。

去蛇形 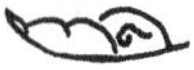 主脾虚食积，吐泻汤躁，气喘神困，食不化。

弓反外形 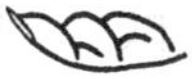 向外为逆，痰热心悸，作热夹惊夹食，风痫之候。

弓反里形 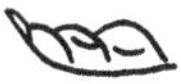 向里为顺，感寒头昏，心悸昏倦，四肢冷，痰嗽，小便赤。

锛形 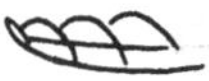 主邪热痰盛生风，恍惚不安，发搐搦惊传授。

鱼骨形 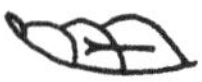 风痰热已定，可截风化痰，利惊退热，若已传过，必发它证。

水字形 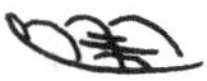 惊食积热，躁闷热啼，痰壅口噤，渐加抽搐。

针形 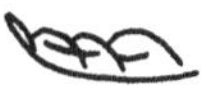 心肝热极生风，惊悸烦闷神倦，惊风暴

发，痰盛搐搦。

透关射弓形 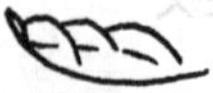 惊风恶候，传经络风热发生，并入八候，虚痰不下，危急之证。

透关射指形 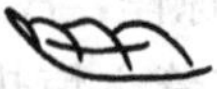 惊风痰盛证不散，其候危重，顺则可治。

指纹，一本初风、二气、三命关。郑氏又作初寅、二卯、三辰为三关。

论变蒸

变

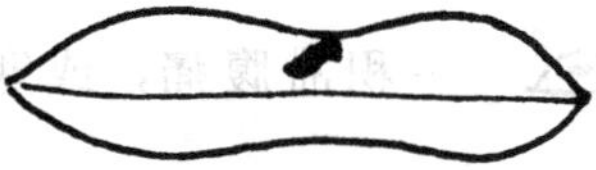

生五脏，主其里

始得之一日至七日，上唇有白珠泡子如鱼目者，为变蒸。目白睛微赤，轻则身热微惊。耳与尻冷微有汗，重则壮热，或汗或不汗，脉乱，不食或呕哕。黑睛若微白，则变已毕。若身有热，耳尻皆热，则为他证矣，审之。

变兼蒸

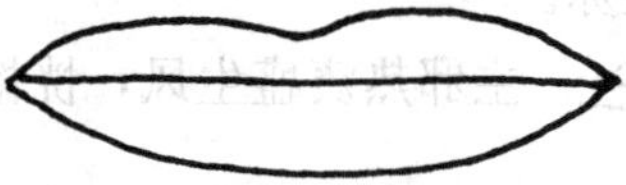

生六府，主其表

上唇微肿如卧蚕，身作壮热，头额热或乍凉乍热，唇口鼻干，硬气吐逆，脉乱，汗出或不汗，不食，时欲惊夜啼，始得至十三日变讫，无所苦也，不必用药，为老成。

三大蒸

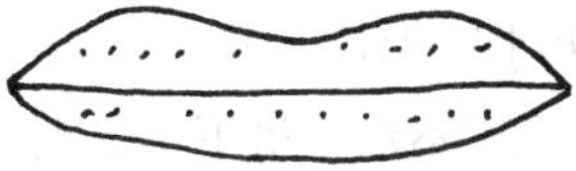

主其表里

唇口干燥咳喘闷乱，硬气腹痛，及身体骨节皆痛，或目上视，时惊悸，七日之内有病，但数呵其囟门。

夫变者，以长气血也。变者，上气蒸者，体热变蒸有轻重，巢氏云：先变五日，后蒸五日，为十日之中热乃除。古法以黑散子、紫丸子主之。亦有不惊不热，或无证候暗变者多矣，盖受胎壮实故也。自生之后，三十二日为一变，传肝。六十四日二变，传胆。九十六日三变，传心。一百二十八日四变，传小肠。一百六十日五变，传脾。一百九十二日六变，传胃。二百二十四日七变，传肺。二百五十六日八变，传大肠。二百八十八日九变，传肾。三百二十日十变，传膀胱。积三百二十日小变蒸毕，每变蒸之后，觉情性异常，后又六十四日大蒸，后更一百二十八日复蒸，积五百七十六日大小蒸毕，始乃成人，血脉、骨肉坚牢也。钱氏以自肾起变者，非也。郑端友《全婴集》详见。

变蒸方

陈氏神仙黑散子 治变蒸壮热，亦治伤风发热。

麻黄去节 杏仁去皮尖，各半两 大黄一分

同锉，炒令黑色，为末，一岁儿半钱，熟水调下，暖处良久微汗瘥。《仁斋方》略烧存性，再入杏仁研膏，婴儿一豆许，乳汁和咽，麻黄不去节。

钱氏紫丸子 治变蒸发热不解，并夹食伤寒温，汗后热不去，腹中有痰癖，吐哯，食痫，先寒后热。

赤石脂 代赭石各一两 巴豆三十五粒，去油 杏仁五十粒，

去皮尖　一本用蜜丸

为末，烂饭杵丸小豆大，一岁二丸，空心米汤下，令小利即瘥。《千金》云：无所不治，虽下不虚人。

汤氏**惺惺散**　治变蒸发热，或咳嗽痰涎，鼻塞声重。

人参半两　白术　白茯苓　甘草　白芍　天花粉　桔梗各半两　净细辛一分

为末，一钱服，水一盏，姜一片，薄荷一叶煎服。或除天花粉，加川芎，或粉葛、升麻、柴胡等分。

《直指方》**柴胡汤**　变蒸骨热心烦，啼不止。

人参　甘草炙　麦门冬去心　柴胡各二钱　龙胆草　防风各一钱

锉散，每服三字，煎服。

当归散　治变蒸，有寒无热。

当归二钱　木香　官桂　甘草炙　人参各一钱

锉散，每服一钱，姜、枣煎服。

看三部七表八里脉法 见前脉图及脉诀同

小儿脉，三岁以上五岁以下，方可看候，然与大人有异者，为呼吸至八是常也，九至病，十至□。盖小儿纯阳，故脉见数促为不同也。小儿周岁以前，脉息难凭。周岁以后，方有脉形也。

《保婴集》论脉所主病证歌

小儿脉紧风痫候，沉缓伤食多吐呕，弦急因知气不和，急促虚惊神不守，冷则沉细风则浮，牢实大便应秘久。腹痛之候紧而弦，脉乱下治无可救。变蒸之时脉必变，不治自然无灾咎。单细疳劳洪有虫，大小不匀为恶候。脉伏而迟无潮热，此则胃寒多作呕。泻痢浮大不可医，仔细酌量宜审究。

脉应杂病

诸数脉为热，属腑；诸迟脉为冷，属脏。阳数脉主吐逆，不吐必发热。阴脉主泄泻，不泻必盗汗。沉数脉寒热，寒多热少，亦主骨蒸热。紧数脉寒热，热多寒少，又主骨热，急则惊瘈。沉紧脉心腹痛，短数同，亦主咳嗽。沉细脉乳食不化，亦主腹痛下痢。沉伏脉为积聚，亦主霍乱。微缓脉乳不化，泄泻，沉缓亦同。微涩脉瘈疭筋挛。微急脉寒热唾血。浮弦脉头疼身热。紧滑脉吐血恶。心脉急数惊痫，不惊者主疳淋。肝脉急甚，癫痫风痫，痰涎流液。肺脉浮实，鼻塞，并大小便不通。关脉紧滑主蛔虫，尺脉沉亦主蛔。尺脉微细溏泄冷痢，乳食不化。尺脉微涩便血，无血者必盗汗。脉过寸口入鱼际主遗尿。

审脉逆顺

惊搐，脉浮数顺，沉细逆，身温顺，肢冷逆。夜啼，脉微小顺，洪大逆，身冷逆。心腹痛，沉细顺，浮大逆，身温顺，肢冷逆。伤寒，脉洪弦顺，沉细逆，浮大顺，微伏逆。汗后，脉沉细顺，洪紧逆，困睡顺，狂躁逆。温病，脉洪大顺，沉细逆，身热顺，腹痛逆。咳嗽脉，滑浮顺，沉细逆，身温顺，肢冷逆。霍乱，脉浮洪顺，迟微逆，身温顺，肢冷逆。吐哯，脉浮大顺，沉细逆，身温顺，身冷逆。泄泻，脉缓小顺，浮大逆，身温顺，肢冷逆。诸痢，脉沉细顺，浮大逆，身温顺，肢冷逆。诸渴，脉洪数顺，微细逆，身温顺，肢冷逆。诸肿脉，浮大顺，沉细逆，脏实顺，肠泄逆。腹胀，脉浮大顺，虚小逆，脏实顺，泄泻逆。痰喘，脉滑大顺，沉细逆，身温顺，肢冷逆。寒热，脉紧数顺，沉细逆，倦怠顺，强直逆。疳劳，脉紧数顺，沉细逆，脏实顺，脾泄逆。虫痛，脉紧滑顺，浮大逆，身温顺，唇青逆。诸失血，沉细顺，浮数逆，身温顺，发热逆。中恶腹胀，紧细顺，浮大逆，身热顺，身冷逆。黄疸，脉浮大顺，沉细逆，腹宽顺，泄泻逆。火瘅，脉浮洪顺，沉细逆，身热顺，身冷逆。

小儿初生搜口法

儿初出母胎，初啼一声，口中元有恶物即咽入喉腹，令儿多病，后必疮疹。当预备甘草、黄连各半钱，沸汤预浸下，候儿初出胎，入少朱砂末，令老娘用左手托儿肩背，右手提双足，令儿倒啼一声，吐出口中恶物，即以绵包手指，醮草连茶水搜儿口中令净，他日凡有诸病，皆得轻减。

小儿初生断脐洗浴

初生断脐，用火炙热剪刀乘热剪之，免冷刃寒气入腹。更就脐袋上着艾如麦粒大灸之，以助暖气归腹也。浴则以虎骨槌碎一两，连根葱白三茎，煎汤沸，以猪胆一个取汁入汤内，带温洗。一云宜用桃、李、梅三件根皮煎洗，尤佳。皆所以拔除不祥之气也。

小儿脐风撮口噤风三证

脐风者，断脐后为水湿风冷所乘，入于脐而流于心脾，遂脐突多啼阻乳。若脐边青黑，撮口，爪甲黑，发搐，不治。亦有热，左胸膛伸引弩气，此胎中母多惊悸，或食热毒所致。

撮口者，一腊之内七日也，面赤喘急，啼声不出，由胎气挟热兼风邪入脐，流毒心脾经，若舌强唇青，聚口撮面阻乳，又口出白沫，四肢冷，不可治。或肚胀吊疝引痛，皆肠胃郁结不通，法宜踈利。撮口最为恶候，七日后始可免。

噤风者，眼闭口噤，啼声渐小，舌上聚肉如粟米状，阻乳口吐白沫，大小便皆通。由胎中受热气，流毒于心脾，或初生复感风邪所致。自满月至百二十日见此，名曰犯风噤，手足拳，口不开，不治。

脐风撮口噤风诸方 鹅口诸口舌疮，亦心脾积热，附见诸方

张氏方 治脐风撮口。

赤脚金头蜈蚣一条 蝎梢四尾 直僵蚕七个 瞿麦半钱

为末，先用鹅毛管吹药鼻内令嚏喷，啼叫为可医，后用薄荷调服。

定命散 治脐风以致唇青撮口。

金赤蜈蚣半条，酒浸炙干 生川乌尖三个 麝香少许，别研

为末和合，先吹入鼻内，嚏啼可治，次用薄荷汤调下。

汤氏方 治撮口。

用直蚕末，蜜调涂舌唇内，即瘥。

《圣惠方》治撮口。

用牛黄一钱研，竹沥一合，调抹口中。

陈氏方 治脐疮不干。

白矾煅、白龙骨煅研，各等分

为末，敷疮。又，绵子烧灰亦可。

又，脐疮肿湿，久则成痫。

黄连一分 龙骨煅 乱发烧灰 胡粉别研，各一钱

为末，敷脐中，油调亦可。

演山方**大连翘饮子** 治儿胸膛有热，脐突肿赤，及解利，心与小肠经一切邪热。

连翘 瞿麦穗 滑石 车前子 牛蒡子炒 赤芍各一两 山栀仁 木通 当归 防风各半两 黄芩一两半 柴胡 甘草炙，各二两 荆芥穗一两半 蝉退去大脚，一分

吹咀，每一大钱服，水煎。风痰热，或变蒸、瘾疹热，加麦门冬煎；疮疹热，加紫草、当归；丹热、实热、项腮疮疖作热，加大黄、灯心煎。本方真珠天麻丸刺其胀吊郁结之证。

撮口证，儿齿龈上有泡如粟米状。以帛裹手指醮温水轻擦破，即口开便安，不必服药，神妙。

小儿口舌生疮或生白胎，皆心脾经热。用吴茱萸作末，醋调敷脚心，拔下热气愈。用地龙研敷亦佳。

又，用南星末，醋调贴脚心效。

又，洗心散自佳。

又名鹅口疮，自内生出可治，自外生入不治。有用鹅所食草下青粪者滤汁，加砂糖调搽口中效。

又，用雄鹅粪眠倒者烧灰，加麝香末，吹入口中。

又，用发缠指头，点井花水拭舌上，有初生舌根有膜如石榴子，可摘去之，血出无妨，不止，发烧灰敷之。

有不可乳食，以朱砂、白矾等为末，先拭舌上，井水漱之，却敷药佳。

慕口者，唇舌白。重舌者舌肿大满口。木舌者，舌肿硬。皆心脾有热也，与上证用药相似。

用真蒲黄末，或发灰、马牙硝、竹沥、黄丹、紫雪、白盐各味，皆可敷点，兼服连翘饮等。

《直指方》**控涎散** 治噤风，吐去风涎，次用益脾散和胃。

全蝎梢 铜青各半钱 朱砂一钱 腻粉一字 麝香少许

为末，每服一字，腊茶清调下，先吐风涎，又详虚实。

益脾散 白茯苓 人参 草果 木香煨 甘草炙 净陈皮 制厚朴 苏子炒

等分为末，每一钱，姜枣煎。

蜈蚣方 治口噤不开，不能收乳。

赤足蜈蚣半个，去足炙焦

上为末，入麝香少许，以猪乳一合和，分作三服。猪乳主小儿口噤不开最良。

演山真珠天麻丸 治撮口，吊肠锁肚郁结，腹胀青筋阻乳，急与踈利，量重轻截风定搐。

南星炮　天麻　白附子炮，各一钱　腻粉半钱　巴霜一字　芜荑炒　全蝎曲炒　滑石各一钱半

为末，曲糊丸麻子大，牙儿三日三丸，五日五丸，七日七丸。加青黛名青黛丸，薄荷汤、茶清下。

小儿初生大小便不通

小儿初生大小便不通腹胀欲死。令妇人以温水漱口，吸咂儿前后心、并脐下、手足心共七处，凡三五次，漱口吸咂取之红赤为度，即自通。

小儿小便不通，心气积热，并于小肠经。速用生大地龙数条，蜜少许，研敷茎卵，仍烧蚕蜕细极存性，朱砂、脑子、麝香同研，煎麦门冬灯心汤调服。

初生不乳，小便难。乳汁四合，葱白一寸，煎灌之。

初生小儿谷道无穿，不得通利，此肺经结热，闭于肛口，干燥而合。须用金玉簪子刺之，尤胜火筯攻刺，以苏合香纳孔中，此通变之说耳。或服洗心散，或四顺饮加荆芥以疎利之。

急惊风慢惊风慢脾风总论 急惊属腑，先解表；慢惊、慢脾属脏，宜温里

小儿急慢惊风，古谓阴阳痫也。急者属阳，阳盛而阴亏。慢者属阴，阴盛而阳亏。阳动而燥疾，阴静而迟缓，皆因脏腑虚而得之。虚能发热，热则生风。是以风生于肝，痰生于脾，惊出于心，热出于肝，而心亦热，以惊、风、痰、热合而为四证，搐、搦、掣、颤、反、引、窜、视为八候。凡眨眼摇头，张口出舌，唇红脸赤，面眼唇青，及泻皆青，发际印堂青筋，三关虎口纹红紫或青者，皆惊风候也。大抵肝风、心火二者交争，必挟心热而后发，始于搐。故热必论虚实，证先分逆顺，治则有后先。盖实热为急惊，虚热为慢惊。慢惊当无热，其发热者，虚也。急惊属阳，用药以寒。慢惊属阴，用药以温。然

又必明浅深轻重，进退疾徐之机，故曰热论虚实者，此也。男搐左视左，女搐右视右；男眼上窜，女眼下窜；男握拇指出外，女握拇指入里；男引手挽左直右曲，女引手挽右直左曲。凡此皆顺，反之则逆。亦有先搐左而后双搐者，但搐顺则无声，搐逆则有声。其指纹弯弓入里者顺，反外者逆，出入相半者难痊。故曰证分逆顺者，此也。阳病阴脉，阴病阳脉，亦为反。凡热盛生痰，痰盛生惊，惊盛生风，风盛发搐。治搐先于截风，治风先于利惊，治惊先于豁痰，治痰先于解热。其若四证俱有，又当兼施并理，一或有遗，必生他证。故曰治有先后者，此也。纲领如此，若分三者言之，暴烈者为急惊，沉重者为慢惊，至重者肝风木之克脾土，则为慢脾风矣。

急惊风证治详说

急惊之候，亦曰真搐，牙关紧急，壮热涎潮，窜视反张，搐搦颤动，唇口、眉眼眨引频并，口中气冷，脸赤唇红，大小便黄赤，其脉浮数洪紧。此内挟实热，外感风邪，心家受热积惊，肝家生风发搐，肝风心火二脏交争，血乱气并，痰涎壅盛，百脉凝滞，关窍不通，风气蓄盛，无所发泄，故暴烈也。又有搐搦反张，斜视而牙关不紧，口无痰涎而气热，未可直指以为惊风，恐是伤风、伤寒，夹食、夹惊，疹痘等证，此即钱氏假搐之说，又各依本证施治矣。又，急惊搐搦不可把握，但扶持之，否则风痫逆入经络，遂使手足拘挛成废疾。

治法大要，用药有次序，有轻重。通关以后，且与截风定搐；风搐既定，却下痰热，理为至当。若患在痰热，未有惊风，只可退热化痰，不可妄投惊风药。盖药中多用寒凉，恐引入痰热入经络。凡病在热，不可妄治痰，止当解表。病在惊，不可妄治风。盖惊由痰热得，只可退热化痰，而惊自止。病在痰，不可便治惊，急须退热化痰。病在风，不可便治搐，盖风由惊作，只可利惊化痰，其风自散。若也有搐，须用截风散惊，至妙之道。若治惊而痰不化，热亦不退，惊安得自止？化其痰，热若不退，风亦不散，痰安得去？是知不治之治，所以治之之谓欤。急惊初传，风搐得定，而痰热一泄，又须急与和胃定心之剂。若搐定而痰热无多，则但用轻药，消痰除热可也。然急惊虽当下，切不可过用寒凉，及水银、轻粉、巴豆、芒硝等荡涤大骤；或当剂之，皆不得已，但使疾去即止。或不当用而用，或可用而过焉，由此遂成慢惊矣。且如只下痰热，不必大骤之用，但斟酌处用大黄一品足矣。且急惊证源在于祛肝风，降心火，《幼幼书》以为至要之说也。

凡欲下之法，须当审问前人已下未下，或曾经吐泻否？已下及吐泻者，不可再下，但驱风化痰消热而已。大约痰热十分，且泻三之二。下剂中须用枳壳、菖蒲宽心通气之类佐之。急惊急在一时，治不可缓，缓则候加深。若一时体认不明，又不可妄施药饵。

急惊既已传，截风定搐，次第风惊已定，而痰热下剂有三，初且轻下，又稍重下，又加重下之剂。下后和胃助气，而后定志宁神，驱风镇惊，防其再发。若下后诸证犹存，未易痊愈，更勿再下，当作慢惊推详。其不可治之证见于下。

爪甲黑肝绝，泻黑血心绝，多盗汗卫气绝，忽作鸦声肺绝，咬人骨绝，眼半开合肾绝，口鼻干黑脾绝，逆搐，吐泻交作而喘，不可治。

慢惊风证治详说

慢惊风之候，或吐或泻，涎鸣微喘，眼开神缓，睡则露睛，惊跳搐搦，乍发乍静，或身热，或身冷，或四肢热，或口鼻冷气，面色淡白、淡青，唇间或青点，其脉沉迟散缓。盖由急惊过用寒凉，或转大骤传变成之。又有吐利不止而成者，有气虚暴吐泻而成者。有夏月脾胃伏热大吐泻，当解暑热，不可专曰固阳。有脏虚洞泄成者，有久痢气脱而成者，有下积取泻成者，有吐血泻血而成者，有伤寒传变阴证成者，有得之久嗽作痫者，有得之发痫不已者，有得之虫积冲心者，有得之卵肿疝气腹痛，其或汗出太过，脾困烦渴，四肢浮肿，大小便闭，走马急疳，并传慢候，惟吐泻积痢成虚致之，则证变甚速。凡才经吐泻便是慢惊，须用温中扶里。或搐来紧急，乃慢惊初传，尚有阳证，不可误作急惊用药。世言搐慢为慢惊，非也。若泥此，往往慢脾为慢惊矣。凡慢惊，男子以泻得之为重，女子以吐得之为重。又吐有五证，泻有五证，各明所因主治。古云：病家怕惊不怕泻，医家怕泻不怕惊。如因泄泻不止，且先治泻。若更治风，则惊风愈甚。如因他证，例当循原施治也。其慢惊候若从急惊传来，只可截风调胃，均平阴阳，不可全用阳药，使阳归阳复。作急惊之候，用药施治，无过不及可也。急惊以关格不通，略施脑、麝开通，定其搐搦尚可。慢惊阴重阳亏，诸经已虚，不宜通关，又凉其脏，易作慢脾风。慢惊危急，如眼睛昏定，定而不眨，虽眨不左右顾，或窜视，四肢厥冷，汗出如流，口面黪黯，指甲黑，四体垂亸。至重慢惊证，眼半开半合，似睡不睡是也。其脉或浮或沉，身或热或凉，或吐或泻，或不吐泻，或食乳，或阻乳，名半阴半阳合病，即如伤寒半表半里也。

治法大要，审问源流施治，不可概曰慢惊证。如因吐泻得之，用汤氏醒脾散之类，他证可以类推，次第于上。然慢惊已传属阴，亦须准较阴阳亏盛浅深，不可温燥之剂太过。

慢脾风证治详说

慢脾风之候，面青额汗舌短，头低眼合不开，睡中摇头吐舌，频呕腥臭，噤口咬牙，手足微搐而不收，或身冷，身温而四肢冷，其脉沉微，阴气极盛，胃气极虚，十救三。盖由慢惊之后，吐泻损脾，病传已极，总归虚处，惟脾所受，故曰脾风。若逐风则无风可逐，若治惊则无惊可治，但脾间痰涎，虚热往来。其眼合者，脾困气乏，神志沉迷，痰涎凝滞而已。然慢脾风之名，又曰虚风。小儿或吐或泻之后，面色虚黄，因虚发热，才见摇头斜视，昏困额汗，身亦粘汗，声沉小而焦，即脾风之证，不必皆因急、慢风传次而至，又当识之。又，慢脾之候，言脾而不言胃，何也？盖胃为腑属阳，非若脾，乃阴脏也。故小儿病传在腑多自愈，在脏不可不治。盖小儿纯阳之气，在腑为顺，在脏为逆，古人皆理其脏，未言治腑也。又，肾一脏常主虚，不可攻治，若肾脏有患，但清心肺。缘心与肾即既济也，肺与肾又子母也，无与肾药及诸补药也。损脾，惟吐与泻，积与痢。传入慢候，其证变至速，虚又速也，治必循次平和，无令速愈之理。既和且平，调脾养胃，不可过剂也。钱氏有黄土汤以土胜水，木得其平，则风自止，以脾土为本也。

治法大要，生胃回阳。若眼半开半合，手足不冷，证候尚在慢惊，则勿用回阳。或已入慢脾，而气未甚脱者，亦未可即用硫黄、附子等剂。手足渐暖，仍以醒脾散等调之。

慢脾风用药乃非得已，其危如灯无油，渐见昏灭，钱氏用金液丹与青州白丸子各半，细研和匀，饭饮薄荷汤下一钱半许，此截风回阳。又一方，以四君汤加黑附子末四分之二，脚手冰冷者，用和对半，生姜、枣子煎服。古人用方岂不同常？亦尽世之善也。

痓　痉　发痫　卒中　天钓　撮口皆风之种类详说

惊风一也，痓、痉、发痫、卒中、天钓、撮口，亦风之种类者。

痓者，手足冰冷。痉者，举身僵卧。痓、痉本一病，当以阳刚、阴柔别之。刚者有汗，柔者无汗。肢体强直，腰身反张，甚于风痫，难治。

痫者，目瞪涎流，神气郁勃，四体昏沉，似死似生，其声恶叫凡惊，咬牙啼叫，须通心气，行小便。痫亦有牛、羊、鸡、犬、猪之说，当只以风、惊、食三证别而治之。风病在肝，面红目青发搐。惊病在心，啼叫发搐。食病在脾，嗳气发搐。

中风者，五脏各有脉证，随五脏俞施灸，与大科同，但小作分剂耳。

天钓者，身体壮热，翻眼抬睛，手足搐掣。又，内钓腹痛多啼，唇黑阴肿，伛偻反张，眼中红筋斑血，乃寒气壅结，兼惊得之。

撮口者，一腊之内危疾，脐风、胎风、锁肚、吊肠、卵疝俱至撮口。盖风入心脾，令儿气促，口撮如囊而不乳。变蒸亦发微惊，不治亦愈。

痘疹欲发亦或搐掣，若鼻冷、脚冷、尻冷，耳后有红脉赤缕可验，不可用脑、麝开腠，银、粉、巴、硝转下。至若目陷无光，爪甲青黑，四体垂亸，头目仰后，肢厥目青，腹胀胸高，唇舌鼻黑，鱼口气粗，囟肿囟坑，啼哭无泪，冷汗不止，如珠如油，泻黑，涎入心肺，嘘舌出咬人，五硬五软，五冷五干，皆恶证也。或有慢惊欲绝，虚痰引气喘息粗，脉浮数，此阴极阳强，而非阳复，以峻药坠痰，气随痰绝矣。

钱氏谓发搐为肝实，身热喘急为肺虚，目斜露睛为肝肺相胜，四肢冷为脾虚。治法先益脾补肺，胃气稍复，然后泻肝凉惊而安。一证吐泻，或利小便过多，忽脾虚不食，用益黄散作效。经数日忽不语，或以失音汤无效，钱氏用地黄丸补肾而能言。其由在前利小便太过，遂脾肾俱虚，虽补脾而肾尚虚耳。至论肺虚痰实，法当下，然必先益脾而后泻肝。《经》云：欲泻其子，先补其母。此钱氏要法也。

心中惊热，清心而热不退，则与之助胃，胃不虚则热不生。或胃虚不食，又且大小便难，则不为之疏利。盖利之则胃益虚，而身必冷。

其有伤风寒而吐泻者，欲止吐泻，不特温脾，须以发散之剂先之，风寒散而吐泻自止矣。不特此尔，小儿平常服药，过多顽玩，脏腑调和之剂不愈则易之，攻击固守之剂太过，则时乎而疏利。主治在我，不可不问源流，不可偏病家，圆机达变，消息轻重，不可无法也。

急惊　慢惊　慢脾审虎口脉纹

急惊风脉　红者风热，轻赤者风热盛，紫者惊热，青者惊积，青赤相半，惊积风热俱有。

慢惊风脉　青而淡紫，伸缩来去。

慢脾风脉　紫丝、青丝或黑丝隐隐相杂，似出不出。

初有痰热未有惊风先且解表证治

《和剂》**香苏散**，解肌加干葛；**参苏饮**除木香、人参，加川芎、生姜、枣子煎。

人参羌活散　治初作急惊，散风邪，除风热。

羌活　独活　柴胡　川芎　人参　甘草炙　白茯苓各一两　前胡　桔梗　地骨皮　天麻酒浸焙，各半两　制枳壳一两，麸炒

㕮咀，每服一钱，水半盏，姜一片，薄荷一叶，枣半个，煎服。疹痘未发亦可服。《直指方》每服三字末，紫苏薄荷汤调。搐掣紧急者，去节麻黄煎汤调，或惺惺散加荆芥、防风亦可，免得遽施脑、麝。

惺惺散　除风热，及伤寒时气，疮疹发热。

白茯苓　净细辛　桔梗　瓜蒌根　人参　甘草炙　白术　川芎各等分

为末，每服一钱，水半盏，姜一片，薄荷三叶同煎。汤氏细辛减半。

《仁斋》**犀角汤**　治心惊热盛。

犀角　防风　木通　赤茯苓　桑白皮炒　甘草炙，各等分

锉细，每三字，水煎服。

胆星丸 镇心压惊，利痰解热。

牛胆南星腊月牛胆中阴干百日者，半两 朱砂 防风各二钱 麝香一字

为末，研浸牛胆皮煎汤为丸梧子大，每一丸，井花水调下。

消惊丸 治诸惊，小儿平常用。

人参 天麻 茯苓 朱砂 全蝎焙 直僵蚕炒 羚羊角 犀角各一钱 牛胆南星四钱 麝少许

细末，炼蜜丸梧子大，每一丸，菖蒲煎汤调下。

参砂膏 通心气，除膈热，去痰壅。

朱砂 人参 南星炮 茯神 远志肉姜浸焙 天麻 白附子 僵蚕炒，等分 硼砂减半 麝少许

为末，炼蜜为膏梧子，金箔为衣，每一丸，麦门冬汤调下。

独活汤 治胎惊，发散风邪。

羌活 独活各一分 槟榔 天麻 麻黄去节 甘草炙，各半分

锉散，每服半钱，水煎。于内加南星末蜜调，可贴囟门。

急惊初传且可通关定惊搐证治

诸风搐搦，关窍不通，痰涎潮塞气实使之。先用苏合香丸，以姜自然汁浸薄荷汤调与服，使气下则痰下，关窍自通。

《直指方》**木通散** 能泻肝风，降心火，最利惊热。

山栀二钱 大黄纸裹煨 羌活 木通 赤茯苓 甘草炙，各一钱

为末，每服一字，紫苏煎汤调下。

泻青丸 治窜视发搐，痰热。

龙胆草焙 栀子仁 大黄煨 羌活 防风各一钱 川芎一钱半

为末，炼蜜丸梧子大，每一丸，煎竹叶泡薄荷汤下。钱氏有当归。

急惊轻下之法证治

防风汤 治风热痰壅，大便不通。

羌活 防风 枳实各半两 川芎 甘草炙 大黄煨，各二钱半

锉末，每服三字，姜枣煎。

小柴胡汤加枳壳、防风，最利风热，解血热，免用银、粉、巴、硝重剂。一方加大黄少许。

宣风散 疏导风热，惊、风、痰、热四证俱备者极效。

鸡心槟榔二个 甘草 橘红各半两 黑牵牛取末二两，半生半炒

为末，每服半钱，蜜汤调下。

定命丹 治急惊天吊撮口，通利痰热。

全蝎七个 天麻 南星炮 白附各二钱半 朱砂 青黛各一钱半 轻粉 麝各半钱 脑一字

为末，粟米糊丸绿豆大，每一丸，荆芥薄荷汤调下，先研半丸吹入鼻中。

疏风散 治惊、风、痰、热四证俱盛。演山加朴硝一钱。

槟榔 净陈皮各二钱 牵牛 大黄略煨，各三钱

为末，每服半钱，生蜜调下。《保婴方》大黄、黑牵牛、白牵牛三味各半生半熟，槟榔各半两，细末，蜜汤调，痰多加轻粉。

演山治四证已作，八候未具，**截风丹**。胎惊夜啼，加蝉退一分极效。

全蝎去毒炒 僵蚕炒 白附炮 南星炮 天麻各一分 朱砂一钱 赤足蜈蚣一条，酒炙 麝一字

为末，炼蜜丸梧子大，每服三丸，金银薄荷汤化下。

定搐散　急惊四证、八候并作。

天麻　白附炮　南星炮，各半两　蝎梢炒，一分　朱砂一钱　代赭石一两，米醋淬煅七次　雄黄　乳香各一钱　白花蛇头一分，酒炙　赤脚蜈蚣一条，酒炙　脑　麝各一字

细末，每服半钱，金银薄荷汤下。炼蜜丸，调亦佳。

牛黄清心丸　治四证八候，去风痰，散惊热。

南星　半夏　白附　川乌各一两，并洗　川郁金半两

五味作粗末，用腊月黄牛胆两三枚取汁和药，入胆中扎悬当风处一月干，取出，入添马牙硝、朱砂、雄黄、硼砂各一钱，脑、麝少许，和胆药一两，硝、砂四味各一钱，稀面糊丸麻子大，金银薄荷汤下，一岁十丸，二岁倍之。

汤氏抱龙丸　治痰嗽惊风，时作潮热，气粗，及中暑浴后。

牛胆南星二两　天竺黄半两　雄黄　辰砂各一分，别研　麝香一钱，别研

为末，炼蜜丸芡实大，甘草薄荷汤调下。

郑氏比金丸　急惊壮热，喘粗痰嗽，大小便不利。

轻粉　滑石各钱半　南星一钱一字　青黛半钱

为末，稀糊丸小豆大，一岁二丸，薄荷汤调下。急惊头热足冷，口噤面青，痰瘈，加一丸，桃皮汤下，名桃符丸，疏流蕴积涎热，疮疸余毒宜服。又，去青黛加蝎梢半钱，名小青丸，同治。

利惊丸　急惊痰热潮搐。

轻粉　青黛各一钱　牵牛末半两　天竺黄二钱

为末，糊丸或炼蜜丸小豆大，薄荷汤化下。

太白散　急惊搐搦涎盛。

粉霜二钱　轻粉　白牵牛炒，各一钱

为末，每服一字，薄荷汤调，吐痰效。

防风丸　治惊风痰热，神昏惊悸。

天麻　防风　人参　川芎各一两　全蝎　甘草　僵蚕　朱砂　雄黄　牛胆南星各一分

为末，蜜丸鸡头大，每一丸，薄荷汤下。

《保婴方》**全蝎散**　治急慢惊风发搐，服之神效。急慢二证加减方法在内，制法更佳。

全蝎二十四个，新薄荷叶包，以竹夹住，于慢火上炙数次，或干薄荷酒浸开包炙亦可　僵蚕半两，炒去丝嘴，用薄荷依法炙　南星一两取末，以生姜一两切片，新薄荷叶二两同捶，和捏作饼，晒干。如急惊不用南星，加大黄　大黄一两，煨。若慢惊不用大黄，加制南星　白附子炮，三钱　防风去芦叉　天麻　甘草炙　朱砂水飞　川芎各半两

为末，一岁儿服一字，二岁儿服半钱，薄荷汤调下，量大小岁数加减。身热发搐，煎后火府散调。慢惊吐泻后发搐，生姜汤调。急惊搐，煎火府散加大黄汤调。

火府散　面赤咬牙，发热，唇口干燥，小便赤涩，一切虚实邪热并治。

生地黄　木通各一两　净黄芩　甘草炙，各半两

㕮咀，二钱服，水煎，温服无时。

汤氏金星丸　治急惊壮热痰壅，大便不通。

郁金末　雄黄各一分　腻粉半钱　巴豆七个，取霜

为末，醋糊丸黍米大，一岁二丸，薄荷汤下。

急惊重下之法证治

演山**青金丸**　治惊、风、痰、热四证壅盛。

巴霜半钱匕　青黛一分　南星半两，炮　轻粉一钱重　滑石二钱重　全蝎二钱，去毒，炒

为末，稀糊麻子大，一岁五丸，二岁七丸，大小加减，薄荷茶清下，以通为度。一方加白附子。

真珠天麻丸　治惊、风、痰、热壅盛，及吊肠、锁肚、撮

口，绝效。

南星炮　天麻　白附子炮，各一钱　腻粉半钱重　巴霜一字　芫荑炒　全蝎面炒　滑石各一钱半

为末，糊丸黍米大，一岁五七丸，二岁十丸，大小加减，薄荷汤点茶清送下。

郑氏**驱风膏**　肝风筋脉拘急，面红目青眼上，惊搐及胎风。

辰砂　蝎尾　当归　龙胆草　川芎　山栀仁　大黄　羌活　防风　甘草各一钱

为末，入麝香一字，炼砂糖丸鸡头大，三岁三丸，薄荷竹叶蜜汤化下。

睡安散　急慢惊风，潮搐不得安睡。

辰砂　乳香　血竭各一钱　麝半钱　人参　酸枣仁炒　南星炮　白附子各半两　全蝎二十一枚　蜈蚣一条，酥炙，黄酒浸一宿

为末，一岁一字，薄荷汁好酒煎沸调下，得睡效。

蛇头丸　急慢惊风，涎搐搦来去，不问阴阳二候。

蛇头一个，炙　赤足蜈蚣三条　朱砂三钱　鈆白霜　轻粉各二钱　脑　麝各一钱　铁液粉　百草霜各半两　蛇含石一两，醋淬　一方加全蝎一分

为末，糊丸鸡头大，三岁半丸，薄荷汤磨下。一方慢惊加附子半两去皮尖，血竭一分。

汤氏**夺命散**　治急慢惊风，痰潮壅塞咽喉间，病在须臾，服此坠下风痰，神效。

真青礞石一两，入坩锅内，同焰硝一两，用白炭火煅令通红，须硝尽为灰，候冷如金色，取出研极细末。急惊风痰发热者，薄荷自然汁入蜜调服；慢惊脾虚者，有用青州白丸子再研，煎稀糊入熟蜜调下，神效。

《直指》**天麻丸**　利惊下痰，吊肠、锁肚、撮口，可通用。

南星炮，二钱　白附炮　牙硝　天麻　川灵脂　全蝎焙，各

一钱　轻粉半钱　巴霜一字

为末，稀糊丸麻子大，每一丸，薄荷姜钱泡汤送下。

利惊后调胃助气定志宁神防作慢惊证治

《直指》**银白散**　助胃驱风，呕吐作慢惊候者通用。

莲肉　扁豆炒　白茯苓各一分　人参　天麻　白附炮　全蝎炒　木香　甘草炙　藿香半分　陈米炒香，三钱　一方加白术一分

为末，每一钱，姜钱一片，入冬瓜子仁七粒同煎，或陈米调下。

醒脾散、大醒脾散、王氏惺惺散三方见慢惊门，皆和胃助气，可通用。

定志丸　治惊风已退，神志未定，以此调之。《御院》有乳香。

琥珀　茯神　远志肉姜制焙　人参　白附炮　天麻　天门冬去心　甘草炙　酸枣仁炒

为末，炼蜜丸皂子大，朱砂为衣，每一丸，灯心薄荷汤调下。

温胆汤　治惊悸烦痰。

制半夏　枳实炒，各二钱半　白茯苓半两　净陈皮　甘草各一钱半　酸枣仁汤浸去壳，二钱半

锉散，每服一钱，入竹茹少许，姜枣煎。

慢惊方传证治

郑氏清脾饮　治方传慢惊，尚有阳证，或吐泻多困不惺，欲生风候。

人参　白附　南星炮　制半夏　全蝎　僵蚕　白术　川芎　羌活　甘草各等分

为饮子，三岁一钱，水半盏，姜三片，冬瓜仁三七粒煎，

无时。

慢惊已传证治

小续命汤 吐泻后因虚生风，瘈疭神昏，涎盛不利，一切慢惊虚风。

麻黄去节泡，半两 防风一分半 芍药 生附子 人参 川芎 白术 防己各一两 黄芩一分 桂枝 甘草各半两

粗末，三岁一钱，水半盏，姜枣煎，空心。加麝、蝎尤妙。有汗去麻黄。

神宝丹 先吐后泻，或先泻后吐，或只吐不泻，或吐泻俱作，变成慢惊。

附子用米泔及姜汁和浸三日，用蛤粉炒，去皮脐，半两 羌活 朱砂 蝎尾各半两 麝香 乳香各一分 南星二个各半两，去皮脐锉片，酸浆水姜汁同煮软，去姜焙干，半两。若牛胆制者尤佳

为末，蜜丸鸡头大，三岁半丸，薄荷汤化下。小可惊泻便青腹疼，与少许立效。如小儿只吐不泻，发惊，以紫丸重泻五七行后，与此药并食前，或以真珠丸下之亦得。

醒脾散 治吐泻脾困不食，痰作惊风。

人参 白茯苓 白附炮 天麻焙 甘草炙 石菖蒲细节者 木香 石莲肉 白术各一钱 全蝎焙，半钱

为末，每三字，姜枣煎服。有热去木香，或加南星、半夏、陈皮、陈米。

大醒脾散 同治。

南星 白茯苓 净陈皮各一分 全蝎焙 甘草炙 白附炮 莲肉 人参 木香各半分 陈仓米二百粒

汤使同上。驱风、醒脾二方通用，亦可酿乳，小儿胃虚不消乳食，尤须节约。

神宝既济丹 分阴阳，平冷热，定吐泻，豁痰涎，或已作风候不可下者。

硫黄　焰硝　五灵脂　青皮　陈皮　半夏曲炒，等分

硫、硝二味同研，瓷器溶汁倾出，候冷，再研细，入诸药末，粟米糊丸麻子大，每三丸，米饮空心下。若危急不待作丸子，只以末，饭饮调服。慢惊、慢脾通用方，与来复丹相似。

演山**观音全蝎散**　因吐后传慢惊候，清神固气，补虚益脉，开胃止吐。

黄芪　人参各一分　木香　炙草　莲肉炒　扁豆炒　白茯苓　白芷　全蝎　防风　羌活各一钱　天麻二钱

为末，每一钱，枣半个煎，无时服。慢脾尤宜服。

汤氏**醒脾散**　吐泻不止，痰作惊风，脾困不食。

白术　人参　甘草炙　净陈皮　白茯苓　全蝎各半两　半夏曲　木香各一分　白附四个，炮　南星一个，炮　陈仓米二百粒　演山加天麻、僵蚕，无陈皮、半夏、陈仓米。

为末，每服一钱，水半盏，姜二片，枣半个煎，时时服，频则吐。

《直指》**星香全蝎散**　治慢惊风已传，昏迷痰搐。

南星湿纸煨，二钱　木香　人参　净陈皮各一钱　全蝎炙，三个　甘草炙，半钱

锉细，每服一钱，入紫苏、姜、枣浓煎，旋以匙送下。有热加防风。

乌蝎四君子汤　四君汤加生川乌、焙过全蝎，为末，各少许，每一服半钱，姜枣煎服。如再服，即去川乌。

汤氏**蝎乌汤**

生川乌去皮脐，一两　全蝎十个，去毒

分作三服，姜七片煎，温服。

苏合香丸一倍，**八味青州白丸子**二倍夹和，每服半钱，姜汤调下。

加味青州白丸子痰多加，金液丹泻多加，或等分，驱风回阳二药合研，每半钱，陈米饮下。一方加五灵脂、净陈皮。神宝

既济丹可通用，方见前。

汤氏**夺命散**　急慢惊，利痰之圣药。其功在真礞石，验真者，以器盛少水，吐痰水面上，以少药掺之，痰随药而下。慢风、慢脾风，用南木香煎汤调下。礞石、焰硝、古文钱等，虽能利痰，然其性非胃家所宜，须以木香佐之，星香更佳。

黑附汤　治慢脾风盛，四肢厥冷，生胃回阳。

附子炮，三钱　南木香一钱半　白附子一钱　甘草炙，半钱

演山有南星、半夏、白术

锉散，每服三字，姜五片，煎取半匙送下。若手足暖而苏醒，即止后剂。

川乌散　驱风回阳。

生川乌一分　全蝎　木香各半分

为末，三字，姜四片，煎取半。吐加丁香。

生附四君汤　助胃回阳。四君汤加生附子四之一，厥逆者对加，每半钱，姜五片煎，温服。

灵砂　正胃回阳，止呕吐，温利痰涎。但泻者勿用。细末，或糕丸，或米饮调少许。

以上诸方，慢惊已传，正胃回阳，利痰驱风，随轻重处用。

慢惊风传慢脾风 阳气未脱证治

白僵蚕丸　方传慢脾风，阳气未甚脱者，痰盛不化可用，亦能截风。

牛胆南星二钱　僵蚕炒　钱子地龙洗土净干　川五灵脂　全蝎焙，各一钱

演山用前**牛黄清心丸**，以牛胆制五味者一分，仍加姜制半夏末一钱，并为末，水煮生半夏糊丸麻子大，每五七丸，姜汤或薄荷汤下。

星苏散　治诸风口噤不语。

南星略炮

锉散，每服三字，姜五片、紫苏叶煎，取其半，却入雄猪胆汁少许，温和服。凡不语者，大小便须要调导。治慢惊，只用南星，更以人参、石菖蒲为佐。

木香汤 治慢风、慢脾得效。

南星湿纸煨 白附焙 天麻 木香 净陈皮 白茯苓 莲肉各一分 黄芪 白术 石菖蒲 甘草各半分

粗末，每服半钱，姜枣煎服。

助胃膏 治慢风，吐泻，不进乳食。

人参 白术 莲肉各二钱 丁香 檀香 舶上茴香炒 白豆蔻仁 木香 甘草炙，各一钱

为末，粟米糊丸梧子，每一丸，陈米饮调下。脾困不醒，用冬瓜仁煎汤。

演山**附硫丸** 慢脾风候，或四肢厥冷，尤佳。一岁可二十丸。

生附子尖二个，去皮 蝎梢七个 熟硫黄末，一钱匕

细末，姜自然汁丸绿豆大，米饮下。

凡前方用附子者，不可执谓性热，其儿患脾风，脚手冷者，有微有暴，审其轻重，轻即用汤，盛即以丸，重即以膏，服之皆效，须候手足暖，阳气回，即为佳，更以醒脾正胃药，温暖脏腑，补益肠胃，夺命回阳必矣。

七宝妙砂丹 慢惊、慢脾，利痰奇效，须以木香佐之。

开元通宝钱背后上下有两月片者，其色淡黑颇小，诸钱只一个月子者不用，将钱放铁匙头于炭火内烧，须臾四维上下各有黄白珠子满弦将出，候冷放盏中，入少朱砂末，只作一服，南木香煎汤，或人参或薄荷汤下，仍审慢脾已传未传之理，其儿眼开未合，尚在慢惊，脚手未冷之时，未可便与回阳，却与此丹一二服，眼合沉困，阴证极盛者，方可回阳。

汤氏八仙散 治慢惊虚风。

天麻　白附炮　花蛇肉酒炙　防风　南星炮　半夏曲　冬瓜仁　全蝎各等分

㕮咀，每服一钱，姜枣薄荷煎，或加僵蚕炒，慢惊加川乌。

酿乳法　治慢惊，睡多惊哭。凡面黄脉细难治。

人参　木香　藿香　沉香　陈皮　神曲　麦芽　丁香减半，余各等分

㕮咀，每服四钱，水一碗，姜十片，紫苏十叶，枣三枚，砂瓶煮至半碗，乳母食后捏去奶汁，服之即仰卧片时，令药入乳之络，次令儿吮，不可过饱，亦良法也。

慢惊慢脾危恶证候，药力不到者，但看两脚面中间陷处有大冲脉印，即灸百会穴。其穴直取前后发际折中，横取两耳尖折中，在头之中心端正旋毛处是也，如有双旋及旋毛不正者非。艾炷约小麦许，但三五壮而止，灸后仍与醒脾药。

《幼幼方》**术附汤**　治慢脾风，身弓发直，吐乳贪睡，汗流不已。

大附子一只，炮　白术一两，煨　木香半两　甘草炙　肉豆蔻一枚，面裹煨

㕮咀，每服二钱，水半盏，姜三片，枣一个，煎服。

发痫方论 古云：惊风三发便为痫

痫为小儿恶病，病关五脏，故有五痫之名。其发也，如惊风状，但发而四体柔软，时醒者，为痫。若一身强硬，终日不醒，则为痓痉。治法先审惊、风、食三种，阴阳二证别之。风痫者，风邪乘虚，有热生痰，先于化痰散热，安神定搐，然后治风。惊痫者，骇怖积惊，啼叫恍惚，先凉三焦，去热化痰，然后治惊。食痫者，食时得惊停结，大便酸臭，先寒后热，先与推下，然后治痫。阳痫，则身热抽掣，啼叫面光，脉浮，病在腑，易治。阴痫，身无热，手足冷，不掣，不啼，面黯，脉

沉，病在脏，难愈。或仰卧属阳，覆卧属阴，亦可验。大概血滞心窍，邪气入心，积惊成痫，清心调血，顺气豁痰，又其要也。寻常小儿，有痰有热，阻乳不睡，时常惊悸，皆痫之渐，即以紫霜丸导之，量轻重以减其盛气，可免惊风、痫、钓之患。痫证方萌，耳后高骨间必有青纹纷纷如线，见之急为抓破出血，啼叫犹得气通，仍晒儿衣，恐有纯雌落羽所污即作痫也。诸痫瘖不能言，此风伤其气，痰滞于心，以南星为末，雄猪胆汁调少许，啖之辄效。

演山**化风丹** 治风痫，先用此。《直指方》去甘草，加净细辛。

法制黄牛胆二钱 羌活 独活 防风 天麻 人参 荆芥穗 川芎 甘草各一钱

为末，炼蜜丸皂子大，每一丸，薄荷紫苏泡汤化下。

《直指》**独活汤** 治风痫，解表通里。

独活 麻黄去节 川芎各一钱 大黄焙 甘草炒，各半钱

锉散，每三字，姜二片煎。有内热，加天麻、防风、细辛二钱，犀角少许，去麻黄、独活。

比金丹 惊痫先用此。

人参 琥珀 白茯苓 远志肉姜制焙 朱砂 天麻 细节菖蒲 川芎 南星姜汁浸，各二钱 麝一字 青黛一钱

为末，蜜丸皂子大，每一丸，金银汤泡薄荷下。

紫霜丸 食痫先用此，取积不虚人。

代赭石煅醋淬，研 赤石脂末，各一两 巴豆三十粒，去皮出油，炒研 杏仁五十个，去皮尖，面炒，别研

合研细，饭丸麻子大，每三丸，米饮下。

钱氏**五痫丸** 定痫。

朱砂半两 水银一分 鈆三两，溶开，次入水银结砂 雄黄二两，熬 真珠一两，细研

为末，炼蜜丸麻子大，每服二丸，金银煎汤泡薄荷调下。

猪心汤 治五痫，癫痫，及心风血迷，神效。

甘遂末，一钱

上用带性猪心一个，取三管头血三条，和甘遂末。如血多，只随药末得中和之。将猪心批作两片，入所和药在内，再合用线缚定，外以纸湿包，慢火煨熟，不可过度，取出甘遂细研，次入朱砂末半钱和之，分作四丸，以所煨猪心煎汤调下，后别用猪心煎汤。重者只守本方，轻者加苏合香一丸。准过半日不动，又进一服，如大便已下恶物，即止后剂，急与醒脾汤以助胃气。

当归大黄汤 治诸痫壮热，利下心中恶血。

大黄略煨 甘草炙 当归 赤芍各三钱 制半夏 川芎各一钱半

为末，每服三字，姜枣煎服。

《直指》**定痫丸** 治五痫。

赤蜈蚣一个，去头足，酒浸炙 蝎梢 白附生 乌蛇肉酒炙 大南星末 半夏姜汁制，各一分 熊胆 白矾新瓦上煅枯，各半分

为末，薄糊丸桐子大，朱砂为衣，一丸，薄荷汤下。

演山**夺魂散** 定痫。

僵蚕炒黄色，半两 蛇含石煅，醋淬七八次，别研 白附炮，各一分 生银 生金铁粉可代 牛黄无则以胆制，加倍用 乌梢蛇头七八寸，酒炙 白茯苓 天麻 半夏姜汁浸一宿 犀角镑，各二钱 南星末，一分，姜汁浸一宿 赤足蜈蚣一条，酒浸炙焦 脑 麝

为末，蒸枣肉丸如○大，每十丸至十五、二十丸，金银薄荷汤下，朱砂为衣。一方加代赭石一分醋淬。如欲利痰，加巴豆霜煮枳壳一分。

痉痓 上景下世。痉，风强也；痓，恶也。

发痓之证，先伤于风，又感寒湿所致，此虚者生热，热极生

风之甚者也。伤风发热，头痛汗出，又自呕逆，汗之必发痓。湿家发汗过多，亦发痓。新产血虚，汗出作痓无疑矣。项背强直，腰身反张，摇头掣疭，噤口不语，发热腹痛，镇日不醒，病属太阳经。刚痉无汗，面红眼赤，牙紧手张，痰壅昏愦，渴烦，小便赤涩，先谵语而发者，此刚痉也，当发汗。柔痉有汗，大便滑泄，不渴不语，先手足冷而发者，此柔痉也。当解肌。治法并以小续命汤加减，刚痉去附子用麻黄，柔痉去麻黄用生附子，大便利而厥逆者，以熟附佐之。其间一证，身体壮热，谵语口干，手足反微寒，大便反滑泄，此刚柔不分之痓，可用生附小续命汤。要之得病以来，无汗则麻黄按方，有汗则麻黄慎勿用也。若痰塞气盛，则南星、半夏、茯苓以消其痰，枳实、陈皮、紫苏以顺其气，痰消则风止，气顺则神醒。治之先与消痰顺气，病热稍止，然后审其轻重而解利之。热轻者，与败毒散。热盛者，与小柴胡汤。壮热胸满，口噤咬齿，而大便秘结者，是为内实，大承气汤下之。又法，刚痓麻黄葛根汤，柔痓桂枝加葛根汤。痓为难治，过三日不治。诸方见《活人书》。柔痓，厥冷自汗，理中汤。自汗，肢体厥冷，三生饮。

星香散　并治中风。

南星炮，二钱　木香　净陈皮各一钱　全蝎二个，焙　甘草炙，半钱

锉散，每服一钱，姜三片煎。虚冷可加熟附、川乌少许，添姜钱。

客忤证治

小儿神气嫩弱，外邪客气，兽畜异物，暴触忤之，其候口吐青黄白沫、水谷鲜杂色变，喘息，腹痛，瘈疭，状如惊痫，但眼不上窜，脉来弦数，口中或有悬核，以爪刺之。若中恶客忤，急作醋炭，或降真香、皂角熏之，仍先以苏合香姜汤调灌，仍用豉捣丸弹大，擦五心五六次。

犀角散　治客忤，惊啼壮热。

天麻　犀角　麦门冬　钩藤　朱砂各一钱　铁粉　雄黄半钱　麝少许

为末，每服半钱，薄荷汤下，仍以母衣覆儿身以压之，即愈。

天钓证治

演山云：天叫气促长声粗，误食热毒闷心窍，急须吐下却和脾，若将惊药真堪笑。

其证壮热惊悸，眼翻抽掣，啼笑喜怒不常，甚则爪甲皆青，由乳母食毒之气入乳，使儿心肺生热，痰郁气滞，外加风邪所致。治当解利风热取安。

《全婴》**钩藤饮**

钩藤　白茯苓各半两　大黄包煨，二钱半　防风　朱砂　蝉蜕　羌活　独活　青皮　甘草各二钱半

粗末，每服一钱，姜枣煎。

汤氏**钩藤饮**　治天吊潮热。

钩藤　人参　犀角屑，各半两　甘草炙，半分　全蝎　天麻各一分

为末，每服一钱，水半盏，煎至半，温服。

惊风内吊 附见盘肠气　虫痛

惊风内吊，腹痛多啼，唇黑囊肿，伛偻反张，眼内有红筋斑血，乃寒气壅结，兼惊风得之。盘肠气与虫痛证，亦令腹痛、多啼、伛偻相似，但盘肠气腰曲干啼，额上有汗，乃小肠冷气相搏。虫痛则呕吐清沫，痛有去来，乃痞化为蛔，脏腑留滞而成。内吊用调气疏风镇药。盘肠用温和调气药，虫证用杀虫药，先安胃肠而后取□□□。

《全婴》**乳香丸**　治惊风内吊，腹痛惊啼。

乳香半钱　没药　沉香各一钱　蝎梢十四个　鸡心槟榔一钱半

为末，炼蜜丸皂子大，每服二丸，菖蒲、钩藤煎汤化下。

桃符丸　治证同前。上为末，炼蜜为丸，如梧桐子大。

银朱一钱　乳香一钱　大蒜一子，煨

先研乳香令细，后入银朱研，却入大蒜研为丸，薄荷汤下。

三白散　治盘肠气吊，先服此，后服钩藤膏。

白牵牛一两炒，末　白术　桑白皮　净陈皮　木通各三钱

为末，姜汤调。

钩藤膏

乳香　没药　木香　姜黄各一钱　木鳖子七个

为末，炼蜜为膏，钩藤煎汤化下，四磨汤化下更佳。

魏香散　治腹肚吊痛。

莪术半两　阿魏一钱

用水化开，浸莪术一宿，炒为末，紫苏汤下。

干漆散　治疳蛔腹肚虫痛。

干漆一钱　使君子十四个　芜荑仁六十片　楝树皮向东取皮厚者，锉，日干，一两

为末，砂糖熟水调下。

化虫丸　治虫痛。

芜荑　鹤虱　细槟榔　干虾蟆炙焦，各一分　芦荟半分

为末，雄猪胆汁为丸麻子大，每五丸，陈米饮下，或使君子汤下。

演山小沉香煎丸　治冷积，癥积，疳积，食积，乳积，盘肠，虫痛。即感应丸加沉香、乳香。

乳香　沉香　杏仁炒　木香　丁香各一钱　肉豆蔻一个，煨　百草霜一分　巴豆十四粒，制如霜

为末，以煮酒封面蜡和丸绿豆大，每四五丸，姜汤下，钩

藤汤送下尤佳。凡下虫药，在月初虫头向上，可下，仍须空心凌早，下后以和胃药调之。

白豆蔻散 治盘肠气痛。

白豆蔻仁 砂仁 青皮 净陈皮 香附子 莪术各等分

细末，每一钱，紫苏汤调。

郑氏**安虫散** 治虫咬心痛不可忍。一方云火煨使君子与食，以壳煎汤送下甚妙。

干漆三分，炒 雄黄半两 麝香炒，一分

为末，三岁半钱，煎苦楝根汤调。

遣虫丸 治虫动腹痛啼叫，吐涎沫。

槟榔 芜荑去皮 雷丸 定粉 鹤虱炒，各等分

为末，煎苦楝根汤煮糊丸绿豆大，每三十丸，使君子煎汤下。

化虫丸 治虫咬心痛，来去不定，阻乳。

鹤虱 槟榔 胡粉 苦楝根各半两 白矾三钱半，生

为末，糊丸小豆大，三岁三十丸，温浆水入油三五滴吞下，空心。

《千金方》云：虫攻下部，烧艾烟熏之。吐蛔烦渴，阴极也，唇青舌黑，用生姜擦，黑转而红，即回阳气。

钱氏**安虫散** 凡虫不可尽去，宜安之。演山下虫丸，见后疳胀门。

胡粉炒黄 槟榔 川楝子肉 鹤虱炒黄，各二两 白矾煅，一分

为末，每一字，温汤调下。

仲景云：脏寒胃虚，蛔上，时止时烦，宜理中汤。方见《活人书》。

木香散

黑牵牛末，半生半熟 大腹子各一两半 槟榔 雷丸 锡灰醋炒 三棱 莪术并煨 木香 大黄各一两

细末，每三钱，空心蜜水或砂糖水调下，仍先用烧猪肉一片，细嚼不吞，仍吐出，却服药引虫。

夜啼证治 附见十啼

郑氏分儿啼痛有十，惊啼，夜啼，躯啼，盘肠气吊啼，惊风内吊啼，胎中胸冷啼，胎热伏心啼，心腹刺痛啼，邪干心痛啼，乳食作痛啼。然各有阴阳冷热之不同，惟夜啼乃阴盛，以夜为脏冷之证，阴极发躁，寒盛作疼。啼而不哭是痛，故直声来往而无泪，哭而不啼是惊，故连声不绝而多泪。演山则云：啼而不哭为烦，哭而不啼是躁，阴阳之分又在此。其证腹冷而痛，面青白，大便泻青白，头低身曲，眼闭肚紧，夜半后发。

又有邪热在心，为热所乘，炎上而焦哭，口中热，面红舌白，腹热小便赤，啼时有汗，在半夜啼，先当清导小腑。重则胸突头反，喜灯，又宜疏利。又有客忤中恶，儿目有所见，而口不能言而惊哭，日夜哭，上灯前后甚者，其两手虎口皆无脉纹，面变五色。又有口疮、重舌，口到乳上即啼，身额微热，急以灯照，非口疮即舌肿所致。王氏云：小儿夜啼，非有鬼祟，因胎热伏心，躁闷惊啼。《水镜论》云：天苍苍，地王王，小儿夜啼疏客堂。心舍即客堂，疏者，转泻也。

郑氏**钩藤膏** 治内钓夜啼，躯身叫哭，唇面青冷。

乳香灯心研末 五灵脂 没药 当归各一钱 麝香一字

为末，炼蜜丸豌豆大，百日内一丸，钩藤汤化下，或灯花三四颗，乳香汤化下。

乳附丸 治脏寒胃冷，泄泻气虚，便青白脓，心腹疼痛，叫啼有汗。

附子炮去皮 乳香 当归 诃子炮肉 桂心 干姜炮 吴茱萸各等分

为末，酒糊丸小豆大，月内儿一丸，钩藤汤或米饮下，空心。大小加减服。

乳沉膏 治盘肠气吊，躯身啼叫，面红青黑不定，大便青白，奶片不化。

附子炮，二钱 乳香 当归各一钱 麝香 沉香各一字

丸制汤使同上。

红轮散 惊热夜啼，涎壅心躁，并治中暑昏冒。

牙硝 寒水石煅，各三两 麝香半钱 脑子半钱 朱砂二两 甘草一两，炙

为末，周晬儿一字，薄荷汤调下。

蝉花散 治夜啼不止，状若鬼祟。

上蝉壳下半截为末，初生抄一字，薄荷汤入酒少许调下。或者以上半截为末，依汤调，啼复如初，古人格物之妙若此。

朱砂五苓散 治邪热在心，清导小便。

洗心散 心经积热，风痰壅滞，疏利大便。夜啼热证通用方，见《活人》、《和剂》二方。

苏合香丸 治客忤中恶，夜啼吊痛，方见《和剂》。

《保婴》**五味子散** 治夜啼腹痛。一方四君汤加芍药、肉桂、干姜、丁香、半夏各等分。

五味子 当归 赤芍 白术各半两 甘草 桂心各一两

㕮咀，水煎。

养脏汤 治脏冷内吊夜啼。

当归一两 沉香半两 丁香 白术 桂心 川芎各半两

㕮咀，姜煎，加没药尤好。

万金散 治证同上。

沉香 丁香 人参 五味子 当归 乳香各半两 肉桂一钱半 赤芍 白术各一分

㕮咀，煎。

一方 夜啼，用灯花七个，硼砂一字，朱砂少许，研蜜调，儿睡时抹唇内。

一方 灯花数颗，灯心煎汤，调抹口中，乳送下，并以井

花水调朱砂，涂五心上，效。

一方　惊啼，以油发烧灰存性，一字末，汤调下。心窍有血也。

积疳癖总论

夫积者，疳之母。由积而虚，遂致成疳。儿十岁以下为疳，十岁以上为劳，良由乳母寒温喜怒，饥饱醉饮，气乱劳伤，便乳儿者致伤。且儿生脾胃娇弱，饮食生冷不节，食肉太早，停滞于胃，脾弱不化，或久吐泻，久疟痢，久渴久汗，久热久嗽，久血久疮，脾胃致伤，亡失津液，不能宣布，成积成痢。疳之新者为热疳，面黄脸赤，骨热盗汗，鼻干口臭，唇焦烦渴，心躁惊悸，情意不乐。若疳之久者，为冷疳，目肿腹胀，便利不定，泻粪肥腻，或似油珠，烦渴黄瘦。热疳病多在外，冷疳病在内，又有冷、热二证交互，非新非久，不内外因者。钱氏曰：治疳当辨冷热肥瘦，初病肥热，久病瘦冷，小儿易为虚实，脾虚不受寒湿，服寒则生冷，服温则生热，当识此理，以为治疗之纲领。消积和胃，滋血调气，随顺用药以扶之，淡薄饮食以养之，久久自然充实。取积之法，又当权衡，诸有积者，无不肚热脚冷，须量虚实而取之。若积而虚甚，则先与扶胃，使胃气内充，然后为之微利。若积胜乎胃，则先与利导，才得一泄，急以和胃之剂为之扶虚。然取积虽当疏利，如白豆蔻、萝卜子、砂仁、莪术消积等不可无。癖证在胁膜间，亦虚中之积，先寒后热，饮水不食，以致喘嗽。钱氏以癖为潮热，治法解散寒热，即与下癖痞。证亦在左右胁，痞为阳，癖为阴。

积

乳积　吐乳泻乳，其气酸臭。因啼叫未已，以乳哺儿，停滞不化得。

食积　肚硬带热，渴泻或呕。因饮食过饱，饱后即睡，眼白脸浮。

气积　腹痛啼叫，利如蟹渤。因触忤其气，荣卫不和，日久得之。

虚积　浑身微热，不思饮食，昏昧神缓，抱起如睡，肚热足冷。

实积　肚热粪秘，腮喉肿塞，涎鸣壅盛，热毒发疮。

积证有伤乳伤食而身体热者，惟肚热为甚，且夜间有热者，伤积之明验也。

疳

心疳　即惊疳。身体五心皆热，面黄颊赤，胸膈烦满，肌瘦便脓，虚惊，盗汗发渴。

肝疳　即风疳。筋青脑热，下痢羸瘦，肉色青黄，摇头揉目，遍身流汗，白膜遮睛，躁渴。

肾疳　即急疳。肌肉消瘦，齿龈疳烂，下上蚀䘌，寒热时作，脑热脚冷，泻痢脱。

肺疳　即气疳。皮毛干焦，咳嗽气逆，壮热憎寒，揉鼻咬甲，口鼻生疮，肌肤粟起。

脾疳　即食疳。腹多筋脉，喘急气粗，面瘦肌黄，毛焦骨立，肚大脚细，情意不乐，好食泥土，爱暗憎明，痢多酸臭。

蛔疳　食肉早，甜腻化蛔，多啼吐沫，腹痛胀筋，肠头齿痒，蛔动自口出难治。胃虚蛔上。

脊疳　虫蚀脊膂，身热羸黄，积中生热，烦温下痢，十指生疮，频咬爪甲。

脑疳　挟风热伤饮啖，头皮光急，脑热生疮，发结如穗，囟高多汗。

干疳　瘦悴少血，舌干多啼，病在心。目不转睛，干啼少泪，病在肝。身热尿干，手足清冷，病在肾。声焦皮燥，大便干结，病在肺。搭口痴眠，胸脘干渴，病在脾。

疳渴者，脏有疳气，乳母食辛煿，使儿心肺热。渴引饮，阻乳，夜则渴止。

疳泻者，毛干唇白，额有青纹，肚胀肠泄不化，勿有热药止之。

疳痢者，挟四气冷热不调，停滞水谷不化。

疳肿胀　虚中有积毒与气攻腹胀，脾复受湿，使头面手足虚浮。

疳劳者，潮热往来，五心烦热，发疮，盗汗骨蒸，嗽喘枯悴，或渴泻肚硬，面如银不治。

无辜疳者，脑后项边有核，将动软而不疼，中有虫如米粉。速破之，否则虫随热气淫蚀脏腑，生痈便脓，壮热，头露高骨，或雌鸟落羽污儿衣，虫入皮毛必烘之。

丁奚疳　子足细项小，骨高尻削体痿，腹大脐突，号哭胸陷，或生谷癥。

哺露疳　虚热往来，头骨分开，翻食吐虫，烦渴呕哕，此三者使柴骨枯露，危矣。

肾疳　久患内虚不食，天柱骨倒，钱氏地黄丸效，有因吐泻久而成者，有肝风筋弛者，各施治。

不治证

魃病音奇，儿周晬时母复有孕，乳母令儿黄瘦寒热，肚胀泄泻，骨立尪羸。亦作疳治之。

心疳，饮水不已，食则惊啼，耳边纹多，舌上黯黑。肝疳，左胁结硬，频数吐涎，目睛青筋，眼角黑气。肾疳，饮水好咸，小便如乳，耳焦肩耸，牙黑骨枯。肺疳，咳逆气促，频泻白沫，身上粟生，其色斑黑。脾疳，吃泥泄泻，水谷不消，唇白腹高，人中平满，又或滑泄不休，脱肛，吃逆，抱起昏沉，手足垂软，项筋舒展，身冷胸陷，吐乳直泻，皆不治。

积滞证治

《经》云：化积消积，挨积磨积。无下积之说，故不可直便取下，以伤胃气也。

《保婴》**安胃和脾散** 小儿脾胃不和，腹满气痞，呕吐痰逆，噫气吞酸，面黄肌瘦，腹胁刺痛，便利不调，阻乳不思，饮食不化，先服此。

制净苍术二两，切，生姜二两，和捣，炒黄色 制净厚朴姜炒 人参 白术 净青皮 净陈皮 藿香 砂仁 莪术煨 槟榔 泽泻 甘草炙，各半两 小枣儿二十四个，去核焙

细末，每三钱，姜汤调下，或就吞下消食丸。

快膈消食丸

砂仁 净陈皮 三棱 莪术 神曲 麦糵各半两 净香附子一两，别炒

为末，糊丸麻子大，食后白汤下，看轻重却用下积药。一方加制枳壳。

紫霜丸 治乳食宿滞不化，胸膈不利，呕吐恶心，便利不调，大便酸臭，重伤乳食，或作诸痫。

代赭石醋煅淬 赤石脂火烧红，各一两 杏仁麸炒去皮，五十粒，研为泥 巴霜一钱，净。凡巴豆取仁二钱重，去膜、心、油，取巴霜一钱重，方可为定体之法

上除杏仁、巴霜外，为细末，却入杏、巴研匀，水浸蒸饼丸黄米大，每五七丸，温米汤下。

消积丸 治证同上。

砂仁 制青皮 净陈皮 莪术 三棱并煨，各半两 巴豆二十一粒，去皮膜，不去油，同前五味炒令黄色，去巴豆不用

研末，醋面糊丸黄米大，每二三十丸，温米汤下，日二服，量儿大小加减。

演山褐丸子 治阴阳不和，脏腑怯弱，乳食不消，心腹胀满，食癥乳癖，痞结冷痛，或秘或利，头面肿满，五疳八痢，功效非常。《直指》加槟榔、五灵脂各一两，吞紫霜丸，治疳胀。

萝卜子二两，微炒 净陈皮 净青皮 黑牵牛末，半生半炒

三棱　莪术各炮，各一两　胡椒半两　木香一分　又一方加胡黄连半两　苦楝根半两　萝卜子只一两

细末，面糊丸麻子大，每三五十丸，煎萝卜汤下。以上并忌生硬冷物。

《仁斋》**下积丸**　治乳食伤积，心腹胀满，气粗壮热，或泻或呕。

丁香　砂仁各二十个　使君子五个，焙　乌梅肉焙　巴豆肉三个，不去油

为末，和研烂，饭丸麻子大，每三丸，陈皮汤下。

《集验》**蓬术丸**　治乳食不化，心腹胀满，一切所伤。

三棱　莪术并煨　净陈皮　净香附炒　萝卜子炒，各半两　砂仁　净青皮　净枳壳制　胡黄连　芦荟各三钱　胡椒二钱半

细末，糊丸黄米大，每三十丸，加至五十丸，温米饮下，日三二服。忌生硬冷物。

剪红丸　磨癖积，杀诸虫，进饮食，神效。男女老幼皆可服，孕妇莫服。

干漆一钱，炒令烟尽　紫芫花一钱，醋拌炒　巴豆七个，去皮膜心，不去油　斑蝥七个，去头足翅，炒研，时塞口鼻

上为末，醋糊丸梧子大，用红纱包，红线缚定，剪下来，每服一丸，同后药服之。

南木香　雷丸　三棱生　莪术生　百部微炒，各半两　贝母　槟榔　大黄生，各二两　使君子仁四十九个，半生半炒　牵牛生，半斤，取头末二两半

细末，用肥皂角十锭，捶碎，山茵陈一两，苦楝根皮二两，水四五碗，慢火砂锅煎至一小碗，将前末搜为丸梧子大，日干，小儿粟米大，每服二钱半重，各随后证改汤使引下，五更初服，忌荤腥、生硬、油腻物。此方与诸方甚异，毋忽。小儿齁齁喘急，咳嗽，桑白皮汤下。取寸白虫，石榴根汤下。脚气肿不可行，木瓜汤或蜜水下。取蛔虫、茧虫，沙糖水送下。

小儿一切诸证，蜜水或砂糖水下。酒痢、酒积，百药煎汤下。妇人血脉不行，淡醋汤、红花汤下。妇人血蛊病，葱白汤下。肠风下血，煎山栀子汤下。大小便不通，淡醋汤下。食积气块诸证，用温蜜水、温茶汤下。

真方五色丸子 治小儿一切所伤，痰涎壅塞，胸膈不利，乳食不消，变生癖积，胁肋片硬，按之疼痛，及治一切急慢惊风发搐，痰涎壅塞。

青丸子 青黛别研 南星姜制，各半两 巴霜半钱

红丸子 朱砂水飞 半夏姜制，各半两 巴霜半钱

黄丸子 大黄煨 郁金各半两 巴霜半钱

白丸子 白附子生 寒水石煅，各半两 巴霜半钱

黑丸子 五灵脂炒 全蝎炒，各半两 巴霜半钱

上前五色药各另研为细末，入巴霜半钱同匀，面糊丸粟米大，一岁服五丸，乳汁送下，量大小加减，或姜汤下，急惊金银薄荷汤，慢惊生姜全蝎汤。

诸疳证治 附五软

陈氏**芦荟丸** 治五疳。

芦荟 芜荑去皮 青黛 宣连 槟榔各一分 蝉退二十个 胡黄连半两 豮猪胆二个 麝香少许

为末，猪胆丸麻子大，每五七丸，饭饮下。

汤氏**大胡黄连丸** 治惊疳腹胀，虫动，多睡黄瘦，五心烦热。

胡黄连 宣连 苦楝子肉各一两 白芜荑去扇，半两，炒 干蟾头烧存性，一分 麝香一钱 青黛一两半 芦荟一分，别研

上前四味为末，猪胆汁和为剂，每一胡桃大入巴豆一个在内，用油单一重包之蒸熟，却入后四味，糊丸麻子大，每服十四五味，清米饮下，食后临卧，日进三服。

肥儿丸 脾疳黄瘦，肚大口臭，好食泥土，消虫进食。

胡黄连　神曲　麦蘖各一两，并炒　使君子肉别研如泥　肉豆蔻煨，各半两　木香二钱　槟榔二个，生

除使君子旋入外，为末，糊丸粟米大，空心饭饮下，大小随加减。

钱氏**大芦荟丸**　治疳杀虫，和胃止泻。

胡黄连　黄连　芜荑去扇　芦荟　木香　净青皮　雷丸破开，白者佳，赤者杀人不可用　鹤虱炒，各半两　麝香二钱，另研

为末，粟米饭丸绿豆大，米饮下一二十丸，无时。

使君子丸　脏虚滑泄，及疳瘦下痢，腹胁胀满不乳。常服安虫补胃，消疳肥肌。

厚朴姜制　诃子肉半生半煨　甘草炙，各半两　使君子肉一两，面裹煨，去壳　净陈皮一分　青黛半两。兼惊带热渴入此一味，若脏腑不调勿用

为末，炼蜜丸小鸡头大，每一丸，米饮化下，百日儿半丸。

地黄丸　治头囟不合，体瘦骨露，有如鹤膝，皆肾虚不足，并治肾疳天柱倾倒，肾主骨也。

熟地黄洗焙，八钱　泽泻洗，二钱　牡丹皮去心　白茯苓各三钱　山茱萸肉　牛膝　鹿茸酥炙　山药各四钱

为末，蜜丸梧子大，三岁以下二三丸，温水空心化下。

汤氏**贴项方**　治肝胆停热，致令筋软，用此贴项。

附子生，去皮脐　南星切

为末，姜自然汁调，贴患处，次服防风丸、泻青丸。

郑氏**麝连丸**　疳积劳热，黄瘦发稀，腹急气喘，阻乳盗汗。

黄连一两，酒浸一宿　使君子　鳖甲米醋炙　柴胡　净陈皮　芜荑　青皮各半两，以上七味锉碎，巴豆仁四十九粒，炒黄色，去巴豆　槟榔　木香各一分　麝香半钱　秦艽半两

为末，酒糊丸小豆大，三岁三十丸，米汤下，无时。

牛黄煎 诸疳诸痢，食伤腹急，骨蒸消瘦，毛竖面黄，壮热，多困少力。

蚵蚾二个，酒一盏，獖猪胆六个，同浸一宿，焙干去骨，半两 牛黄二钱 麝香一钱 龙胆草半钱 朱砂 芦荟 熊胆 没石子去壳 使君子肉 雄黄 蝉蜕 胡黄连 诃子炮肉 芜荑仁 木香 夜明砂 肉豆蔻各一分

为末，炼蜜小豆大，三岁三十丸，米汤下，无时。

麝沉膏 治疳泻白浊腥臭肥腻，骨热多渴，腹痛不食，羸乏无力，颈骨垂倒。

乳香一钱 木香炮，二钱 诃子炮肉，四钱 麝香半钱 沉香半钱 蚵蚾酒浸取肉炙黄，六钱 肉豆蔻半两，取孔子入乳香在内，姜汁面裹炮焦，去面

为末，蜜丸鸡头大，三岁一丸，米汤下。

六神丸 治疳气消瘦，脏腑怯弱，泄泻虚滑，乳食减少，心腹胀满。

木香 丁香 肉豆蔻面煨 诃子炮肉 使君子炮，各半两 芦荟一两

为末，枣肉丸，加减米汤下。

又方 黄蜡指大，溶入鸡子一个，碎和炒熟，令儿食尽，吞下上丸子，治休息疳泻效如神。

没石膏 疳泻白浊腥臭肥腻，骨热多渴。

没石子二个 香附子四钱 人参 诃子炮肉 丁香各一钱 白术炒，二钱 巴豆十粒，针穿烧存性

为末，蜜丸鸡头大，三岁一丸，米汤化下。

金灵散 久患疳疾，体虚可食，及诸病后天天柱骨倒，医者不识，谓之五软。

白僵蚕直者，炒，为末，三岁半钱，薄荷酒调下。后用生筋散贴之，用木鳖子六个去壳，蓖麻子六十粒去壳，研细，先急抱头搽项上，令热津唾调贴之。

大黄丸 治无辜疳证，壮热疮疬。

大黄三两 木香半两

为末，米醋一升，和置铜碗内，用铛煮，重汤浮汤上炭火煮，竹篦搅，候可丸即丸，入糊和丸小豆大，三岁二十丸，米汤下，加减服，当下青脓为效。

又方，以漏芦为末，每服一钱，猪肝一两，盐少许，水煮，空心。

蟾酥散 治走马疳，龈溃侵蚀唇鼻。

干蚵蚾黄泥裹，火煅焦 黄连各一分 青黛一钱

为末，入麝少许，和研掺敷，干则油调。亦治身上肥疮，但疳疮神效。

又，南星入雄黄面煨，入麝为末，敷之。

《直指》**胡黄连丸** 治热疳。

胡黄连 川黄连各半两 朱砂一钱半，另研

上二连为末，和朱砂入猪胆内缚定，虚悬于铫中，煮一炊久，取出研，芦荟、青黛各二钱半，去足虾蟆灰二钱，麝少许，粳米饭丸麻子大，每十丸，米饮食后。

茯神丸 治心疳惊疳。

茯神 芦荟 琥珀 黄连 赤茯苓各三钱 钩藤皮 远志肉姜制 虾蟆炙，各二钱 细节菖蒲一钱 麝少许

为末，粟米糊丸麻子大，每十丸，薄荷汤下。

清肺饮 治肺疳热，䘌蚀穿孔汁臭，或生息肉。

桑白皮炒，半两 紫苏 北柴胡 黄芩 当归 天门冬去心 连翘 防风 赤茯苓 桔梗 生地黄 甘草炙，各一两

细锉，每服二钱，水煎食后，却用前蟾酥散敷之。

黄连丸 治疳渴。

黄连半两，净，以猪胆汁浸一宿，晒干 瓜蒌根 乌梅焙干 杏仁去皮，另研膏 莲肉各二钱

为末，牛胆汁浸糕作糊，丸麻子大，乌梅汤下十五丸。

蚵蚾丸　治无辜疳，诸疳。一服虚热退，二服烦渴止，三服泻痢住。

蟾蜍随个数，夏月沟中取腹大不跳不鸣者，而身多癞磊者

上取粪虫一勺置桶中，尿浸之，桶上要干，虫不可走，将蟾打杀放虫中，任其食一日夜，次以新布作袋兜，在急流中推一宿取出，瓦上焙末，入麝少许，粳米糊为丸，每二三十丸，米饮下。

一方，夜明砂炒为末，入饮食中啖之，治无辜疳。

龙胆汤　治魃病。

龙胆草　钩藤枝　柴胡　桔梗　芍药　川芎　茯苓　甘草炙，各二钱　人参一钱　大黄二钱半，煨

锉，水煎，仍以红纱袋夜明砂与儿带。

猪肚黄连丸　治疳流注，遍身疮蚀，或潮热肚胀，或渴者。

雄猪肚一具净洗，大宣连净五两，锉作小截，水和润，纳猪肚中线缝，放在五升粳米上蒸至烂，入臼中入少蒸饭捣千杵得所，捏丸小桐子大，每二十丸，米饮下，仍服调血清心之剂佐之。凡儿病不出于疳，则出于热，热则生痰，常须识此。

《全婴》**五疳保童丸**　治五疳八痢，面黄肌瘦，头发作缕，好食泥土，可思乳食。

大干虾蟆一个，烧存性　皂角一钱，去皮弦，烧存性　蛤粉三钱，水飞　麝一钱，别研

细末，糊丸粟米大，每三四十丸，空心温米饮下，日二服。

钱氏**龙粉丸**　治疳渴。

龙胆草　定粉微炒　乌梅肉焙　黄连各二分

为末，蜜丸麻子大，米饮下一二十丸，无时。疳虚极，用补药大过，反生大热而渴，当审。

《幼幼方》小儿耳边鼻下赤烂湿痒，名月蚀疳疮。

黄丹一钱，煅赤　绿豆粉二钱　白矾一钱，飞

研细，干敷疮上，唾调亦可。

《直指》**取癖丸**　治胁旁血膜包水，僻侧作痛，遂发寒热，潮热，先服平肝清肺药，却服此。

甘遂微炒　芫花炒　牵牛半生半炒，取末　辣桂　莪术　净青皮　桃仁去皮，炒　木香　五灵脂各二钱

为末，入巴豆霜一钱研匀，糊丸麻子大，风干。每一二丸，姜蜜汤下。

汤氏**塌气丸**　治积水惊水，饮水多停积于脾，肢肿而热。

赤小豆　陈皮　萝卜子　甘草炙，各半两　木香炮，一分

㕮咀，姜枣煎。

《御院》**匀气散**　治脾肺气逆，喘咳面浮，胸膈痞闷，小便不利。

桑白皮二两　净陈皮两半　桔梗炒　甘草炙　赤茯苓各一两　藿香半两　木通四两

姜煎。

诸热证治

小儿病，惟热证居多，当审虚实。实则面赤气粗，燥渴唇肿，大小便难，烦啼暴叫。虚则面色青白，恍惚神缓，口中清冷，嘘气软弱，泄泻多尿，夜出盗汗。其或乍清乍温，怫郁悸惕，上盛下泄，此则冷热不调之证。虚热用惺惺散，实热四顺饮加川芎、柴胡。冷热不调，香葛汤加正气散打和。且先解表和胃，其或表里已解，热又时来，此表里俱虚，气不归元，而阳浮于外，不可再用凉药，必使阳敛于内，身体自凉，参苓白术散可用。

演山口议：热有十证，惊热，疳热，风热，潮热，伤寒热，疟热，积热，丹热，疮疹热，余毒热。

脱甲散　治伤寒小儿体热，头目昏沉，不思饮食，夹惊夹

食，寒热，大小便秘，或赤或白，烦躁作渴，冷汗妄流，夹积伤滞，胸膈胀满，青黄体瘦，日夜发热，及伤风伤暑，惊痫客忤，筋骨肾脏疳气等热，并宜服之。

柴胡　当归洗　龙胆草　知母各三钱　人参　川芎各二钱　白茯苓二钱半　甘草炙，四钱　麻黄二钱，去节　茅根一钱重

细末，每一钱，水小盏，葱白连根须煎半，温服无时。

大连翘饮　治证同上，解利心经邪热，常令疏通，及膈热眼目赤肿，唇口白疮，津液不生，涕唾稠咳，虽在表里，并得其宜，惊风痰热四证，皆能消化。

连翘　瞿麦穗　滑石　车前子　牛蒡子炒　赤芍各一两　栀子仁　木通　当归　防风各半两　黄芩一两半　柴胡　甘草炙，各二两　荆芥穗一两半　蝉蜕去足，一分

㕮咀，每一大钱，水小盏，煎取半，风痰热变蒸热，麦门冬去心煎；实热、丹热，加大黄、灯心煎；疮疹热未出前、已出后，紫草、当归煎；胎热，肺热，伤寒后余毒热，疮疹余毒热，加薄荷煎；痈疖毒热，加大黄、朴硝煎。

梨浆饮　治证在前，治脾积寒热如疟，先服此药，后下其癥积痞块。

青蒿取花头，用童便浸三次，日干用　柴胡　人参　黄芩　前胡　秦艽去土　甘草炙，各等分

㕮咀，一岁儿半钱，水小盏，入生藕、生梨，无则梨条亦可，薄荷二叶，生地黄一寸，同煎至半，空心服。

正气调胃散　治八种虚痢作热，或吐或泻，发热霍乱，上下气不复常，心虚烦闷作热。

半夏泡洗　净厚朴二味各一两，生姜和皮二两捣，渍二三宿令透，日干，慢火炒焦　扁豆炒　藿香叶　净陈皮各一两　甘草炙　薏苡仁炒　白茯苓　白术各半两

为末，每一钱匕，水小盏，生姜二小片，枣半个煎，如气未复不纳食，分气紫苏饮、四君汤打合服。

郑氏**犀角饮** 治小儿骨蒸潮热，盗汗肌瘦。

犀角屑 鳖甲酥炙 柴胡 知母各半两 地骨皮 胡黄连各一两 川大黄 桃枝各半两

㕮咀，三岁一钱服，水半盏，煎服，无时。

灵犀饮 治骨蒸潮热盗汗，咳嗽，可食多渴，面黄肌瘦，肚急气粗，虚热余热通用。

犀角屑 胡黄连各半两 白茯苓 人参 川芎 秦艽 甘草 羌活 柴胡 桔梗 地骨皮各一两

㕮咀，三岁一钱，水半盏，乌梅竹叶各少许煎。

《和剂》**人参消风散** 治小儿解脱伤风，胸膈有涎，恶风壮热。加朱砂、麝香尤佳。

六合汤 小儿血热，每日午间发热，遇晚则凉。

当归 大黄 川芎 熟地黄 白芍 柴胡各一两 一方加桂半两，治头热身凉，五心热。

为末，三岁一钱，水半盏，煎服无时。

《和剂》**三黄丸** 治诸热，及身黄黄疸。最治鼻衄便血，衄血，盐水吞下；便血，荆芥汤下。

导赤散 治小儿客热，心躁睡语，利小便。演山加黄芩减半，名**火府散。**

木通 生地黄干 甘草各等分

㕮咀，三岁一钱，入少竹叶，水煎服。

藿香散 治脾胃虚弱有热，面赤，呕哕涎嗽，及转取过多者。

麦门冬去心 半夏曲 甘草炙，各半两 藿香一分 石膏半两

为末，三岁一钱，水煎。

草果饮 治寒热盗汗，不思饮食，面黄腹急。

草果一两 厚朴三两 甘草半两 枣子半两 生姜四两，不去皮，同杵，淹一宿

㕮咀，三岁一钱，水半盏煎。

一方，治五疟。夜明砂为末，冷水调下半钱，效。

演山人参散 治疳热虚烦作渴，不思食，四体重，服此，吞前蚵蚾丸作效。

人参 莪术 当归 龙胆草根 甘草炙 赤芍 白茯苓 制枳壳

等分为末，麦门冬汤下。

《集验》**荆术散** 小儿伤风伤寒，或疮或疹。此药无寒无热，疏风顺气，一切诸热证。

荆芥穗 赤芍各一两 制苍术二两 甘草半两，炒

细末，随大小一二钱。又名冲和散。伤风伤寒，壮热咳嗽，鼻塞声重，生姜葱白汤下。伤风潮热，或变蒸发热，薄荷汤。风热伤肺，鼻涕气粗，紫蔬汤。暴卒急惊风热，宜急惊门疏风散。久病后急慢惊热，《保婴》全蝎散。发汗去节麻黄汤调。盗汗自汗，牡蛎浮麦汤调。丹毒风热，前四顺饮汤调。眼暴赤热肿，煎羌活黄芩生地黄汤调。口舌颈项热肿生疮，煎防风牛蒡子汤调。咽喉重舌，煎升麻枳壳大黄防风薄荷调。

柴胡饮子 伤寒五六日，发热潮热，大便秘，乳母多服。

柴胡 人参 芍药 当归 黄芩 大黄 甘草炙，各半两

㕮咀，随大小加减，姜煎。

《简易》**凝神散** 治小儿经汗下，热去复作。收敛胃气，清凉肌表，神效。

人参 白术 白茯苓 山药炒，各一两 扁豆 粳米 知母 生地黄 甘草各半两 淡竹叶 地骨皮 麦门冬各一分

细末，每地钱，水小盏，姜二片，枣一个煎，无时。

《保婴》**紫霜丸** 小儿变蒸热不解，及伤寒温壮后热不歇。又食痫吐哯阻乳，有痰，先寒后热，此方无不治，虽下不虚人。方见前积滞门。身热而耳热尻热，又为他病。

《和剂》**清凉饮子** 治小儿脏腑壅实生热，颊赤多渴，五

心烦躁，四肢惊掣，或温壮连滞，欲成伏热，或壮热不歇，欲发惊痫。又风热疮肿，目赤咽痛，疮疹余毒。

川当归　甘草　赤芍　大黄各等分

粗末，每一钱，水煎，空心温服，得微利为度。

人参羌活散　治伤寒发热，头痛身疼，或潮热烦渴，痰实咳嗽。

羌活　白独活　柴胡　川芎　人参　甘草炙　白茯苓　制枳壳各一两　前胡　桔梗　地骨皮　天麻酒浸焙，各半两

㕮咀，每一钱，水半盏，姜一片，枣半个，薄荷一叶煎，温服无时。疮疹未发亦可服。

小柴胡汤　治感寒发热或作疟疾。汤氏加生地黄。方见《和剂》。

钱氏**地骨皮散**　虚热潮作，亦治伤寒壮热。

知母　柴胡　甘草　人参　地骨皮　赤茯苓　制半夏各等分

为末，每二钱，姜五片，水一盏煎，温服。

永类钤方卷第二十一

陈氏文中家传经验疹痘方全录

疹痘疮证治 轻则为疹，重则为疮，痘者如豆

小儿在胎之时，乃母五脏所养成形也。母不畏禁忌，恣意所欲，好啖辛酸，毒食气搏于胞胎之中，儿受此毒，名曰三秽液毒，以成疮疹。一者五脏六腑秽液之毒，发为水泡之疮；二者皮肤筋肉秽液之毒，发脓水泡之疮；三者气血骨髓秽液之毒，发脓血水泡之疮。人生无不发疹痘者，自幼及长，必生一次，又名百岁疮。三毒既出，发为疹痘，子母先当填口禁食，葱、韭、薤、蒜、酒、醋、盐、酱、鹿、獐、鸡、犬、河海鱼腥等物，世俗不顾，每亦何及。

小儿痘疮已出未出之间，有类伤寒之证，憎寒壮热，身体疼痛，大便黄稠，此正病也。若无他证，不宜服药。凡疗痘疮，先分表里虚实，若四者不分，则无所治。如表里俱实者，其疮易出易靥。如表实里虚，其疮易出难靥也。疮疹表虚而里实，毒蓄于脏腑，而渐泄于皮肤。伤寒表实而里虚，邪始于皮肤，次传脏腑，所以不同。疹脉三部洪数，往来大小不应指而洪。

小儿痘疮已出未出之间，或泻或渴，或腹胀，或气促，病在内，谓之里虚，速与十一味木香散治之。

小儿痘疮已出，其疮不光泽，不起发，根窠不红，病在外，谓之表虚，速与十二味异功散治之。

小儿痘疮已出，其疮不光泽，根窠不红，或泻渴，或腹胀，或气促，是表里俱虚，速与异功散下肉豆蔻丸。

小儿痘疮始出一日至十日，浑身壮热，大便黄稠，是表里俱实，其疮必光泽起发，肥满易靥，无伤也。

小儿痘疮，乃脏腑秽液之毒，发皮肉之间。盖脾主身之肌肉，肺主身之皮毛，今疹痘出，是肌肉皮毛受其病，治法当先调和脾肺，滋养血气，使脾不虚，肺不寒，表里冲和，自然易出易靥，《经》云表病里和，故不治而愈也。

小儿痘疮虽出不快，皆因毒气壅盛，妄谓其热，用药宣利解散，致令脏腑受冷，荣卫涩滞，则血气不能充实皮肤肌肉，其疮不得起发充满，结实成痂，故多痒塌，烦躁喘渴而死。

小儿痘疮发热口干，烦渴不止，切不可与水及蜜，并红柿、西瓜、柑橘等物，又不可妄投清凉消毒散等药，恐冷气内攻，湿损脾胃，则腹胀喘闷，寒战咬牙，必难治矣。咬牙者，齿槁肾气不荣矣。

始见小儿壮热憎寒，鼻鸣气急，未明疮疹之证，妄作伤风伤寒治之，或以解药出汗，或食药宣导，因此表虚难出，里实难靥。

小儿才觉伤风身热，未明是否疮疹，便宜发散，可服四味升麻汤。如痘疮始出一日至五七日间，虽身热，或腹胀咳嗽，耳后有红脉赤缕者，不可服升麻汤。或身热泻渴不可服，或身热惊悸不可服，或身热足冷不可服，宜服十一味木香散。

小儿如泻水谷，或泻白色，或淡黄色者，煎木香散送下七味肉豆蔻丸，泻止住服，不止多服。

小儿如泻频多，津液内耗，血气不荣，疮虽起发，亦不能靥也。如身温腹胀，咬牙喘渴者难治。缘水谷去多，津液枯竭。而欲饮水不止者，真气荡散而死速，与十一味木香散救之。不愈，速用异功散。

小儿如四五日不大便者，可用肥嫩猪脂一块，以淡白水煮熟，切如豆大，与儿食，令脏腑滋润，疮痂易落，百无滞碍。切不可投宣利药，恐内虚疮毒入里。

凡六七日身壮热，不大便，其脉紧盛者，可服三味消毒饮，微得利便住服。不大便而不胀，可不服也。

小儿神气软弱，痘疮自初出二三日至十二三日，忌外人，恐有卒暴风寒秽恶之气触污痘疮。初出至未愈、欲愈、已愈之际，父母房事，乳母月候，尤忌触忤。常以胡荽酒喷洒卧屋。

轻者　作三次出，大小不一等，头面稀少，眼中无，根窠红，肥满光泽。

重者　一齐并出，如蚕种稠密，灰白色，身温腹胀，头温足冷，泻渴。

轻变重　犯房室，不忌口，先曾泻，饮冷水，服凉药。

重变轻　避风寒，大便稠，不喘渴，忌外人。

小儿痘疮，二三日始见微微方欲出者，如粟米如黍，未如绿豆大，似水珠光泽明净者佳。

小儿痘疮四日、五日，其疮大小不一等，根窠红，光泽明净，不必药。稠密陷顶，灰白色，泻渴者，宜服十一味木香散，送下七味肉豆蔻丸。

小儿痘疮六七日，其疮肥红光泽者轻，不必药。如身温气促口干，腹胀足指冷重，十一味木香散加丁香、肉桂。

小儿痘疮八日九日，其疮长足肥满苍蜡者轻，不必药。若寒战闷乱，腹胀烦渴，气急咬牙者至重，宜十一味木香散加丁香、肉桂。如不效，急煎十二味异功散救之。

小儿痘疮十日十一日，其疮当靥，疮痂欲落者，欲愈也，不必药。或疮当靥不靥，身或热或不热，肚胀烦渴，不可与水蜜冷物，若与之，渴而死，急煎木香散救之。

若痘疮欲靥未靥之间，头温足指冷，或腹胀气促泻渴，不可与水蜜，服之即死，急以异功散□。

小儿痘疮十日至十一日，当靥不能靥，身不壮热，闷乱不宁，卧则硬气，烦渴咬牙者，急煎异功散加添木香、当归以救阴阳表里。若与水蜜冷物者，杀之大速。

小儿痘疮十二日十三日，疮痂既落，其瘢尤黯，或凹或凸，肌肉尚嫩，不可澡浴，不可食炙煿、五辛、酸辣有毒之物，恐热毒攻肝，眼目生翳。若不依此，必为目患，可用三味谷精散救之。

小儿痘疮收靥之后，浑身壮热，经日不除，别无他证，六味柴胡麦冬散治之，热退住服；如不愈，可服七味人参白术散。若身壮热，大便坚实，或舌上生疮，咽喉肿痛，皆是疮气余毒未尽，可用四味射干鼠粘子汤治之；如不愈，亦可服人参白术散。若风热咳嗽，咽膈不利，可用三味桔梗甘草防风汤；如不愈，亦服人参白术散。若涕唾稠粘，身热鼻干，大便如常，小便黄赤，可用十六味人参清膈散；如不愈，用人参白术散。若痰实壮热，胸中壅闷，大便坚实，卧则喘急，可五味前胡枳壳汤治之。

小儿痘疮，首尾十三日，可保平安。首尾不可与水，若误与之，疮靥之后，其痂迟落，或身生痈肿。若针之，则成疳蚀疮，脓水不绝，甚则面黄唇白难愈。盖脾胃主肌肉，饮水多，湿脾搏肌，脾肌虚则津溢里少，荣卫涩滞，故疮痂迟落而生痈也。黄帝曰：饮有阴阳，何也？好饮冷者，冰雪不知寒；好饮热者，沸汤不知热。岐伯曰：阳盛阴虚，饮冷不知寒；阴盛阳虚，饮热不知热。故治之，阳盛则补阴，可用木香散加丁香、肉桂。阴盛阳虚，可用异功散加木香、当归治之也。

若身热小渴者，可用人参麦冬散治之。如不愈，可用人参白术散。

若身热大渴者，可用人参白术散治之。如不愈，可用木香散。

若腹胀渴者，或泻渴者，或足指冷渴者，或惊悸渴者，或寒战渴不止者，或气急咬牙渴者，或饮水转渴不已者，以上九渴证，即非热也，乃脾胃肌肉津液里少故也。可服十一味木香散治之。如不愈，可加丁香、官桂，多煎服。丁香攻里，官桂发表，其表里俱实，则疮不致痒塌喘渴致死矣。

木香散 性温平，能和表里，通行津液，清上实下，扶阴助阳，治小儿腹胀泻渴，功效如神。

异功散 能除风寒湿痹，调和阴阳，滋养血气，使痘疮易出易靥，不致痒塌。

大抵天地万物，遇春发生，至夏长成，乃阳气熏蒸，故得生成。今痘疮之病，脏腑调和，则血气充实，自然易出易靥。盖因内常和暖，外无冷气之相干也。

小儿痘疮痒难忍，搔之成疮，致脓血出者，因血气衰，肌肉虚故也。或用牛粪灰敷者，秽触成斑瘢多矣。但用败草散治之，其草经霜雪雨露，感天地阴阳之气，善解疮毒，功效神妙。茅屋上烂草，无则盖墙烂草亦可，只一味，随多少，晒干为末，每用干点，无时。若浑身疮破烂，脓水不绝，粘黏衣裳，难于坐卧，可用二三升摊在席上，令儿坐卧，甚效。一方用荞麦粉掺之，或豆豉烧存性，作末敷之。

小儿痘疮，痒不可忍，误搔成疮，及疮痂欲落不落。

外白结沙蜜，随多少，涂疮上，其痂易落，无紫黑瘢痕，亦不臭秽。

又方 羊铜骨中髓一两

上炼三沸，入轻粉少许，研成白膏，瓷盒收，用涂疮上。

小儿痘疮方愈，毒气尚未全散，疮痂虽落，其瘢尚黯，或凹凸肉起，用下减瘢药涂之。

韶粉一两 轻粉一字

二味研细，入炼了猪油拌和如膏，涂疮瘢上。

小儿痘疮已靥未愈之间，五脏肌肉俱虚，血气未复，忽被风邪搏于肤膜之间，故津液涩滞，遂成疳虫疮，宜用雄黄散、绵茧散治之。久不愈，溃骨伤筋，以致杀人。

雄黄散 治小儿牙断生疮，疳蚀疮。

雄黄一钱 铜绿二钱

二味研极细，每用量疮大小，干点为妙。

绵茧散 治小儿身体及肢节生疳蚀疮，脓水不绝。

出蛾蚕茧随多少，用白矾研细，塞入绵茧内令满，用炭火烧，令白矾汁尽，取出研细，每用干贴疮口内。

痘疮五不治证：痒塌，寒战，咬牙，渴不止；紫黑色，喘渴不宁；头温足冷，闷乱饮水；灰白色，陷顶，腹胀喘渴；咬牙，气促，泄泻，烦渴。

升麻葛根汤

白芍药 川升麻 甘草炙，各一两 葛根一两半 家传加四君汤，名升君汤。

㕮咀，每三钱，水一盏，煎六分，稍热服，无时。演山加糯米、人参、紫草、当归。

十一味木香散

大腹皮 木香 官桂 前胡 净陈皮 丁香 诃子肉 人参 制半夏 赤茯苓 甘草炙，各三两

㕮咀，每三钱，水一盏，姜二片，煎七分，空心，量儿大小加减。

十二味异功散

木香 当归 人参 净陈皮 制厚朴 丁香 肉豆蔻各二钱半 官桂 白茯苓 白术各二钱 姜制半夏 附子炮去皮，各一钱半

㕮咀，每三钱，水一盏，姜二片，煎七分，空心稍热服，三岁儿作五度服，五岁儿作二度服，一二岁作三五度服，病有大小，以意增减。

七味肉豆蔻丸

木香　砂仁各三钱　白矾　赤石脂各七钱半　白龙骨　肉豆蔻　诃子肉各半两

为末，糕糊丸黍米大，周岁儿五十丸，三岁儿百丸，温米汤下，无时。

六味人参麦冬散

麦门冬去心，一两　人参　甘草炙　净陈皮　白术　制厚朴各半两

㕮咀，每三钱，水一盏，煎六分，稍热服，无时。量儿大小加减。

六味柴胡麦冬散

人参　黑参　甘草炙　柴胡各二钱半　麦门冬去心，三钱　龙胆草一钱半

㕮咀，每三钱，水一盏，煎六分，稍热服，量儿大小加减。

三味消毒散

牛蒡子二两，炒　荆芥穗二钱半　甘草炙，三钱半

㕮咀，水煎，稍热服。

四味射干鼠粘子汤　即

牛蒡子一两，炒　射干　升麻　甘草炙，各二钱半

汤使同上。

三味桔梗防风汤

桔梗　防风　甘草炙，各一两

汤使同上。

十六味人参清膈汤

柴胡　人参　当归　芍药　知母　桑白皮炒　白术　紫菀　地骨皮　黄芪各二钱半　石膏　滑石各一两半　茯苓　黄芩各半两　甘草炙　桔梗二两

㕮咀，每三钱，姜二片，水煎六分，稍热无时服，量大小加减。

五味前胡枳壳汤

前胡一两　大黄　赤茯苓　制枳壳　甘草炙，各半两

㕮咀，水煎。

七味人参白术散

人参　白术　白茯苓　藿香　木香　葛根　甘草炙，等分

㕮咀，水煎。

三味谷精草散

谷精草一两　生蛤粉二两　生黑豆皮二钱

细末，豮猪肝一叶，竹刀批作两片，掺药缚在瓦器内慢火煮熟，令儿食之，无时。

葛根麦门冬汤　治小儿疹出如蚊蚤所咬，头痛壮热。

葛根　人参　麦门冬去心　赤芍　升麻　甘草炙　石膏　茯苓各半两

㕮咀，水煎，温服无时。

生地黄散　治小儿斑疹，身热口干，咳嗽心烦。

净生地黄半两　杏仁去皮尖，炒　款花　净陈皮　甘草炙，各三钱　麦门冬去心，三钱半

㕮咀，水煎，温服无时。

惺惺散　治小儿斑疹，风热及时气，头痛壮热，目涩多睡，咳嗽喘粗。

桔梗　净细辛　人参　甘草炙　白茯苓　川芎　白术各一两

㕮咀，薄荷生姜同煎，热服。

秘传加减　凡小儿疹出，脸赤面黄，眼闭吐咳，腹疼，手足或冷痹，疹出而大便泻，须辨冷热。若渴而身热小便少，必协热，未宜即用热药，且以四君子汤加豆蔻、木香等药。若疹出泻而不渴，或热或不热，及小便多者，须投木香、附子等药。凡疹泻非红水，是本色粪，则尚可用药，痢亦然。儿疹咬人掐人者，毒攻心也。

加减异功散

人参　白术　白茯苓　京芎　黄芪　当归　桔梗　厚桂　紫草　粉草炙，各三钱　初加南木香二钱煨，加肉豆蔻煨，再加附子炮，随轻重旋加。

疹后咳嗽，最未易治，加减方

人参　白术煨　白茯苓　桔梗炒　防风　净北细辛　枳实炒　款花蕊　杏仁炒　五味子　粉草炙　制半夏　升麻各等分

生姜、桑白皮煎。

护目膏

黄柏半两　绿豆七钱　甘草二两　红花一两

为末，油调涂两眼外四畔。一方四味平等分。

调理安斑散

升麻　赤茯苓　黄芪　羌活　人参　制枳壳　桔梗　甘草

㕮咀，加少紫草、薄荷。

神仙痘疮黑陷不发方

川山甲烧灰存性，为末，加麝香少许，一岁半钱，三岁一钱，温酒调下，一服神效。但目合无魂者，不可生矣。《直指》加木香煎汤调下，或紫草，名独圣散。

郑氏四圣散　治疮疹出不快，及倒靥。

紫草茸　木通　甘草炙　制枳壳　黄芪各等分　一方加人参、茯苓，去紫草。《直指》加木香、川芎。枳壳研糯米最能解毒，酿发之。

㕮咀，三岁一钱，水煎服，无时。

红花汤　治疮痘不出。

红花子　紫划茸各半两　蝉蜕一分

㕮咀，酒水中半煎，温服，量大小。

大戟散　治痘疮紫黑色陷，寒战噤牙，忧齿白不黄紫肿，三服不愈即死。

上以红牙大戟为末，三岁儿抄半钱研，芝麻汤调下。此药治忧齿甚妙。或恐其有性不敢用，但对证分明，用之不妨。寻常小儿睡中忧齿者，肾经风热，是惊风入肾，一服即效。后与惊药，更不复作，仍忧齿寒战，属肾水，但温脾土，养肺金，以胜复之。

《直指》云：痘疮日久，胃亏变坏，耳尻反热，疮变紫黑为逆，治当泻膀胱之府，面后急与温脾。疮若不黑，决非肾证。泻膀胱，先用桂枝、芍药、大戟等分为末，每一钱，枣汤下。

紫草木通汤 治疮疹出不快。

紫草 人参 木通 茯苓 糯米等分 甘草减半

锉散，煎二钱，温服。内虚大便利者，可入木香去紫草。

调解散 治痘疮已发，或为风冷所折，荣卫不和，功宿食所伤，内气壅遏，以致水硬并治。

青皮 陈皮 桔梗 制枳壳 制半夏 川芎 木通 干葛 甘草 紫苏各等分 人参减半

锉散，每二钱，姜枣煎。

豆皮饮 治斑疮入眼生翳。

白菊花 新绿豆皮 真谷精草各一分

为末，每一钱，干柿一个，粟米泔一盏，同煎，候米泔尽，只吃柿干，日二枚。

扁鹊油剂方 小儿方一二岁，发热，恐成疮痘，以此止之。

真生麻油 童子小便各半盏

上逐旋夹和，以柳枝频搅令如蜜，每服二蚬壳许，服毕令卧少时，但三四服，大小便利，身体热退，即不成疮痘。若形证已露，则不可服。

凡小儿病危，大冲有脉，神气未脱，囟门未陷，颜色指甲未黯黑，犹可用力，且五脏六腑之精注于目，又必望而知其目中神气为验。

《御院》**无价散** 治斑疮不出，黑陷欲死者。诗云：人猫猪犬腊辰烧，少许征将蜜水调，百者救生无一死，万锭黄金也不消。

上以前四物于腊日早晨日未出时，贮于销银锅内，炭火煅令烟尽，白色为度，但疮发不快，倒推黑陷，及一切恶疮，蜜汤调一字，其效如神。

演山口议：疮疹之证多端，最难分别，发出之时，有作热，不作热者，有惊掣狂躁，自汗谵语，呵闷昏遁，呕吐咳嗽者，皆五脏虚实不同耳。或谓耳、尻、足三者俱属于肾，故所部独冷，验之然疑似之间，或中或否，不若但看耳后有红脉赤缕，定是疹候，更无可疑。若有热，不可退热；发惊，不可用惊药；有汗，不可止汗；或吐，不可理吐，但顺其表，温其里，解其毒，自然发出。或曰首尾不可下，或曰首尾皆可下，众皆疑之。愚曰二家所说皆善也，且儿气脉充实，宜微下之，恐作烦躁。若也气虚，直不可下，恐泻易脱。如可利下，消毒饮、四顺饮三服微下之，切不可用巴、粉下积药。如有热烦躁气实，大连翘饮加紫草功效，但减黄芩。今人但见疹已出未出，便与升麻葛根汤，其性颇寒，不可大多，反坏其表。凡用之，宜用白芍药加糯米、人参、紫草、当归，功效甚良。又有如伤寒发热，经发散已安恬，七八日无事，忽出疹者，有咳嗽而出疹者，只看耳后红脉，或眼痴好眠，神昏面红可验。

伤寒证治

伤寒治法，无越于张、朱格例，大人与小儿一同，但分剂少异，用药少冷，中病即止。有汗、下、温三者之分，又有正受伤寒、夹食伤寒、夹惊伤寒三者之别。正受伤寒，或初得伤风为病浅，头热，鼻涕声重，自汗恶风，烦啼，止可解肌。正受伤寒为病深，面赤鼻干壮热，身痛粟起，无汗恶寒，或喘嗽，小便赤，皆属表证，当微取其汗，先用香葛汤表解；若壮热咳嗽，头疼烦渴，痰实，人参羌活散、参苏饮、惺惺散。其有里实者，有上证而恶热，掷手扬足，烦渴燥粪，掀衣气粗，属里证，略于疏利，可用《活人方》大柴胡汤。至若头额冷，手足凉，口中冷气，面黯便青，啼则头低身曲，眼闭肚紧，此阴病里虚，温里则理中汤、《活人》甘草干姜汤，温剂救其里。是汗、下、温三者之法，可以类推矣。

夹食伤寒，有前伤寒证，加肚热足冷，或肚痛，或有吐利，先用香葛散、惺惺散、演山脱甲散，后却用挨磨消化脾积药，如前安胃和脾散，察其充实，以紫霜丸等微下之，即以醒脾之剂调之。凡下，须究问先伤寒后夹食，或夹食后伤寒。然伤寒夹食，乃在食时之间，惟母觉知其先后。若知其理以后受者，而先调理之。若其未明，且可表解，俟有里证，方可下之，尤为善也。而下药与表药不可并行，又当详其表证虚实何如。

夹惊伤寒，有前伤寒证，手纹有惊，额冷脚热，或睡中啼叫，先用香葛汤、人参羌活散表解，未退，审体实者，用前柴胡饮子或四顺清凉饮、洗心散荡涤之，不可用下积丸子《和剂》天麻防风丸、汤氏抱龙丸佐之。如上六证，又当视其小便或赤或白，可以知里热之有无；或清或浊，可以知里热之轻重；孩则看其虎口脉纹，童则按其一指人迎气口之紧盛。

又有伤寒瘟疫，长幼传染，此由春夏反清寒，秋冬反暄热所致，证同伤寒，如香苏散、升麻汤、五苓散、败毒散、圣散子，可随证施用。又有疹毒似伤寒者，小儿之切证又当于疹毒门考其证治。亦有表里所传，不同时月，邻里传染之辨。其有脚气、食积、虚烦、痰饮四证类伤寒者，见于前卷伤寒钤图中，不复赘录。又伤寒咳嗽，见本门。

香葛散 治伤寒夹食夹惊，及四时瘟疫。

净香附子 陈紫苏叶各二两 陈皮一两。《直指》改净青皮一两，消食表汗 甘草炙，半两 解肌加粉葛一两

粗末，每服三钱，水半盏，生姜、葱白煎半，温热服。

升麻葛根汤 治时气瘟疫，头痛发热，肢体烦疼。见《活人方》。一方加四君汤，随时等分，可代惺惺散。

《集验》**香葛汤**

干葛一两 川升麻 羌活 桔梗微炒 白芍药 川芎 白茯苓 白芷 甘草各半两

㕮咀，每三钱，水半盏，姜葱煎取半。

《简易》**辛梗汤** 附惺惺散之下，理感风、伤风、风热，头痛壮热，鼻涕，咳嗽有痰，当先用此。

人参 干葛各三两 白术 茯苓 甘草炙 净细辛 桔梗炒，各一两 柴胡 升麻各三分

㕮咀，每二钱，水一盏，姜三片，薄荷三叶煎。

《和剂》**小柴胡汤** 治潮热往来，半表半里。服未愈，有里实证，用大柴胡汤，或清凉饮、洗心散。

《澹寮》**五拗汤** 治感寒咳嗽，痰涎喘急。或素有喘嗽，感寒而作，《和剂》华盖散、《简易》九宝饮、参苏饮。

《和剂》**人参败毒散** 伤寒头痛，壮热恶寒，及风痰咳嗽。或心经蕴热，口舌干燥，加黄芩。

人参羌活散 散风邪，欲传急惊风热。方见急惊门。

《活人》**桂枝麻黄各半汤** 加黄芩，治伤寒可汗。方见《活人》。

钱氏**地骨皮散** 治伤寒壮热，及虚热潮作。方见前诸热门。

《和剂》**不换金正气散** 治伤寒瘟疫发热，或吐泻下痢。

人参养胃汤 治感风寒，伤生冷，憎寒壮热如疟，或夹食停痰。

汤氏**加减建中汤** 治伤寒发热，自汗虚烦。

黄芪一两 白芍药三两 甘草炙 人参 熟地黄洗，各半两

㕮咀，每服二钱，水煎。

《和剂》**天麻防风丸** 惊风壮热，及夹惊伤寒。

僵蚕炒　全蝎去毒，炒　天麻煨　防风　人参各一两　朱砂　雄黄　麝香各二钱半　牛黄一钱，研　甘草炙，二钱半

为末，蜜丸梧子大，每三丸，薄荷汤化下。

汤氏**抱龙丸**　痰嗽惊风，时作潮热，气粗，及伤寒夹惊，或中暑浴后。

牛胆南星二两　天竺黄半两　雄黄　辰砂各一分，另研　麝香一钱，另研

为末，蜜丸芡实大，甘草薄荷汤化下。

解肌汤　治伤寒发热，心烦躁渴。

麻黄去节，半两。冬用三分　人参　川芎　芍药各半两　前胡一分　独活半两

㕮咀，每二钱，水半盏，姜一片，薄荷一叶，煎服。

冷热咳嗽证治 附喘急 余见钤方咳喘门

小儿初生百日内咳嗽，肺叶脆弱，最为难治。平常冷热，热邪入肺，无能得出，又不堪吐利，必明病源，消解风寒，化痰顺气，益肺生胃，胃开气壮，嗽即渐减，不可强攻。

冷嗽则鼻流清涕，面白痰薄，日轻夜重，或微有邪热。热嗽则面微红，鼻干热，痰稠，脉弦数。有胃嗽，不因风寒而得，以儿啼便乳，壅结心肺不散即嗽，而迟以珍珠丸下之。

百部丸　治小儿感寒咳嗽。

百部焙干　麻黄去节，各一分　杏仁四十个，去皮尖，微炒，另研

为末，蜜丸芡实大，熟水化下。一方加松子肉五十粒，同杏仁入砂糖丸，噙化妙。

钱氏**麻黄汤**　治伤风发热，咳嗽喘急。

麻黄去节寸锉，三钱，水煮　肉桂去皮，二钱　甘草一钱　杏仁去皮尖，炒黄

㕮咀，每二钱，水一盏，煎服。有汗不可服。

泻肺散 治肺气壅盛，咳嗽不已。

桑白皮炒 地骨皮各一两 甘草炒，五钱

为末，每二钱，水一盏，粳米同煎，食后。

补肺散 治肺气不足，咳嗽喘急。

阿胶炒，一两半 牛蒡子 甘草各二钱半 马兜铃五钱 杏仁七十个，去皮尖 糯米一两

为末，每二钱，水煎，食后。

《和剂》**金沸草散** **三拗汤** **华盖散** **润肺散** 治肺感风寒，咳嗽喘急，鼻流清涕。

演山**大效人参枳实汤** 治小儿伤寒后气不和，喘急咳嗽，胸膈痞塞，日夜烦闷，神困不食；并治虚痰烦满，头目昏晕。但是伤风感冷咳嗽通用，不问肺之虚实，可汗可温可下，要药也。

枳实四个，米泔浸去瓤，麸炒 桑白皮 半夏泡洗，姜浸 甘草炙 赤茯苓 款花 五味子 阿胶麸炒 净细辛各半两 人参一分 麻黄去节 苦桔梗各半两

㕮咀，每二钱，水小盏，姜二片，枣半个，乌梅少许，煎至半服，仍以盏合药气徐吸服。

郑氏**甜葶散** 治咳嗽有痰，气急如齁䶎。

甜葶苈半两，炒 麻黄一分，去节 甘草 贝母 杏仁去皮尖，各一钱

为末，三岁一钱，水煎。

肉汤丸 治小儿咳嗽，痰涎不通，气急，或痰壅成块，宜壮实小儿热嗽与之，吐涎久嗽，胃冷勿用。

铜青末，一钱 皂角末 大黄末

为末，糊丸小豆大，三岁十丸，肥猪汤下。

演山口议：时气咳嗽者，天时冷热不调，儿虚得之，日夜不止，或吐或喘，痰热壅盛，至重者利之，用大黄、朴消、枳实、陈皮、人参、半夏、柴胡等，以有胸膈烦闷不快宜服。无

热与痰，亦不可下。

鸡青膏 治小儿涎鸣喘急，服药不退者，气实儿可用。

用无□雄鸡子一个取清，入轻粉抄十钱拌和，银器盛汤瓶上顿熟，三岁尽食，当吐痰或泻，即瘥。上喘或咳有痰，可吐。如呕多，则可下之，用珍珠丸等。

苏子散 治嗽逆上气，因乳哺或风冷伤肺，或啼气未定强乳，气逆不下。

紫苏子 诃子炮肉 萝卜子 杏仁炒 木香 人参各三两 青皮 甘草炒，各半两

为末，三岁一钱，水半盏，姜三片煎。

《直指》**紫菀汤** 治喘嗽。

紫菀茸 贝母 真苏子微炒 杏仁去皮，焙黄 北梗 净陈皮 麻黄去节 半夏曲 赤茯苓 桑白皮炒 甘草炙，各等分

锉细，每一钱，姜三片，紫苏三叶连嫩梗佳，水煎。

演山**大效雄朱化痰定喘丸** 治因惊发喘，逆触心肺，暴急张口，虚烦神困。

雄黄 朱砂各一钱，研 蝉蜕 全蝎炒 地龙净洗 僵蚕 南星 白附炮，各一分 轻粉半钱重

为末，糊丸麻子大，每三十丸，薄荷茶清食后下。

雄黄丹 治齁鮯喘满咳嗽，心胸烦闷，伤热触毒。一岁儿五丸，壮者七丸，二岁十丸。

雄黄 朱砂各一钱，另研 杏仁十四粒，炒 巴豆十粒 豉淡者，二十一粒

五味用米醋半盏，干姜一片指大者，煮令干，研成膏。皂角一寸蜜炙焦，先去子及皮弦，法制牛胆南星一分，雄、朱、杏膏研细，加少糊，丸麻子大，淡姜汤送下。

诸疟证治

疟之论，见于铃方伤寒杂病之疟详矣，小儿疟证之切有

五：伤寒疟，则有伤寒证见大小便坚赤。食疟，必腹膨眼脸厚，肚热足冷，脉紧，手纹紫，亦先表解调脾，而后可下。脾虚生痰，其发必有痰证，脾脉弱，四肢或浮，先表解，中加痰药。脾寒发疟，则面色青黄，四肢冷，大小便或自利，亦可养胃汤表之。感暑疟，背寒面垢，烦渴，小便赤，大便坚，香薷散表之，后五苓散分之。

表解先用二香散、苏苓散；伤寒，香葛散、小柴胡汤；食疟，养胃汤，后用紫霜丸，脾虚者，用草果饮、四兽饮；脾寒，理中汤加附子、草果、半夏、茯苓。感暑，二香散、香薷散、五苓散。方并见前。

张氏草果饮 治发疟，寒多热少，或遍身浮肿。

厚朴姜制 净青皮 草果 藿香 甘草炙 丁皮 神曲 良姜 半夏曲各等分

㕮咀，每二钱，水半盏，姜三片，枣一个煎。一方加槟榔，即紫蔬。

《全婴》**驱疟饮** 治一切疟。

紫苏 白芷 槟榔各半两 草果净，一两 制半夏一两 陈皮 白茯苓 甘草 前胡各半两

㕮咀，姜、枣、乌梅煎，甚效。

《三因》**清脾汤** 因食伤脾，停滞痰饮，发为寒热。

《济生》**清肺汤** 但热不寒，或热多寒少，口苦咽干，小便赤涩。并见前钤卷疟门。

《保婴》**常山饮** 治一切疟。

人参 常山 茯苓 草果 知母 前胡 半夏 制厚朴 甘草等分

㕮咀，姜枣煎。脾虚气弱，常山作吐，须审。

呕吐证治

郑氏云：但吐不泻为逆，吐而有痰发惊者危，治之当断

乳，但与稀粥。

呕吐之论，见于一卷伤寒杂病中详矣。小儿哯吐呕逆哕有五。哯者，谓哯乳如哯簷水射出。吐者，吐出有物。呕者，开口而作。哯，心胸上下气逆郁筑。哕者，无物可出。皆紧切之证，慢惊皆由此而作，又须详其冷、热、虚、痰、食伤所因。胃寒，即似气吐，面青唇白，清涎夹奶吐出。热吐，即似惊吐，有黄涎夹乳食，乳成片，头额温，五心热，小便赤少，或干哕无物，夏秋间多有此证。虚吐，肌弱神困，不思乳食，用生胃气药。痰吐，即风拥吐，咳嗽气急，或表热。伤乳食吐，即积滞吐，吐作霍气肚热。虫吐，面白毛焦，唇红或紫，或昏困不省人事，时吐。又当于惊风、内吊、虫痛及疳积门求之。

四君子汤、**参苓白术散**、**正气散**以正胃气。**二陈汤**、**青州白丸子**兼佐以化痰。**理中汤**吞**金液丹**治冷吐。**大黄龙丸**治中暑吐。并见前《和剂》诸方。

演山**全蝎散**　因吐后欲传慢惊。方见前慢惊门。

八白散　治脾虚胃弱，膈有风痰，水谷入口，悉皆呕哕，体羸气乏，饮食不下，霍乱吐利，心胸膨满，中脘不和，神情恍惚。

沉香　藿香　人参　草果　干姜炮　半夏曲　白芍　槟榔　白豆蔻仁　白茯苓　白术　扁豆炒　白芷

等分作末，泻后复吐，或吐后复泻，每一钱，姜枣煎服，无时。

调中正气散　治冒热伤冷，证治汤使同上。一方加木香。

藿香　白术　人参　白茯苓　甘草炙　净陈皮　山药　扁豆　制半夏　干姜炮

豆蔻散　治虚吐，饮食间便作呕逆，此由脾寒或哯无时，吐后晕闷，胸郁气逆。

肉豆蔻一个，煨　泻加木香　丁香　白术　白茯苓　甘草炙，各一钱　藿香叶一钱为末，煎藿香枣子汤调一钱，生姜汤亦可。

香朴丸 治食伤癥冷，逆不升降，呕吐不止，胸膈留停，积滞不化。

藿香叶 厚朴姜制 净陈皮 半夏曲 白术 白茯苓各一分 甘草炙，二钱 干姜二钱 三棱炮，二钱

为末，蜜丸指大，每一丸，姜枣煎汤化下。

半丁丸 治风壅痰吐。

制半夏半两 丁香一钱

为末，姜汁丸麻子大，生姜汤下。

汤氏**助胃膏** 治冷气入胃，呕吐不已。

人参 白术 丁香 白茯苓 甘草 净陈皮 藿香各半两 白豆蔻仁十四个 木香三钱 山药一两 砂仁四十个 肉豆蔻四个

为末，炼蜜丸，丸芡实大，米汤化下。

《全婴》**清膈饮子** 治伏暑呕吐。

香薷 淡竹叶各一两 人参 白茯苓 半夏曲 甘草 檀香 粳米各半两

㕮咀，姜枣煎。

《和剂》**枇杷叶散** 冒暑引饮过度，脾胃伤冷，饮食不化，呕哕恶心，口干烦热。方见前。

《保婴》**异攻丸** 消暑生津，止吐治渴。

五苓散加人参、米砂如肉桂分两，蜜丸。

醒脾散 治吐泻不止，痰作惊风。

神保既济丹 吐泻或已作风候。二方见慢惊门。

伤寒吐，当与前钤方伤寒呕吐门求之。

郑氏**黄龙丸** 治中暑吐泻，冒闷烦渴，身热有痰，即消暑丸。

半夏四两，醋半升煮干 白茯苓 甘草各一两

为末，姜汁糊丸，姜灯心汤下。

甘露散 治中暑昏迷，烦渴不止，心躁体热，伏热吐泻。

寒水石煅　石膏煅，各一两　甘草半两，炒

为末，汤调，入生姜汁少许。

阴阳丸　伏热吐泻，并诸般吐逆不定。

硫黄半两　水银一钱

同研无星如黑煤色，姜汁糊丸小豆大，三岁三丸，冷水下。

泄泻证治 通见呕吐门

泻之证有五者不同，溏、泄、滑、利、洞也。溏者，糟粕不聚，似泻非泻。泄者，无时而作，或不知出。利者，直射溅溜，气从中脘。滑者，水谷直过肠胃不化。洞者，顿然下如桶散溃不留。皆脾胃之不调也。热泻，大便必黄赤，或有沫粪射出远，先用五苓散分其水谷，却平胃气。脾虚受冷，面青唇白眼轮黑，粪或青或白，手足冷不温，调其脾，必传慢惊。疳臁泻，粪臭如寡鸡子，腹膨，时或一泻，手纹紫，身热体实，可下之，却调胃。伤食泻，肚膨热足冷，泻粪腥臭，此泻补不止，宜下却补脾，若体弱用消脾药，却峻取峻补。惊泻，粪青夜啼，或时惊悸，参苓白术散、四君汤加茯神、莲肉。

汤氏**诃子汤**　治脏寒泄泻。

诃子炮肉　人参　白茯苓　白术各一两　木香炮　净陈皮　甘草炙　肉豆蔻炮，各半两

为末，姜煎。寒甚加附子。

六神丸　疳臁肚泻，并聚泻。

肉豆蔻　木香各炮，一两　丁香　诃子肉炮，各半两　使君子肉二钱半　芦荟分半，另研

为末，米饮丸。聚泻不止，须紫霜丸推之。

钱氏**益黄散**　治脾胃虚寒，呕吐泄泻，腹痛。并治涎唾流，颔下常湿，名滞颐。

丁香四钱　净陈皮二两　甘草炙　诃子炮肉　净青皮各一两

为末，水煎，食前服。《直指》加木香半两，一方加肉豆蔻去青皮。

《和剂》**观音散** 小儿感风冷伤脾胃，吐泻不食。一方加麦蘖、香附子各炒二钱。

石莲肉炒去心，一分 白茯苓一钱半 人参一两 白芷 木香炮 黄芪 甘草炙 扁豆炒黄去皮，各一钱 神曲炒，二钱

为末，每一钱，水半盏，枣一个，藿香三叶同前。

《和剂》**四柱散** 小儿元脏气虚，泄泻不止。

《幼幼方》**香朴饮子** 治伏暑吐泻，虚烦闷乱，如发惊状。

人参 茯苓 甘草 紫苏叶 木瓜 泽泻 香薷 半夏曲 净陈皮 扁豆炒 乌梅肉 制厚朴各一钱

为末，每服一钱，姜枣煎服。

郑氏**消食丸** 治吐泻伤食，腹急可食，亦治泻痢。

丁皮 砂仁 甘草 甘松 莪术 益智仁各一两 净香附子二两

为末，糊丸小豆大，大小加减，米汤下。一方加神曲、麦蘖。

和胃丸 吐泻有痰，不思饮食，困顿欲生风。

丁香 藿香叶 蝎尾各一钱 白术切焙 制半夏各一两

为末，姜汁糊丸小豆大，三岁三十丸，姜汤空心下。

《和剂》**感应丸** 脾虚累有暴伤，粪白腥臭，水谷不分，肚疼腹急，进退不定。方见前。

白龙丸 治吐泻不定，滑泻注水，小便少。一方加白矾火煅一分。

附子炮，半两 白石脂煅 白龙骨煅，一分

为末，糊丸小豆大，三岁三十丸，米饮下。

附苓丸 治溏泄，小便不利，即如五苓散加附子。

附子炮，半两 白茯苓 泽泻 滑石各三钱

为末，糊丸小豆大，三岁二十丸，灯心汤下。

半硫丸　治泄泻注下，或手足冷者，亦治冷嗽。

制半夏　硫黄各一两　一方加全蝎　白附各半两甚妙。演山加枯白矾半两，名契圣既济丹。

为末，姜汁糊丸小豆大，三岁三十丸，米汤下。

人参膏　吐泻脾虚，困倦不食，腹痛而满。

人参　诃子炮肉　木香　肉豆蔻煨　丁香　藿香　砂仁　甘草炙，各一钱

为末，蜜丸鸡头大，三岁一丸，白汤化下，空心。腹满加沉香。

参术散　吐泻亡失津液，烦渴心躁可食。

人参　茯苓　白术　山药　扁豆炒　干葛　藿香　丁香　甘草炙　诃子炮肉，各一分

为末，三岁一钱，水半盏，姜二片煎，空心。

醒脾散　治吐泻，脾虚多困不乳，欲生风候。《和剂》消风散最治吐泻生风多困，加朱、麝。

人参　白术　白茯苓　山药　扁豆　白附　僵蚕　藿香　甘草　升麻　酸枣仁等分

修制为末，三岁一钱，冬瓜子三七粒，水半盏，煎服。

《保婴》**二顺散**　治热泻初作。

杏仁去皮尖　猪苓　泽泻　赤茯苓　白术　甘草　干葛　肉桂各等分

为末，每一钱，新汲井水调，体弱汤调。

人参黄芪散　治脾虚冷泻，并疳泻。

人参　黄芪　白术　白茯苓　甘草　木香　丁香　胡黄连各一分　白豆蔻一钱半　肉豆蔻一个　使君子五个　干姜半钱

㕮咀，陈苍米煎。

演山口议论：自利有水谷不分者，肠胃怯弱者，脏腑不和者，冷热相制、阴阳不和、荣卫不顺者，皆由气虚得之。必平和调顺，先生其胃气，以参苓白术散加车前、瞿麦、姜同煎，

分利紧脾，更量虚实加减。

术附汤 治脏腑虚寒，泄泻洞利，手足厥冷。

附子半个，炮 白术一分 干姜二钱，炮 甘草炙，一钱

㕮咀，水煎服。手足暖，止后服。

殢肠散 治肠胃虚寒久冷泄泻，夏月暴泻尤宜。

真铅粉半两，炒 白石脂二钱 白矾枯，二钱 白龙骨一钱

为末，每服半钱匕，大者一钱，饭饮调下。薄糊作小丸亦可。

《直指》**没石子丸** 治疳泻及热泻。

白没石子一个 白豆蔻仁五个 诃子煨，二个，取肉 木香 黄连各一钱

为末，粳米糊丸梧子大，每十五丸，米饮下。

震灵丹 治小儿肾泻，面黧黑齿消，脱骨力弱，小腹痛泄多白脓。

每用三丸为末，入钟乳粉半钱，以炒破故纸一钱半，生肉豆蔻一钱，大枣二个煎取清汁，乘热调，空心服。

疳泻诸方 并见前疳积门

《和剂方》六和汤 心脾不调，呕吐泄泻，霍乱寒热交作，小便赤涩。

理中汤 治脏腑停寒，泄泻不止。

胃苓汤 治感暑夹食，泄泻烦渴。二药相伴水煎，入盐少许，末药，车前子汤调下。

来复丹 治伏暑泄泻。

演山口议云：小儿泄泻，除疳泻为虚热泻，余皆脏腑虚寒怯弱得之，而有前五者之不同。凡儿泻出青色者，脾己土受肝乙木克胜，而见本质，由其脏之虚寒，未可顿谓风木之惊也。又泻初黄，良久变青，乃脏寒之微。又泻药物直过，尤为寒滑，急与温脏调胃，不然即传慢惊。又不可以热药顿止，若投

热药，泻止即作痢，或为他疾。须先投殢肠药，却为生胃正气。其虚寒至极，四肢厥冷，方可施附子、干姜，又量轻重。

八痢证治

热赤，冷白，冷热相加赤白，食酸臭，惊青，脾虚不化，时行有血，疳即臁泻。八痢有冷热之分，余证皆同。

痢皆由小儿脾胃娇弱，不能尅化饮食，停积于脏，又因冷热时行之气，乘虚客于肠胃所成。若热乘于血，渗入肠胃则赤；冷气阴湿搏于肠胃，津液凝则白；冷热相交，则赤白相杂，甚则脓血脱肛，下如豆汁，或热渴引饮，四肢浮肿而喘。或挨积伤下致虚，未可便补，补则伤热，或重伤胃气，全不饮食，名曰噤口，不食至死。又食毒之气侵入肺胃，不见肠头，鲜血频滴，肛门宽大深黑可畏，肚腹疞痛，里急后重，名曰刮肠。日夜频并，饭食直过，名曰滑肠，皆为恶候。又有痢后作热，或吐泻后，或疳泻，皆同虚热主治，勿用寒凉药，并可先与禁却食毒，生胃调气而已。痢者利也，并当戒紧涩药，如水之去浊求清，切详轻重。前伤寒杂病论痢之证，当通看，药可通用，但分剂小耳。今并举证脉之未备者，通补之痢，脉迟实或紧或大，为未止，可下。数滑，有宿食，急下之。若腹坚热或谵语，有燥屎，更下之。脉散或弱数，自愈。沉弦者，里急后重。小而浮弦者，血气上结心胸，发热不已。尺中浮数，必清脓出血。

《和剂》**苏感丸**煎**五苓散**咽下，**败毒散**加陈苍米、姜、枣煎，**三黄汤**加制枳壳，并治热痢。

小柴胡汤　**黄连香薷散**　治中暑毒痢。

正气散或养胃汤下香连丸　治冷痢。

正气散合黄连香薷散名二香散，或除湿汤合五苓散　治湿痢。

紫霜丸　治积痢。

四君子汤加莲肉吞下**香连丸**，正胃气，消痢毒，通治。

胃风汤　治风冷乘虚，湿痢下血如豆汁。

真人养脏汤　冷热不调，下痢赤白。

诸如他证诸方，通见前伤寒杂病痢门，轻重通治。

《幼幼方》**木香丸**　治下痢赤白。

黄连一两，同吴茱萸炒，去萸不用　肉豆蔻两个　木香一分，二件同用面煨

为末，糊丸黍米大，赤痢粟米饮下，白痢制厚朴汤下。一方加罗参半两。

汤氏**鸡蜡丸**　治休息痢及疳泻，日久不能安者。方见前疳积门六神丸方下。

钱氏**赤石脂散**　治因泻痢后肛门不收。

真赤石脂刷去土　伏龙肝各等分

为末，每半钱，敷肠头上，频用。

演山**生熟饮子**　治虚积痢，腹肚㽲痛，里急后重，日夜无度。生熟者，平治冷热也。

罂粟壳制令内瓣净尽，一半炙　净陈皮二片，半炙　甘草二寸，半炙　乌梅二个，半煨　淮枣二个，半煨　生姜二块指大，半煨　木香一钱，作两片，半煨　诃子二个大者，半炮　黑豆六十粒，半炒　黄芪二寸，半炙　白术二块指大，半煨　当归二寸，半煨

上件各半生半熟，㕮咀，每服三钱，水小盏，瓷瓶内煮去半，去滓，任意与服，至多勿虑。所有生黑豆不要打破，只圆全同煎效。

神效鸡青丸　治小儿一切痢疾。

木香二钱　土黄连一分　大肉豆蔻一个，生

三味作粗末，以鸡子清搜和作饼，炙黄令变红色，干研为末，糊丸麻子大，每三十丸，饭汤下。

大效至圣千金饮子　小儿脾积虚痢，便下五色，先由呕吐，复作泄泻，脐腹㽲痛，胁肋胀满，受湿虚鸣，脓血相杂，

下如豆汁瘀血，日夜无度。

黄芪蜜炙　甘草炙　净陈皮　罂粟壳制炙　木香　白芍　地榆　当归　制枳壳　黑豆炒　乌梅　淮枣　白术　诃子炮肉　黄连等分

㕮咀，每服二钱，水小盏，煎至半，温服。

大艾煎丸　治虚痢作渴不止。

大艾叶烧灰　干粉葛　胡粉炒　海螵蛸　龙齿

等分作末，炼蜜丸鸡头大，每一丸至二丸，饭饮磨下。

豆蔻散　小儿肠胃虚弱，糟粕不聚，泻痢不止，赤白冷热不调，日夜频并，愈而又发。

肉豆蔻一个，煨　胡粉即韵定光粉也，二钱，炒　龙骨生，一钱　白矾枯，一钱

为末，每一钱，温饭饮调服，不拘时。或薄糊丸麻子大，五六十丸，治秋间白痢至效。

香脯　治小儿刮肠下痢，噤口不食，闭眼合口，至重者。

晶猪肉一两，薄批作一片　腻粉半钱重

上将肉炭火上慢炙，旋铺腻粉令匀，炙令成脯，每以少许与吃，如未知吃，且放鼻头，自然贪吃。治胃口有毒，至奇至妙。

一方，乌骨鸡修事，白煮清汁与服，胃开利止人活。

郑氏**小连丸**　治泻痢赤白，脾胃虚弱，糟粕不聚，腹胀可食，时阵作痛，烦渴身热。

黄连三两　干姜炮，一分　当归　阿胶炒为末，醋煎成膏，各一两半

上三味为末，以胶膏为丸如小豆大，三岁三十丸，米汤空心下。即驻车丸。

石连散　小儿下痢，并哕不食。

以石莲肉去心，炒为末，三岁半钱，米汤下。

下痢日久，急治下部生虫，蚀肉烂见五脏者死。烧艾以管

熏肛门令烟入，加少雄黄尤佳。

《直指》**没石子丸**　治疳痢或大便泻。方见前泄泻门。

秘传香连丸　治赤痢，大人小儿通用良方。痢初作，先服解散药，便先服此。

南木香二两　宣连四两　生姜四两

上各锉，铺生姜瓦石锅底，次铺黄连，姜上又铺木香在黄连上，新井水三碗煎干，不可搅动，候干取出，焙为末，醋调陈仓米粉，糊丸梧子大，每七十丸，空心陈仓米饮下，赤白痢则鱼丁艾姜丸和服。

艾姜丸　治白痢。

陈北艾叶四两　干姜二两，炮

为末，醋煮陈仓米糊为丸，如前法。二方神效。

《管见大全方》**神仙汤下丸**　分治大人小儿赤白痢。

净黄连三斤　南木香三斤

上二味大锉，用水一斗，银石器内同煮干，分焙作三处。只用黄连为末，神曲打糊丸，名黄连断下丸，专治赤痢；只用木香为末，神曲糊丸，名木香断下丸，专治白痢；以木香、黄连等分为末，神曲糊丸，名香连断下丸，专治赤白痢。大人丸梧子大，每七十丸；小儿丸黍米大，每五十丸，浓粥饮下，陈仓米汤更佳，空心。

六神丸　治赤白痢。

黄连二两　木香　麦芽炒　枳实麸炒　赤茯苓各一两

细末，神曲一两半，打糊丸黍米大，每五七十丸，陈米汤下。

《直指》取《和剂》升麻葛根汤下感应丸，治暑痢缠痛，亦可下黄连阿胶丸。

《和剂》**流气饮**　治诸气痢。

姜茶散　生姜能助阳，茶能助阴，以老姜切如豆大，与茶等分，同井水煎，不问赤白痢先服。

《简经方》萝卜切，研滤清汁一盏，蜜、水相半一盏同煎，空心。无萝卜，以子代亦可，日晡米饮下黄连阿胶丸百粒。阿胶，疏导大肠之良药，蜜尤治痢。

又，热痢，以旧年白梅，兼好茶、蜜水各半煎。冷痢，生姜汁蜜水各半，佐以木香、豆蔻。

又方 治气痢，血痢。

黄芪 甘草炙 木通 车前子炒 净陈皮 净青皮炒 制厚朴 罂粟壳醋煨

水煎，空心。住痛，加赤芍、白芍、制枳壳、乌梅。

《保婴》**艾叶汤** 治冷痢肚痛。

陈艾叶炒 当归各一两 干姜 木香 制朴 肉豆蔻各半两

为末，粟米煎服。

便血证治

演山口议：儿生十日之内，大小便有血出者，由胎气热盛，或母食酒、面、炙煿、醃咸，流入心肺，儿在胎受之，热毒亦传心肺。且女子之脏，其热即入心，故小便有之；男子之脏，其热即入于肺，故大便有之，或淡如坏水，或血加鲜，又不可谓热，过服凉剂，其血愈甚，只以生地黄根，取研自然汁五七匙，酒一二匙，蜜半匙，和匀温与服，移刻安愈。或《和剂》甘露饮兼服，男女一同。

《保婴》**槐花散**

荆芥穗 槐花 制枳壳 甘草

为末，蜜汤调，治便血。

胃风汤 枳壳煎 治久新冷便血。一方茶箬叶，或橡斗子合白梅各烧存性，米汤下。

郑氏**五倍丸** 治小儿大便下血，如肠风脏毒。

以五倍子焙为末，蜜丸小豆大，米汤化下。

肿胀证治

《经》云：诸有水，目下必微肿。又头面肿曰风，脚肿曰水。

肿胀二证，皆由脏腑怯弱，荣卫不顺，三焦壅滞，表里俱虚，虚中有积，久患失治，胃虚不能传化，水气渗泄经络，脾得之气，溢皮肤而肿，入脏而为胀。最为要急，当明其因。

受湿肿，脾胃受湿冷，不尅气浮，四肢面目皆肿，此由脾虚，止调胃补脏，然后去肿，先服四香理中汤丸。伤寒下之早，乘虚入腹作肿，理中汤加枳实，作喘加淡豆豉。食毒伤脾胃，停冷积致肿，神功救生丹。泻痢久，脾气虚致肿，先正气调胃，却用救生丹。气虚肿，亦名气蛊。血虚肿，亦名血蛊。荣卫俱虚肿，亦名血气蛊。先服荣卫饮子，次分气饮子。

以上七证先明所因，却用荣卫饮子、分气饮子，至稳。若是水肿，或受湿，以利小便为当，切不可利动大腑。盖肿胀已由脾虚，若下之，愈见脾弱，常服《和剂》观音散。

疳积气胀，积为疳母，虚气传受，皆渐所致。为胀不可重与通利，尤加重候，只可消疳调气，宜褐丸子，常服以泄其气放屁也，虚气散，而不伤真气也。

由痞癖癥积气胀血，脾胃不和，阴阳交错，冷热相制，皆积所致，或寒热如疟，或下后热不退，反加重，又作肿胀，先与梨浆饮、塌气丸，然后用挨积之剂。锁肚胀急，由初生七日之内，感触客忤，撮口不乳，肚胀青筋，精神气色未变，速与紫霜丸，才通即安，吻乳气壮，宜服真珠天麻丸，方见前积滞急惊门。上膈中脘胀，在膈停结，在脘痞闷，由食伤冷，脾不尅化，遂成虚满，不与消利，必作形证，宜紫霜丸、消积丸等。上膈郁胀，宜大茱连丸。

蛔虫胀，此证与脾气、冷积、虚积相似，但腹肚紧胀，天明吐津沫，吃羹肉则少安，即为虫候。脾气则多噎逆，饮食不下。虚积则肚紧吊痛，冷积则胀紧，两胁攻刺。若内虫痛胀，先服下虫丸，余证各宜消疳调胃，却下其积，宜小沉香煎丸。方见前内吊虫痛门。此药或泻痢腹胀，儿虚不堪转动，宜服比真珠丸。取积不同，只恐不得通利，逐虚存实，和脾生胃，良剂也。

演山荣卫饮子 调补气血俱虚，四肢头面手足俱浮肿，以至喘急。

当归 熟干地黄洗 人参 白茯苓 川芎 白术 甘草炙 白芍 制枳壳 净陈皮 黄芪蜜炙，等分

细末，每二钱匕，水小盏，煎至半，无时服。

分气饮子 调理肿胀作喘，气短促急，坐卧不任，四肢浮肿，饮食吐逆，喜睡。

五味子 桔梗 白茯苓 甘草炙 净陈皮 桑白皮 草果仁 大腹皮 白术 当归 制枳壳 紫苏 苏子 半夏曲等分

吹咀，每二大钱匕，水小盏，姜二片，枣半个，煎至半服，兼八味理中丸煎服。

大效神功救生丹 治气虚喘息，四肢浮肿，腹肚胀急，冲满胁肋，乍寒乍热，或泻或秘。

雄黄另研 朱砂各一分，另研 巴豆二十一粒，去壳 干姜二钱

以米醋一盏，以巴、姜煮令干，去姜，将巴出油，和雄、朱、雪糕为丸麻子大，一岁三丸，并用酒浸赤芍药，以少许送下。谭氏以治无辜疳证至效，能推去恶毒之气。

褐丸子 方见积滞门。《直指方》以此兼紫霜丸大治疳胀。

大茱连丸 治饮食过度，胸膈膨胀，郁滞迷闷，喘渴烦躁，肢体倦怠，腹胁疼痛。

莪术 三棱各一分，醋炙 干姜炮 制青皮 净陈皮 巴豆二十一粒，去壳膜，出油 木香 丁香各二钱 绿细茱萸一钱

为末醋糊丸麻子大。每七丸至十丸，大者加服，姜枣

汤下。

小沉香煎丸 见前虫痛门。

下虫丸 治蛔虫，亦名食虫；苗虫，亦名疳虫；胃虫，亦名血虫。

鹤虱炒，一钱 光粉炒，二钱 苦楝根皮酒煮，二钱 腻粉三大钱匕 使君子一百个，炒 槟榔一分，生 绿色贯众子午卯酉日采方验 龙牙根 龙胆根各二钱

细末，糊丸麻子大，每三五十丸，空心甘草汤下，或猪羹清汁下尤佳，仍以调胃和胃佐之。

汤氏**退肿气塌丸**，《御院》**匀气散** 治脾肺喘嗽面浮，二方见前诸疳门。

郑氏方引《千金》云：从腰以下肿，当利大便，腰以上肿，当发汗愈。

二物汤 有患气急积久不瘥，遂成水病，攻面目身，从腰以上肿，发汗而愈。

麻黄去节，四两 甘草一两

㕮咀，三岁一钱，水半盏煎服。

牡蛎散 仲景云：大病瘥后，腰以下有水气者宜服。

牡蛎煅 泽泻 蜀漆洗炒 商陆 葶苈 海藻 瓜蒌根各等分

为末，三岁一钱，灯心汤调，小便利止。

牵牛散 小儿膀胱实热，腹胀，小便赤涩，水气流肿。又治结胸伤寒，心腹硬痛。又治疳气攻肾耳聋。

上用牵牛生为末，三岁一钱，青皮汤下，空心。结胸伤寒，白糖调下。耳聋阴肿，用猪腰子半个薄批，掺药一大钱，重令遍，仍以少盐擦之，湿纸煨熟，空心服。又治风疹遍身，薄荷蜜汤下，大便利立效。阴疝核肿，糊丸小豆大，茴香汤下三十丸。

商陆散 治浮肿，肚胀气急，利小便。

泽泻　商陆等分

为末，三岁一钱，桑白皮汤调下。商陆醋炒为末，调涂肿毒，醋调并治咽喉肿。

五皮散　治诸般浮肿，气急可食。

桑白皮　大腹皮　茯苓皮　姜皮　净陈皮等分

㕮咀，一钱，紫苏叶、五皮水煎服。

牵牛丸　治疳气头面浮，四肢肿，小肿常服自消。

黑牵牛　白牵牛各半生半炒，取末　青皮　陈皮等分

为末，糊丸，三岁三十丸，米汤下。

矢肚丸　小儿疳气腹胀喘粗，或肠鸣泄泻。

干姜　木香各一两，巴豆七七粒，米醋同二味煮干，去豆　肉豆蔻半两

为末，醋糊丸小豆大，三岁三十丸，米汤下，空心。常服消胀，木香止用一分，去肉豆蔻。

塌气丸　治疳气腹胀喘急，面目浮肿。

丁香　胡椒炒，各一分　萝卜子炒　白牵牛生，各二分

为末，糊丸小豆大，三岁三十丸，米汤下。

塌气散　治腹胀气粗，并疳食攻面目浮肿。

木香一分　净青皮半两　巴豆三十粒

同炒豆黄色，去巴为末，三岁半钱，米汤调，空心。

分气丸　治疳气腹胀膨脝，嗞煎可食。

木香炮，一分　黑牵牛生，半两

为末，糊丸小豆大，三岁三十丸，米汤下。

导气丸　治腹胀气粗可食。一方以胡粉、盐同炒黄，摩儿腹，消胀急。

三棱　青皮　萝卜子炒　皂角不蛀者，酥炙　黑牵牛半生半炒，等分

丸制、汤使同上。

宣气散　治腹急气粗，并风肿、气肿、通身肿，及疮痘盛

出，身热烦渴，腹胀喘促，大小便涩，面青闷乱。又治久泻不退，脾虚生风，止与一服，后补之。

木香一分　槟榔　净陈皮　甘草各半两　黑牵牛四两，半生半炒

㕮咀，水煎，三岁一钱，空心。

宽腹丸　痞气腹胀，不思饮食，或面肿者。

牵牛　萝卜子　净陈皮　青皮　木香炮，各一两　槟榔　紫苏子　木瓜各半两

巴豆七七粒不去壳，并同炒黄为末，糊丸小豆大，三岁三十丸，紫苏木瓜汤下。

五平散　治脾虚四肢浮肿。

五皮散、生料平胃散打和煎，或汤可。

秘方　治浮肿，紧脾取水。

甘遂　青皮　陈皮　木香各一两　槟榔一个，生

为末，紫苏木瓜汤点下。忌服甘草，反甘遂也。

丹毒证治

丹之名有十六种，究其因，热毒与血相搏，而风乘之。有赤肿而游走遍体者，入腹入肾，则杀人矣。亦有乳母酒面煎炙过度，或与儿烘衣，未冷即着所致。

《和剂》**犀角消毒饮**，**或人参羌活散**，次用**生料四物汤**、**犀角消毒饮**打和煎。

加减四物汤

生干地黄　赤芍　川芎　当归　防风各等分　黄芩减半

㕮咀，水煎。

《直指方》

桔梗　天花粉　干葛　升麻　川芎　赤芍　独活　柴胡　甘草等分

㕮咀，姜煎。

截风散 治游赤丹毒如瘤，自上而下，自下而上，至腹必死。初发，急以此药截之。

寒水石 白芷等分

为末，醋调或生葱自然汁亦佳，调贴患处。一方用白土，去白芷。

一方 青黛、土朱，井水入蜜研敷。

演山**丹毒上效散** 治丹毒及龙带发作，先服消毒饮等，次用敷之。

黄丹 朴硝各一钱重 赤小豆两头齐者，为末，半合

井水调，以鸡毛刷，立效。

盗汗证治

小儿盗汗，由冷食熟水伤，脾土为水伤，不能制其津液，故成汁自出。汗者，心之液也，或心虚惊恐，血不足而汗，先当收敛心气。

团参汤 收敛心血。

罗参 当归各三钱 一方加黄芪

用雄猪心一个，切作三片，每服二钱，猪心一片，水一盏半煎，食前两次服。

一方 人参一两 黄芪三两 甘草半两

一方 罗参 白术 白茯苓 黄芪 当归 甘草炙，等分

㕮咀，姜三片，加麸煎。

一方 白术一分 小麦一撮

水煮干去麦，以白术为末，煎黄芪汤调。

鼻衄证治

血热不循经，壅从鼻出，血随其气，肺主气，外属鼻，故衄也。

春冬月以生地黄研取汁，入生蒲黄少许，沙糖井水浸服。

秋夏月用车前草洗研取汁，更取姜汁同浸，入蜜一匙打和，先以滓塞鼻，次以井水浇汁饮之，仍服地黄汤。若伤寒证，小柴胡汤煎，入生地黄汁服最妙。

地黄汤

川芎　生地黄　赤芍　当归

㕮咀，水煎，入蒲黄少许，微煎温服。

解颅证治

小儿头缝开解不合，肾主髓，脑为髓海，气实则合，虚则开，此泥丸□□元气升降少，如木无根，不能千日，或得数岁终成废人，须服补理□□。

钱氏**地黄丸**　大熟地黄洗焙，四钱　山茱萸肉　山药各二钱　泽泻一钱　丹皮　茯苓各一钱半

为□□□□□□十丸，温汤□下。仍以大南星微炮□□米醋□□上烘热贴之。□□□□巾紧护缚之为妙。

□□□□白芍药为粉，次以黄□□□□□□□□□□□以白芍粉敷二三次□□□□。

一方，细辛、辣桂、生干姜等分为末，以乳汁合，敷囟上，干复敷之。儿面赤，即愈。

一方，前**地黄丸**加鹿茸　牛膝　虎胫骨　枣子　肉桂　防风　当归各二钱

以五加皮浸酒下。

囟填证治

脾主肌肉，乳食饥饱不常，或寒或热，乘于脾胃，脏腑之气上冲，故填而胀，囟突而高，如物堆填，汗出毛发黄短是也。若寒气上冲，则牢鞕肿硬也。热气上冲则柔软，宜服上地黄丸。

封囟散　蛇蜕一两，烧灰存性　防风半两　大黄半两，煨存性

白及半两

为末，生姜汁调敷。或肝盛风热交攻，亦有此证。

囟肿为热，以黄柏膏涂足心涌泉穴。陷则为冷，以半夏末涂手心妙。

滞颐证治

涎者，脾之液。脾胃虚冷，故涎液自流，不能收约，而渍于颐间也，法当温脾。

温脾散 半夏 丁香 木香各半两 干姜炮，二钱半 白术炮 白茯苓 人参 粉草炙，各半两

为末，米饮调。《局方》理中丸亦妙。一方用东行牛尾拭其口角。

张涣方名**温脾丹**，与上散同，去人参、茯苓、甘草，加青皮或陈皮二钱半，糊丸黍米大。

行迟证治

小儿自变蒸足后能言，随日数筋骨血脉備膑骨节能行。骨乃髓之所养，若血气不足，则髓不为骨，故软弱不能行，治法当用地黄丸加鹿茸、五加皮、麝香，髓实骨壮，屡用有效。

虎骨丸 虎胫骨酒炙赤 生干地黄 酸枣仁制炒 白茯苓 肉桂 防风 当归 川芎 牛膝

为末，蜜丸麻子大，木瓜汤或酒下，或五加皮。

语迟证治

言，心声也。小儿胎中母卒有惊怖，邪气乘心，故儿感受母气，心宫不守，舌本不通，四五岁不语者，**菖蒲丸**。

人参 石菖蒲 麦门冬去心 远志肉姜炒 川芎 当归各二钱 滴乳 朱砂各一钱，别研

为末，炼蜜丸麻子大，每十丸，粳米饮下。

一方 石菖蒲一两 丹参 赤石脂各二钱 天门冬 麦门冬各去心，半两 蜜丸〇大，食后温水下。

发迟证治

小儿血气不足，不能荣于发，故生迟。或呼为疳，非也。

香薷煎

陈香薷二两 猪脂半两

水一盏，煎香薷取汁三分，入猪脂和匀，涂头上。

又，楸叶捣汁，敷即生。

又，烧鲫鱼灰，酱汁调，仍服前地黄丸佳。

鹤节证治

小儿禀受不足，肾虚髓竭，膝如鹤节。地黄丸加鹿茸、牛膝与服。

龟背龟胸

儿生不能护背，客风入脊，或坐早佝偻背高。放龟于荷叶上，俟龟头四顾，急以镜照之，其尿自出，以此调红内消，点其背上骨节，积久自安。有灸肺俞穴第三椎骨下两旁各一寸半、膈俞穴第二椎骨下两旁各一寸半。以儿中指中节为一寸，艾炷小麦大三五壮止。

龟胸乃肺受热气胀满而成，或乳母食五辛饮热伤肺而成。

龟背散 大黄三分，炒 天门冬去心，焙 百合 杏仁去皮尖，炒 木通 桑白皮蜜炙 甜葶苈隔纸炒 朴硝 制枳壳等分

为末，蜜丸，食后温汤化下。

淋沥

小儿诸淋，并小便出血，阴茎中痛。

上以桃胶一块如枣大，水半盏，煎三分服，下石子如豆，石尽止。

一法，炒盐帛包熨脐腹，加生葱入炒更佳。

一方，琥珀为末，灯心汤调，立效。

郑氏治小儿小便淋沥不通。

郁金　海金沙　滑石　甘草各等分

为末，三岁一钱，灯心木通汤调下。冬瓜最治小便不通并渴。

五浆散　治小便不通，茎中淋痛，心躁烦渴。

滑石一两　甘草二钱，炙

为末，三岁一钱，灯心汤下。

《和剂》**三白散**　小儿膀胱蕴热，风湿相乘，阴囊肿胀，大小便不利。

白牵牛二两　桑白皮　白术　木通去节　净陈皮各半两

为末，姜汤空心服。

永类钤方风损折伤卷第二十二

头目鼻耳伤

凡脑骨伤碎，轻轻用手撙捺平正。若皮不破，用黑龙散敷贴。皮若破，用风流散填涂疮口，用绢帛包，不可见风著水，恐成破伤风。如水及风入脑成破伤风，必发头疼，则难治，急用玉真散贴服。

凡脑骨伤碎，在硬处可治，若伤太阳穴不可治。如在发际，须剃去发用药。内又看皮破不破，依上用药敷或填。若欲洗，只可用熟油洗。髓出多，用脑、麝末掞。

凡面目伤青黑，用热酒调一黄散贴；如黑不散，酒调桂末贴。作热，用茶调贴。

凡脑两角及后枕或两眉有伤，可治。眼睛伤不突，瞳仁不碎，可治。头顶心有损，难治。

凡鼻两孔伤，凹者可治，有血出无妨。

凡耳或斫落，上脱下粘，下脱上粘，用封口药封贴，却以线对缚住，看脱落所向，用鹅翎横夹定，却用竹夹子直上，横夹定鹅翎，用药封其耳后。

唇口喉齿腮伤

凡口唇开破，用药两头封贴，却以帛片看损横直，加封药于上，再贴上，牵住所封药，不令开落，仍少言语。

凡上下腮口唇齿伤，或内外横直昏破有臭脓，莫出光处，少言语。或齿伤，且先安齿住痛。金井骨在唇下，有损不可束缚，只捺令平正，用黑龙散敷贴，绵片贴缚。两胁骨亦然。

凡割喉者，用脚骑患人头项，以丝线先缝内喉管，却缝外喉管，用封血药。或喉被人打叶了，以手掐圆之。吊项见急济方中。若喉结伤重，软喉断不治。结下食喉管断，以汤与之，得入肠可治，若并出不可治。封口药，用江边厚蚌壳烧存性，入赤石脂、国丹，油调涂。消肿散血合口，加血竭、国丹，干掞。

肩胛颈骨及手脖腕手盘手指骨伤

凡捽进颈骨，用手巾一条，绳一茎，系在枋上垂下来，以手中兜缚颏下，系于后脑，杀缚接绳头，却以瓦罂一个五六寸高，看捽入深浅，斟酌高低，令患人端正坐于其罂上，令伸脚坐定，医用手采捺平正，说话不觉，以脚一踢，踢去罂子。如在左，用手左边掇出；在右边，右边掇出。又一法，令患人卧床上，以人挤其头，双足踏两肩即出。

凡左右两肩或攧坠失落，若骨脑叉出在前，可用布袋腕系在前；如出在后，腕系手在背后，若左出摺向右肱，右出摺向左肱，骨即入。接左摸右髻，接右摸左髻。

凡背上被打，伤处带黑，单调肉桂末贴，热肿用一黄散。血不出，内疼痛者，乳香没药酒调一黄散贴，却下破血药。

凡手脖腕骨被绷直拽出，医用手抬起手脖腕，以患人本身膝头固定，医用手于颈项肩处按下，其骨还臼，却用药敷贴。若手腕失落，或在上在下，用手拽伸，却使手捻住，方可贴药夹缚。若手脖骨出，用圆木椅横翻向上，医用足踏定，将病手在椅横内，校曲入腕内，以文书贴定平稳，用绢兜缚，兜时要手掌向上。若手盘出臼，不可牵伸，用衣服向下承住，用手撙按入臼，摇三次，却用夹缚，下用衬夹。凡手骨出向左，则医以右手拔入，骨出向右，则左拔之。一伸一折，摇动二三次。

凡手与脚骨皆有两胫，前一胫断可治，若皆断不可治。

凡手足骨断者，中间一坐缚可带紧，两头放宽些，庶气血流荫。又法，肿若如截竹断，却要两头紧，中间宽，使血气聚断处。又，手盘出向下，将掌向上，医用手撙损动处，将掌面向外，用夹向背一片长，托在手背后；向面一片短，在掌按处；向小指一片长，在指曲处；向大指一片短，在高骨下。三度缚，却贴药。凡两手臂骨打断有碎骨，跌断骨无碎骨。

凡手指打碎，用油润，以薄笋箨管定，看冷热，用一黄散或黑龙散贴之。

胸胁肠伤

凡胸前跌出骨不得入，令患人靠突处立，用两脚踏患人两脚，却以手于其肩掬起其胸脯，其骨自入。用药封缚，亦在随机应变。凡胸脯有拳槌伤，外有肿，内有痛，外用贴药，内服化血药。如刀伤，可用安骨定皮合口，外用贴药掺口，内用吃药。

凡胸骨肋断，先用破血，却用黄云膏贴。胸胁伤，血作不通，用生绿豆汁、生姜自然汁和服，以一壮力在后挤住，自吐出其血也。

凡肠出，可以病手搭在医肩背，随其左右狩起，以熟油润疮口，整入腹，却打喷嚏一个，却用桑白皮为线，打曲针向皮内缝合，后用断血合口药同济，用绢袋缚定，再贴绢上再缚。若秋冬间有此证，先用断血合口药，后用狗仔一只，割取腹口皮贴疮口。割喉封药，联口通用。若肠上有损针鼻大，以灯火照之，肠中有气射灯不可治。又一法，肠出，吊起病人手，用醋煎山豆根汁，服一口至二口，却以针于病人颈上一刺，肠自入。

凡肠上必有黑紫斑及有曲缝痕者，乃肠也。如土有膏，一重黄，一重肉，更有胰子肉出也。肠若出，不可割。如实是膏，不得入，可割除，须详下认。

腰脚臀股两腿膝伤

凡腰骨损断，先用门扉一片，放斜一头，令患人覆眠，以手捍止下，用三人拽伸，医以手按损处三时久，却用贴药，病人浑身动作一宿，至来日患处无痛，却可自便左右翻转，仍用通贴药。若前后不便，听其施溺，更用内外住痛神授乳香散在后。

凡臀股左右跌出骨者，右入左，左入右，用脚踏进。如跌入内，令患人盘脚，按其肩头，用膝抵入，虽大痛，一时无妨，却用贴药。从缓仰卧，用手捺衬入，再加贴药、吃药。患人未可翻卧，大动后恐成损。腰腿伤，全用酒佐通气血药。

凡胯骨从臀上出者，用二三人捉定腿拔伸，仍以脚捺送入。如在裆内出者，则难整。凡脚骨伤，甚难整。

凡两腿左右或打或跌断者，多用葱。打断者不用葱姜，以手法整其骨，在上于前，在下于后，以手拽正，上拽七分，下拽五分，整定用贴药，后以杉皮夹缚。缚时先缚中，坐后缚上下，外用副夹竹绳。若上下有肿痛，毋虑。五日方可解外缚，约一七方可转动。解外缚，未可换药，仍浑用酒服药。

凡辨腿胯骨出，以患人膝比并之，如不粘膝便是出向内；如粘膝不能开，便是出外。

凡脚盘出臼，用人以脚从腿上一踏一搬，双手一撙，摇二三次，却以药夹。

凡膝盖或左右损断，用手按直，用贴药夹一月。若肿痛，须用针刀去血，却敷贴用夹。或外胫踝骨兀折，左右脚盘，用脚踏直，或针患处，却敷贴、吃住痛药，不得令冷。

若膝头骨跌出臼，牵合不可大直，不可大曲，直则不见其骨棱，曲亦然。可半直半曲，以竹箍箍住，以帛缚之。

阴囊阴门伤

凡阴囊被人扯伤脱者，用合口封贴，绢袋兜缚。凡阴囊处有青肿紫黑色，不用姜汁，可用赤芍药细末，入贴损药内，仍加良姜、肉桂打和，用韭菜叶打烂，同药贴。如无韭叶，及葱亦可，仍服八正散利水道。

凡妇人腿骨出进阴门边，不可踏入，用凳一条，以绵衣覆之，移患人在上，以手拿患人脚，用手一撙上在好脚一边上，其腿自入。凡下近腿胯阴囊等处，不用通药，但贴不令血荫。

筋骨伤

凡断筋骨者，先用手寻採伤处，整顿其筋，如前方用贴药，及用正副夹，正用杉皮，副用竹片。

凡骨断皮破者，不用良姜、肉桂，止用葱汁调贴。或损在内，可用童便、姜葱、生油和通药服。如通气已过，只用顺气止血药，或余血在腹作胀，更进前药，无事后方用损药。仍看病人虚实。若骨断皮不破，整其骨，先用贴药，加良姜、肉桂在贴药内，以葱姜汁调涂。以上皆郡氏口教。

凡皮破骨出差爻，拔伸不入，撙捺皮相近三分，用快剐刀割开些，捺入骨，不须割肉，肉自碎了，可以入骨。骨入后，用黑龙散敷贴疮四旁，肿处留疮口，用风流散填之。若不破，用黑龙散贴敷，破用风流散贴。破者，必有血出，用力整时，最要快便。

凡骨碎，看本处平正如何，大抵骨低是不曾损；左右骨高，骨定损，要拔伸捺平，用药敷贴，束缚要平正捺正了，曲处要时时曲转，使活处不强。

凡敷贴，用版子一片，就版子上将皮纸或油单纸摊黑散在上，移在损处要。皮内有碎骨，后来皮肉自烂，碎骨自生。若破断皮肉，用风流散填涂，用线缝合，用黑龙散贴。

凡拔伸擦正，要毡绢软物单正，仍拔伸骨近在骨损处，不得前去一节骨上，仍拔伸相度左右骨。有正拔者，有斜拔者，撙捺要手法快便，要皮骨相就平正，整拔亦要相度难易，或用一人二人三人。以上彭氏口教。

束缚敷贴换药

凡束缚，夏两三日，冬五日或四日，缚处用药水泡，洗去旧药，不可惊动损处，洗了仍用黑龙散敷缚。束缚要杉木皮浸软，或加绵，或纸缠令软，约手指大片，疏排周匝，以小绳三度，缚时相度高下远近，使损续气血相通，有紧有宽，说见前。三日一次，洗换涂贴。

凡损大小便不通，未可便服损药。盖药热加酒，涩秘愈甚。看患人虚实，实者下大承气汤加木通；尚未通，加芒硝。

凡损不可服草药，服之所生之骨必大，不得入臼。旧损一月之内可整，久则难整。

凡损药必热，能生气血以接骨也。更忌用火炙，如治不效，服药亦不效。

凡损药用酒，用酒不问红白，忌灰酒，且重伤不可便用酒，反汆起气作腹胀胸满，切记。此大口功。如稍定贴，却用酒水煎，或汤浸酒。

凡肿是血作，用热药水泡洗，黑龙散敷贴。

凡用夹，须摊药于纸上，平两头，要带薄搭头，搭得不厚不碍肉，平坦者，无高低不匀之患。若四岸高低不匀，此上便有空缺，不着肉处生泡也。此大大口功。如换药，不可生脱药，用手巾打湿搭润，逐片取脱，如取脱一片，随手上药贴了，脱一片，上一片药，切不可经停一时，便生泡为害，此大节，病累遭害，切记。仍先摊下换药，应手用，切记。

凡用生姜一节，有用有不用。良姜解姜毒，故姜有毒，常能作梗。且如用姜，与同门在病家治疗，不可不用姜，讨姜一斤，研烂分作数处，却以热汤泡开，令冷，候澄得滓在下，却以其滓调药。此热汤去其热，在上去了，不必虑其作梗。莫若不用姜为上，切记！切记！

凡伤重，其初麻而不痛，应拔伸捺正，或用刀取开皮，二三日后方知痛，且先匀气血。

凡打伤在两胁、两胸、两肚、两肋，却用通气通血药，又看病人虚实不同，虚者通药须兼补药，实者补药放缓，且用贴药在前，通药在后。

凡用通药反不通者，后用顺气药，腹肚全无膨胀而得安，此为不于血作，乃是气闭不通。如腹肚果有血作，一通便下，亦须以顺气药兼之，庶胸膈腹肚不致紧闷，气顺后却用损药，无不愈，须先顺气故也。有人醉卧跌未下，脾背疼痛，不可屈伸，损药不效，服刀豆酒数日愈，豆下气所损轻也。有小儿误跌凳角上，只用萝卜子煎汤愈，亦顺气也。

整作之法，除头脑上不可用药水洗，恐伤风，余可用油同药水避风洗之，且与住痛。整时，先用热酒调寻痛药加草乌方整，整后气绝，用苏合香丸灌苏，未醒以大黑豆汁冷服，或淡豆豉煎，不可用盐解之。如吐，加生姜汁。

用药次第 发散寒邪，通气通血

用药先看病有轻重，若有破伤，未可便用洗药，恐成破伤风。被伤之时，岂无外感风寒之证？且先用三四服疏风顺气药，却看患人虚实，有何证候轻重。若伤重，气血潮作，昏闷胀痛，亦先通气，而后通血，盖血随气行。虚弱者药用温通，壮实者药可峻通，或通气血兼用，斟酌只在此。亦须看脉之强弱加减。《经》云：坠压内伤忧小弱，坚强之脉可求安。

《和剂》**五积散**　疏风顺气，五劳七伤，及伤损头疼。

伤风发汗，姜葱煎热服；下元有伤，可加木通、茴香、苏木、乌药、何首乌；弱者无汗，亦可三四服；伤重昏闷不醒，酒调苏合香丸，壮者热童便更佳。《和剂》七气汤亦匀气。

彭氏**匀气散**　治同上证。

茴香　青皮　制厚朴　杜乌药　白芷各半两　陈皮　麦芽　前胡　桔梗　苍术　粉草　杏仁各一两

㕮咀，姜枣煎。

郡氏用《和剂》乌药顺气散，每服加苏木、桃仁、生香附子饼，贴水败荷末一钱仲，水蛭一分，炒茴香一分，水煎服。停血胀，加毛蛇藤根生研自然汁，酒、汤各半侵服。

若心头紧痛，通气通血，壮盛人，**槐花散**。

槐花　黄连各半两　熟枳壳　生大黄各三钱　黄芩二钱　朴硝　苏木各一钱

㕮咀，分作二服，灯心百茎，滤后加清油一平钱，又姜、蜜、小便、酒入，空心服，即通。

若伤损血气并心不省。

白芷一两　大黄　木通各半两　山栀十个　百草霜二钱

细末，每三钱，苏木汤下。血作潮热，大艾煎醋汤调。

诸伤气血膨胀，大便不通，腹肚筑痛。

雄黄　腻粉各二钱　巴豆十粒，五粒去油生用，五粒清油灯烧存性　真蒲黄一钱

为末，饭丸绿豆大，每十丸，冷茶下。过一时未通，用水边乌臼根研汁，吞十五丸即通。

诸伤小便不通。

猪苓　滑石　车前子各半两　天花粉三钱　海金沙二钱半

细末，麦门冬汤煎汤。

大小便俱不通。

生大黄末，三钱　当归尾二钱　红花二钱　苏木三钱　熟枳壳半两

煎熟，入大黄末，加童便、酒煎。有潮热，除酒用水。

《三因》**鸡鸣散**　治坠压内伤，血瘀凝积，痛不可忍，推陈致新。

大黄一两，酒蒸　杏仁二七粒，去皮尖

上研烂，酒一碗，煎六分，去滓，鸡鸣时服，至晓下瘀血愈。若气绝不能言，先擘开口，以热童便灌甦。加芎、归、芍药酒煎更妙。

《济生》**夺命散**　治从高坠下，木石压损，及刀刃伤，瘀血凝滞，心腹胀痛，大小便不通欲死。

红蛭石灰慢火炒令干黄色，半两　大黄　黑牵牛头末各二两

细末，每二钱，热酒调下，约行四五里，再以热酒调牵牛末二钱催之，即下恶血或块，以尽为度。

邵氏用水蛭、茴香各二两，先以茴香三钱同水蛭炒，去茴香，又以茴香七钱微炒，共为末，用水煎苏木，加酒和调乌药顺气散一帖，作三服。又一法，硇砂、水蛭、竹膜、丝头四味，将砂炒蛭，去砂用蛭，为末，竹、丝烧灰和匀，酒调服。

《和剂》**花蕊石散**　治证同上。

邵氏骗通之法　打扑伤损得三五日，水食不入口者，用生猪肉二大钱，口中嚼烂或用刀打烂，却以温水洗去血水，又再擂烂，用阴阳汤打和，却用半钱多，入碗中，用鸡毛送入喉内，闭口，以阴阳汤灌下之，其食虫闻此肉香，窦开瘀血，寻上贪食，胸中自然开解，却用通药。此损血凝聚心间，其虫食血饱，病人心膈闷，他物虫不来採，故用此活法。

敷　贴　药

《三因》集胡氏**夺命散**又名玉真散　治打扑金刃伤，及破伤风湿如痓者，至危，至效。

南星　防风各等分

细末，疮口破伤风，依上敷贴疮口，仍以温酒调服一钱。牙关紧急，角弓反张，或死而心尚温者，热童便调下二钱。斗殴内伤坠压，并酒和童便调，连进三服甦。南星为防风所制，服之不麻，追出黄水尽为度。

《瑞竹堂方》治前证又用黄蜡一块，热酒化开服立效。与玉真散一对，速用神效。

邵氏贴诸伤损。

生独活一两　草乌三钱　南星半两　紫荆皮　粉葛　尖尾黄橙叶又名木腊叶，能散血　麦菜生者佳　蓝菜能住痛。此五味倍用，不拘等分

细末，如打损伤，有大紫赤色未破肉，可加良姜、山桂皮、生姜自然汁调贴；无姜，水亦可。若紫黑色已退，除姜桂、姜汁，却用后药煎汤泡洗。上用前药，以葱汁、茶清调，放温贴。或有痛，可用饼酒麸调药，不用姜，痛肿即除，仍吃药消之。若伤损跌磕，骨酸痛，仍加前姜、桂坐热贴之，药气透，骨痛止。

桃红散　贴损折筋骨肿痛。

草乌三个，去皮，见血者不可用　飞罗面半两　国丹二钱　贝母半两　天南星半两

细末，生姜自然汁调贴。加作潮热，茶清调贴。如皮破见血者，去草乌，恐坏皮肉。若轻者血聚，以萝卜叶研罨患处，帛缚之。

骨断者，用

肥株去皮弦、子、膜，以童便煮　生姜

二味打烂，入飞罗面，加入前独活八味打和，用纸、布、绢片，却用前、后正副夹，须仔细整顿其骨，紧缚后，看上下肿痛消者，方可换药。肿痛未退，不可换药，仍服住痛药，且贴了此肥株一番，便如铁钳牢了，宜斟酌日子，看有无动作，

方可换药。

诸伤至重，但不透膜者。

以海味中咸白鳔，拣大片色白而有红丝者，成片铺在伤处，以帛札之，血即止。如膏脂出，不伤肉膜者，即剃去患人头心发，不令患人知，以热熨斗于顶上一熨，膏脂自入，以桑白皮线缝合，用血结草、木蜡叶、磁石为末，干掺之即合。

彭氏**黑龙散**　治诸扑伤损，筋骨碎断，差爻生田。先煎葱汤药水淋洗，整拔平正，看热冷，用姜汁或地黄汁调，或纸或帛，随大小裹贴，有破留口，别用敛药。如骨断碎，斟酌夹敷，三日一次，淋洗换药，不可去夹，以待骨续。如刀箭、兽啮成疮坏烂，擦。磕肿痛，用姜汁和水调贴，有破留口。

川山甲六两　丁皮六两　当归二两　百草霜　枇杷叶略用些子

细末，姜汁和水调贴。

《经验方》**走马散**　治折伤接骨。

生柏叶少用　生败荷叶　生皂角多用　骨碎补去毛，各等分

为末，整骨入臼平正，以姜汁调药摊纸上，贴骨断处，却用夹缚，不得摇动，三五日后，依夹法取开，温葱汤洗，再贴再夹。七日后如痛，加入没药。

《澹寮》治打扑折伤手足。

绿豆粉，新铁铫炒令紫色，以井水冷调敷，夹缚。

《百一选》治打扑接骨。

夜合树即合欢花，越人呼为乌颗树。去粗皮炒黑，四两　芥菜子炒，二两

为末，酒调二分，澄清临卧服，以滓罨疮上，夹缚之。

一方，用葱白、沙糖二味，等分烂研，敷痛处，立止，仍无瘢痕。

《经验》伤损打扑，伤筋骨。

胡孙姜即骨碎补，石上生者补损，樟树上生者通气。治风

损，各用一半，研烂取汁，以酒煎或调服，留滓敷伤处。制法：去毛切片，微炒，常用煮酒，窨七日后饮之。

打扑伤有痕伤，瘀血流注。半夏末，水调涂伤处一宿，不见痕。

作潮热者。大黄末，姜汁调涂一夜，一次上药，一宿黑者紫，二宿紫者白矣。

指爪甲伤擘裂。用淡火煨热葱叶，剥去皮，取其中葱涎涕罨损处，仍涂续煨，易热者，痛止而安。

续筋。金沸草根研和滓汁，以筋相对涂而封之，即续。蜀儿逃走，多刻其筋，用之验。

金刃及打伤血出不止。

降真末　五倍子末　镜面上削下铜末

细研等分，敷伤处。

金刃箭伤。桑叶阴干，为末贴。

刀斧伤。隔年四月苎叶，揉软覆伤处，缚定血即止。野苎叶亦可。又，陈紫苏叶和血揉匀，封缚神效。五倍末亦佳。

伤损皮肉破，及刀刃伤。急用未经水葱白细切，炒极热裹伤处，血止痛定。或用晚蚕蛾为末，和石灰罨伤处，住痛止血合口。

伤筋肉骨痛楚。寻生龟取甲，入损药。梦龟授方，用生地黄一斤　藏姜瓜旧糟一斤　生姜三两　赤小豆半斤

研烂，同炒令热，以帛裹罨伤处夹缚，不过三日安。《医说》。

胸胁诸骨伤断，**黄云膏**。

木菖蒲炒，常用　红内消如肿，加生者五两。即何首乌　白芷生用，风加一两　赤芍生，三两，痛亦加　土独活生，三两，常用

为末，热酒调涂。

诸损敷贴。

当归二两　白芷三两　肉桂半两　熏陆香　没药各一两

为末，姜汁调。白芷一味自佳。

欧阳氏贴损。

白芷　赤芍　南星　天花粉　木蜡叶　牡丹皮少许

为末，姜汁调贴。

干掺药

彭氏风流散

石膏十两，泥固济火煅　白矾二两　枇杷叶少许　松脂　黄丹各一两

为末，伤经久者，药水洗后用，疮干用油调，新破伤忌风湿。

邵氏破伤血不止。

真血竭三钱。或用番降节油代亦可　五倍子一两　陈紫苏叶三钱　白芷半两　海金沙一两

细末掺之。军前急救，不可看水，至效。

淋洗药

彭氏用生葱切、荆芥、杜当归等分，煎沸汤放温洗，或加连翘、防风、白芷、黄连。

邵氏用南蓼、杜独活、藁本、黄柏、生姜煎洗。如有口，除姜、蓼，损而青肿，用此二味。若肉冷痹痛，骨断而肿，不可洗伤口。有脓水，别用合口药，如前**风流散**。

凉血消肿。

千金草即荆芥　山桂皮　藁本　石南藤　皂角　连根葱

煎水洗。

《御药院》**淋渫顽荆散**　治诸坠压伤折筋骨，瘀血结痛。淋洗宜避风。

顽荆叶两半　蔓荆子　白芷　细辛　防风　桂心　川芎　丁皮　羌活各一两

为末，每二两，加盐半匙，葱连根五个，浆水五升，煎五七沸去滓，手淋痛处，冷即再温热。

又方　桑白皮　赤芍　白芷　乌药　左缠藤　臭橘叶　金疮去乌药加京芥、防风。如臭加藿香。如毒加乌桕叶或桕根皮、黄桑叶。如有脓，去荆芥，加五倍子、白芷、黄连。

风损药

《和剂方》**花蕊石散　没药降圣丹　接骨散　补损当归散**　四方见前《和剂方》。

《御院》**没药乳香散**　治打扑伤损，痛不可忍。

白术炒，五两　当归焙　甘草炒　白芷　没药别研　肉桂　乳香别研，各一两

为末，每二钱，温酒调下，不拘时。

《杨氏家藏》**紫金散**　治诸伤内损肺肝，呕血不止，并瘀血停滞，心腹胀闷。

紫金藤皮二两　番降油　续断　补骨脂　无名异煅，酒淬七次　琥珀别研　蒲黄　牛膝酒洗　当归洗焙　桃仁去皮炒，各一两　大黄煨　朴硝别研，各一两半

为末，每二钱，浓煎，苏木当归酒调下，并进三服，利即安。

《本事方》打扑内损，筋骨疼痛。

没药　乳香　芍药　川芎　川椒去子及合口者　当归各半两　自然铜醋淬，半两

为末，黄蜡二两溶开，入药末，不住手搅匀，丸如弹大，每一丸，好酒煎开热服，随痛处卧片时，连进有效。

《杨氏》**内托黄芪丸**　治针灸伤经络，流脓不止。

黄芪八两　当归三两　肉桂　木香　乳香别研　沉香各一两

为末，绿豆粉四两，姜汁煮糊丸梧子大，每五十丸，热水送下，不拘时。

《百一选》治老弱坠压折伤。

当归　肉桂　甘草　川椒炒去汗，各三分　川芎两半　附子炮　泽兰炒，各一两

为末，酒调。忌菘、葱、冷水等物。

《经验》**应痛丸**　治诸伤损，及损后为四气所侵，手足疼痛。忌热食二时。

生苍术一斤　破故纸一斤，半生半炒　舶茴十二两，炒　骨碎补一斤，去毛　川山甲去膜，以柴灰炒胀　生草乌一斤，锉如麦大

上除草乌，用生葱二斤，连皮生姜二斤，擂烂，将草乌一处淹一宿焙干，连前药焙为末，酒煮面糊丸梧子大，每三十丸，汤酒任下。

《经验》治诸折伤。

乳香　没药　苏木　番降节　川乌去皮尖　松明节　自然铜醋淬，各一两，水飞过　地龙洗净，半两，略炒　水蛭油炒　龙骨各半两　血竭四钱　土狗十个，油浸焙。本草名蝼蛄

为末，每五钱，酒调。看病上下，服此一身上下飒飒有声。

邵氏诸风损伤折。

干姜洗，一两半　僵蚕生，水洗，二两　木鳖水浸，去壳，二两　杜独活三两　藁本二两　乳香水浸，半两　没药水浸，一两，二味别研　抚芎　制枳壳　赤芍　破故纸炒　续断酒浸，炒　黑牵牛炒　川山甲灰炒，各二两　白芷　肉桂　独活　良姜　净细辛　当归酒浸　川牛膝酒浸焙，各一两　草乌去皮尖，三两半　羌活半两　骨碎补炒去毛，三两　苍术炒，半斤　海桐皮酒浸炒，三钱　附子　川乌炮，各一个。后二味看虚实加

上末，每药末一斤，用面二两，酒水煮糊丸梧子大，每二十丸，壮实者加二十五丸。有臂胛头痛，生葱姜酒细嚼吞下。两胁腰腿疼痛，茴香姜酒空心下。脚膝痛肿，木瓜姜酒下。四五月加荆芥，春月去破故纸，夏月去牵牛。

治损接骨，活血住痛，虚弱及经久未安。

附子八钱，炮　泽兰一两　川椒去目及第二重皮炒，半两，放冷　甘草半两　当归　川芎　独活各半两　白芷一两　川乌八钱

细末，细嚼，生姜酒调。如刀伤，不用酒。骨断皮不破，加乳、没浸酒调。体弱伤损气痛，茴香姜酒调。看虚实，每服加少草乌末。

脑上有伤，头痛不止。

荆芥　川芎各半两　白芷一两　荜澄茄二钱

为末，热酒调。

诸伤损，草药捷径。

毛蛇藤有血瘀多加，一两，打破　大青根半两，化气　矮樟根半两　熟骨草半两　柞苏七寸长七茎，住痛多加　紫金藤又名山甘草，用一两，可加姜三两拌和　牛膝根半两，消血瘀加用　过路蜈蚣即过墙枫一两　松圊一两　左缠接骨草一两

上生研，酒浸开，去滓，加童便温服，体弱温热服。有瘀血在内，用麻油、葱同酒后入，以滓合伤处。皮破出血者不用贴。凡伤重，用姜半斤，坛一口酒、水各半，用前药擂烂，先用猪蹄筒骨熬汁，加前药同煎至半坛，日夜服尽，偃卧安。此法是戈法，打损遍身难贴，边吃边搽尤妙。

诸伤损筋折骨，先用**趁痛散**住痛。

川独活　川五灵脂　乳香别研　白芷　北茴香各一两　防风　百草霜　没药各半两　净生地黄二两半　赤芍二两　当归二两　杜白芷三两　桔梗三两　草乌二钱，小麦汁煮透，去皮尖，焙

为末，每一大钱，煨葱头酒或炒松节姜酒调下。

接骨散　诸伤筋折肿痛，服之住痛消肿。

白芍二两　故纸炒，一两　自然铜醋淬　没药别研　羊胫骨炭各一两　白茯苓　骨碎补去毛，各二两　川乌炮　木鳖去壳并油煨，各半两　虎骨随多少，醋煮，别研

上细末，每一大钱，依前汤使调下。烧羊胫炭法：四五月

收麻羊粪，用茅一层，又加粪一层，尽意烧之存性，合了烟令作炭，先办姜汁童便，候炭成，将入汁内淬，晒干为末。

筋骨散 治新旧损，除痛壮筋骨，可常用卖。

生地黄 赤芍 当归 石南藤各二两 杜白芷 骨碎补炒去毛，各三两 五灵脂 肉桂 山桂皮 荆芥穗各一两 桔梗四两 川乌炮 草乌制，各半两 雄黑豆煮去皮，四两

为末，姜汁和酒调。妇人风损痹痛，煨葱酒调。

接骨续筋，住痛生血。周竹心传，甚神秘。之内加玉真散二味，又胜诸方。

乳香 没药 自然铜醋淬七次 南木香 生地黄 熟地黄 川羌活 川独活 川芎 当归 防风 南星 松嫩心去毛 粉草 侧柏叶醋煮，加倍用 草乌数个，制，去皮尖。痛甚加作五七个 柘木塘火中煨存性作炭

前药各等分，松心、侧柏、柘炭加倍用，细末，生姜自然汁调下，或蜜丸弹大，生姜汁和酒嚼下。

应痛乳香丸 治诸损。

乳香 没药 信朱别研，各半两 白胶香一两，同乳香溶 草乌制，四钱 石南藤二两 骨碎补炒，去毛 桔梗 白芍药各二两 熟地黄一两 川乌二钱 荆芥穗一两 暗松节烧过存性，一两

细末，醋糊丸梧子大，每三十丸，煨葱或葱或松节酒。

神仙接骨丹 骨断八分，加用此药，

当归四两 川独活二两 乳香白胶半两溶过用 生地黄各一两 自然铜醋淬，半两 侧柏叶四两，酒浸焙 肉桂半两 石南藤二两

细末，糯米糊弹大，国丹为衣，每一丸，松节或番降节酒下，看损上下服。亦可梧子大丸，每三十丸，前药加松条、松节、好土朱、荆芥、桔梗各二两。脚气入骨痛，木瓜酒浸，黑豆炒烟起酒浸。

彭氏**活血丹** 治打扑伤损，折骨碎筋，瘀血肿痛烦闷，风痰，瘫痪，顽痹，妇人血风，产后败血浮肿，血气疠痛，风劳

发动，四肢酸痛。孕妇勿服。

青桑灰一斤，好醋杀火　大栗间焙　骨碎补制焙　南星生姜汁浸一宿，焙　赤白芍药兼焙　牛膝洗焙　川乌炮　雄黑豆各一两六钱　自然铜醋淬　木鳖子肉切，和面炒赤，各八钱　净细辛一两，焙　没药四钱　乳香六钱，并别研　白胶香三钱　血竭六钱。或番降节代

为末，糯米粉醋煮糊丸，杵千下，集手丸，缓则发裂，大丸重六钱湿，中丸三钱湿，候干，以漆擦手上，将两三丸挪漆为衣，收用。每半丸，无灰酒磨化，渐煎三五沸，温服无时。以纱葛袋收掛净处，经久不坏。

小红丸　治诸伤劳损，踒折筋骨，风湿挛拳。壮筋骨，活经络，生气血。

川乌　何首乌　苍术　蛇床子　五灵脂　白胶香　赤小豆　牛膝　当归各制净，一两　乳香二钱

酒糊丸绿豆大，每三五十丸，酒下。

大红丸　治证同上，不问新旧经年诸伤损。孕妇勿服。

赤白芍药兼用，一斤　何首乌一斤，焙　川乌一斤七两，炮　南星二斤七两　当归十两　骨碎补姜制，一斤　牛膝十两　净北细辛八两　青桑灰三斤，或不用　赤小豆二升　自然铜二两，醋淬

细末，醋糊丸梧子大，信州朱为衣，每二十丸，温酒下。

黑神丸　治证同上。

白蔹一斤　白及四两　当归四两　白芍十两　南星六两　川乌三两　骨碎补制，八两　牛膝九两　百草霜半两　赤小豆一升

为末，醋糊丸梧子大，汤使同上。一方加细辛或白藓皮。

当归散　治诸风损折伤，或作痈疽，或因损中风瘫痪，或劳役所损。

泽兰　当归　牛膝　续断各十两　芍药　白芷　川芎　肉桂　细辛各五两　桔梗　甘草各四两　川乌　川椒各三两　白杨皮三两，或不用

为末，酒调下。

乳香散 治证同上。

干姜 肉桂各三两 牛膝 羌活 川芎 杜细辛 姜黄 芍药 草乌 川乌各四两 骨碎补 当归 苍术 木鳖肉各六两 没药五两 何首乌十四两 桔梗十两 乳香半两 赤小豆一升 白芷二两 海桐皮二两，不用亦可

为末，酒调。

鳖甲散 治五劳七伤，四时伤寒，壮热，骨节烦疼，痰嗽，岚瘴，心腹积气，一切风疰，妇人血风，产前产后诸疾并治。

鳖甲醋浸，炙令赤 肉桂 紫菀 川芎 白芷 秦艽 羌活 当归 干姜 陈皮各四两 乌药 五味子 芍药 柴胡各七两 苍术 川乌四十个，炮 桔梗二斤半，拣净

细末，每二钱，姜二片，乌梅半个煎，热服。伤寒加葱白，劳损加酒。

黑虎丹 治诸损，男女头风，手足麻痹。

川乌 木鳖肉各一斤 地龙净洗去土，十两 黑小豆半斤 五灵脂二两

为末，以五灵脂同面糊为丸○，一丸至二三丸，温酒、薄荷茶皆可下。

何首乌丸 宽筋，治风损。

何首乌十斤 生黑豆半斤，同煎 薄荷二十两 青木香 牛膝各五两 皂角一斤，烧存性 牵牛十两，炒取头末 川乌二两，炮

酒糊丸，葱汤、薄荷茶下三十丸。

欧阳氏治诸损，**黑红二散**。

当归 川芎 白芷 陈皮 赤芍 牡丹皮 茴香 柳桂各一两 嫩松香蒸过去毛 杜当归各四两 生地黄二两 研红末

草乌酒醋炒 自然铜酒醋淬，各一两 苍术 良姜 骨碎补各二两 杜独活四两 柘木炭 松香加倍 作黑末

二药各作末，随病重轻，打和茴香汤或姜葱酒调，常合《和剂》石南丸兼服。

又方　草乌　细辛　羌活　独活　白芷　牛膝　白胶香　五灵脂　川芎　甘草　藁本　茴香　藿香各二两　石南藤　木瓜　自然铜　骨碎补　干姜　当归　肉桂等分

细末，酒调，通用。如伤重，去石南藤，加杜当归。脚伤重，加木瓜。手伤重，加木鳖子。腰伤重，加茴香、牵牛、夏月，减姜、桂，加百药煎、石南藤。

秋擔接骨散

姜黄　蒲黄　骨碎补炒　无名异煅　生地黄　生姜各自然汁，一两

为末，酒调外用，生癞虾蟆一个，研如泥，敷贴。

《集验》打伤肿痛。无名异末，热酒服。赶下手末，血皆散失。

四妙散　治打破跌损肉伤。

骨碎补制　生姜　乳香　当归

擂酒热服。接骨，加自然铜。

《本草》打伤，只以骨碎补末，和黄米粥裹伤处。打跌骨断，只白及一味，为末，酒调服，神效，其功不减自然铜与古五铢钱。

《直指》打跌血滞腰胁疼。

故纸　茴香各炒　辣桂等分

为末，热酒调。

小儿五足腿骨伤肿，小便少。当归尾煎汤，磨大黄通；仍用《和剂》泽兰散，姜酒调服安。

《集验拣要》治诸风损伤折，疏风顺气，匀血住痛。

当归一两半　川芎一两　白芷　杜乌药　木瓜　牛膝各一两半　京芍　牡丹皮　净陈皮　净细辛　玄胡索炒　川续断　茴香炒　破故纸炒　石菖蒲洗炒　浙术　穿山甲蚌粉炒，各一两

交趾桂七钱　桃仁炒，去皮，半两　粉草一两　五加皮二两，酒浸或加入槟榔　枳壳制，各一两

㕮咀，姜煎，酒浸乳、没各半两加入，或加老松节、炒乌豆、老姜，煮酒服。

《集要》治诸损丸子药　健筋骨，生气血，养百脉，疏风顺气，升降阴阳，虚弱常宜。

长条川牛膝　宣瓜　天麻　苁蓉　当归　川续断酒浸，焙　何首乌酒蒸　杜乌药　白芷　五加皮酒浸　狗脊制　淮乌姜葱炒　骨碎补去毛，酒浸炒　川独活各二两，净　大川乌　附子各一两，炮　乳香　没药别研　嫩茸酥炙　自然铜醋淬　川芎各一两，净　菟丝子净淘，酒蒸　杜仲四两，净，姜炒　苍术半生半熟，上三味各四两　全蝎半两，炒　破故纸三两，酒浸　虎骨酥炙　北五味　威灵仙水洗，酒浸　京芍药　穿山甲蚌粉炒　茴香炒　净细辛　龟板酥炙，各一两半

细末，酒糊丸，常服即补下元药。破伤水方，糯米末生用三之二，甘草末三之一，用砂糖调搽肿处，先自肿赤尽处搽起至疮口，水皆自疮口出，即安。

治诸伤瘀血不散。

五六月收野苧苏叶擂烂，金疮上如瘀血在腹，用顺流水擂烂，服即通，血皆化水，以死猪血拭之可验。秋月恐无叶，早收。

伤紫眼，紫金皮小便浸一七，晒作末，眼青肿黑紫色，用生地黄、姜汁调，不肿用葱汁。

闪朒腰痛。神曲，火煅红酒淬，温服。或米醋和平胃散，罨痛处。或杜仲制，及莳萝末，酒调。

杖疮，不问轻重，先逐寒邪，方治疮口，切不可与酒，则寒邪不散生他证，不能便愈。看老弱，先服香蔬散丸。有热，服败毒散三四服，然后服十宣散除桂。疮上用水调膏，用绿豆粉、清油、白水各半调涂。住痛，用一黑散，赤龙鳞煅存性

□，即古松皮。退肿，用一黄散，蔚金四钱，赤石脂三钱，白芷二钱，天花粉三两，肿甚加荆芥，一云红内消，如不用白芷，加独活，并用茶调，贴疮口外留口。其他疮如无热，酒调贴。如有脓，姜汁三分，茶清七分调。杖疮，用乳香煎油调敷，疮口内外皆可用，仍加善应等膏药贴。肉溃烂，用生肉药掞，或肿不消，用破血药，外以针刺去瘀血，用一黄散敷贴。一黄散逐时调，不可调下，则不验。如臭，洗药中加藿香。或杖后被人施毒药，急烧百沸汤，候温，以芒帚梗五六寸二百茎，干净，一横一直磊病臀上，用二人与病腿上压出瘀血扛出，于熟冷水中洗净，至无血为度。忌毒食、行房、不净席卧、登厕熏触。或再杖后苦痛，只加乳、没二药。

诸伤疮，封口住痛。

白芷　五倍子炒　赤石脂　乌贼骨

生血封口，须研极细末，不然反作痛不止。此药□治诸般恶气，及脚上臁疮、蛇头指痛。一方加乳香、雄黄、白芷，一黑散为末，掞□□□□，清油蒸熟去滓，用鸡毛洗疮口，却用上药掞干，用油调涂。治秽气，加国丹。

□□□肌，**桃花散**

国丹　白芷　滑石

兼上药味通用。疮口水不干，枯白矾、穿山甲□灰炒焦，更加龙鳞掞。白芷一味，疮中圣药。

方剂索引

三画

四画

五画

六画

七画

八画

九画

十画

十一画

十二画

十三画

十四画

十五画

十六画以上

68